rowohlt

TOM ROBBINS

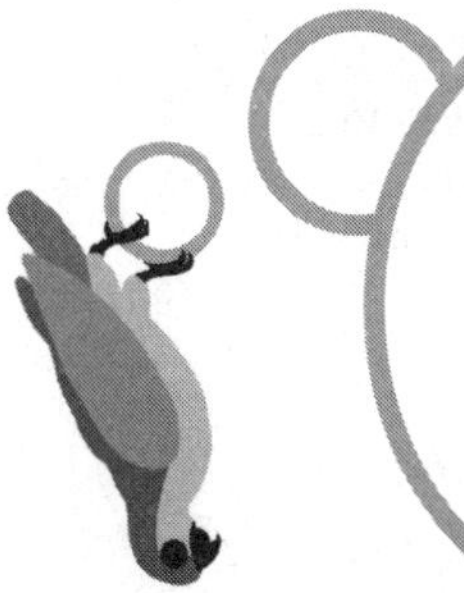

Völker dieser Welt, relaxt!

Roman

Deutsch von Pociao
und Roberto de Hollanda

Rowohlt

Die Originalausgabe erschien 2000 unter dem Titel
«Fierce Invalids Home From Hot Climates»
bei Bantam Books, a division of Random House, Inc.,
New York

Redaktion Walter Hartmann

1. Auflage Juli 2002

Umschlaggestaltung any.way, Barbara Hanke
(Abbildungen Archiv für Kunst und
Geschichte, Berlin, und Visual Language)
Satz aus der Stempel Garamond PostScript, PageMaker
bei Pinkuin Satz und Datentechnik, Berlin
Druck und Bindung Clausen & Bosse, Leck
Printed in Germany
ISBN 3 498 05759 6

Die Schreibweise entspricht
den Regeln der neuen Rechtschreibung.

Für Rip und Fleet und Capt. Kirk

Ich will Gott, ich will Poesie,
Ich will Gefahren, ich will Freiheit,
Ich will Tugend, ich will die Sünde.
Aldous Huxley

Teil 1

Manchmal nackt
Manchmal verrückt
Mal als Weiser
Mal als Narr
So erscheinen sie auf Erden:
Die freien Menschen.
Hinduistischer Vers

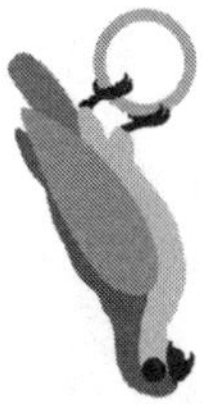

Lima, Peru
Oktober 1997

DER NACKTE PAPAGEI sah aus wie eine Kreuzung zwischen menschlichem Fötus und koscherem Hähnchen. Er war so alt, dass er sämtliche Federn verloren hatte, sogar die Stoppelfedern. Seine Haut war mit lauter winzigen Hubbeln übersät. Die blauen Adern darunter sahen aus wie Gummi.

«Krank», murmelte Switters und meinte nicht nur den Papagei, sondern die ganze Szene mitsamt der eingeschrumpelten Alten, die durch die verdunkelte Villa spukte, während der Vogel ihr beharrlich folgte. Seine schrundigen Krallen erzeugten ein trockenes Scharren auf den Terrakottafliesen, wo er um Halt kämpfte, und wenn er in regelmäßigen Abständen das Gleichgewicht verlor und ein paar Zentimeter über den glatten Boden rutschte, krächzte er dermaßen tatterig und schwach, dass man glauben konnte, der Würger von Boston hätte ihm schon zärtlich die Finger um den Hals gelegt.

Jedes Mal wenn der Vogel krächzte, antwortete die Alte mit einem Gackern – ob aus Sympathie oder Missfallen, blieb offen, da sie sich kein einziges Mal zu ihrem ergebenen kleinen Verehrer umwandte, sondern in ihrem sackartigen schwarzen Kleid ziellos von einem alten Holzmöbel zum nächsten wanderte.

Switters heuchelte Bewunderung, insgeheim jedoch fand er das Ganze ziemlich widerwärtig, vor allem, weil Juan Carlos, der im Patio neben ihm stand und ebenfalls durch das Fenster der Witwe spähte, vor Stolz und Genugtuung förmlich platzte.

Switters erschlug die Moskitos, die ihn am ganzen Körper zerstachen, und verfluchte jedes einzelne Haar auf der Hand des Schicksals, das ihn in dieses scheißlebendige Südamerika verschlagen hatte.

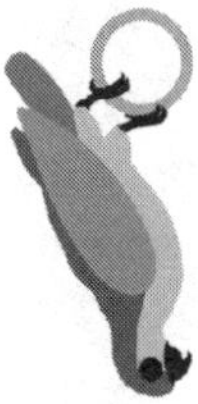

Boquichicos, Peru
November 1997

DAS RIESIGE INSEKT, angelockt vom Lichtschein, der zwischen den Lamellen nach draußen drang, schlug heftig mit den Flügeln. Während Switters auf die Boys wartete, die sein Gepäck vom Fluss heraufschleppten, beobachtete er einigermaßen fasziniert, wie es gegen den Fensterladen anstürmte. Das hier war kein Schmetterling, so viel stand fest. Es handelte sich um einen riesigen Nachtfalter, und ihn umgab die geheimnisvolle Aura eines Nachtschwärmers.

Schmetterlinge sind zarte, fragile Wesen, dieser Nachtfalter jedoch war schwer und strotzte vor Kraft. Seine dicken Flügel waren gepudert wie das Gesicht einer alten Diva. Angeblich sind Schmetterlinge flatterhaft, Nachtfalter hingegen Gefangene einer wilden Obsession. Schmetterlinge wirken harmlos, Nachtfalter irgendwie … erotisch. Der Puder des Nachtfalters ist reiner Sex. Das Zucken des Nachtfalters ist das Zucken der Leidenschaft. Switters griff sich an die Kehle, er gab ein leises Stöhnen von sich. Denn plötzlich ging ihm auf, wie sehr der Nachtfalter einer geflügelten Klitoris ähnelt.

Lebendig.

Im gleichen Augenblick vernahm er auf dem Pfad hinter sich ein Ächzen, und dann tauchte Inti aus dem Dschungel auf, mit dem Koffer aus Krokodilleder, den er vorsichtig vor sich hertrug. Kurz darauf erschienen auch die beiden anderen Boys mit dem Rest seines Gepäcks. Es war Zeit, die Unterkunft im Hotel Boquichicos zu begutachten. Mit Grauen dachte er daran, was ihn hinter den geschlossenen Fensterläden und der Tür mit dem doppelten Fliegengitter erwarten mochte, und bedeutete den Boys, ihm zu folgen. «Lasst uns reingehen. Dieses Insekt ...» Er nickte in Richtung des riesigen Nachtfalters, dessen rasender Flügelschlag die dampfend grüne Brühe, die am Amazonas so oft die Luft ersetzt, zwar leicht anpustete, doch keineswegs ernsthaft aufrühren konnte. «Dieses Insekt macht mich so ...» Switters zögerte, das Wort auszusprechen, obwohl er wusste, dass Inti kaum ein Dutzend Brocken Englisch verstand: «... so libidinös.»

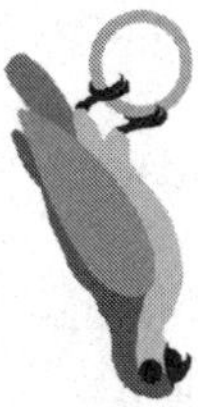

Syrien
Mai 1998

VON EINEM SPÄTEN Frühlingsschauer überrascht, zogen die Nomaden, tropfnass und nahezu beschwingt, in Richtung des Jebel al Qaz-az. In den tiefer gelegenen Gefilden, die sie hinter sich gelassen hatten, war das Gras bereits gelb und verdorrt, bot keine Nahrung mehr für die Herde, sondern bestenfalls für Steppenbrände. Auch konnte es durchaus sein, dass die vor ihnen liegenden Bergpässe noch durch Schneemassen blockiert waren. Doch welche Befürchtungen den Trupp auch plagen mochten, der Regen spülte sie alle fort. In Gebieten wie diesem hat die Hoffnung einen Namen, und der heißt Wasser.

Sogar die Schafe und Ziegen wirkten fröhlich und leichtfüßiger als zuvor, auch wenn hin und wieder ein Tier innehielt, um sich das Wasser aus dem Fell zu schütteln: Dann stand es steifbeinig da und wirkte wie ein eingebildeter Varietéstar. Sein ledrig schwarzes, im Regen schimmerndes Maul war auf fernere Weiden gerichtet; es folgte damit weniger seinen Treibern als einem Wanderinstinkt, der älter ist als die Menschheit.

Switters gehörte zu den vier Männern, die hoch zu Ross die Karawane anführten – mit ihm ritten der Khan, dessen ältester Sohn und ein erfahrener Bergführer. Der Rest marschierte zu Fuß. Seit fast einer Woche waren sie vom Morgengrauen bis zur Dämmerung auf den Beinen gewesen.

Zwei Meilen zuvor, ehe sie den langsamen Anstieg begannen, waren sie an einem großen Garten vorbeigekommen – zweifellos eine Oase: Sie war von einer hohen Lehmmauer umgeben, über der man die obersten Äste von Obstbäumen sah, und der Duft nach Orangenblüten verstärkte noch den ohnehin berauschenden Geruch des Regens. Aus dem Innern der Anlage glaubte Switters das durchdringende, süße Kreischen lachender Mädchen zu hören. Offensichtlich hatten auch mehrere junge Männer es vernommen, denn sie drehten die Köpfe und blickten sehnsüchtig auf das ferne Grundstück zurück.

Die Gruppe zog weiter. Das ist nun mal das, was Nomaden tun. Sie ziehen weiter. Mit ihren Lasten und dem blökenden Vieh.

Switters jedoch ging die kleine Oase nicht aus dem Sinn. Irgendetwas – die geheimnisvollen Mauern, die üppige Vegetation, die unüberhörbare Gegenwart junger Frauen, die sich im Regen vergnügten – hatte sich seiner Vorstellungskraft derart bemächtigt, dass er schließlich seinen Gastgebern erklärte, er wolle zurückkehren und den Ort unter die Lupe nehmen. Man hätte sagen können, dass sie schockiert waren, wäre seine Anwesenheit an und für sich nicht schon so außergewöhnlich gewesen, dass sie gegen weitere Verwirrung teilweise gefeit waren.

Der Khan schüttelte den Kopf, und sein ältester Sohn, der ganz passabel Englisch sprach, wandte ein: «O Sidi, wir dürfen nicht umkehren. Das Vieh ...»

Switters, der ganz passabel Arabisch sprach, unterbrach ihn und erklärte, dass er allein umzukehren beabsichtige.

«Aber Sidi», erwiderte der älteste Sohn, rang die Hände und runzelte die Stirn, bis sie wie der aufgerollte Deckel einer Sardinendose aussah. «Das Pferd. Wir haben nur die vier Pferde, wissen Sie. Und wir ...»

«Aber nicht doch, mein Freund. Sag deinem Papa, dass ich keineswegs vorhatte, mich mit seinem prächtigen Gaul aus dem Staub zu machen. Soll sein zweitgeborener Sohn ihn besteigen; er hat sich jetzt lange genug die Beine vertreten.»

«Aber Sidi ...»

«Ich schwirre in meinem Starship zurück, wenn ihr Jungs so nett wärt, es mir startklar zu machen.»

Der Khan hob die Hand, um die Karawane anzuhalten. Im gleichen Augenblick brach auch der Regen ab. Zwei Stammesangehörige machten Switters' Rollstuhl los, der hinter seinem Sattel festgeschnallt war, klappten ihn auf und stellten ihn mit angezogener Bremse auf halbwegs ebenen Boden. Dann halfen sie ihm vom Pferd und hoben ihn behutsam in den Sitz. Den Krokokoffer zurrten sie an der Rückenlehne fest, den Computer, das Mobiltelefon und seine maßgeschneiderte 9-mm-Beretta, jedes Teil in eine Plastiktüte eingewickelt, legten sie ihm auf den Schoß.

Sie verabschiedeten sich lange und umständlich voneinander, und dann beobachteten die Nomaden ehrfürchtig staunend mehrere Minuten lang, wie Switters, mühsam hin und her schwankend, doch unablässig singend, den klapprigen, von Hand betriebenen Rollstuhl über das harte Gestein und durch den tückischen Sand einer Landschaft manövrierte, die so schroff wirkte, dass ein bloßer Blick darauf genügt hätte, um einen romantischen Dichter therapiereif oder einen Stadtplaner zum Ginsäufer zu machen.

Langsam verschwand er in der Ödnis.

Und das Lied, das er sang, hörte sich an wie «Send in the Clowns».

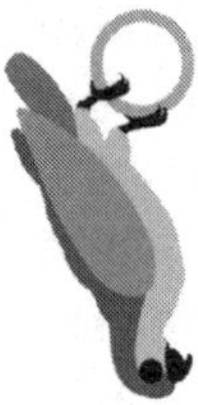

Vatikanstadt
Mai 1999

DER KARDINAL WIES Switters und seine Truppe an, sich hintereinander aufzustellen. Der Gartenpfad sei schmal, erklärte er, und zudem gehöre es sich nicht, sich Seiner Heiligkeit in einem ungeordneten Haufen zu nähern. Switters sollte die Gruppe anführen. Hätte man nicht beim letzten Sicherheitscheck seine Waffe beschlagnahmt, hätte er darauf bestanden, die Nachhut zu bilden, doch so spielte es keine Rolle.

Wegen seiner «Behinderung» brauche Switters sich nicht verpflichtet zu fühlen, niederzuknien, wenn er den Thron erreichte, sondern dürfe im Rollstuhl sitzen bleiben, hatte der Kardinal ihm großzügig gestattet. Switters fragte sich, ob man trotzdem erwartete, dass er den Ring des Papstes küsste. *Wenn sie mich dazu kriegen wollen, müssen sie schon einen Haschischkrümel drunter klemmen oder ihn mit Mösensaft oder* red eye-gravy *einschmieren,* dachte er.

Bei dieser Vorstellung fiel ihm eine Schauspielerin ein, die er mal gekannt hatte. Man hatte ihr Fetzen von Kalbsleber an die Absätze ihrer hochhackigen Schuhe getackert, um einen abgerichteten Terrier dazu zu bringen, ihr während einer Filmszene auf Schritt und Tritt zu folgen.

Und als er an diesen Terrier dachte, der mit fleischbestückten Stöckelschuhen geködert worden war, fiel ihm der nackte alte Papagei ein, den er vor ein paar Monaten in einem Vorort von Lima hinter seiner Herrin hatte herwatscheln sehen – und für einen kurzen Moment war Switters wieder in Peru. So arbeitet das Gehirn nun mal.

So arbeitet das menschliche Gehirn: Es ist genetisch darauf programmiert, alles in Schubladen abzulegen, doch wenn es nicht ständig streng kontrolliert wird, reiht es wahllos unter fadenscheinigsten Vorwänden und geradeso, als hielte es das für die natürlichste und vergnüglichste Sache der Welt, eine Assoziation an die andere, ohne sich einen Deut um Logik oder Chronologie zu scheren.

Nun sieht es so aus, als habe dieser nüchterne Bericht unbeabsichtigt als partielle Imitation des Bewusstseins begonnen. Vier Ereignisse wurden geschildert, die sich an vier verschiedenen Orten und zu vier unterschiedlichen Zeiten zugetragen hatten und Monate oder gar Jahre auseinander liegen. Obwohl sie eine chronologische Abfolge und ein verbindendes Element aufweisen (Switters) und das Leitmotiv nichts mit jener Art von Bewusstseinsstrom zu tun hat, die *Finnegans Wake* zum realistischsten und zugleich unleserlichsten Buch macht, das je geschrieben wurde (unleserlich, gerade *weil* es so realistisch ist), eignet sich das Vorhergehende wahrscheinlich nicht dazu, einen wirkungsvollen Erzählstrang zu entwickeln – nicht mal heutzutage, wo die Welt offenbar Anstalten macht, aus ihrer linearen Trance aufzuwachen und ihr gefährlich restriktives Selbstverständnis als historisches Gefährt abzuschütteln, das unerschütterlich der Einbahnstraße zu seinem vorbestimmten apokalyptischen Ziel folgt.

Deshalb soll sich dieser Bericht nunmehr an einem annehmbaren Ausgangspunkt versammeln (jeder Anfang einer Geschichte ist irgendwie willkürlich, und die jetzt folgende bildet keine Ausnahme), von dem er sich auf eine Art und Weise, die allgemein als linear verstanden wird, vorwärts bewegt, wobei er den ausschweifenden und sprunghaften Einflüssen des natürlichen Bewusstseins widersteht und nur gelegentlich Halt macht, um an den Adjektiven zu schnuppern oder ein paar Arschtritte auszuteilen.

Da dieser neue Ansatz Kapitelüberschriften (die Zeit und Raum bestimmen) überflüssig erscheinen lässt, werden sie von nun an weggelassen.

Hätte das nächste Kapitel eine Überschrift gebraucht, würde sie folgendermaßen lauten:

Seattle
Oktober 1997

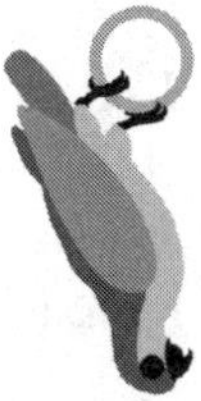

ES WAR AN einem dunstbärtigen Samstagmorgen, grau wie ein Ghul und kühl wie Muscheln in Aspik, als Switters im Haus seiner Großmutter aufkreuzte. Auf dem Weg vom Flughafen hatte er einen Abstecher zum Pike Place Market gemacht und einen Strauß goldener Chrysanthemen und einen mittelgroßen Kürbis gekauft. Jetzt musste er all dieses Zeug jonglieren, um mit der freien Hand den Kragen seines Regenmantels hochzuklappen und sich vor den mikroskopisch feinen Nadelstichen des Nieselregens zu schützen. Außerdem hatte er bei einem schrägen Fischer, den er kannte, eine Kapsel Ecstasy erstanden. Auf dem Weg vom Mietwagen zu dem stattlichen Haus schaffte er es, sie einzuwerfen und ohne Hilfe von Flüssigkeit zu schlucken. Sie schmeckte nach Schnappbarsch.

Er drückte auf die Klingel. Kurz darauf krächzte die Stimme seiner Großmutter aus der Sprechanlage. «Wer ist da? Was wollen Sie? Ich hoffe, es ist was Ernstes!» Die Frau weigerte sich partout, ein Dienstmädchen einzustellen, obwohl sie dreiundachtzig Jahre auf dem Buckel hatte und über das entsprechende Kleingeld verfügte.

«Ich bin's, Switters.»

«Wer?»

«Switters. Dein Lieblingsenkel. Nun mach schon auf, Maestra.»

«Holla! Lieblingsenkel – du träumst wohl, was? Hast du mir was mitgebracht?»

«Und ob!»

Er hörte das Schnarren des Türöffners, und dann sprang

die Tür auf. «Ich komme. Mach dich auf was gefasst, Maestra.»

«Holla!»

Als Switters noch kein Jahr alt war, hatte sich seine Großmutter vor seinem Hochstuhl aufgebaut, die Hände in die damals noch verführerischen Hüften gestemmt und erklärt: «Du brabbelst schon wie ein verdammter DJ. Bald wirst du mir auch einen Namen verpassen, aber eins möchte ich jetzt schon klarstellen. Wag es bloß nicht, mich mit einem degenerierten Ausdruck wie Großmama, Omi oder so was zu beleidigen, hast du kapiert? Und wenn du je Nannie, Nana oder Nonna, Mumu, Omama oder Mimi zu mir sagst, schlage ich dir deine süßen Milchzähnchen aus. Ich weiß, dass ihr Zwerge instinktiv dazu neigt, Geräusche zu produzieren, die mit M beginnen und von weichen Vokalen gefolgt werden, wenn ihr auf mütterliche Reize reagiert. Wenn du mich also unbedingt mit derlei Unfug in Verbindung bringen musst, dann nenn mich *‹maestra›*. Maestra. Verstanden? Das ist die weibliche Form für das italienische Wort ‹Maestro› oder ‹Lehrer›. Keine Ahnung, ob du jemals was von Belang von mir lernen wirst, und du kannst Gift darauf nehmen, dass ich niemandem auf der Welt was beibringen will, aber wenigstens hat Maestra was Würdevolles an sich. Versuch mal, das nachzusprechen.»

Nachdem etwas mehr als ein Jahr verstrichen und der kleine Bengel schon zwei war, marschierte er eines Tages zu seiner Großmutter, durchbohrte sie mit seinen damals schon hypnotisch grünen Augen, stemmte die Hände in die Hüften und krähte: «Nenn mich Switters.» Maestra hatte ihn eine Zeit lang angesehen, sich darüber gewundert, warum er sich plötzlich mit seinem nicht gerade erlauchten Nachnamen identifizierte, und schließlich genickt. «In Ordnung», sagte sie. «Das ist nur fair.»

Seine Mutter hatte ihn weiterhin «kleiner Mops» gerufen. Aber nicht lange.

Maestra kam ihm nicht in der Eingangshalle entgegen, also wanderte Switters auf der Suche nach ihr durch das Erdgeschoss. Fast ein Jahr war vergangen, seit er das letzte Mal hier gewesen war, aber alles war noch genau so, wie er es in Erinnerung hatte: schlicht, elegant und makellos sauber (Maestra hatte eine professionelle Putzkolonne angeheuert, die zweimal in der Woche kam, und die Mahlzeiten bestellte sie entweder bei einem Chinesen oder beim Pizza-Service). Ihr Haus war das krasse Gegenteil der Absteigen, in denen ihre Nachkommen – und *deren* Nachkommen – oft gehaust hatten. Maestra hatte gut für sich gesorgt. Über dem Kamin im Wohnzimmer hing ein Ölgemälde von Henri Matisse, der blaue Akt einer üppigen Frau, die mit verrenkten Gliedern auf einem bunt gemusterten Haremssofa lag. Switters war ziemlich sicher, dass es echt war.

Er fand sie in der Bibliothek vor dem Computer. Die Bibliothek war zum großen Teil mit elektronischen Geräten voll gestopft, es mussten doppelt so viele sein wie bei seinem letzten Besuch. Ihre umfangreiche Sammlung von klassischen Werken war nun in Zweier- und Dreierreihen an einem Ende des Raumes geparkt, während am anderen Ende die beiden Computer, eine Batterie von Modems, Druckern und Telefonen, ein Fernsehgerät mit riesigem Bildschirm und zwei eingestöpselten schwarzen Boxen, ein Faxgerät und ein Helm mit integrierter Brille untergebracht waren, den Switters für eine Vorrichtung zum Anschauen virtueller Realitäten hielt.

«Maestra! So früh am Morgen beim Surfen?»

«Am frühen Morgen gibt es wenigstens keine Staus auf dem Datenhighway. Bist du allein?»

«Na klar. Meinst du, ich würde mich trauen, jemand mitzubringen?»

Sie klickte sich offline und drehte sich zu ihm um. «Tja, weißt du, ich hab da zufällig eine E-Mail von dir abgefangen, in der du der kleinen Suzy versprichst, sie zum großen O zu bringen.» Ihr liebevoller Blick erstarrte zu eisiger Kälte.

Switters' Gesicht lief so glühend rot an, dass er es als Bier-reklame hätte vermieten können. Es war einer der seltenen Augenblicke in seinem Leben, da es ihm die Sprache verschlug.

«Was hast du denn *damit* gemeint, hä? Zum großen Opa? So einen gibt es hier doch gar nicht.» Sie lächelte spöttisch und eine Spur boshaft. «Immerhin hast du bislang wenigstens den Anstand gehabt, *mich* nicht als Oma zu bezeichnen.»

«Oh, äh», stammelte Switters. «Suzy? Suzy ist in Sacramento, wie zum Teufel kannst du ihre E-Mails abfangen?»

«Holla! Nichts leichter als das, ein Kinderspiel. Gerade du müsstest doch wissen, wie das geht.» Ihr Lächeln wurde ein kleines bisschen sanfter. «Na schön, Switters. Komm her. Gib mir einen Schmatz auf meine runzlige Wange. Ich freue mich, dass du da bist. Mir ist zwar nicht ganz geheuer dabei, aber ich freue mich trotzdem. Hmm. Mein Junge. Also, was hast du mir mitgebracht? Na großartig, du weißt ja, was ich mir aus Blumen mache. Und was für ein feiner Kürbis. Ja. Ein echtes Prachtstück.» Sie machte keinen Hehl aus ihrer Enttäuschung über seine Mitbringsel.

Doch dann fischte er aus der Jackentasche ein rosa- und karamellfarbenes Armband aus Bakelit. «Das hab ich in einem Trödelladen in Paris ausgegraben. Der Typ hat hoch und heilig geschworen, dass es Josephine Baker gehörte.»

«Tja, aber jetzt gehört es mir!» Maestra war verrückt nach Armbändern und trug gelegentlich bis zu zehn verschiedene an jedem ihrer hageren Ärmchen. «Das ist sehr lieb von dir, Switters, wirklich aufmerksam.» Sie hielt inne, streifte das Armband übers Handgelenk zu den übrigen Klunkern an ihrem Arm und bewunderte es. «Aber glaub bloß nicht, dass du damit aus dem Schneider bist, mein Junge. Ich muss dir wohl kaum sagen, was für ein elender Schlingel du bist.»

«Ach, sag es trotzdem. Ich kann's gar nicht oft genug hören. Es beflügelt mich.»

«Du bist ein gottverdammter Schlingel, Switters. Ein Schuft, ein Tunichtgut, ein Perversling ... Mach nicht so ein selbstgefälliges Gesicht. Das mit Suzy ist gar nicht komisch.

Es stinkt zum Himmel. Außerdem ist es kriminell. Du warst schon immer ein verantwortungsloser …»

«Halt, halt, nun mach aber mal halblang. Das geht zu weit. Ich bin ein engagierter, mit Orden ausgezeichneter Staatsdiener, von oben bis unten durchleuchtet und für allerhöchste Sicherheitsstufen freigegeben. Alles andere als ein verantwortungsloser Schlappschwanz.»

«Das kannst du deiner Großmutter erzählen. Wie soll ich nachts auch nur ein Auge zutun, wenn ich weiß, dass Typen wie du den Hühnerstall bewachen? Es ist ein Wunder, dass du noch nicht aus deinem Job geflogen bist.»

«Ich bin schon zehn Jahre dabei.»

«Mir ist schleierhaft, wie sie dich überhaupt anheuern konnten.»

«Das habe ich meinem entschlossenen Kinn und einer Aura tragischer Noblesse zu verdanken.»

«Eher deinen akademischen Leistungen, würde ich sagen.» In ihrer Stimme schwang ein nicht zu unterdrückender Anflug von Stolz mit. «Der Dekan in Berkeley hat mir selbst gesagt, so einen wie dich hätten sie noch nie gehabt, vor allem in Kybernetik und Sprachen …»

«Ganz zu schweigen von moderner Poesie. Ich hab neun Stunden moderne Poesie belegt.»

«Das hat er vergessen zu erwähnen. Und dieser Rugby-Spieler, der dunkelhäutige Engländer, hat behauptet, du seist der einzige Amerikaner, den er je trainiert hat, der das Spiel tatsächlich verstanden hätte.»

«Ach was, Nigel wollte sich nur bei dir einschmeicheln. Er war total verrückt nach dir. Du hattest es ihm ganz schön angetan.»

«Holla! Erzähl keinen Unsinn! Ich war schon damals Grufti. Rugby ist ein barbarisches Spiel. Schlimmer als American Football, also gib endlich zu, dass du ein Ass darin warst.»

«Das sind die Gene, Maestra. Alles Fähigkeiten, die ich von dir geerbt habe.»

«Holla!» Die alte Dame blühte unwillkürlich auf. «Du

warst ganz schön gerissen, in *bestimmten* Bereichen, trotzdem ist es mir ein Rätsel, dass sie ausgerechnet dich genommen haben, trotz deiner Eskapaden als Student und deiner nicht vorhandenen Moralvorstellungen.»

«Ich stehe im Dienst der Regierung, Maestra, da spielt Moral keine Rolle.»

«Da hast du leider Recht. Und welche Gaunerei hat die Regierung jetzt wieder für dich ausgeheckt? Was führst du im Schilde? Was machst du in Seattle? Und wie lange bleibst du bei mir, bevor du wieder losziehst?»

«Bis zur rosenfingrigen Morgenröte.»

«Morgen früh? Nein!»

«Ich fliege bei Tagesanbruch nach Südamerika – aber nicht für lange. Eigentlich hätte ich einen Monat Urlaub, aber mein Chef bestand darauf, dass ich ihn so lange verschiebe, bis ich aus Lima zurück bin. Es geht ganz schnell. Wahrscheinlich bleibe ich bloß über Nacht.»

Er beobachtete, wie sie hinter der Brille die Augen zusammenkniff.

«Und wen sollst du um die Ecke bringen?»

«Drecksarbeit mache ich nicht. Du siehst viel zu viel fern. Die Firma hat da unten einen viel versprechenden jungen Burschen angeheuert, einen Einheimischen. Bei Vertragsabschluss hat er einen brandneuen Honda geschenkt bekommen, und jetzt will er einen Rückzieher machen.»

«Und du sollst ihn ohne großes Aufsehen aus dem Verkehr ziehen, was?»

«Sei nicht albern. Ich soll ihn hofieren, ihm um den Bart gehen, damit er bei der Stange bleibt.»

«Wieso gerade du?»

«Weiß ich auch nicht, vielleicht weil wir was gemeinsam haben. Er hat seinen Abschluss summa cum laude an der University of Miami gemacht. Informatik und Sprachen.»

«Keine moderne Poesie?», stichelte sie.

«Nicht, dass ich wüsste, Maestra. Aber ich wette, er kann die eine oder andere Zeile von *Howl* aufsagen.»

«Und was machst du im Urlaub? Darf ich mit einem weiteren Überfall rechnen?»

«Und ob. Und mit einem neuen Armband auch. Sobald ich zurück bin. Ich hatte gehofft, dass ich für eine oder zwei Wochen deine Hütte am Snoqualmie Pass in Beschlag nehmen kann. Ich habe dieses Jahr schon viel zu viel Betonstaub geschluckt. Böses Juju steigt von den Bürgersteigen in den Städten auf. Ich müsste mal wieder ein Schwätzchen mit einem Bach halten, Sternenlicht atmen, mich mit ein paar Bäumen anfreunden. Und danach will ich vielleicht kurz nach Sacramento und die Familie beglücken.»

«Suzy eingeschlossen?»

«Uh, äh, hm. Suzy ist wahrscheinlich auch da. Ich glaube, sie hat Schule.»

«Na *klar* hat sie Schule, sie ist ein *Teenager*!»

Maestra schwieg und sagte so lange nichts, dass Switters schon meinte, sie sei eingenickt, wie es bei alten Leuten gelegentlich vorkommt. Entweder das oder sie war ernsthaft sauer. Er räusperte sich. Dann räusperte er sich erneut, diesmal etwas lauter.

«Südamerika», sagte sie plötzlich.

«Ja.»

«Wie schön.»

«Ganz und gar nicht. Südamerika hat wenig zu bieten für einen Draufgänger wie mich.»

«Kann ich mir denken. Todesschwadronen, Elend, Korruption und Umweltzerstörung.»

«Hm, ja, das ist *eine* Seite.» Er kratzte sich, als juckte ihn schon der bloße Gedanke an Südamerika. «Aber vor allem ist es scheißlebendig.»

Sie warf ihm einen fragenden Blick zu, verkniff sich aber die Frage, was er mit «scheißlebendig» meinte. Stattdessen wollte sie nur wissen, in welches Land genau er reiste.

«Peru.»

«Peru. Ja. Hab ich mir gedacht. Lima, Peru.»

Es folgte weiteres langes Schweigen, diesmal jedoch konnte er sehen, dass sie nicht in ein geriatrisches Ozonloch gefallen war. Ihre Augen verengten sich und leuchteten gleichzeitig auf, bis sie wie die Öffnung aussahen, durch die Tabascotröpfchen in die Welt treten. Es fehlte nicht viel, und man hätte das *zing, zing, zing* eines synaptischen Bogenschützen gehört.

«Jemine», murmelte er schließlich und schüttelte den Kopf. «Wenn J. Robert Oppenheimer seine Birne derart angestrengt hätte, wäre vielleicht Videopoker und nicht die Atombombe dabei rausgekommen.»

Maestra lächelte zynisch. «Beweis mir, dass Ritterlichkeit in dieser Stadt noch was heißt.» Mit klappernden Armbändern streckte sie ihm beide Ärmchen entgegen. «Bitte entschuldige mich einen Augenblick.»

Switters erschrak, als ihm aufging, wie leicht und zerbrechlich sie geworden war. Im Vergleich zum beachtlichen Volumen ihrer geistigen Kräfte und ihrer Stimme war der Körper nur eine leere Hülle. Doch kaum hatte er ihr geholfen aufzustehen, verließ sie ziemlich eilig das Zimmer, ohne sich groß auf den kräftigen Gehstock aus Mahagoni zu stützen, den sie scheinbar lediglich als Dekoration bei sich führte. Er hörte, wie sie ihn am Treppengeländer entlangrattern ließ, als sie die Stufen emporstieg.

Switters warf seinen Regenmantel (unter dem er einen grauen irischen Tweedanzug und ein knallrotes T-Shirt trug) über ein Modem und schlenderte ans Fenster der Bibliothek. Maestras Haus lag auf dem steilen Hügel des Magnolia District. So hieß dieser Stadtteil, nachdem ein früher Entdecker, der sich mit Botanik nicht auskannte, die vielen Erdbeerbäume mit einer nicht verwandten Spezies verwechselt hatte, die in südlicheren Gefilden heimisch ist. Vom Magnolia Bluff aus überblickte man die Schiffsrouten, auf denen alle möglichen Boote, von Kriegsschiffen und Öltankern bis zu schnittigen kleinen Lachskuttern, verkehrten, wenn sie vom Pazifischen Ozean durch die Meerenge von Juan de Fuca und den Puget Sound zu den Docks von Seattle fuhren. Maestras zweiter Ehemann war als Kapitän zur See gefahren, hatte später mehrere Schlepper besessen und stets ein Auge auf die Gezeiten haben wollen. An diesem regnerischen Tag jedoch hätte der Kapitän nicht viel erkennen können. Himmel und Wasser wirkten wie die beiden Flächen derselben mit Kreide vernebelten Tafel. Die Natur hatte die Schaubilder, Textzeilen und Multiplikationstabellen dermaßen verwischt, dass Switters im Augenblick nur Scheiben voller Kleister sah.

Er wandte sich vom dunstigen Nichts ab und sah sich im gleichen Augenblick mit dessen Gegenteil konfrontiert, nämlich einem überaus plastisch gezeichneten Gegenstand in gespenstischen Farben. Es war der Kürbis, der so intensiv orange leuchtete, dass es den Anschein hatte, als würde er jeden Moment hier auf dem Tisch der Bibliothek in Flammen aufgehen. Switters wusste nicht, ob er einen Feuerlöscher suchen oder ehrfürchtig auf die Knie fallen sollte. Das Ding glühte – und drehte sich im Kreis. Zumindest sah es ein oder zwei Minuten lang so aus. Er blinzelte und rieb sich die Augen. Dann fiel es ihm wieder ein.

Er hatte die Ecstasy-Kapsel völlig vergessen. Sie fing gerade an zu wirken, und zwar mächtig. Da er wusste, dass 150 Milligramm 3,4 Methylendioxy-Methamphetamin, um es bei seinem richtigen Namen zu nennen, keine Halluzinationen auslösen, musste sein gegenwärtiges Bewusstsein erheblich erweitert sein. Angesichts dieser Erkenntnis zog er sich einen Stuhl heran und setzte sich genau vor den Kürbis. Er loderte jetzt nicht mehr, war aber *sehr* hübsch und *sehr* freundlich, und Switters konnte nicht anders, als zärtlich seine haptischen Konturen nachzufahren.

«Wir suchen nach dem Eingang in diesen Kürbis», flüsterte er, «doch anders als Aschenputtels Kutsche folgt er nur der treibenden Kraft seines gemächlichen Reifeprozesses.» (Wo kam das denn her?) «Vom köstlichen Glanz der Maiskörner abgelenkt, lassen die Mäuse ihn links liegen, bis er groß, rund und orange ist: ein Globus verlorener Kontinente, ein gesichtsloser Kopf, dessen wahre Identität nur dem Halloween-Messer und gewissen Vertretern der Kürbispolizei bekannt ist. O Kürbis, schwangere Squawblase, frechster aller Monde, Wasserball der Vogelscheuchen! Im Namen aller Bauerntöchter der Welt, nimm deine Kapuze ab und ...»

«Switters!» Maestra war hereingekommen und stand hinter ihm. «Was, zum Teufel, erzählst du diesem armen Kürbis da? Ist das etwa das Resultat deiner neun Stunden moderner Poesie?»

«Meine Königin! Du bist zurück!»

«Liebe Güte! Ich glaube, dein Kürbis wird allmählich weich, was? Fängst du etwa an zu spinnen?»

Er schenkte ihr ein zuckersüßes Lächeln und warf dann einen verlegenen Blick auf seine weißen Turnschuhe. «Maestra, macht es dir was aus, Musik aufzulegen? Ich hätte Lust zu tanzen.»

«Vergiss die verdammte Musik. Sailor Boy und ich brauchen jetzt deine ungeteilte Aufmerksamkeit.»

Erst da bemerkte er den Papagei.

Wie seine gebrechliche Großmutter es geschafft hatte, Sailors Käfig vom oberen Wohnzimmer herunterzuholen, war ihm schleierhaft. Der Käfig war aus Korbweide und Kupferdraht gebaut und sehr luftig, aber auch sehr geräumig, wie es Vogelkäfige nun mal sind, und bestimmt alles andere als leicht. Die sonst so skeptische Maestra hatte im Lauf der Zeit die Überzeugung gewonnen, dass Pyramiden die Macht besitzen, organisches Gewebe frisch zu halten, egal, ob es sich um einen Apfel oder um Federvieh handelt. Von einem Artikel in einer angesehenen Fachzeitschrift inspiriert, hatte sie vor langer Zeit einen Handwerker damit beauftragt, dem Papagei einen Käfig nach dem Vorbild der Großen Pyramide zu bauen. Dabei hatte sie keinen Gedanken daran verschwendet, ob die geometrische Form das Gewicht des Käfigs vergrößern oder verkleinern würde. Die Wirkung auf Sailors Wohlergehen war ebenso unbewiesen, obwohl kein Betrachter den gesunden Glanz seiner Federn bestreiten konnte.

«Ich kenne deine Abneigung gegenüber Tieren», sagte sie.

«Das ist glatte Verleumdung, Maestra. Ich schätze alle Geschöpfe Gottes, kleine wie große.» Es war das Ecstasy, das aus ihm sprach. Es war das Ecstasy-Grinsen.

«Na schön, dann gegen Haustiere, ich weiß es aus sicherer Quelle, nämlich von dir selbst, dass du Haustiere nicht ausstehen kannst. Was stellst du dich jetzt so an?»

Nachdenklich kratzte er sich am Kinn. «Ich mag nur keine Käfige, Leinen, Fußfesseln und Halfter. Ich mag nichts Gezähmtes. Ich gebe ja zu, dass ein Haustier jemandem wie dir ein gewisser Trost sein kann, aber die Seele der Tiere verkümmert in der Gefangenschaft. Hätte der liebe Gott gewollt, dass Tiere in Häusern leben, hätte er ihnen einen Bausparvertrag mit auf den Weg gegeben.»

«Du ziehst die Wildnis vor.»

«Nun ja, ich gebe zu, dass die Natur gelegentlich über die Stränge schlägt und übertreibt mit all dem Kreuchen und Fleuchen, Schleimen, Stechen, Zischen und vor allem mit ihrer ewigen Fortpflanzerei. Aber im Großen und Ganzen, ja, gilt mein Respekt eher Viechern, die an ihrer Beute schnuppern statt zwischen meinen Beinen und ins Elefantengras scheißen statt in eine Kiste in meiner Küche.»

«Du drückst dich etwas unfein aus, aber ich verstehe, was du meinst. Du ziehst wilde und freie Geschöpfe vor. Das ist gut. Das ist sehr gut.»

«Wirklich, Maestra?» Er sah aus wie ein kleines Kind, das stolz darauf ist, für eine banale Leistung gelobt zu werden, die ihm aufrichtig am Herzen liegt.

«Ja, das ist verdammt gut, denn es zeigt mir, dass du philosophisch gerüstet bist für den kleinen Auftrag, den ich dir erteilen werde.»

Switters blinzelte. Er befand sich in einem durch Drogen ausgelösten, neurologisch definierten Zustand seliger Großherzigkeit, in der das Ego heruntergefahren, Ängste zerstreut und das Vertrauen erweitert ist; trotzdem hatte er das mulmige Gefühl, in eine Falle gelockt zu werden.

Wie sich herausstellte, wollte seine Großmutter ihn bitten, Sailor mit nach Südamerika zu nehmen und ihn dort im Dschungel auszusetzen. In ihrem fortgeschrittenen Alter müsse sie sich auf das unausweichliche Ende gefasst machen, und die Lebenserwartung des Papageis sei zwar mit ziemlicher Wahrscheinlichkeit höher als die ihre, aber auch er sei nicht mehr der Jüngste. Sie wollte, dass der Vogel seine letzten Jahre in Freiheit verbrachte und in den Dschungel zurückkehrte, in dem er das Licht der Welt erblickt hatte.

«Aber, aber, hör mal ...!», stotterte Switters. «Seit ich denken kann, lebt Sailor bei dir.»

«Seit vier- oder fünfunddreißig Jahren. Und als ich ihn kaufte, war er mindestens genauso alt.»

«Ja richtig. Ich bin sechsunddreißig. Warum also jetzt, so spät ...?»

«Stell dich nicht dumm! Du weißt genau, warum. Ich habe immer gedacht, er hätte es gut bei mir, aber vielleicht ist das nur chauvinistische Selbstüberschätzung. Immerhin ist er eingesperrt, nicht? Vielleicht kannst du dich daran erinnern, dass er früher frei durchs Haus flog, aber in den letzten Jahren hat er angefangen, die Vorhänge zu zerfetzen und eine Menge Unfug anzustellen. Er hat eine Persönlichkeitsveränderung durchgemacht. Hast du nicht immer behauptet, dass alle Haustiere irgendwann genauso neurotisch werden wie Menschen? Stimmt's, oder hab ich Recht? So blieb mir nichts anderes übrig, als ihn einzusperren. Du kannst dir nicht vorstellen, wie mies ich mir dabei vorkam. Also wird es meinem Gewissen und seiner ‹verkümmerten Seele› nur gut tun, wenn du ihm die Freiheit wiedergibst.»

«Aber, aber ... ich habe immer gedacht, dass Sailor aus *Brasilien* stammt. Dass er ein brasilianischer Papagei ist. Ich fliege nach *Peru*.»

«Hör auf, mit mir zu reden, als wäre ich senil. Brasilien,

Peru – der Amazonas ist der Amazonas. Vögel und wilde Tiere kümmern sich nicht um Nationalitäten. So beschränkt sind sie nicht.»

«Na schön, aber ich fliege nicht zum Amazonas. Ich fliege nach Lima.» Seine Stimme klang undeutlich und von gespielter Gleichgültigkeit gedämpft. «Lima liegt an der Küste. Es ist von Wüste umgeben. Es liegt Hunderte von Kilometern vom Amazonas entfernt.» Er drehte sich zu dem Käfig um. Sailor zerrte an ein paar Weintrauben, die zwischen den Gitterstäben steckten, doch er hatte den Kopf auf die Seite gelegt, und ein schimmerndes Auge fixierte Switters, als spürte er den außergewöhnlichen Zustand, in dem er sich befand. «Tut mir Leid, alter Knabe, aber wenn du vorhast, in deinen smaragdgrünen Dschungel zurückzufliegen, wirst du deinen Vielflieger-Bonus einlösen müssen.»

Maestra fand das weder lustig, noch ließ sie sich entmutigen. «Dein Ton enttäuscht mich», sagte sie. Die Pupillen seiner bereits erwähnten wilden, hypnotisch grünen Augen waren derart erweitert, dass sie aussahen wie die Brenner eines Puppenhausherdes. Unerschrocken starrte sie hinein. «Ich bitte dich bloß um einen kleinen Abstecher. Möglich, dass es deinen Reiseplan etwas durcheinander bringt, aber das musst du für mich tun.»

«O nein. Kommt nicht in Frage. Das ist kein kleiner Umweg. Wenn ich nicht binnen achtundvierzig Stunden wieder aus Südamerika raus bin, dann mache ich mich verdammt unbeliebt. Tut mir Leid, Maestra. Erstens ist es viel zu umständlich, und zweitens ist es zu viel verlangt.»

Sie klatschte derart heftig in ihre altersfleckigen Hände, dass der Vogel aufschreckte und mit den Flügeln flatterte. «Dann ist es eben keine Bitte mehr, sondern ein Befehl.»

Switters grinste. Im Augenblick liebte er die ganze Welt, einschließlich Südamerika und der herrschsüchtigen alten Dame, aber er würde sich nicht ins Bockshorn jagen lassen. «Du hast wohl vergessen, dass ich das einzige Familienmitglied bin, das du nie einschüchtern oder rumkommandieren konntest. Deshalb hast du mich so sehr ins Herz geschlossen. Also kannst du genauso gut ...»

«Moment mal! Der einzige Grund, warum ich dich toleriere, zu einem *gewissen* Grad toleriere, ist der, dass du der Einzige von uns bist, der noch ein paar Tricks auf Lager hat. In diesem Fall aber fürchte ich, dass dir deine Tricks zum Verhängnis werden könnten.» Sie hielt inne, um ihre theatralische Pose so richtig zur Geltung zu bringen. «Du musst nämlich wissen, mein Kleiner, dass ich zufällig sämtliche E-Mails, die du in den letzten Monaten an Suzy geschickt hast, in meinem Besitz habe.»

«Das ist nicht wahr!», platzte er selbstsicher heraus, aber irgendwie wusste er, dass sie nicht bluffte.

«Wetten, dass?», sagte sie und trat geradewegs zu dem älteren und kleineren der beiden Computer, dem Mac Performa 6115. In Sekundenschnelle hatte sie gefunden, was sie suchte. «Na schön, diese stammt vom dreißigsten September. Hm. Ich zitiere: ‹Ich sehne mich danach, deiner Muschi zu huldigen wie der Hahn dem Morgengrauen.›»

«Ach du Scheiße.» Errötend rutschte Switters tiefer in seinen Sessel und begann ganz leise «Send in the Clowns» zu summen.

Während der folgenden Diskussion kam Switters mehrmals das Wort «Erpressung» über die Lippen. Er sagte es ohne Erbitterung, und sie reagierte ohne das geringste Schuldbewusstsein.

«Ich hätte nie gedacht, dass meine eigene Großmutter so tief sinken und mich erpressen würde.» Er schüttelte die dunkelblonden Locken. Er war verwirrt.

«Das hätte kein Mensch gedacht. Und es hätte auch keiner die Schweinigeleien für möglich gehalten, die sich hier in diesem E-Mail-Verkehr offenbaren. Ich frage dich nochmals: Willst du, dass deine Mutter und dein Stiefvater diese E-Mails zu Gesicht bekommen? Willst du, dass deine Vorgesetzten in Virginia Wind davon kriegen? Denk mal darüber nach.»

«Das ist Erpressung der übelsten Art und überhaupt nicht lustig!»

«Der Zweck heiligt die Mittel. Nimm es nicht so schwer. Im Übrigen solltest du wissen, dass ich daran denke, mein Testament zu ändern. Der Sierra Club würde mit der Hütte am Snoqualmie nicht viel anfangen können, deshalb habe ich daran gedacht, sie dir zu vermachen, aber wohlgemerkt, bisher ist es nur ein Gedankenspiel.»

«Ich ...»

«Psst. Hör mir zu. Mein Matisse, nach dem du immer so verrückt warst, sollte eigentlich an das Seattle Art Museum gehen, aber vielleicht lasse ich mich breitschlagen, ihn in der Familie zu behalten. Falls Sailor seine Freiheit bekommt und mein Herz Frieden findet.»

«Erpressung genügt dir wohl nicht, jetzt musst du auch noch Bestechung hinzufügen.»

«So ist es. Und glaub ja nicht, dass du mich davon abhalten kannst.»

«Du wusstest von Anfang an, dass du mit Bestechung allein bei mir nicht landen könntest, was?»

«Materialismus gehört zu den wenigen Lastern, denen du nicht verfallen bist. Aber ganz tief drinnen hast selbst du einen Funken von Selbsterhaltungstrieb.»

Er machte einen letzten Versuch, seinem Schicksal zu entrinnen. «Vielleicht hast du nicht daran gedacht», weil du selbst keine Reisen unternimmst, Maestra, aber man kann ein Tier nicht so ohne weiteres in fremde Länder mitnehmen. Die meisten Staaten haben strenge Quarantänevorschriften, was Haustiere angeht. Ich wette, in Peru ...»

«Switters! Du bist CIA-Agent, Herrgott nochmal! Du hast mit Sicherheit deine Möglichkeiten, alles Verbotene an aufmerksamen Zollbeamten vorbeizuschmuggeln. Du selbst hast mir mal gesagt, es wäre so ähnlich wie diplomatische Immunität, nur viel besser.»

Resigniert rutschte er noch ein Stück tiefer in seinen Sessel. Jetzt waren seine Augen auf gleicher Höhe wie der Kürbis, und er bildete sich ein, zu erkennen, dass seine Kerne im Innern kreisten wie Sterne in einer Galaxie oder ein Bienenvolk in seinem Korb.

Sichtlich zufrieden mit sich marschierte Maestra mit klimpernden Armbändern zu ihm herüber und stieß ihm sanft den Gehstock in den Nacken. «Sitz gerade, mein Junge. Oder willst du aussehen wie Quasimodo, wenn du erwachsen bist?» Aus ihrem reich bestickten Kimono zauberte sie ein dreifach gefaltetes, zerknittertes rosafarbenes Blatt hervor. «Von so viel Erpressung und Bestechung habe ich einen Mordshunger bekommen. Bestellen wir uns erst mal Lunch.» Dann knallte sie die billige Speisekarte und ein drahtloses Telefon zwischen ihm und dem Kürbis auf den Tisch. «Im Einkaufszentrum von Magnolia hat ein neuer Thai eröffnet. Such uns was Leckeres aus, okay? Nach fünf Jahren in Bangkok müsstest du dich ja auskennen.»

Er hätte hungrig sein müssen (abgesehen von einer Maß Redhook Ale im Pike Place Market hatte er nicht gefrühstückt) und obendrein wütend auf Maestra, doch dank der Ecstasy-Kapsel war er keins von beidem. «Wie ruhig gestellte Astronauten, die sich ihre Kräfte für die bevorstehenden Begegnungen der dritten Art aufsparen, schweben die Kürbiskerne in ihrem schleimigen Plasma.» Diese Worte flüsterte er, aber zum Glück schenkte sie ihnen keine Aufmerksamkeit, denn sie stand bereits vor der Pyramide, um sich mit dem Papagei zu unterhalten. Im Gegensatz zu anderen alten Frauen, die mit ihren Vögeln in einer Art Babysprache herumgurren, sprach Maestra mit Sailor nicht anders als mit Menschen auch. Ihre Ausdrucksweise war im Großen und Ganzen formell und rutschte nur gelegentlich ins Blumige. Die ironische Sprachgewandtheit, mit der sie auch sich selbst auf die Schippe nahm, hatte zu einem gewissen Ausmaß Switters' Sprechweise beeinflusst, obwohl er es nicht gerne zugab. (Was den Papagei anging, so brachte er bei den seltenen Gelegenheiten, da er überhaupt etwas sagte, nur einen einzigen Satz zustande, und zwar immer denselben. «Völker dieser Welt, relaxt!», krächzte er mit einem heiseren spanischen Akzent, als sei das der weiseste Rat, den er der Welt geben konnte.)

Da Switters keine Möglichkeit sah, sich davor zu drücken, und ihr außerdem den Gefallen tun wollte, nahm er die Speisekarte unter die Lupe und griff zum Telefon. Er bestellte Gerichte wie *tom kah pug* oder *pak tud tak*, deren Namen gewöhnlich so klingen, als frage jemand mit Hasenscharte nach einer Packung Heftzwecken, und hatte keinerlei Schwierigkeiten mit der heiklen Aussprache. Der Kellner hielt ihn sogar für einen Landsmann, bis Switters ihm klar machte, dass er ungeachtet seines makellosen Akzents keine Ahnung von dieser Sprache hatte, die von Elmer Fudds alten asiatischen Vorfahren erfunden worden sein musste.

Weniger als eine halbe Stunde später stapelten sich Kartons mit allerlei wohlriechenden, dampfenden Leckereien auf dem Schreibtisch der Bibliothek. Das Aroma von Zitronengras, Chilipaste und Kokosnussmilch belebte das altmodische, mit allerneuester Technologie voll gestopfte Zimmer.

Nach fünf Gabeln voll scharfem *pla lard prik* nickte Maestra in ihrem Schaukelstuhl ein und schlief etliche Stunden.

Switters probierte keinen Bissen, sondern tanzte allein vor dem CD-Player bis tief in den düsteren Nachmittag hinein.

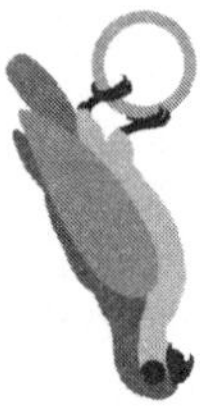

AM NÄCHSTEN MORGEN flog er nach Peru. Mit Alaska Airlines ging es zunächst nach Los Angeles, dann um 13 Uhr mit LAN-Chile weiter nach Lima. Während der kurzen Zwischenlandung in Mexico City hatte er gerade genug Zeit, einen verschrobenen Linguistikprofessor anzurufen, den er dort kannte.

Nachdem man den Papagei in der Druckausgleichskabine des Frachtraums verstaut hatte, der für Tiere vorgesehen war, ging alles Weitere problemlos. Zum Glück, denn das Ecstasy hatte ihn ganz schön erledigt. Kaum hatte er seinen Platz in der Business Class eingenommen und eine Bloody Mary auf dem Klapptisch vor sich stehen, war er einigermaßen versöhnt, wenn nicht sogar euphorisch, als er an die Aufgaben dachte, die vor ihm lagen. Wenn er ehrlich war, musste er zugeben, dass die Mission, die ihm seine durchtriebene Großmutter aufgeschwatzt hatte, möglicherweise erheblich spannender war als der Mickymaus-Auftrag, mit dem ihn Langley betraut hatte. Was nicht heißen sollte, dass er keine Unannehmlichkeit war, aber zumindest besaß er den Vorzug, eine *ungewöhnliche* Unannehmlichkeit zu sein, so was Ähnliches wie etwa eine Bullenfalle. Nun, ein paar zusätzliche Tage in Südamerika würden der Kaulquappenkolonie in seinem Abflussgraben schon nicht den Garaus machen. Er würde es überleben.

Ja, kein Zweifel, den kurzen Ausflug in den stickigen, verrückten, verregneten und scheißlebendigen Dschungel des Amazonas würde er überstehen. Der Film dagegen, der während des Fluges gezeigt wurde, war was ganz anderes.

Es war einer dieser Action-Thriller, deren Spannung hauptsächlich darin besteht, dass man nicht sagen kann, ob neunzig Sekunden oder volle zwei Minuten zwischen einer ohrenbetäubenden Explosion und der nächsten vergehen werden. In solchen Filmen ist der Himmel nie sehr lange blau. Schwarze Rauchwolken, orangefarbene Stichflammen und bunte Kaskaden herumfliegender Trümmer flackern in unregelmäßigen Abständen über die Leinwand, und der Soundtrack, jede Menge Krachen, Poltern und Dröhnen, ist so selbstverständlich wie Musik, wird allerdings vom ständigen Belfern der Maschinengewehre und von Schmerzensschreien noch übertroffen. Maestra und Suzy zogen sich hin und wieder solche Streifen rein, weil sie glaubten, so ungefähr müsse sein Leben bei der Central Intelligence Agency aussehen. Dumme Dinger.

Switters hielt es eine knappe halbe Stunde aus, ehe er sich die Kopfhörer herunterriss, seinen Drink in einem Zug leerte und sich seinem Platznachbarn zuwandte, einem großen, drahtigen Latino mit scharf geschnittenen Zügen, der einen blauweiß gestreiften Leinenanzug trug. «Sagen Sie, *amigo*», bemerkte Switters gerade laut genug, um sich durch die Kopfhörer des Kerls verständlich zu machen, «wissen Sie, warum diese Knaller so populär sind? Können Sie mir sagen, warum vor allem junge Männer so unglaublich scharf darauf sind, dass die ganze Welt in die Luft fliegt?»

Der Mann starrte Switters ausdruckslos an. Dann lüftete er den Kopfhörer, aber nur an einem Ohr. «Es ist so was Ähnliches wie eine Erlösung», erklärte Switters fröhlich. «Eine Befreiung von der materiellen Welt. Im Unterbewusstsein haben die Menschen das Gefühl, von all den Gebäuden in unserem Kulturkreis und einer gnadenlosen Lawine von Konsumgütern erdrückt zu werden. Wenn sie mit ansehen, wie der ganze Mist in die Luft fliegt und respektlos zum Teufel gejagt wird, sind sie genauso erleichtert wie die alten Griechen beim Betrachten ihrer Tragödien, spüren die gleiche Ekstase psychischer Befreiung.»

Der Latino lächelte, aber es war kein freundliches Grinsen. Es war dieses Beinahelächeln, das man gelegentlich bei kleinen Hunden auf dem Rücksitz eines geparkten Autos sieht, kurz bevor sie anfangen, hysterisch zu kläffen, und versuchen, sich durch die Fensterscheibe zu beißen. *Vielleicht versteht er mich nicht*, dachte Switters.

«Dinge. *Cosas.* Die Dinge krallen sich wie Blutegel an die Seele der Menschen, und dann saugen sie ihnen alle Lust aus, die Musik und die ursprüngliche Freude darüber, unbehindert auf der Welt zu sein. *Comprende?* Die Menschen leiden an einem unerträglichen Trieb, sich in einer Art stabilem Raum niederzulassen und ihn mit einer Menge Gerümpel voll zu stopfen, aber tief im Innern verabscheuen sie diese Gebilde und haben zudem eine Heidenangst vor all dem Zeug, weil sie wissen, dass die Dinge sie beherrschen und ihren Aktionsradius einschränken. Das ist der Grund, warum sie diese Knaller mögen. Symbolisch betrachtet, töten sie damit ihre leblosen Wächter und sprengen die Mauern ihrer diversen Gefängniszellen.»

Da Switters mittlerweile Lust auf ein Schwätzchen bekommen hatte, hätte er an dieser Stelle seine Theorie über Selbstmordkommandos zum Besten gegeben, dass nämlich islamische Terrorgruppen nur deshalb so erfolgreich freiwillige Märtyrer rekrutieren können, weil junge Männer sich liebend gern mit Sprengstoff behängen und kostbares öffentliches Eigentum in tausend Stücke zerfetzen. An solchen Knalleffekten geilen sie sich auf. Würde man ihnen befehlen, sich zu opfern, indem sie sich vor einen Bus werfen oder einen feuchten Finger in die Steckdose stecken, würden die Freiwilligen schnell den Schwanz einziehen. Doch er gab nichts mehr zum Besten, denn unterdessen hatte der Latino begonnen, ihn zähneknirschend anzustarren. Ja, es ist nicht gerade die feine Art, jemanden sozusagen anzuknirschen, aber zweifellos tat der Bursche genau das. Er knirschte sogar ziemlich laut und derart kräftig, dass sein dichter schwarzer Schnurrbart auf und ab rollte wie eine Berg-und-Tal-Bahn für abenteuerlustige Maispastetenkrümel. Switters blieb nichts anderes übrig, als den Knirscher mit dem, was manche Leute als «wilde, hypnotisch grüne Augen» bezeichnet haben, zu durchbohren. Er starrte den Knirscher so wild und so hypnotisierend an, dass der schließlich aufhörte, mit den Zähnen zu knirschen, heftig schluckte, sich abwandte und Switters' Blick während des ganzen restlichen Fluges auswich.

Davon abgesehen, verlief die Reise ohne Zwischenfälle.

Montagmorgen um zwei Uhr früh landete Switters mit einem quälenden, dumpfen Kopfschmerz auf dem Jorge Chávez International Airport. Er neigte zu leichten Migräneanfällen, und Flugreisen waren hundertprozentige Auslöser dafür. Die Lektüre amerikanischer Geheimdienstberichte über peruanische Guerilla-Aktivitäten und eine Bloody Mary nach der anderen hatten nicht viel geholfen. Doch als er die Zollbeamten beschwatzen musste, Sailor Boy passieren zu lassen, war der Schmerz hinter seinen Augen erst richtig eskaliert. Hätte er nicht Papiere dabeigehabt, die – fälschlicherweise natürlich – bezeugten, dass er vorübergehend der amerikanischen Botschaft zugeteilt worden war, hätte er bis Weihnachten dort schmoren können. Manchmal war Langley wirklich verdammt effektiv.

Er hielt den verhüllten Vogelkäfig in der rechten Hand und schob mit der Linken seinen Gepäckwagen an Grüppchen von mürrischen Männern in brauner Uniform vorbei, die Schnellfeuergewehre über der Schulter trugen. Es war die Policía de Turismo. Sie hatte die Aufgabe, ausländische Touristen vor Taschendieben, Neppern, Schleppern, Handtaschenaufschlitzern, Schwindlern, Betrügern, Banditen und Revoluzzern zu beschützen, die sich in Lima tummelten wie die Kerne in einem Kürbis. Und nicht selten war die Polizei selbst das Problem. (Während seines letzten Besuches in Südamerika hatte er im kolumbianischen Cartagena einen Polizisten über den Haufen schießen müssen, nachdem der versucht hatte, ihn mit vorgehaltener Waffe auszurauben. Der

Kerl hatte überlebt, aber Switters litt noch immer an Albträumen, in denen er den ohrenbetäubenden Knall seiner Beretta hörte, als er den Halunken zunächst ins Handgelenk schoss, um ihn zu entwaffnen, und die Schreie, als er ihm anschließend beide Kniescheiben zerschmetterte, damit er nie wieder Gelegenheit hätte, sich unter dem Schutz seiner Hundemarke an seine Opfer heranzumachen. Switters fand, dass Gesetzeshüter, die Gesetze brechen, doppelt so hart bestraft werden sollten wie Normalbürger, wenn sie bei den gleichen Verbrechen erwischt werden. Der Beamte verletzt nicht nur das heilige Vertrauen der Öffentlichkeit, sondern tritt auch das Konzept der Gerechtigkeit und der Fairness auf der Welt mit Füßen. Ein korrupter Polizist ist ebenso ein Verräter wie jemand, der Staatsgeheimnisse verhökert, und sollte dementsprechend hart bestraft werden.)

Selbst in der heruntergekommenen, aber immer noch eindrucksvollen Lobby des Gran Hotel Bolívar wimmelte es von Beamten der Touristenpolizei. Die meisten hielten in den schweren verblichenen Polstersesseln ein Nickerchen. Einer stand an der Rezeption und musterte Switters' verhüllte Pyramide misstrauisch, verzichtete jedoch auf eine genauere Inspektion, und Switters brauchte nicht mehr als die übliche Ewigkeit, um sich anzumelden.

Ohne sich die Mühe zu machen, den Koffer auszupacken, nahm er eine Ergomar-Pille gegen die Kopfschmerzen und ging sofort ins Bett. Es war vier Uhr morgens. Die Stunde, wenn Madame Angst große schwarze Pullover strickt und der Blutzucker in den Keller sackt, um dort herumzuwerkeln.

Um halb elf wachte er benommen auf und öffnete die Jalousien gerade so weit, dass er sehen konnte, wo das Telefon stand. Als Erstes rief er Hector Sumac an, den abtrünnigen Rekruten, und verabredete sich mit ihm zu einem späten Abendessen. Er drückte sich selbst die Daumen, dass der Kerl überhaupt auftauchte. Danach rief er Juan Carlos de Fausto an, einen Führer, den der Pförtner an der Rezeption empfohlen hatte, und einigte sich mit ihm auf eine Tour durch die wichtigsten Kathedralen und Kirchen von Lima am späten Nachmittag. Switters spielte mit dem Gedanken, zum Katholizismus zu konvertieren, um bei Suzy, die sehr gläubig war, Eindruck zu schinden. Er selbst würde einen schrecklichen Katholiken abgeben – organisierte Religion bedeutete für ihn im Großen und Ganzen nicht mehr als kollektives Pfeifen im Dunklen mit gefährlichen politischen Untertönen –, aber er hatte etwas übrig für Rituale, solange sie einigermaßen unverfälscht waren, und im Übrigen war ihm Unterwanderung als Taktik nicht ganz fremd.

Rituale gefielen ihm, aber zwanghafte Routine hasste er wie die Pest. Daher verabscheute er jede Minute, die er nun mit Duschen, Haarewaschen, Rasieren und Zähneputzen vergeuden musste. Wenn der Mensch schon Kühlschränke erfunden hatte, die sich selbst enteisen, und Herde, die sich selbst reinigen, warum hatte es die Natur in all ihrer komplexen, erfindungsreichen Herrlichkeit nicht geschafft, Zähne zu entwerfen, die sich von selbst putzen? «Es gibt Geburt», murmelte er, «es gibt Tod, und dazwischen gibt es Wartung.»

Nach diesen Worten ging er zurück ins Bett und schlief noch drei Stündchen.

Bevor Switters sich auf seine Stadtrundfahrt begab, machte er das Zimmerpersonal darauf aufmerksam, dass sich in seinem Zimmer ein Papagei befand. Sailor hatte einen ziemlichen Jetlag und war dermaßen von der Rolle, dass er nicht mal fressen wollte. Es war eher unwahrscheinlich, dass er Probleme machen würde, aber er brauchte nur ein einziges Mal sein schrilles «Völker dieser Welt, relaxt!» loszulassen, wenn ein ahnungsloses Zimmermädchen hereinkam, und Switters könnte sich in einer ähnlichen Lage wieder finden wie seine Großmutter vor einem Dutzend Jahren.

Damals hatte Maestra ein normalerweise kompetentes Hausmädchen namens Hattie gehabt. Eines Tages, als Maestra sich auf einem ganztägigen Computerlehrgang befand, der vom North Seattle Community College gesponsert wurde, machte sich Hattie daran, den Pyramidenkäfig zu putzen. Dabei schrubbte sie auch Sailors Trinknapf, der zugegeben ziemlich verdreckt war, mit einem beliebten Haushaltsreiniger namens Formula 409. Unglücklicherweise reagieren Papageien sehr empfindlich auf chemische Ausdünstungen. Möglich, dass es an den Lösungsmitteln in Formula 409 lag, vermutlich am 2-Butoxyethanol – jedenfalls wurde Sailor, als er sich anschickte, aus seinem blitzblank gewienerten Wassernapf zu trinken, von den Restdämpfen, so schwach sie auch gewesen sein mochten, überwältigt und kippte um.

Hattie hielt ihn für tot. Da sie ihrer Arbeitgeberin das Trauma ersparen wollte, ein soeben verschiedenes Tier vorzufinden, wenn sie nach Hause kam, wickelte sie den im Koma liegenden Vogel in Zeitungspapier und deponierte ihn im Kofferraum ihres Wagens. Dann schrieb sie Maestra einen mitfühlenden Zettel und fuhr nach Hause, um ihrem halbinvaliden Vater ein frühes Abendessen zu machen.

Anschließend wollte sie den Kadaver entsorgen. Während sie in der Küche beschäftigt war, humpelte ihr Vater zum Wagen, um irgendwas herauszuholen. Als er den Kofferraum öffnete, flog ihm der mittlerweile aus seinem Koma erwachte Papagei ins Gesicht, wobei er wild mit den Flügeln schlug und schrie wie der übergeschnappte Schaffner im Nachtexpress zur Hölle. Der arme Mann erlitt einen Herzanfall, von dem er sich nie wieder ganz erholte.

Maestra brauchte anderthalb Tage, um Sailor aus der Kiefer zu locken, wo er Zuflucht gesucht hatte. Hattie dagegen reagierte genau so, wie es jeder moderne amerikanische Bürger getan hätte: «Ich bin die Leidtragende. Daher steht mir Schmerzensgeld zu. Ich gehe zum Anwalt.»

Schließlich wies der Richter Hatties Forderungen als unzumutbar ab, doch bis dahin hatte Maestra bereits an die dreißig Riesen für Gerichtskosten hinblättern müssen. Seitdem hatte sie kein Hauspersonal mehr eingestellt.

Da Switters kein allzu großes Vertrauen in seine Spanischkenntnisse setzte – Arabisch und Vietnamesisch beherrschte er erheblich besser – und dem Hotelpersonal klar machen wollte, dass das Objekt seiner Fürsorge ein Papagei war, zog er einen Polaroid-Schnappschuss aus seiner Jackentasche. Maestra hatte ihn mit Selbstauslöser gemacht, kurz ehe er das Haus auf dem Magnolia Bluff verlassen hatte.

Für die Mädchen, die sich alle Mühe gaben, ihn zu verstehen, zeigte er auf den Käfig und dessen prachtvollen Bewohner. Dann zeigte er auf das Foto. Switters links, Maestra in der Mitte und Sailor rechts.

Oder, wie Maestra mit zittriger Hand auf den Rand des Fotos gekritzelt hatte: Slacker, Hacker und Polly-will-einen Cracker.

Als Switters sein Abbild in einem der lebensgroßen goldgerahmten Barockspiegel musterte, deren bombastische Allüren angesichts der theatralischen Buntglaskuppel über der Lobby geradezu bescheiden wirkten, murmelte er: «Dabei sehe ich gar nicht aus wie ein Slacker», und um die Wahrheit zu sagen, hatte er damit gar nicht Unrecht. Das Herrliche an Orten wie Lima war, dass sie ihm die Möglichkeit boten, weiße Leinenanzüge und Panamahüte zu tragen, so wie jetzt. Der Anzug trug das Etikett eines berühmten Designers, doch bei sämtlichen Pussys von Sacramento hätte er im Augenblick nicht sagen können, von welchem. Der Anzug war leicht vergilbt, weil Switters es mit der Wartung nicht allzu genau genommen hatte.

Abgerundet wurde sein Outfit von einem rabenschwarzen T-Shirt mit einem winzigen Emblem über der linken Brust. Auf den ersten Blick sah es aus wie ein kleines grünes Kleeblatt, bei näherer Betrachtung jedoch entpuppte es sich als das spinnenartige Logo des C.R.A.F.T.-Clubs, eines Geheimbundes mit Niederlassungen in Hongkong und Bangkok, dessen Mitglieder sich regelmäßig trafen, um ein merkwürdiges Gebräu zu trinken und über *Finnegans Wake* zu debattieren. Wenn man sie später danach fragte, antworteten die Mitglieder: «C.R.A.F.T.» – *Can't Remember a Fucking Thing* (Ich kann mich an nichts erinnern) –, und im Allgemeinen war das nicht mal gelogen. Dazu trug Switters schwarze Turnschuhe, und er kaute auf einer schlanken schwarzen Zigarre, die eine gewisse Ähnlichkeit mit Leguanscheiße hatte. Sein Spiegelbild gefiel ihm, doch er machte kein großes Aufheben darum.

Aus Rücksicht auf die anderen Hotelgäste, vor allem die Touristenpolizei, wartete er, bis er draußen war, ehe er den Stängel anzündete. Kaum hatte er den ersten perfekten Rauchring ausgestoßen, steuerte ein leicht gebeugt gehender, zur Kahlköpfigkeit neigender Herr mittleren Alters auf ihn zu. Unter seinem spärlichen Schnurrbart zeigte sich ein aufrichtiges Lächeln, als er ihn freundlich ansah und sich als «Juan Carlos de Fausto» vorstellte, «Englisch sprechende Touristenführer für alle Sehenswürdigkeiten und Kuriositäten hier in die Stadt der Könige.» Señor de Fausto war derjenige, der Switters für fünfunddreißig US-Dollar Limas heilige Stätten zeigen und ihm obendrein und unentgeltlich einen Ratschlag geben würde, der den Lauf seines Lebens indirekt, aber entscheidend und unwiderruflich verändern sollte.

Vom Gran Hotel Bolívar war es nur ein Katzensprung über die Promenade Jirón de la Unión zur Plaza de Armas und Limas bedeutendster Kathedrale. Der berüchtigte Nebel, der von der Küste kam, hatte sich verzogen, und der Nachmittag war für die Jahreszeit ungewöhnlich heiß. Die Promenade brutzelte in der Sonne. Und sie wimmelte von Menschen. Eine Garküche für sämtliche Taschendiebe der Stadt.

Juan Carlos tauchte durch eine Welle von aufdringlichen Straßenverkäufern und führte Switters über die Plaza in die ziemlich nüchterne, nur spärlich beleuchtete Kathedrale. Er zeigte seinem Kunden den Sarg mit den Überresten von Francisco Pizarro, vergewisserte sich, dass er die Schnitzereien an den Kirchenbänken bewunderte, und schilderte ihm das Erdbeben, das im Jahre 1746 einen Großteil der Kathedrale dem Erdboden gleichgemacht und Pizarros Skelett so durchgerüttelt hatte, dass die Verbindung von Schienbein zu Oberschenkelknochen unterbrochen wurde. Doch eines verriet er nicht, nämlich warum Limas wichtigste Kathedrale keinen Namen hatte. Insgeheim taufte Switters sie Santa Suzy de Sacramento.

Zu Fuß besichtigten sie die anderen Kirchen im Zentrum: Iglesia de la Merced, Iglesia de Jésus Maria, Santuario de Santa Rosa de Lima, San Pedro, San Francisco, Santo Domingo und Iglesia de las Nazarenas, alles Gebäude, in denen unzählige Generationen versucht hatten, mit Blattgold, Holzschnitzereien und protzigen Kacheln Gottes Aufmerksamkeit auf sich zu lenken. Kuppeldächer gaben sich alle Mühe, ihre hochfliegenden Balken an der Fußmatte des Himmels abzustreifen, wurden jedoch von der bleiernen Last der Heiligenfiguren und einer trostlosen Katakombengeologie voller Gebeine zur Erde zurückgezerrt.

Anschließend bahnten sich Switters und Juan Carlos einen Weg durch die Massen von Straßenhändlern – Indios in regenbogenfarbenen Ponchos, die Tonwaren verhökerten, *mestizos* in T-Shirts der Chicago Bulls, die mit Raubkassetten dealten – zum Oldsmobile seines Stadtführers, Baujahr 1985, das zwar liebevoll poliert, aber trotzdem hoffnungslos heruntergekommen war, und fuhren zum Convento de los Descalzos, einem Kloster aus dem sechzehnten Jahrhundert mit zwei verschwenderisch ausgestatteten Kapellen, und diversen außerhalb gelegenen Kirchen.

Wenn Städte Käsebrote wären, wäre Lima Schweizer Käse auf einer Waffel. Seine Alleen waren Mondlandschaften voller Schlaglöcher. Nachdem sie durch zahllose Krater geholpert waren und sich durch den Verkehr geschlängelt hatten, der Switters noch anarchistischer erschien als der in Bangkok, kamen ihnen die Kirchen von Lima wie Inseln des Friedens vor. Etwas düster und morbide vielleicht, aber im Gegensatz zur kaputten Infrastruktur, den Straßenhändlern und den vielen Taschendieben, die die Straßen unsicher machten, herrlich ruhig und wohltuend.

Irgendwann, nachdem er beobachtet hatte, dass Switters weder niederkniete noch sich verbeugte und immer wieder darauf aufmerksam gemacht werden musste, den Hut abzunehmen oder seinen Stumpen auszudrücken, konnte Juan Carlos nicht länger an sich halten. «Señor Switters, ich vermute, dass Sie nicht angehören die katholische Glaube?»

«O nein, nein, noch nicht, aber ich denke darüber nach, dem Verein beizutreten.»

«Warum, wenn ich fragen darf?»

Switters überlegte. «Vielleicht könnte man es so ausdrücken, dass ich ein Faible für die Jungfrau habe», antwortete er schließlich.

Juan Carlos nickte. Die Antwort schien ihn zu befriedigen. Natürlich konnte er nicht ahnen, dass Switters seine sechzehnjährige Stiefschwester im Sinn hatte.

Die Sonne fiel so schnell in den Horizont wie eine Münze in den Geldschlitz eines Automaten. Der Ozean biss drauf, um sich zu vergewissern, dass es kein Falschgeld war. Das Zwielicht dämpfte die Konturen der Stadt, doch es brachte sie nicht zum Schweigen. Im Gegenteil, mit Einbrechen der Dunkelheit wurde Lima rauer, voller und bedrohlicher. Switters steckte seine Brieftasche in die vordere Hosentasche und die Beretta in den Gürtel. Er gehörte der Minderheit an, die Überfälle noch nicht als unausweichliche Tatsache des modernen Lebens betrachten.

Nachdem sie die Stadtrundfahrt beendet hatten, machten Juan Carlos und sein Kunde einen Abstecher in eine Arbeiterkneipe, um sich einen Pisco zu genehmigen. Wer hätte gedacht, dass man den Saft der Traube in eine Flüssigkeit verwandeln kann, die eine gewisse Ähnlichkeit mit Napalm hat?

«Steigt zu Kopf, *no*?», triumphierte Juan Carlos.

«Südamerika, wie es leibt und lebt», grunzte Switters.

Im Lauf der Unterhaltung weihte Switters Juan Carlos in

seinen Plan ein, Sailor Boy zu repatriieren. Warum auch immer, der Touristenführer war entsetzt. Er erklärte seinem Kunden, dass auf dem Land eine Choleraepidemie wüte, die von der Presse totgeschwiegen werde, und dass die marxistischen Wegelagerer, die als *Sendero Luminoso* (Leuchtender Pfad) bekannt und angeblich seit 1992 ausgerottet waren, ihr Comeback feierten und ihre Kampagne wieder aufgenommen hätten, bei der sie unschuldige Touristen um die Ecke brachten, um auf diese Weise die Lebensbedingungen der armen Bevölkerung zu verbessern. Darauf antwortete der Amerikaner, dass er sich gegen die Cholera habe impfen lassen und dass er in anderen Ländern schon mehrmals mit selbst ernannten «Volksbefreiern» zu tun gehabt habe: Sie könnten ihm kein bisschen Angst machen. Letzteres äußerte er im Flüsterton, da er um das vorherrschende politische Klima in Bars wie dieser wusste.

Juan Carlos gab zurück, die Choleraimpfung schütze nur in sechzig Prozent aller Fälle und dass er nicht gedacht hätte, dass ein Vertreter von landwirtschaftlichen Maschinen ein derart abenteuerliches Leben führe. (Switters hatte sich als internationaler Handelsvertreter für John-Deere-Traktoren ausgegeben.) Zudem würde er ein Glas Pisco darauf wetten – «Garantiert, Kumpel!» –, dass Switters' Großmama ihre Entscheidung, dem Vogel die Freiheit zu schenken, längst bereut habe. Sollte Switters aber auf der Durchführung dieses Vorhabens bestehen, so würde er dies am Ende ebenso bereuen wie seine Großmutter, ihn überhaupt auf diese Reise geschickt zu haben. Juan Carlos war nicht davon abzubringen, dass eine Tragödie unmittelbar bevorstand, und um seinen närrischen Kunden davon zu überzeugen, drängte er ihn, eine kleine Fahrt mit ihm zu machen. Switters willigte ein, schon deshalb, um einem weiteren Pisco aus dem Weg zu gehen.

So holperten sie zum noblen Viertel Miraflores, parkten den Wagen, schlüpften durch eine Hecke, durchquerten einen verwilderten Garten – wobei sie ein ganzes Bataillon blutrünstiger Insekten aufscheuchten – und schlichen auf Zehenspitzen auf eine Terrasse, von wo aus sie schließlich einen Blick durch die Fenster auf eine ältere Dame erhaschen konnten, die entfernt mit Juan Carlos verwandt war. Diese Szene wurde bereits samt gerupftem Papagei, unbarmherzigen Moskitos und allem Drum und Dran beschrieben.

Sollte der Führer geglaubt haben, dass die Peepshow mit einer tattrigen alten Dame und ihrem tattrigen alten Papagei, die wie zwei Blinde zusammen auf den Tod zutappten – sollte er also gehofft haben, dass der verstohlene Anblick von ewiger Treue zwischen Frauchen und Haustier das Herz seines Kunden erweichen und ihn dazu bewegen könnte, der Großmutter und dem so unbedacht in Freiheit entlassenen Vogel eine glückliche Wiedervereinigung zu ermöglichen, so war er auf dem Holzweg.

Allerdings setzte sich Switters, als er wieder im Hotel war, als Erstes an den Computer und schaute nach Post. Gab es da etwa eine E-Mail von einer reuigen Maestra, die ihn anwies, alle Pläne über Bord zu werfen und so rasch wie möglich mitsamt dem Federvieh nach Hause zurückzukehren? Nein, natürlich wartete nichts dergleichen auf ihn. Maestra war anders als jene namenlose Masse, die sich von Einsamkeit ihr Urteilsvermögen, ihre Prinzipien oder ihren Geschmack kompromittieren lässt.

Die einzige Nachricht, die sein Bildschirm anzeigte, war verschlüsselt und stammte vom Hexenmeister in Langley, der ihn unter dem Betreff *obey protocol* daran erinnerte, bei der Zentrale in Lima vorbeizuschauen und sie von seiner Anwesenheit und seiner Mission in Kenntnis zu setzen. Switters nahm sich vor, darüber nachzudenken.

Das Wort *obey* stammte vom alten französischen *obéir* und dem noch älteren lateinischen *obedire* ab, was so viel heißt wie «Gehör schenken», und war um 1250 in die englische Sprache eingeflossen, also zur gleichen Zeit, als man begann, mit dem Gänsekiel zu schreiben. Bis heute kann man, wenn man dem Wort genauer «Gehör schenkt», das raue Kratzen der Gänsefeder in seiner letzten Silbe hören. Doch

Switters assoziierte *obey* unweigerlich mit *oj vej*, einem jiddischen Ausdruck von Kummer oder Not. Und obwohl es absolut keine etymologische Rechtfertigung dafür gab, so hatte er doch das mulmige Gefühl, dass *obey* nicht gerade ein Wort war, das ihn glücklich machte.

«Tut mir wirklich Leid, Kumpel!», erklärte Switters dem Vogel, während dieser beobachtete, wie er seine Galaxie von Moskitostichen mit japanischem Heilpflanzenöl verarztete. «Ich würde mich gern mehr um dich kümmern, aber die Pflicht ruft.» Kaum hatte er das C.R.A.F.T.-Club-T-Shirt gegen ein frisches in Dunkelviolett ausgetauscht, sich mit Jungle Desire Cologne eingedampft und die Pisco-Fahne mit Mundwasser weggegurgelt, war er schon wieder zur Tür hinaus.

Ein die Schlaglöcher auslotendes Minitaxi brachte ihn zu einem einfachen Steakhouse in Barranco, dem Studenten- und Künstlerviertel. Hector Sumac saß bereits an einem Tisch und trank ein aus Nordamerika importiertes Bier.

«Schmeckt dir dieses Yankee-Gebräu?», fragte Switters.

«Dieses Bud ist für dich», gab Hector zurück.

Das waren die Erkennungsparolen.

Hector Sumac sah aus wie ein Trottel, wirkte zu blass für einen Peruaner, trug einen zotteligen Pagenschnitt (Beatles, circa 1964) und eine dieser hübschen, kleinen Nickelbrillen, die man im Allgemeinen als «Omagläser» bezeichnet. (Switters' Großmutter dagegen trug eine überdimensionale, eulenhaft wirkende, in Horn gefasste Brille, mit der sie aussah wie der verstorbene Theateragent Swifty Lazar.) Doch selbst im Sitzen strahlte der junge Hector eine geschmeidige, sportliche Eleganz aus. Es mangelt ihm zwar an Masse, dachte Switters, aber er ist bestimmt schnell und kräftig genug, um eine gute Figur auf dem Rugbyfeld zu machen.

Switters bestellte ebenfalls ein Yankee-Bier. Dann unterhielten sich die beiden eine Weile, zuerst über den ungewöhnlich heißen Tag und danach über Kybernetik. Hector war überrascht – ja sogar beeindruckt und belustigt –, als Switters ihm gestand, dass er den Computer nur benutzte, wenn es unumgänglich war, und auch dann nur aus Gründen der Effizienz.

«Was mich viel mehr interessiert, sind die post-Newton'schen, extrabiologischen Implikationen einer menschlichen Spezies, die mit Hilfe von Elektronenbündeln zu denken und zu handeln vermag: anders ausgedrückt, mit *Licht.* Wenn der Eröffnungsakt des Evolutionsdramas die Verwandlung von Licht in Materie und Sprache bedeutete, dann wäre es doch nur logisch, dass wir uns im Schlussakt, wenn man es so bezeichnen darf, wieder mit unserem photonischen Vorfahren vereinen. Welche Rolle die Sprache – das Wort – bei unserer lichtbetriebenen Metamorphose spielt, ist das pelzige kleine Fragezeichen, das durch meinen Eichhörnchenkäfig spukt. Da fällt mir ein, stammt das Meerschweinchen nicht aus den peruanischen Anden?»

«Aber privat lässt du die Finger von Computern?»

«Ach was! E-Mails sind eine wunderbare Erfindung – auch wenn sie vor keinem Hacker sicher sind, aber das ist eine andere Geschichte. Ich meine nur, dass ich nicht den ganzen Tag dasitzen und klinischen Sex mit einem Computer oder dem Fernseher haben will. Diese Maschinen ficken dir das Mark aus den Knochen, wenn du ihnen auch nur die kleinste Chance gibst.»

«Ich bin fünf oder sechs Stunden am Tag online», gestand Hector ein wenig verlegen. «Aber ich freue mich immer, wenn ich mal Zeit habe, ein gutes Buch zu lesen.»

«Soso. Was liest du denn?»

«Meistens suche ich mir Schriftsteller aus, die meinen Horizont erweitern, statt mich mit ihren Neurosen anzustecken.»

«Na, dann viel Glück, Kumpel. Die sind heutzutage rar gesät.»

Zum dritten Mal steuerte ein ungeduldiger Kellner ihren Tisch an.

«Dieses Restaurant ist bekannt für seine Fleischgerichte», erklärte Hector. «Was magst du am liebsten?»

Switters starrte sehnsüchtig ins Leere. «Ein zartes Lämmchen à la Roman Polanski», antwortete er.

«Ich fürchte, das haben sie hier nicht.»

«Macht nichts, ist auch bloß eine dumme Angewohnheit.»

Genüsslich verputzte Hector Sumac eine gemischte Grillplatte mit Rinderherz und -nieren, ein Gericht, das er während seines vor kurzem abgeschlossenen dreijährigen Stipendiumaufenthalts in Miami schmerzlich vermisst hatte. Switters dagegen bevorzugte – trotz seines ausgesprochenen Appetits auf Lämmchen – Fisch oder vegetarisches Essen. Deshalb schwamm er gegen den Strom der Küche und bestellte *ceviche*, in dem er anschließend nur argwöhnisch herumstocherte, weil es, wie vorauszusehen, nicht gerade das Frischeste war.

Erst beim Nachtisch – beide bestellten Maispudding mit Obst – kamen die Männer auf ihr eigentliches Anliegen zu sprechen. Da er voreilig zu dem Schluss gelangt war, dass Hector sich wegen nachträglich aufgekommener Vorbehalte über die illegalen Verwicklungen der CIA in Lateinamerika vor seiner Vereinbarung mit Langley drücken wollte, und möglicherweise insbesondere wegen ihres abscheulichen Engagements in Guatemala und El Salvador, nicht zu vergessen Kuba, Chile und Nicaragua, hatte sich Switters eine Antwort einfallen lassen, besser ein Argument, das Langleys mörderisches Hin und Her weder verurteilte noch rechtfertigte, den Rekruten aber von der Richtigkeit und Notwendigkeit seiner Dienste überzeugen sollte. Als Hector ihm dann jedoch die Gründe seines Sinneswandels darlegte, kam eine völlig andere Argumentation zum Vorschein.

«Unsere Regierung ist durch und durch korrupt …»

Eure und alle anderen auch, dachte Switters, doch er wollte nicht auf Klischees herumreiten.

«… und auch wenn ich jetzt im Informationsministerium

arbeite, kann ich sie nicht gutheißen. Auf der anderen Seite ist der *Sendero Luminoso* eine brutale, selbstsüchtige Organisation, deshalb kann ich auch die Revolution nicht unterstützen. Deine … wie nennt ihr sie noch?»

«Firma.»

«Genau, deine ‹Firma› hatte mir zugesichert, dass ich nie in eine Situation geraten würde, in der ich das Gefühl habe, ich verrate meine Leute, mein Land …»

Holla, dachte Switters und imitierte in der Echokammer seines Schädels Maestras Ausdruck für Ungläubigkeit.

«… daher hätte ich auch keine politischen Bedenken, als Geheimagent für deine ‹Firma› zu arbeiten. Aber ich möchte dir und deinen Vorgesetzten nichts verheimlichen, Agent Switters, und die ehrliche Wahrheit ist, ich persönlich könnte mich nie den Gepflogenheiten eurer Firma anpassen. Mein Charakter ist einfach zu anders.»

«Wie soll ich das verstehen, Kumpel?»

«Na ja», erklärte Hector, während seine Wangen erröteten und er die Stimme zu einem Flüstern senkte, «es ist zwar beschämend, aber wahr: Eigentlich interessiere ich mich nur für Sex, Drogen und Rock 'n' Roll.»

Dank mehrerer Missverständnisse, Zusammenstöße beim Rugbyspielen, Autounfälle und Berufsrisiken besaß Switters nur noch elf gesunde Zähne. Ihm selbst erschien das Innere seines Mundes wie ein dentales Stonehenge. Er lächelte nur selten, «aus Angst, Druiden anzulocken», wie er sagte. Doch jetzt entlockte ihm Hectors Geständnis ein breites, offenes Grinsen, das nicht einmal die größte Befangenheit hätte zensieren können – obwohl vieles von dem, was hätte offen gelegt werden können, hinter einem Bissen Maispudding versteckt blieb.

«Klasse!», sagte er. «Das ist einfach klasse, Hector.»

Der Peruaner musterte ihn entgeistert. «Wie bitte? Was meinst du?»

«Ich meine, dass du eine Menge gemeinsam hast mit deinen neuen Kollegen. Sex, Drogen und Rock 'n' Roll sind in der CIA enorm beliebt.»

«Soll das ein Witz sein?»

«Natürlich nicht bei den Bürohengsten und nicht bei *allen* im Einsatz befindlichen Agenten – nur bei den guten, den klügsten und den besten. Verstehst du, im Gegensatz zur Forstbehörde oder zum Energieministerium, um mal zwei der Schlimmsten beim Namen zu nennen, besteht die CIA nicht nur aus hirnamputierten Sesselfurzern.»

«Aber die ‹Firma› – die CIA, wenn ich es jetzt sagen darf – toleriert keine …»

«Nein, offiziell nicht. Aber sie kann auch kaum was dagegen unternehmen. Erfahrene Ausbilder wissen ganz genau, aus welchem Holz gute Agenten geschnitzt sind: Sie müssen verdammt schlau, gut erzogen, jung, unabhängig, gesund, ungebunden und ziemlich furchtlos sein. Na ja, und ein Typ, der schlau, gut erzogen, jung, selbständig, gesund, ungebunden und furchtlos ist, wird mit größter Wahrscheinlichkeit eine Menge von Sex, Drogen und Rock 'n' Roll halten. Das liegt in der Natur der Sache. Und daher wird es toleriert. Na gut, hin und wieder gibt es auch ein paar Cowboys, die durch das Netz schlüpfen …»

«Cowboys?»

«Na, du weißt schon. Hurrapatrioten und Moralapostel. Schießwütige Patrioten. Das sind unweigerlich diejenigen, die für die internationalen Verwicklungen verantwortlich sind. Sie blamieren die CIA und die Vereinigten Staaten und haben unschuldige Teufel auf dem Gewissen. Natürlich werden sie befördert, weil sie im Grunde genommen genauso halsstarrige, beschränkte Schleimer, Klugscheißer und Spitzel sind wie die engstirnigen Machos, die die Firma politisch kontrollieren. Wer aber die Kunst der Spionage und Gegenspionage kennt, wird dir bescheinigen, dass diese Cowboys eigentlich nur ein Klotz am Bein sind. Die Götter haben sie in unsere Mitte geschleudert, um Chaos zu stiften und unsere Arbeit zu sabotieren. Dir ist doch wohl bewusst, Hector, dass die Götter nicht genug kriegen können von Slapstick, oder etwa nicht?»

Jetzt war Hector an der Reihe zu lächeln. «Du drückst dich sehr blumig aus, Agent Switters. Wenn es mehr von deiner Sorte gibt und du mich nicht für dumm verkaufst, glaube ich, dass ich meine Verbindung mit der CIA richtig genießen könnte.»

«Braver Junge!»

«Die Teller sind leer und die Nacht ist noch jung. Sag mal, Agent Switters, tanzt du gern?»

«O ja, sehr sogar. Vor ein paar Tagen erst habe ich stundenlang ohne Pause durchgetanzt.» Dass er dabei ganz allein gewesen war, verschwieg er lieber.

Hectors Droge der Wahl, zumindest an diesem Oktoberabend, war ein reines, gelbliches und relativ mildes Kokain aus dem Andenstaat. Switters lehnte dankend ab. «Danke vielmals, Kumpel, aber Substanzen, die mir das Gefühl geben, schlauer, stärker und attraktiver zu sein, als ich tatsächlich bin, gehe ich lieber aus dem Weg.» Seiner Meinung nach gab es Drogen, die das Ego schwächten, und welche, die das Ego aufbliesen. Sozusagen erleuchtende Drogen und illusorische Drogen. Und zumindest auf psychischer Ebene war ihm Staunen lieber als Großtuerei. Sollte er aber freiwillig beschließen, sich etwas auf sich einzubilden, würde er zum guten altmodischen Alkohol greifen, der den Job sehr effektiv, preiswert und obendrein ohne die lästige Zugabe verbissener Paranoia erledigte.

Dessen ungeachtet leistete Switters Hector Gesellschaft, als der ein paar Linien schniefte. Sie saßen in Hectors brandneuem Honda. Noch war er makellos, doch wenn Lima nicht bald ein paar Milliarden *pesos nuevos* lockermachte, um die Straßen auszubessern – Tyrannei der Wartung –, würde es nicht lange dauern, bis die stolze Karosse zu einem fremdgesteuerten automobilen Nervenbündel degeneriert war. Jetzt aber hing in ihrem Inneren noch der pfirsich-cremige Duft nach neuem Auto, und während Switters ihn tief einsog, fragte er sich, ob junge Mädchen nicht vielleicht deshalb so sexy waren, wenigstens teilweise, weil sie das organische Äquivalent, das biologische Äquivalent – na schön, das genitalische Äquivalent – dieses Aromas verströmten.

Als Hector genügend bekokst war, nahm er die Soundgarden-Kassette, die sie gehört hatten, aus dem Gerät, und die beiden Männer schlenderten anderthalb Blocks weiter zum Club Ambos Mundos, wo sie kurz vor elf ankamen. Fünf Nächte in der Woche trat im Club Ambos Mundos – übrigens wie in allen Clubs in Lima – eine Kreolenband live auf, nur am Montag übernahm ein angesagter DJ das Kommando und spielte die neuesten Hits aus den USA und Großbritannien. Als sie eintraten, rockten alle in einem blauen Lichtgewitter zu einem Song von Pearl Jam.

Switters' breites, sonnengebräuntes und kantiges Gesicht wimmelte von leuchtenden, unregelmäßig verteilten Narben, die zwar fein wie Sandkrebse und unterschiedlich wie Schneeflocken waren, aber trotzdem einen Hauch von rauer Vergangenheit ausstrahlten, der in Verbindung mit der Intensität in und um seine smaragdgrünen Augen potenziell gefährlich wirkte. Dieser Eindruck wurde von einem bestechend charmanten Lächeln aufgewogen, einem Lächeln, das die Eigenschaft besaß, sein Gegenüber zu blenden, selbst wenn er es im Zaum hielt, um sein miserables Gebiss zu verstecken. (Da es nach jeder zahnärztlichen Behandlung unweigerlich erneut ramponiert wurde, hatte er beschlossen, bis zu seinem fünfundvierzigsten Geburtstag von weiteren Versuchen abzusehen.) Daher ist *gefährlich* vielleicht nicht das richtige Wort, um sein Äußeres zu beschreiben. Möglich, dass *beunruhigend* oder *widersprüchlich* oder *unberechenbar* die Sache eher traf, obwohl für einfältige Gemüter die Begriffe *unberechenbar* und *gefährlich* Synonyme sind. Wie auch immer, auf Frauen wirkte er nicht unattraktiv, und als der muskulöse Gringo – unbekümmert und trotzdem irgendwie würdevoll – mit seinem weißen Anzug, dem unterdrückten Lächeln und zwei oder drei bambusfarbenen Locken, die sich wie Schnecken unter dem Panamahut hervorkräuselten, durch die Tür trat, schlug so manches weibliche Herz schneller.

In den nächsten neunzig Minuten tanzte Switters mit einer Vielzahl von einheimischen und ausländischen Frauen, doch gegen Mitternacht – zu der Stunde, wenn sich die mythische schwarze Katze die Aufziehmaus der Zeit krallt – umschwirrte ihn nur noch eine einzige. Sie hieß Gloria, war Peruanerin und trank viel zu viel und viel zu hastig. Die freche kleine Gloria hatte dieselbe Pilzfrisur wie Hector, und ihre Augen erinnerten an in Schokolade getauchte Kirschbomben, deren Lunten lichterloh brannten. Mit Mitte zwanzig war sie ein wenig zu alt für Switters' besonderen Geschmack, doch als sie während der langsamen Stücke ihre Hüften gegen die seinen presste und mit ihrer vom Wodka erhitzten Zunge seinen Atem durchbohrte, vergaß sein Körper Suzy, und mit jedem weiteren Bier folgte sein Verstand diesem Beispiel.

Er spürte, wie sein Hunger auf Gloriapussy wuchs, und rechnete sich aus, dass ihr Alkoholkonsum seine Chancen nicht gerade schmälerte. Sie war derart aufgelöst und erhitzt, warf ihm so glühende Blicke zu, dass sie auf zerknüllten schweißgetränkten Laken viel besser aufgehoben gewesen wäre als auf der übervölkerten Tanzfläche. Trotzdem fiel er fast vom Sockel, als sie ihm leise ins Ohr flüsterte: «Ich bin ganz wild drauf, dass du meine Nippel kaust.»

Er tanzte von ihr weg, wirbelte einmal um die eigene Achse. Als sie einander wieder zugewandt waren, kicherte sie und sagte ziemlich laut: «Ich bin ganz wild drauf, dass du an meinen Titten knabberst.»

Kauen, knabbern? Vielleicht gab es ein Sprachproblem. Vielleicht meinte Gloria *lecken*, *saugen* oder *lutschen* – orale Aktivitäten, an denen er sich nur allzu bereitwillig beteiligt hätte – und kannte die englischen Ausdrücke nicht. «Du drückst dich sehr blumig aus», sagte er, um mit Hector zu sprechen, und brachte sie wieder an ihren Tisch.

Hector saß ihnen gegenüber und hatte ein urbanisiertes, blond gefärbtes Indiomädchen auf dem Schoß. Er schien auf der Hut zu sein und hatte sich ziemlich gut unter Kontrolle. Langley wäre zufrieden. Switters überkam das Bedürfnis, mit ihm Tacheles zu reden und ihm vielleicht seine halbwegs neue Theorie zu verklickern, dass die CIA dabei war, sich in eine Art autonomen Geheimbund zu verwandeln (eine größere, besser finanzierte, besser organisierte Version des C.R.A.F.T.-Clubs), eine auf den Kopf gestellte Hierarchie, deren fundamentale Funktion es war, hinter den Kulissen zu arbeiten, um die Mächtigen abzulenken und ihre Ambitionen insgeheim zu durchkreuzen, damit die Intelligenz (wahre Intelligenz, die stets im Dienst der Heiterkeit, Schönheit, Neuheit und Fröhlichkeit steht) die Welt befruchten und einen Rest von der ursprünglichen Unschuld der Menschheit bewahren konnte. Doch die Musik war zu laut, und Gloria zupfte energisch an seinem Ärmel.

«Ja, Süße?»

«Ich bin ganz wild drauf, dass du mich in den *culo* fickst.»

Im Stimmengewirr glaubte er «Kühlraum» gehört zu haben und sah schon vor sich, wie sie sich auf dem kalten, blutbefleckten Betonboden eines Kühlraums vergnügten, umgeben von wächsernen Rinderhälften an Fleischerhaken, wo ihr Stöhnen und ihre Lustschreie sofort kondensierten, sodass sie sich in einer gemeinsam erzeugten Dunstwolke küssten, ohne sich auch nur halbwegs erkennen zu können.

«Ich bin ganz wild drauf, dass du mir den Arsch stopfst», wiederholte sie etwas deutlicher.

«Tja», sagte er, «Südamerika, wie es leibt und lebt.»

Gloria kicherte verständnislos, worauf er plötzlich aufstand, seinen Hut nahm und Hector kollegial die Schulter drückte.

«Ach nein! Bitte! Du willst doch nicht schon gehen?»

«Ich fürchte, ja. Hier wird's mir gerade etwas zu lebendig, wenn du verstehst, was ich meine. Bis bald, mein Junge. *Ha sido estupenda*. Ich melde mich bei dir.»

Während er zur Tür ging, rief er noch: «Bestell Gloria ein Kännchen Kaffee. Und vergiss nicht, es auf deine Spesenrechnung zu setzen. Die Firma ist wie ein baumlanger Weihnachtsmann mit einem gewaltigen Sack.»

Auf der Taxifahrt ins Centro kam er an einer der Kirchen vorbei, die er tagsüber besichtigt hatte. Es war die mit der Engelsstatue am Eingangstor. Einmal, als er mit Suzy Tischtennis spielte – bei einer der seltenen Gelegenheiten, die er mit ihr allein war –, hatte er sie gefragt, in welcher Sprache ihrer Meinung nach die Engel miteinander kommunizierten.

«Oh!», antwortete sie, ohne einen Schlag zu verpassen, «wahrscheinlich in derselben wie Jesus.»

«Jesus hat angeblich Aramäisch gesprochen. Warum sollten sich himmlische Wesen für ihre Unterhaltungen unter allen Sprachen der Welt ausgerechnet einen vergessenen alten semitischen Dialekt aus dem Südwesten Asiens ausgesucht haben? Hast du eine Erklärung dafür?»

Sie sah so verwirrt drein, dass er im gleichen Augenblick bereute, das Thema überhaupt angeschnitten zu haben. Suzy war ein «Kind Gottes», wie es so schön in der Bibel heißt, und «Kindern Gottes» schlägt es schnell aufs Gemüt, wenn sie genötigt werden, über ihren Glauben *nachzudenken*.

«Was auch immer», antwortete sie kryptisch und knallte den Ball an seinem ausgestreckten Schläger vorbei.

«Wahrscheinlich ist es sowieso egal, ob wir die Engel verstehen oder nicht», räumte er ein. «Die haben ihre Trompeten und flammenden Schwerter und all das Zeug. Sie würden sich schon was einfallen lassen, um sich verständlich zu machen. Ich bin vielsprachig, wie man mir immer wieder bescheinigt hat, aber trotzdem ständig in Ländern unterwegs, wo ich kein einziges Wort verstehe. Und weißt du was, Suzy? Es gefällt mir von Mal zu Mal besser. Es baut einen auf. Wenn man durch die Welt geht und nichts von dem versteht, was um einen herum gequasselt wird, vergisst man sehr schnell, wie langweilig das Geschwafel unserer Mitmenschen ist.»

Das fand Suzy höchst amüsant, und als sie für das nächste Spiel die Seiten tauschten, ließ sie sich kurz von ihm befummeln, was natürlich damit endete, dass sie das anschließende Spiel haushoch gewann.

Für Switters und seine Freunde jedenfalls gab es nur zwei Kategorien von CIA-Agenten: Cowboys und Engel. Zwar benutzten Cowboys wie Engel dieselbe Sprache, jedoch mit unterschiedlicher Betonung und zu ganz verschiedenen Zwecken.

Es war fast zwei Uhr früh, als er endlich im Gran Hotel Bolívar eintrudelte. Kein Wunder, dass an der Rezeption alles dunkel und still war. Doch sobald er den Laden betrat, sprang eine Gestalt aus einem der tiefen Polstersessel und kam auf ihn zu. Switters' Hand fuhr zur Pistole, die er im Hosenbund stecken hatte.

Die Gestalt ging leicht gebeugt.

«Señor Switters. Wem Sie drehen um diese Stunde Ihre Traktoren an?»

«Ach, Sie sind's, Juan Carlos. Nun, was glauben Sie – ich komme gerade aus der Mitternachtsmesse.» Er schüttelte dem Führer die Hand. «*Sie* waren nicht da. Der Priester hat sich nach Ihnen erkundigt. Er macht sich Sorgen, ob Sie auch genügend Schlaf abkriegen.»

«Machen Sie sich nicht lustig über mich, Señor. Ihretwegen ich konnte kein Auge zutun. Haben Sie überlegt es sich anders, oder wollen Sie Ihre geliebte Großmama immer noch brechen die Herz?»

«Aber nein, mein Plan steht fest. Machen Sie sich keine Sorgen, Kumpel. Meine Großmutter ist zäh wie ein Plastikschnitzel. Außerdem besteht sie drauf, dass der kleine Quatschkopf seine Freiheit bekommt.»

Juan Carlos wirkte so niedergeschmettert wie ein zerbrochener Blumentopf. «Wenn Sie bringen die Vogel nach Iquitos», wandte er ein, «er wird nicht lange genießen ihre Freiheit.» Der Führer erklärte ihm, dass Iquitos trotz seines Rufs als romantische und exotische Dschungelstadt im Herzen des Amazonas mittlerweile vierhunderttausend Einwohner zähle und der Regenwald durch die vielen Rodungen und die zunehmende Landwirtschaft immer weiter zurückgedrängt werde. «Sie müssten fünfzig Kilometer weiter fahren, um zu gelangen in die eigentliche Regenwald, und auch da wäre die Vogel keineswegs in Sicherheit. Die Handel mit Papageien in Iquitos ist enorm, Señor, sehr verbreitet. Der Freund von Ihre Großmama würde landen prompt in die nächste Käfig. Und am Ende würde ihn kaufen eine andere Ausländer und mitnehmen – vielleicht sogar in die USA.»

Tja, den Plan konnte er sich abschminken. Als Nächstes warnte Juan Carlos ihn vor Choleraerregern, die wie eine Horde Hooligans in Iquitos wüteten. «Ihre Impfung, ich fürchte, wird Ihnen nur wenig –»

«Schon gut. Ich hab's kapiert. In Iquitos würde ich mir den Anzug zerknittern und den Käse zermatschen. Und was würden Sie als Alternative vorschlagen? Ich habe das Gefühl, Sie haben da noch was in petto.»

«Zu Ihrer Sicherheit und für die Seelenfriede von Ihre Großmama.»

«Verstehe, Juan Carlos. Sie sind ein guter Mensch.»

«Ich mir habe erlaubt, zu stornieren Ihre Flug nach Iquitos und zu reservieren für morgen Nachmittag eine Flug nach Pucallpa.»

«Pucallpa?!»

«*Sí. Yes.* Eine viel mehr kleine Stadt. Und wissen Sie was? Es ist außerdem viel mehr kurze Flug von Lima.»

«Das mag schon sein, Kumpel, aber nach dem, was ich gehört habe, ist Pucallpa nicht gerade berauschend. Und zum Regenwald ist man dort auch nicht besonders nett gewesen.»

Ein paar Beamte der Policía de Turismo wachten aus ihrem Halbschlaf auf und warfen ihnen den typisch stinkigen Blick von Gesetzeshütern zu. Switters war nicht besonders beeindruckt, aber Juan Carlos deutete mit dem Kinn auf eine ruhige Ecke neben dem Aufzug, und die beiden schlenderten unauffällig dorthin, um ihre Unterhaltung unter vier Augen fortzusetzen.

«Pucallpa ist mehr gefährlich, aber auch mehr sicher. Klingt das verrückt?»

«Nein, überhaupt nicht. Nur Hohlköpfe wissen Widersprüche nicht zu schätzen.»

«Ja, aber Sie werden nicht bleiben wollen in Pucallpa, weil die Stadt ist ebenfalls groß, und es gibt auch dort eine Markt mit Papagei.»

Switters hatte vorgehabt, in eine Stadt, die sich im Dschungel befand, zu fliegen – seine Wahl war zuerst auf Iquitos gefallen, aber Pucallpa täte es auch –, ein Auto zu mieten und mit Sailor zum Rand des Regenwaldes zu fahren, um dort die Freilassungszeremonie abzuhalten. Er betrachtete das Unternehmen als eine Zeremonie, weil Maestra ihren Camcorder in seinen Koffer aus Krokodilleder gestopft hatte, damit er das Ereignis festhalten konnte. Jetzt eröffnete ihm Juan Carlos, dass der Vogel noch meilenweit gefahren werden musste, bis er tatsächlich in Sicherheit war, und die Außenbezirke beider Städte keinen geeigneten Hintergrund für Maestras Souvenirfilm abgeben würden, weil die Gegend übersät war mit alten Ölfässern, Fragmenten stillgelegter Pipelines und rostenden Maschinenteilen.

«Am besten Sie machen Folgendes», erklärte Juan Carlos. «Sie mieten in Pucallpa eine Boot. Eine Boot mit starke Motor. Eine Junge namens Inti hat solche Boot und spricht auch einige Brocken Englisch. Damit Sie fahren zum Rio Ucayali. Stromauf, Richtung Süden. Kurz bevor Sie kommen nach Masisea, Sie biegen in eine Nebenfluss Richtung Osten. Heißt Abujao, glaube ich. Die Nebenflüsse von die Amazonas, sie wechseln Namen wie Verkehrsampeln die Farben, wie andere Leute die Hemd, wie unsere Regierung die Währung. Aber Inti wird finden. Sollten Sie kommen nach Masisea, dann Sie sind gefahren zu weit.»

«Was, zum Teufel, suche ich denn?»

«Eine Dorf namens Boquichicos. Am Rio Abujao in die

Nähe zu brasilianische Grenze. Boquichicos ist eine von die neuen Städte, die Regierung hat aus dem Boden gestampft unter Einhalt von strenge Umweltauflagen für die Ölgeschäft. Die Geschäft mit die Öl ist versiegt, aber die Stadt ist geblieben. Sehr klein, sehr hübsch. Abgelegen.»

«O ja, ich dachte mir schon, dass Sie vom Arsch der Welt reden. *Wie* abgelegen? Wie weit ist es von Pucallpa zu diesem Vogelparadies?»

«Ach, höchstens drei Tage.»

«Drei Tage?!»

«Die Regenzeit ist zu Ende. Die Flüsse werden sein ziemlich niedrig. Allerhöchstens vier.»

«*Vier* Tage? Pro Fahrt? Vergiss es, Kumpel. So viel Zeit habe ich nicht, und wenn ich sie hätte, würde ich sie bestimmt nicht auf einem verdammten Fluss verbringen, nur um dort das Gruseln zu lernen.» Switters war drauf und dran, sein T-Shirt hochzuziehen, um ihm die vielen Insektenstiche zu zeigen, die er sich allein in der Großstadt Lima zugezogen hatte, doch ein Blick auf die beiden Touristenbullen genügte, um ihn eines Besseren zu belehren.

«Nicht mal zu Liebe von eine arme alte Frau, die sich so lange geopfert hat für Sie und bald ins Himmelreich wird eingehen?»

«Holla!»

«... nicht mal zu Liebe und für die Schutz von eine alte treue Haustier?» Dann erklärte Juan Carlos, was an Boquichicos so besonders war. Außerhalb, etwa eine Stunde zu Fuß entfernt, gab es eine riesige *colpa*, eine Lehmlecke, die täglich von unzähligen Papageien und Aras aufgesucht wurde. Der Führer konnte sich keinen geeigneteren Ort vorstellen, der als Alterssitz für den Vogel infrage käme. Switters musste zugeben, dass er wahrscheinlich Maestras persönlichen Oscar bekommen würde, wenn er mit derartigem Filmmaterial aufwarten konnte. Sie würde ihm ewig dankbar sein. Und dann malte er sich aus, wie er sich auf einem Bärenfell vor dem Kamin in der Hütte am Snoqualmie räkelte. Und wie der Matisse – der jetzt ihm gehörte – als blaue Chromosphäre handfester Nacktheit über dem Sims pulsierte. (Sollte er es wagen, Suzy in diesen wohligen Traum einzubeziehen? Lieber nicht.)

«Und was ist mit Raubtieren? Sie wissen schon, Ozelots, Jaguare, große, lebendige Schlangen?»

«Ja, Señor Switters, diese sind da. Und auch die treffsichere Giftpfeile der Kandakandero, Indios, die schmücken ihre Körper mit bunte Vogelfedern. Aber bei so viele Vögel in die große, große Wald es wäre wie eine Volltreffer in die staatliche Lotterie, wenn sie erwischen ausgerechnet Ihre Vogel.»

«Viele Vögel, aber nur ein gut genährter weißer Kerl aus Downtown-Nordamerika.»

Juan Carlos lachte. «Machen Sie sich nicht die geringste Sorgen. Kandakandero sind die scheueste Stamm in ganze Amazonas. Sie werden suchen sofort die Weite, wenn Sie auftauchen.»

«Wirklich? Wie schade. Möglicherweise hätte ich ihnen eine von unseren John-Deere-Hühnerrupfmaschinen andrehen können. Ich bin sicher, dass sie auch bei Tukanen und Aras gute Dienste leisten.»

«Sie werden also fahren?»

Switters zuckte die Achseln. Manchmal packt uns das Schicksal wie die Faust einen Türknauf. Natürlich könnten wir Widerstand leisten. Aber ein Knauf, der sich nicht drehen lässt, eine Tür, die klemmt und ums Verrecken nicht nachgeben will, macht die Götter rasend vor Wut. Sie könnten sie eintreten. Noch schlimmer, sie könnten sich empört aus dem Staub machen und uns zwischen Tür und Angel baumeln lassen. Und damit wäre jede Chance, sich unnötigen Risiken und damit dem Zauber des Lebens zu öffnen, ein für alle Mal dahin.

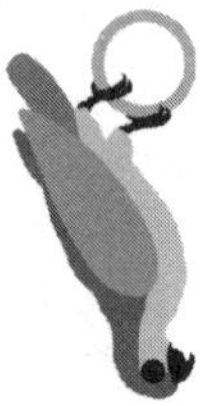

DER LEGENDE NACH reiste Switters in einem cremefarbenen Seidenanzug mit Jerry-Garcia-Fliege und weißen Tennisschuhen an den Amazonas. Dies bedarf einer Korrektur. Er trug tatsächlich einen Anzug, denn er trug überall Anzüge und sah nicht ein, warum er am Amazonas eine Ausnahme machen sollte, allerdings steckten die Hosenbeine in Gummistiefeln, die ihm bis zu den Waden reichten. Er hatte sie eigens für diese Gelegenheit besorgt. Seine einzige Fliege, aus Leder, deren Design übrigens nicht von Garcia, sondern von Eldridge Cleaver stammte und die er nur bei bestimmten Anlässen oder Terminen mit alternden FBI-Agenten umband – Männern, die Cleavers Black Panther Party bisher weder vergessen noch vergeben hatten –, lag da, wo sie meistens lag: in einer Schublade in Langley, Virginia.

Des Weiteren sollten wir klarstellen, dass er zu diesem Zeitpunkt nicht daran dachte, in einem Boot nach Boquichicos zu tuckern. Sobald er in Pucallpa angekommen war, wollte er ein Lufttaxi nach Boquichicos chartern, hinfliegen, den Vogel aussetzen und sofort wieder zurückfliegen. Das hätte wohl ein Loch in seine Urlaubskasse gerissen, wäre das Geld aber auf alle Fälle wert. Mit etwas Glück wäre er dann am folgenden Morgen wieder in Lima gewesen. Obwohl Juan Carlos wahrscheinlich nichts dagegen gehabt hätte, verriet ihm Switters nichts davon, weil er von Natur aus ein Geheimniskrämer war.

Im Gegenteil, bei aller Besorgnis um den Vogel und seine Besitzerin machte sich Juan Carlos mindestens genauso viele Gedanken um das Wohlergehen und die Sicherheit von Switters selbst. «Ich bin höchst erfreut, Señor», sagte er, als sie sich in der Hotellobby verabschiedeten, «dass Sie offensichtlich hegen keine große Begeisterung für unsere Dschungel.»

«Warum denn?»

«Wegen die Gefahren. Nicht dass es dort so wäre wie in die Dschungel, die Sie kennen aus die Kino. Nicht so wild und nicht so gefährlich an die große Flüsse, nicht mehr so viele Tiere, auch nicht Kopfjäger oder Menschenfresser. Wenn Sie bleiben auf die Fluss, nehmen die meist kurze Weg zu die *colpa* zu Fuß und nehmen dieselbe Weg wieder zurück, es wird Ihnen passieren gar nichts. Dann Sie sind dort mehr sicher als in Lima, offen gesagt. Doch manche *norteamericanos* wollen verlassen die Fluss und die Pfad, um vorzustoßen in die dichte Dschungel, wie die Filmstar, diese Tarzan. Das ist eine große Fehler. Auch heute noch kann die Dschungel einem mitspielen ganz schön übel.»

«Machen Sie sich keine Sorgen, Juan Carlos, der Dschungel ist nicht mein Ding», klärte ihn Switters auf, ohne die geringste Ahnung zu haben, was ihn dort erwartete.

In der Hoffnung, auf diese Weise Suzy nahe zu sein, versuchte er dann im Bett zu beten, doch ihm fehlte die Übung, vielleicht weil er sich der Sprache so überaus bewusst war. Einerseits wollte er demjenigen, der am anderen Ende der Leitung war, nicht mit abgedroschenen Phrasen auf den Wecker gehen, andererseits fragte er sich, ob blumige Sprüche oder Scherze vielleicht unangebracht und alles andere als willkommen wären. Noch ehe er ein rhetorisch akzeptables Gebet auf die Reihe kriegte, drifteten seine Gedanken zu Gloria – viele Frauen in Lima waren kultiviert und gebildet, und wahrscheinlich war Gloria es auch, wenn sie nicht gerade von übermäßigem Alkoholgenuss benebelt war –, und er spürte einen Stich des Bedauerns, nicht nur im Herzen, sondern auch zwischen den Beinen, weil er sie nicht mit ins Hotelzimmer genommen hatte. Aber da war er natürlich selbst schuld, weil er immer so wählerisch war.

Das Komische an Switters war, dass er das Leben zwar liebte und in vollen Zügen genoss, dabei aber gleichzeitig nicht nur wählerisch, sondern geradezu pingelig war. Wie sonst könnte man sich beispielsweise erklären, dass er die Existenz seiner Organe und Eingeweide partout nicht wahrhaben wollte? Natürlich war ihm bewusst, dass er welche besaß, er war ja kein Dummkopf, aber die Vorstellung, sein attraktiver Körper könne wie ein Weihnachtsstrumpf mit einem glitschigen Knäuel dampfender Gedärme, widerlichen Fleischfalten voller abscheulich grüner und gelber Gallenflüssigkeit, riesigen Bakterienkolonien, stinkenden Gasen und Klumpen halb verdauter Nahrungsmittel voll gestopft sein, ekelte ihn dermaßen, dass er diese Tatsache aus seinem Bewusstsein verbannte und lieber so tat, als sei seine Bauchhöhle – und auch die jeder Frau, die sein romantisches Interesse weckte – nicht von pulsierenden Brocken eines schleimigen, blutgetränkten Gewebes erfüllt, sondern von einer Art Kugel aus mystischem weißem Licht. Manchmal stellte er sich vor, dass der Raum zwischen seiner Speiseröhre und dem Anus von einem einzigen leuchtenden Juwel ausgefüllt war, einem Diamanten, so groß wie eine Kokosnuss, dessen Licht in alle vier Quadranten seines Rumpfes ausstrahlte. Mein Gott, Switters.

Um acht Uhr war er auf und um neun Uhr bereits online. (In der Zwischenzeit packte er, brachte die verhasste Wartung des Körpers hinter sich und bestellte beim Zimmerservice sein Frühstück: pochierte Eier und Bier für sich und einen Früchteteller für den Vogel.)

Am Computer verfasste er einen verschlüsselten Bericht an den Handelsattaché in der Amerikanischen Botschaft, der zufälligerweise gleichzeitig als Langleys Stationschef in Lima fungierte. Switters' Bericht war rein professionell und bar jeglicher literarischer Allüren oder sarkastischer Anspielungen auf einen «Handelsattaché», der sich letztendlich darauf konzentrierte, die Volkswirtschaft des Gastlandes zu sabotieren. Die peruanische Volkswirtschaft war ein krankes System, dessen Lebensfähigkeit von A bis Z auf dem Kokainhandel basierte. Ausgerechnet den sollte die CIA ausmerzen. Switters teilte dem Chef, einem Cowboy durch und durch, lediglich mit, dass das verlorene Schäfchen in den Stall zurückgekehrt sei, und setzte für alle Fälle hinzu, dass Hector Sumac (er benutzte den Codenamen) seiner Meinung nach durchaus mit zweitrangigen Spionageaufgaben betraut werden und an Operationen teilnehmen könne, man aber wohl besser noch ein paar Jährchen wartete, ehe man ihm erlaubte, eigenständig zu operieren.

Die Grenze zwischen Cowboy und Engel war nicht dicker als ein Alfalfa-Spross – Switters selbst überquerte sie bisweilen im Zickzackkurs. Hector war zwar ein viel versprechender Engelkandidat, doch hegte Switters gewisse Vorbehalte, was das Temperament der Latinos betraf, weil es zu grundlosen Explosionen neigte. Daher hatte er Bedenken, sich für Hector allzu weit aus dem Fenster zu hängen, bis ihm der Bursche bewies, dass er tatsächlich Flügel hatte.

Nachdem er diese Pflicht erledigt hatte, blieb er an seinem hochmodernen, militärischen Ansprüchen genügenden Luxus-Laptop sitzen und versuchte, sich in Maestras Heimcomputer einzuschmuggeln. Da er etwas aus der Übung war, brauchte er länger als eine Stunde dafür, doch schließlich überwand er ihre Sicherheitssperren, übersprang die Firewall und landete mitten in ihren Dateien. Dort machte er sich daran, sämtliche E-Mails zu löschen, die *sie* zuvor aus Suzys Mailbox entwendet hatte. Wobei er davon ausging, dass sie sie weder ausgedruckt noch auf Diskette gespeichert hatte. Und weil sie das gewiss unterlassen hatte, war er einigermaßen überzeugt, dass nun alle schriftlichen Beweise der Leidenschaft für seine junge Stiefschwester von einem gleichgültigen, vorurteilsfreien schwarzen Loch verschluckt worden waren.

Stattdessen hinterließ er folgende Nachricht: «Keine Bange, Maestra, ich werde trotzdem Sailor in die Große Grüne Hölle eskortieren – nur tue ich es nun aus Liebe.»

Und im Großen und Ganzen meinte er es tatsächlich ernst.

Pucallpa war die Tote-Hunde-Hauptstadt von Südamerika. Wahrscheinlich war es sogar Hauptstadt der toten Hunde auf der ganzen Welt. Sollte irgendeine andere Stadt ihr diesen Titel streitig machen, so hüllten sich ihr Bürgermeister und die Handelskammer diesbezüglich in weises Schweigen. Auch Pucallpa hängte es nicht an die große Glocke – aber Switters hatte Augen und eine Nase. Er erkannte die Hauptstadt der toten Hunde, sobald er in Seh- und Riechweite kam.

Der Geruch allein hätte es ihm nicht verraten. Es gab so viele ungesunde Gerüche in Pucallpa, organische und nichtorganische – nach faulem Fisch und verdorbenen Früchten, nach welker Vegetation, Sumpfgas, moderndem Dschungel, stinkenden Kloaken, Kerosinöfen, Holzrauch, Dieselabgasen, Pestiziden und dem unentwegt ausgestoßenen Gestank der Ölraffinerie und des Sägewerks –, dass vom Olfaktorischen her bloße Hundekadaver keine Chance gehabt hätten, hier mitzuhalten.

Trotzdem waren sie da, dem Blick unverhüllt dargeboten. Vor allem die Flussufer waren von ihnen übersät, aber auch in den Gossen des Zentrums lagen sie, in den schäbigen Hinterhöfen, auf leeren Grundstücken, ungepflasterten Seitenstraßen, vor dem einzigen Kino und neben der Rollbahn des Flughafens.

Nun könnte man sich mit einiger Phantasie eine Vielzahl von Variationen vorstellen: einen toten Pudel in dieser Ecke, einen zur Leiche erstarrten Bernhardiner in der nächsten. Doch leider handelte es sich bei den Hundekadavern in Pucallpa ausschließlich um abgemagerte Bastarde, und diese jämmerlichen Köter gab es offenbar nur in zwei Farben – entweder waren sie schneeweiß oder pechschwarz; ganz selten hatten sie einen oder zwei Flecken.

Switters, der sich für tote Haustiere noch weniger interessierte als für lebendige, hatte nur eine Frage: Warum ist die

Hundesterblichkeit hier so hoch? In seinem gebrochenen Spanisch stellte er sie mehreren Bewohnern dieser sich sprunghaft vorwärts oder rückwärts entwickelnden Stadt, erntete jedoch nie mehr als ein Achselzucken. In aufstrebenden Städten interessiert man sich nur für Dinge, die Wohlstand verheißen, und wenn man trotzdem arm bleibt, dann eben für Dinge, die einem helfen, sein Elend zu vergessen. Da tote Hunde weder Profit noch Ablenkung versprachen, schienen sich nur die Geier für sie zu interessieren. Auf jeden toten Kläffer kam eine ganze Kompanie von Geiern. Pucallpa war daher gleichzeitig die Geierhauptstadt von Südamerika.

«Das ist ja der reinste Hundefriedhof», schimpfte Switters an Sailor gewandt. «Ich beklage mich normalerweise nicht gern, verstehst du, weil Jammerei die unverzeihlichste Sünde der Menschheit ist, aber das peruanische Pucallpa ist nichts weiter als ein verlottertes, verseuchtes, verfallenes, ranziges, elendes, ätzendes, verwesendes, schimmeliges, modriges, faules, verdorbenes, kulturloses Loch voller korrupter Blutsauger. Außerdem ist es heiß, feucht und beunruhigend lebendig. Unvorstellbar, dass ein nobles Federvieh wie du auch nur im Entferntesten mit den kahlköpfigen Ghulen verwandt ist – nein, sieh lieber nicht hin! –, die da oben am stinkenden braunen Himmel kreisen. Sailor, alter Kumpel! Wir müssen so schnell wie möglich Fersengeld geben.»

Doch das war leichter gesagt als getan. Nachdem er die Stadt abgeklappert hatte, erfuhr Switters in einem Reisebüro, dass drei Tage zuvor eine Horde von neu formierten Aktivisten des *Sendero Luminoso* den kleinen Flughafen angegriffen und fast ein Dutzend der kleinen Maschinen zerstört oder beschädigt hatte. Momentan waren lediglich zwei Lufttaxis in Betrieb, und diese waren auf Wochen im Voraus ausgebucht, um Ingenieure, Bankiers und tollkühne Geschäftemacher zwischen Pucallpa und den diversen Projekten, für die sie sich interessierten, hin- und herzufliegen.

Völlig aufgelöst tigerte Switters auf dem rissigen Bürgersteig vor dem Reisebüro auf und ab. Er schwitzte. Er fluchte.

Er musste sich schwer zusammennehmen, um nicht dem nächsten Strommast, Müllhaufen oder einem der allgegenwärtigen Hundekadaver einen Tritt zu versetzen.

In diesem Moment verkündete eine krächzende Falsettstimme aus dem pyramidenförmigen Vogelkäfig, der bei seinem Gepäck stand: «Völker dieser Welt, relaxt!»

Es war das erste Mal, dass der Vogel den Schnabel auftat, seit er Seattle verlassen hatte. Eine halbe Stunde später meldete er sich in einem sündhaft teuren, herrlich klimatisierten Hotelzimmer wieder zu Wort. Und obwohl es natürlich derselbe Satz war und manche Leute es für schwachsinnig halten würden, munterten diese Worte Switters auf.

Der Flug über die Anden, Pucallpas verpestete Luft, die Hitze, die einem das Hirn versengte, und die Feuchtigkeit, die einem die Poren überschwemmte, all das zusammen hatte zu einem Migräneanfall geführt. Die Kopfschmerzen und die Tatsache, dass weit und breit kein Lufttaxi zu kriegen war, wiederum stürzten ihn in eine Depression. Doch als Sailor jetzt seine Erkennungsparole krähte, erinnerte sich Switters glücklicherweise an etwas, das ihm Maestra schon vor fast zwanzig Jahren beigebracht hatte: «Alle Depressionen haben ihre Wurzeln in Selbstmitleid, und Selbstmitleid rührt daher, dass sich die Menschen zu wichtig nehmen.»

Damals hatte Switters ihre Behauptung angezweifelt. Schon mit siebzehn war ihm klar, dass Depressionen chemische Ursachen haben können.

«Das Schlüsselwort hier ist *Wurzeln*», hatte Maestra entgegnet. «Die Wurzeln der Depression. Bei den meisten Menschen entwickeln sich Selbstbewusstsein und Selbstmitleid zu Beginn der Pubertät. Etwa um diese Zeit fängt man an, die Welt als etwas anderes als einen großen Kinderspielplatz zu betrachten, an dem es immer nur ausgelassen zugeht. Man erfährt am eigenen Leib, wie bedrohlich, grausam und ungerecht das Leben sein kann. Und genau in dem Augenblick, wenn wir zum ersten Mal über uns selbst nachdenken und andererseits ein soziales Gewissen entwickeln, gelangen wir zu der ernüchternden Erkenntnis, dass sich die Welt im Großen und Ganzen einen Dreck um uns schert. Sogar eine alte Schreckschraube wie ich kann sich noch erinnern, wie schmerzhaft, erschreckend und desillusionierend diese Erkenntnis war. Hier entsteht dann rasch eine Neigung zu Wut oder Selbstmitleid, und die wiederum kann in einer ausgewachsenen Depression enden, wenn man sich nicht rechtzeitig dagegen wehrt.»

«Ja, Maestra, aber ...»

«Unterbrich mich nicht. Falls es nun nicht jemandem, der stärker und weiser ist als wir – einem Freund, einem Elternteil, einem Schriftsteller, Filmemacher, Lehrer oder Musiker –, gelingt, uns da rauszuholen, uns auf eine höhere Ebene zu führen und uns zu zeigen, wie engstirnig, unbedeutend und unglaublich *sinnlos* es ist, sich selbst so ernst zu nehmen, wird die Depression möglicherweise zu einer Gewohnheit, die eine neurologische Prägung hinterlässt. Kannst du mir folgen? Nach und nach wird die Chemie im Hirn darauf konditioniert, in bestimmter, sagen wir, vorhersehbarer Weise auf negative Reize zu reagieren. Sobald etwas schief läuft, schaltet sich die Maschine ein und mixt uns diesen schwarzen Cocktail, den ollen Katzenjammerdaiquiri, und ehe wir uns versehen, sind wir sternhagelvoll und kehren unser Innerstes nach außen. Hat sich die Depression aber erst einmal elektrochemisch eingenistet, kann es ungeheuer schwer sein, sie philosophisch oder psychologisch zu überwinden, denn jetzt funktioniert sie nach den Gesetzen der Physik, und das ist ganz was anderes. Deshalb, mein lieber Switters, habe ich immer meine Blues-Platten voll aufgedreht oder dir aus *The Horse's Mouth* vorgelesen, wenn du Anzeichen von Selbstmitleid an den Tag gelegt hast. Deshalb habe ich dich beim geringsten Anzeichen von Selbstüberschätzung daran erinnert, dass du und ich zwar genauso wichtig sind wie der Präsident, der Papst oder der größte Filmstar in Hollywoods Geschichte, aber keiner von uns mehr ist als ein Pickel am Arsch der

Schöpfung – am Hintern der Schöpfung, pardon – und wir uns deshalb nicht wichtig nehmen sollten. Das ist vorbeugende Medizin, mein Junge. Vorbeugende Medizin.»

«Und was ist mit Selbstachtung?»

«Holla! Selbstachtung ist was für Weicheier. Finde dich damit ab, dass du ein Pickel bist, und versuch es mit Humor zu ertragen. Auf diese Weise kommst du zu Anstand und vielleicht sogar zu Ruhm.»

Doch immer wenn seine Großmutter ihm klar machte, dass er nichts weiter als ein kosmischer Pickel war, hämmerte sie ihm gleichzeitig ein, niemals die Einschränkungen zu akzeptieren, die die Gesellschaft ihm aufzuerlegen versuchen würde. Ein Widerspruch? Nicht unbedingt. Sie schien tatsächlich zu glauben, dass das funkelnde Bewusstsein des Einzelnen die Diskolichtkugel der gesamtem Menschheitsgeschichte übertrumpfen, abhängen und in den Schatten stellen kann. Wer aber versucht, den reinen Funken des Geistes mit der bombastischen Lupe des Ego zu vergrößern, riskiert, sich ein Loch in die Seele zu brennen. Oder so ähnlich.

Wie auch immer, Sailor Boys krächzender Refrain erinnerte Switters an Maestras Rat. Sofort fühlte er sich besser, und um dafür zu sorgen, dass er das richtige Maß nicht wieder verlor, nicht weiter auf seinem persönlichen Pech herumritt oder sich in seinem Unglück wälzte, öffnete er eine wasser- und luftdichte Geheimtasche in seinem Geldgürtel und nahm einen Joint heraus. Dann entsperrte er mit einem winzigen Schlüssel, der als Aufziehrädchen an seiner Uhr getarnt war, den mit Blei ausgekleideten doppelten Boden, den Langley in seinem Reptilkoffer eingebaut hatte, und förderte eine noch geheimere Schmuggelware zutage: eine Sammlung von Broadway-Schlagern.

Er schob die geheime CD in seinen Allzwecklaptop ein und drehte die Lautstärke auf. Dann lehnte er sich auf dem Bett zurück, zündete den Reefer an und sang bei jedem einzelnen Refrain von «Send in the Clowns» lauthals mit.

Er fand Inti unten in der Lagune – der Laguna Pacacocha –, wo viele Bewohner von Pucallpa ihre Boote vertäut hatten. Es wurde allmählich Abend. Inti saß in seinem Boot und war dabei, sich auf einer aus Palmöldosen gefertigten Pfanne einen Eintopf aus Fisch und Gemüsebananen zu brutzeln. Das «Johnson», wie diese Art von Boot auf dem Rio Ucayali genannt wurde, war ein Dory mit flachem Boden und niedrigem Dollbord, etwa zwölf Meter lang, das von einem sieben PS starken Johnson-Außenbordmotor angetrieben wurde. Ein Viertel des Bootsdecks war von einem Baldachin überdacht, der auf Bambuspfählen ruhte. Früher war er nur aus Stroh gewesen, jetzt aber wurde er von einer blauen Plastikplane verstärkt.

Switters zweifelte ernsthaft an Juan Carlos' Behauptung, es sei ein «gutes Boot», bis er sich die anderen Johnsons in der Lagune ansah, die um einiges ungepflegter und ramponierter waren als Intis. Was ihn aber auf der Stelle für dieses Boot einnahm, war sein Name: *Little Blessed Virgin of Starry Waters.*

Ihr Kapitän war ein untersetzter, angenehm stiller, wenn auch leicht melancholischer Mensch mit Zahnlücken und Pilzkopf. Er musste Ende zwanzig sein, obwohl das Alter bei Indios schwer einzuschätzen ist. Juan Carlos hatte den Zustand des Bootes nur unwesentlich überbewertet, dafür aber maßlos übertrieben, was Intis Englischkenntnisse anging. Trotzdem kamen die Männer in einer Mischung aus Spanisch, Englisch, Zeichensprache und Mienenspiel überein, am folgenden Morgen in aller Herrgottsfrühe nach Boquichicos auszulaufen.

So, dachte Switters, als er in der kirschcolaroten, affenärschigen, tropisch-fluoreszierenden Dämmerung zurück ins Stadtzentrum schlenderte, *jetzt habe ich ein Rendezvous mit einer Jungfrau, auch wenn sie aussieht wie eine alte Hure.*

In der Hotelbar war der Überfall auf die Landebahn das einzige Gesprächsthema. Die Männer, die sich dort voll laufen ließen, waren Kapitalisten, die mit Öl und Holz zu tun hatten. (Goldschürfer, Möchtegernviehzüchter und Geschäftsleute, die mit exotischen Vögeln handelten, tranken in den nicht ganz so teuren und Arbeiter in noch billigeren Bars, die Drogenbarone hingegen in Privatvillen, Soldaten und Polizisten in den Bordellen und Indios auf der Straße.) Jetzt schwangen sie wütende Reden gegen die marxistischen Terroristen. Da Switters Zugang zu streng geheimen CIA-Unterlagen hatte, wusste er, dass eine Vielzahl der Verbrechen, die dem *Sendero Luminoso* untergeschoben wurden, von der Regierung begangen worden waren. Doch das entlastete keineswegs die Guerilleros, denn eine Menge Blutvergießen ging auch auf deren Konto.

Machtkämpfe waren Switters zuwider, daher galt seine Verachtung normalerweise beiden Seiten gleichermaßen. Auf den ersten Blick fiel es leicht, sich aufseiten der Rebellen zu stellen, denn sie führten im Regelfall einen gerechten Kampf gegen Tyrannei und Unterdrückung. Aber es war zu einem grotesken Klischee der modernen Geschichte geworden, dass jeder Erfolg der Rebellen eine Verdopplung der Aktivitäten vonseiten des Establishments bewirkte. Jede Rebellion, egal, wie erfolgreich sie war, stellte daher in Wirklichkeit einen Misserfolg dar, weil sie die Schlechtigkeit des Menschen eher fortsetzte als überwand und die Unschuldigen, die das Bombardement überlebten, später durch die Bürokraten fertig gemacht wurden. (Der gewaltlose und von edler Gesinnung geprägte «Prager Frühling» in der Tschechoslowakei war bisher die einzige Ausnahme gewesen und hatte die Regel nur bestätigt.)

Wo bleibt der peruanische Václav Havel?, fragte sich Switters, obwohl er genauso gut hätte fragen können, wo der peruanische Frank Zappa oder ein peruanisches Gegenstück zu *Finnegans Wake* blieb. Er unterdrückte jedoch den Impuls, diese Fragen an seine Trinkkumpane in der Bar weiterzureichen. Er verkniff es sich sogar, zu irgendwem an der Bar Blickkontakt aufzunehmen. Eine Verhaltensregel, die man ihm beim Training in Langley beigebracht hatte und an die er sich sonst selten hielt – diesmal aber tat er es. Ruhig bestellte er noch ein Bier. Als wollte er vermeiden, sich seinen Phantasien über Suzy hinzugeben, begann er jedoch, vor einem unsichtbaren Publikum einen stummen Vortrag über Leid und Verrat in jeder Revolte zu halten, die durch Ehrgeiz, Blutrünstigkeit und Dummheit in Gang gesetzt wurde. Da aber keins der Argumente neu für ihn war, gab er bald gelangweilt auf und verzog sich auf sein Zimmer.

Im Gang, gleich um die Ecke von seinem Zimmer, entdeckte er vor einer Tür ein Paar kniehohe Gummistiefel, das offenbar darauf wartete, von einem Hotelpagen gewienert zu werden. Sie sahen aus wie neu und schienen sogar seine Größe zu haben. *Da, wo ich hinmuss, könnte ich solche Dinger gut gebrauchen,* dachte er. Weil er sich aber diebischen Regierungsbeamten und diebischen Revoluzzern gleichermaßen moralisch überlegen fühlte – nicht umsonst hatte er gerade seinen eigenen Vortrag besucht –, steckte Switters den Gegenwert von dreißig Dollar in ein Kondom und befestigte es an der Türklinke. Dabei murmelte er sogar ein höfliches *«Muchas gracias»*.

Zigarrenbrühe. So hätte Switters den Fluss beschrieben.

Campbell's Havannabouillon. Er hatte die Farbe von Tabak, roch wie der Stummel eines billigen Stumpen, und gelegentlich trieb ein zigarrenartiges Etwas an die ölig glänzende Wasseroberfläche und schwamm zwischen Zitronenschalen, Plastiktüten und Inka-Coladosen dahin. Diese kleinen Torpedos waren natürlich weder voll gesogene Double Coronas, die man auf einem mit schwerer Schlagseite dahintreibenden kubanischen Frachter über Bord geworfen hatte, noch gehörten sie einer Spezies blinder Amazonasforellen an, sondern sie waren eine Musterkollektion jener ockerfarbenen Projektile, die die Gedärme von Pucallpa Tag und Nacht in den Fluss abließen. «Echte Indiowürstchen», murmelte Switters, angewidert wie üblich.

Kaum hatten sie Pucallpa hinter sich gelassen, löste sich die Verschmutzung auf, als seien Müll und Abwässer der Stadt unterwegs zu einer Schlammschlacht für menschlichen Müll irgendwo flussabwärts, bei der auch tote Hunde willkommen waren. Wie alle Flüsse des Dschungels war der Ucayali morastig, während der so genannten Trockenzeit allerdings weniger als sonst – wie Switters bald feststellen sollte, regnete es nur zwei- bis dreimal am Tag. Nach zwei Stunden Fahrt konnte er sogar Fische und Schildkröten im Wasser erkennen und gelegentlich bis auf den Grund des Flusses sehen, denn der Rio Ucayali ist nicht besonders tief, dafür umso breiter, mancherorts mehr als eine Meile breit. Ein flacher Strom, der sich träge dahinschlängelt, unzählige Biegungen und Kurven beschreibt und immer wieder vor und zurück verläuft. Auf diese Art zieht er sich derartig in die Länge, dass er die Luftlinie von seiner Quelle in den südlichen Anden bis zu der Stelle nördlich von Iquitos, wo er sich ins Bett des Amazonas ergießt, um ein Vielfaches übertrifft. Der Ucayali ist genauso lang wie der Mississippi, vielleicht sogar länger. Dass ihn trotzdem nur wenige Nordamerikaner kennen, ist nicht weiter schockierend, wenn man bedenkt, dass laut einer Umfrage von 1991 sechzig Prozent der Amerikaner New York City auf der Landkarte nicht eindeutig orten konnten.

Die Tatsache, dass er an einem einzigen rühigen Nachmittag nach Boquichicos und wieder zurück hätte fliegen können, statt jetzt im Zeitlupentempo in den Schleifen einer riesigen flüssigen Brezel Jagd auf seinen eigenen Schwanz zu machen, hätte theoretisch Switters' Groll auf die Revoluzzer verstärken können. Bekanntlich haben derlei Gruppierungen ein besonderes Talent dafür, ihre Ballerei-Allüren an den ungeeignetsten Zielobjekten auszutoben. Doch mittlerweile hatte Switters sich mit seiner Magical Mystery Tour abgefunden und ging sogar so weit, dass er sie (möglicherweise beeinflusst von seinem halbherzigen Flirt mit dem Katholizismus) als wohlverdiente Strafe für eine bestimmte Sünde hielt, über die er lieber nicht nachdenken wollte.

Zweifellos war die Hitze ein charakteristisches Merkmal dieser hypothetischen Strafe, da sie ihm einen Vorgeschmack auf die Dampfreinigung im Jenseits gab, die gewisse Sekten ihren moralisch versumpften Brüdern und Schwestern verheißen. (Natürlich würde es in der Hölle verdammt feucht sein. Umgekehrt ist es kaum vorstellbar, dass ein verdammter Sünder strahlend bekennt: «Na ja, wir haben hundertdreißig Grad hier unten, aber es ist wenigstens eine *trockene* Hitze.») Switters ließ sich auf dem Pappdiwan nieder, den man ihm unter dem Baldachin gebaut hatte. So saß er zwar im Schatten, doch die glitzernde Wasseroberfläche reflektierte die Hitze und schleuderte ihre Pfeile wie die Strahlung einer Mikrowelle direkt aufs Schiff, Schatten hin, Schatten her. Je weiter der Tag voranschritt, umso heißer wurde es. Switters spürte, ja glaubte es regelrecht zu hören, wie Ströme von Schweiß an seinen Beinen herab in die Gummistiefel liefen. Am nächsten Tag sollte er genauso halb nackt reisen wie Inti und seine Mannschaft. Jedenfalls so lange, bis sich die schwarzen Fliegen auf ihn stürzten.

Der zahnlose Skipper der *Little Blessed Virgin of the Starry Waters* saß am Heck, die Hand am Ruder des Außenbordmotors und die Augen dermaßen weit in den Kopf zurückgerollt, dass man hätte meinen können, er inspizierte sein eigenes Gehirn. *Hast du da irgendwas Interessantes oder Ungewöhnliches entdeckt, Inti? Deine Stirnlappen scheinen mir leicht geschwollen zu sein.*

Am Bug hockten zwei weitere Indios, junge Burschen, die aussahen wie vierzehn. Oder vierundzwanzig. In der Regenzeit, wenn der Ucayali öfter als sonst die Ufer überschwemmte, führte er jede Menge Baumstämme, Stümpfe, Äste, ganze Bäume (einschließlich Blattwerk, Vogelnester und so weiter) mit sich, zudem gab es gefährliche Stromschnellen und Strudel, die so gewaltig waren, dass sie ein Johnson mit Haut und Haaren verschlucken konnten und erst nach Feierabend wieder ausspuckten. Jetzt, da der Fluss so verschlafen und faul war wie eine Algebraklasse im neunten Schuljahr, gab es eigentlich nichts, worauf man aufpassen musste – nur selten begegnete die *Virgin* einem anderen Boot –, aber dennoch hielt die Mannschaft Wache. Vielleicht übte sie für aufregendere Ausflüge.

Neben Inti lagen mehrere Benzinkanister auf dem Achterdeck festgezurrt. Ihre Nähe schien den Kapitän keineswegs zu beunruhigen, denn er qualmte eine unförmige, selbst gedrehte Zigarette nach der anderen. Vorn bei der übrigen Mannschaft befand sich die Ausrüstung: Angeln, Macheten, eine Dose Palmöl, die aus leeren Dosen gefertigte Pfanne, ein paar Töpfe (so rußgeschwärzt, als seien sie für eine kulinarische Minstrelshow gedacht) und geflochtene Körbe mit Mais, Bohnen und Gemüsebananen. Auch drei Flaschen Pisco gehörten dazu, und als Switters' Blick zwischen dem Alkohol und Inti hin- und herwanderte, verdüsterte eine dunkle Vorahnung seinen inneren Horizont. Ähnlich beunruhigend war die Art, wie einer der vermeintlichen Fresskörbe hin und her schwankte. Switters hoffte, dass sich darin nichts Lebendigeres verbarg als ein oder zwei Hühner.

Unter dem Baldachin, der seinen Pappdiwan überschattete, stapelte sich auch sein Gepäck, bestehend aus einem überdimensionalen Kleidersack, dem Krokokoffer, seiner elektronischen Ausrüstung und Sailors ungewöhnlichem Käfig. Ein zusammengerolltes Moskitonetz lag daneben, in dem er zu seinem Entsetzen Löcher ausmachte, die groß genug waren, um die Königin aller Moskitos einzulassen samt ihrem Gefolge.

Eine Stunde nachdem sie den Hafen verlassen hatten, hoben die Jungs den Deckel des schwankenden Korbes. Ein junger Ozelot befand sich darin. Für einen Augenblick vergaß Switters seine Sorgen und machte zögernd gute Miene zu bösem Spiel.

Abgesehen von dem Knattern des Außenbordmotors, der die *Virgin* mit sechs Knoten pro Stunde gegen eine durch die Jahreszeit bedingte schwache Strömung heizte, war auf dem

Fluss so gut wie nichts zu hören. Als Switters' Magen ein lautes, flehentliches Knurren von sich gab, hoben daher alle an Bord den Kopf und starrten ihn an, sogar der Ozelotwelpe und der Papagei. «Es hat zum Essen geläutet», erklärte Switters hoffnungsvoll, doch ohne jegliche Resonanz.

Demonstrativ rieb er sich den Wanst. *«Comida?»*, fragte er einfach, um sich nicht unnötig zu wiederholen. Und wieder erhielt er keine Antwort.

Er blinzelte kurz in die Sonne und schloss aus ihrem Stand, dass es elf Uhr sein musste. Seine maßgeschneiderte Armbanduhr bestätigte diese Schätzung. Das hieß, dass sie seit fast sechs Stunden unterwegs waren und nicht mal eine Kaffeepause gemacht hatten. Kein Wunder, dass seine Gedärme Arien von sich gaben, die aus einer drittklassigen tragischen Oper hätten stammen können. Anscheinend hatten die Indios eine Regel, die es ihnen nicht gestattete, vor zwölf zu essen. Switters, der sehr empfindlich darauf reagierte, wenn man ihn als Gringoweichei bezeichnete, wollte kein Spielverderber sein. Er würde seine Magensäfte wieder runterschlucken und abwarten.

Die Landschaft hatte nicht allzu viel aufzutischen, das Ablenkung versprach. Am östlichen Ufer (das westliche war zu weit weg, um es unter die Lupe nehmen zu können) war der Dschungel gerodet worden, um Platz für Rinderfarmen zu machen. Und das, obwohl der vom Regen getränkte Urwaldboden so dünn war, dass hier nach ein paar Jahren auch kein Gras mehr wuchs. Wenn die Weiden nichts mehr hergaben, zogen die Viehzüchter weiter und rodeten noch mehr Land. Anschließend brannte der kahle Boden in der sengenden Tropensonne, bis er sich in ein wüstes Land verwandelt hatte, so leblos und hässlich, dass T. S. Eliot bei seinem Anblick nochmal von vorn angefangen hätte und die «Up With People»-Leute sich vielleicht beschämt nach einem neuen Slogan umgesehen hätten – obwohl nicht mal das Treiben der Menschheit in Bosnien, Ruanda und Beverly Hills dazu beigetragen hatte, ihre Begeisterung für diese Spezies in Grenzen zu halten. Die Szenerie hier würde er Suzy schildern, wenn sie das nächste Mal zu McDonald's kutschiert werden wollte. (Kruzitürken! Er wollte jetzt weder an Suzy noch an McDonald's denken – übrigens hätte er sich in beiden Fällen für den Fischburger entschieden.)

Hin und wieder kamen sie an einer Farm vorbei, die tatsächlich in Betrieb war: ein paar Hektar kärglicher Weiden, auf denen vereinzelte Rinder grasten, eine hastig gebaute Hacienda mit ein paar strohgedeckten Lehmhütten dahinter, wo die Indios untergebracht waren. Wie war das Leben in diesen Unterkünften? Betrachtete sie irgendjemand als sein Zuhause? *Heimatlos* und *obdachlos* waren nicht immer Synonyme. *Zuhause* war kein Ausdruck, den Switters beispielsweise für die Wohnung in Nordvirginia benutzte, wo er seine unzähligen Anzüge (der einzige Luxus, den er sich leistete) und vielen T-Shirts (durchweg keine Designerartikel) aufbewahrte. Und das war nur allzu verständlich, da er äußerst selten dort aß oder schlief. Die CIA hatte ihn damals als Statistiker angeheuert und in Langley an den Schreibtisch gefesselt. Erst als seine Vorgesetzten seine Rugby-Karriere durchleuchtet hatten, gaben sie endlich seinem Wunsch nach und erlaubten ihm, sich ins Getümmel zu stürzen: drei Jahre in Kuwait, in denen er zahlreiche geheime Vorstöße in den Irak unternahm. Für eine Heldentat erhielt er einen Orden, musste sich jedoch unter Eid verpflichten, sie niemals öffentlich zu machen. Es folgten fünf Jahre in Bangkok, wo seine außerdienstlichen Aktivitäten in und um den C.R.A.F.T.-Club den dortigen US-Botschafter dermaßen auf die Palme gebracht hatten, dass er ihn hatte versetzen lassen, und anschließend zwei Jahre, die ihn um die ganze Welt geführt hatten. Die Firma bezeichnete seine Funktion als «Troubleshooter», Switters selbst hingegen betrachtete sich als eine Art internationaler Laufbursche.

Das Nomadenleben hatte seine Nachteile, aber Switters wäre der Erste gewesen, der bereitwillig einräumte, dass es die Wartungsarbeiten auf ein Minimum beschränkte. Wenn er daran dachte, dass er keinen Meter Rasen mähen und keine einzige Fliese im Patio ersetzen musste, dass kein schmieriger Fremder jemals versucht hatte, ihm Doppelglasfenster, irgendwelche Aluminiumverkleidungen oder den *Wachtturm* anzudrehen, wenn er an all die Hauseigentümertreffen dachte, um die er sich hatte drücken und dadurch vermeiden können, dass sein armes Gehirn auf Normalmaß zurechtgestutzt wurde, musste er zugeben, dass er keinen Grund hatte, sich zu beklagen. Noch mehr aber hob sich seine Stimmung, als er bemerkte, dass die Sonne nun im Zenit stehen musste, da kein Fitzel von ihrer Aluminiumverkleidung über die zerfetzten Ränder des Baldachins seiner *Virgin* hinausragte. In der Tat, die Zeiger seiner Uhr trafen sich in diesem Augenblick zu einer schnellen Mittagsnummer ganz oben auf dem Zifferblatt (der große Zeiger wie üblich chauvinistisch auf dem kleinen, wobei übrigens auch Damenuhren keine Ausnahme machen).

«Mittag!», rief er, für den Fall, dass es den anderen entgangen sein sollte. Er zeigte auf die Sonne. Er zeigte auf die Speisekammer. «Wer ist der Küchenchef auf diesem Kahn? Sein Stellvertreter? Der *pâtissier*?» Sein Blick wanderte zu den drei Piscoflaschen. «Ich denke, nach dem *sommelier* brauche ich wohl nicht zu fragen.»

An keinem Ende des Schiffes rührte sich etwas, sodass Switters aufstand, um besser auf sich aufmerksam zu machen.

«Mahlzeit», sagte er. Sein Ton war sachlich, vernünftig, nicht im Mindesten streitlustig. «Zumindest nennen wir es so bei uns. Lunch. Mittagessen. M-A-H-L-Z-E-I-T. Ich liebe meinen Lunch. Ich bin sozusagen ein Lunch-Fan. Gebt mir Freiheit oder gebt mir Lunch. Das Frühstück beginnt mir zu früh, und das Abendessen kann den Plänen für den Abend in die Quere kommen, aber Lunch ist genau richtig. Er unterbricht nichts weiter als die Arbeit.»

Jetzt erhob er die Stimme. «Ich brauche meinen Lunch täglich und habe mich bei Blue Cross, Blue Shield & Blue Cheese gegen Lunchausfälle versichern lassen. Anspruchsvoll? Mitnichten. Ob fett, ob fein, ich leck den Teller rein.

Normalerweise meide ich das Fleisch toter Tiere, lebendiger übrigens auch, Sodomie gehört nicht zu meinem vielfältigen Repertoire, aber das geht euch eigentlich nichts an. Hinsichtlich meines Speiseplans hingegen habe ich nichts zu verbergen, Kumpel. In diesem Augenblick würde ich mit Freuden sogar Dosenfleisch verdrücken, wenn ihr mir welches auftischt. Alles, was ich verlange, ist, dass ihr mir *irgendwas* zu essen vorsetzt, und zwar dalli. Wenn man mir meinen Lunch vorenthält, kenne ich nichts.»

Allmählich bekam seine Vorstellung einen theatralischen Touch, und er drehte die Lautstärke noch ein, zwei Dezibel auf. «Ein herzhaftes Mittagessen ist wichtig für ein gesundes Wachstum. Außerdem hat es noch jede Menge anderer Facetten. Der Mensch lebt nicht vom Arbeiten allein. Essen ist Schönheit. Essen ist Wahrheit. Es besitzt die Rubens'sche Sinnlichkeit von Schokoladenpudding mit Sahne und basiert auf einer Wahrheit, die Brecht einmal so ausgedrückt hat: ‹Zuerst kommt das Fressen.› Butter aufs Brot, Jungs! Spaltet die rollende Erbse! Kommt in die Gänge! Das Mittagessen rechtfertigt jeden Vormittag, egal, wie öde er war, und mildert die schlimmsten Nebenwirkungen des Nachmittags. Ich bin dabei. Ich bin dabei.»

Inti und die Jungs starrten ihn an, das war nicht zu übersehen. Doch in ihrem Gesichtsausdruck spiegelte sich eher Gleichgültigkeit als Neugier oder gar Verständnis. Vor allem Intis Gesicht wirkte, als sei es unter jenem glatten Zuckerguss der Unergründlichkeit verborgen, den man häufig, wenn auch zu Unrecht, mit bestimmten ethnischen Typen assoziiert. Frustriert darüber, dass seine rhetorische Einlage nicht die geringsten kulinarischen Aktivitäten ausgelöst hatte, lehnte sich Switters mit heftig knurrendem Magen zurück und dachte nach.

Kokablätter, sagte er sich. Angeblich hielt ein Klumpen Koka Indios vom Morgengrauen bis zum Abend auf Trab und raubte ihnen dabei jeden Appetit aufs Mittagessen. *Noch ein Grund mehr, Koks aus dem zu Weg gehen,* dachte er. In den letzten Tagen hatte er bereits eine Mahlzeit verpasst, als er auf Ecstasy gewesen war. Koka war fürs Essen dasselbe wie die nächtliche Glotze für den Sex. Er wollte diese Erkenntnis schon ausposaunen, ohne damit jemand Besonderen anzusprechen, als sein Blick auf eine Staude Zwergbananen fiel, die unter dem löchrigen, zusammengerollten Moskitonetz neben dem Proviant hervorlugte. Heureka!

Er warf das Netz beiseite und wollte sich auf die Bananen stürzen, gab jedoch einen Schrei von sich und machte erschrocken einen Satz rückwärts. Um ein Haar hätten seine Finger die scheußlichste Spinne berührt, die ihm je unter die Augen gekommen war. Jetzt endlich reagierten seine unerschütterlichen Reisekumpane. Sie verzogen das Gesicht, stampften mit nackten Fersen aufs Deck und gaben seltsame Zischlaute von sich, offenbar so was wie die amazonische Form von Lachen. Dies hielt an, als er den Rückzug antrat, sich entfernte von den Bananen und deren Untermieter, einer blonden Kreatur, die in Größe und Behaarung einer wandelnden Achselhöhle glich.

Eine Tarantel war das nicht. Mit Taranteln kannte Switters sich aus. Nein, dieses lebendige Sinnbild für die Perversität der Evolution war nicht nur haarig, sondern obendrein mit violetten Flecken gesprenkelt – eine krätzige Achselhöhle –, und ihre pupillenlosen Augen rollten auf der Stirn ihres Cephalothorax wie Mottenkugeln in einer Scheuertrommel. Ja, und jetzt stellte sich das Vieh in einer ziemlich unfreundlichen Geste auch noch auf die Hinterbeine.

Switters setzte seinen Rückzug fort und verzog sich wieder auf sein Pappsofa, während die Indios sich weiter amüsierten. *Vielleicht sollte ich in Pucallpa meine eigene Comedy Show eröffnen,* dachte Switters. *Ich könnte sie Arachnophobie nennen.* Stattdessen öffnete er seinen Koffer und kramte zwischen Unterhosen, Socken und Taschentüchern nach der Beretta.

«Nimm es nicht persönlich», sagte er und starrte auf die Bananenstaude. «Ich respektiere alle Lebewesen und bin mir durchaus im Klaren darüber, dass ich für dich ein Monster sein muss. Aber du hast meine gottverdammten Bananen, Kumpel, und hier herrscht das Gesetz des Dschungels!»

Dann gab er ein Dutzend ohrenbetäubender Schüsse ab. Spinnen- und Bananenfetzen spritzten über den Bug. «Hat einer von euch Lust auf Obstsalat?», fragte er höflich.

Als sich die Rauchwolken verzogen hatten, war von der Staude nicht mehr viel übrig. Grüne Schalen, gelbe Klumpen und eine Menge haariges Konfetti. Er wühlte in dem organischen Abfall und fand viereinhalb Überlebende. Die halbe Banane überreichte er Sailor. Die übrigen schälte er in aller Ruhe und verschlang sie eine nach der anderen, wobei er bescheiden und selbstzufrieden grinste.

«Und jetzt», sagte er zu den Indios, die ihn mittlerweile ganz still und voller Respekt anstarrten (selbst der Ozelot, der sein Versteck verlassen hatte, musterte ihn ehrfürchtig), «wie wär's mit einer kleinen Unterhaltung zur besseren Verdauung? Meiner Meinung nach – ich habe dies bereits am 18. Februar 1993 vor dem C.R.A.F.T.-Ausschuss geäußert und bekräftige es hiermit erneut, damit ihr euch eure eigenen Gedanken dazu machen könnt – sind die syntaktischen Wortgruppen in *Finngans Wake* keine Sätze im üblichen Sinne, sondern eher Zwischenstadien in einem strahlenförmigen Nexus panlinguistischer Interaktion, entsprechend ...»

Dann brach er plötzlich ab und sprach nicht weiter. Dafür gab es zwei Gründe:

Erstens: Obwohl er den akuten Drang nach intellektueller Stimulation verspürte (für die er notfalls selbst sorgen könnte – immerhin hatte Maestra ihm die Neigung vererbt, sich in regelmäßigen Abständen vom Pfeifen seines verbalen Dudelsacks mitreißen zu lassen), entging ihm nicht, dass sein Monolog reine Masturbation war und obendrein von Herablassung zeugte.

Zweitens: Er konnte sich an rein gar nichts mehr erinnern.

Etwa um diese Zeit setzte der Regen ein.

Eine Schlange dicker Regenwolken parkte in Doppelreihen am westlichen Horizont wie schwere Limousinen bei der Beerdigung eines Gangsters. Von einem Augenblick auf den anderen verließen sie dann den langen grünen Bordstein und versammelten sich über ihren Köpfen, wo sie sich wie übergewichtige, doch wendige Harlem Globetrotters gegenseitig anrempelten, hin und her schlängelten und geschickt die Blitze zuwarfen, während der Wind leise «Sweet Georgia Brown» dazu pfiff.

Danach verschmolzen sie zu einem himmelfüllenden Seesack, der seinen Reißverschluss öffnete und den Inhalt auskippte: Trillionen von Regentropfen, so groß wie schwarze Bohnen und so warm wie Blut, prasselten herab. Trotz seines schützenden Baldachins fürchtete Switters jeden Augenblick zu ertrinken.

In zwanzig Minuten oder weniger war der Regenguss vorbei. Die Jungs brauchten doppelt so lange, um mit Hilfe von Intis Kochtöpfen das Boot wieder leer zu schöpfen.

Sollte die Sonne während des Intermezzos, als sie ihrem Blick entzogen war, die Gelegenheit genutzt haben, um etwas Unbesonnenes zu tun, so blieb es im Dunkel. Die Sonne befand sich mehr oder weniger an derselben Stelle wie vor der Sintflut und versengte sie bald wieder mit ihrem nuklearen Atemhauch. Doch sie konnte strahlen, bis sie knallrot anlief, und ihren Kamin schüren, bis sie vor Celsius platzte – die Feuchtigkeit würde sie nie aus dem Amazonas verscheuchen. Switters sollte erst wieder richtig trocken werden, als er nach Lima zurückkehrte, und selbst dort war er schweißgebadet von der Anstrengung, seinen Rollstuhl vorwärts zu bewegen.

In der Nacht, nach einem überraschend köstlichen Abendessen aus Mais und Bohnen, schlief Switters an Bord der *Virgin*. Die Crew hatte sie auf eine Sandbank laufen lassen. Der Sand hätte eine weichere Matratze abgegeben, aber dort hätte er mit Stippvisiten von Reptilien rechnen müssen. Es bestand sogar die potenzielle Gefahr, dass ein kurzsichtiges oder allzu einsames Krokodilmännchen versuchen könnte, mit seinem Krokokoffer anzubändeln.

Die Sterne waren groß und hell wie Türknäufe aus Messing und so zahlreich, dass sie sich um einen Flimmerplatz am Himmel stritten. Da die Moskitobevölkerung genauso dicht war, verbrachte Switters die Nacht in sein Netz gewickelt wie ein pharaonischer Burrito, eine Crash-Test-Mumie, die vor lauter Hüllen die Sterne nicht sehen konnte. Doch der Mangel an visuellen Eindrücken wurde durch einen Schwall von Geräuschen wettgemacht. Von den Nähmaschinenmotoren der Zikaden zum Bierzeltgrölen diverser Amphibien, von dem winzigen, spielzeugartigen Schnalzen, Zirpen und Surren unzähliger Insekten zum schwergewichtigen Grunzen der Wildschweine, von den süßen, melodischen Ergüssen der Nachtvögel (lauter kleine Mozarts, leider mit kurzer Aufmerksamkeitsspanne) zum Jaulen, Kreischen und Heulen von Gott weiß welchen Viechern wälzte sich eine laute Flutwelle biologischen Krawalls aus dem Dschungel und über den Fluss, der dem Ganzen noch sein dunkles Flüstern und Seufzen hinzufügte.

Und zu alledem gesellte sich der Beitrag von Inti und seiner Mannschaft, die sich nach dem Abendessen mit einer Flasche Pisco, ein paar zerschlissenen Decken und dem bananenbefleckten Moskitonetz in den Busch verzogen hatten. Stundenlang stießen die Jungs dort hohe, primitive Schreie aus, als sei Inti dabei, sie zu verdreschen. Oder … oder … oder was anderes. Was Südamerikanisches.

(Im Gegensatz zu, sagen wir, was aus Utah. Vor kurzem hatte dort ein mormonischer Gentleman völlig schockiert feststellen müssen, dass seine Frau in Wirklichkeit ein Mann war. Sie waren seit drei Jahren und fünf Monaten verheiratet gewesen. Ein Ding der Unmöglichkeit in Südamerika, wo die vorherrschende katholische Ethik die Lebendigkeit eher zu verstärken statt zu unterdrücken scheint.)

Switters war überrascht, ja sogar erstaunt, dass er geschlafen hatte und sogar einigermaßen ausgeruht war, als ihn Inti im Morgengrauen sanft wachrüttelte. Er half ihm sogar beim Auswickeln, und Switters tauchte aus den Netzschichten auf wie ein Schmetterling, der sich von seinem Kokon befreit. «Endlich frei, ach, endlich frei!», rief er, hüpfte auf die Sandbank und führte dort einen kleinen Freudentanz auf. Die Indios beobachteten ihn mit einer Mischung aus Zuneigung und Furcht.

Während der Morgentoilette und beim Frühstück wurde die Luft ringsum vom Schnattern und Kreischen der Affen zerrissen, und als es hell wurde, erkannte Switters Papageien in den Baumwipfeln, Papageien in der Luft, Papageien und noch mehr Papageien. Sailor befand sich in einem Zustand höchster Erregtheit und hüpfte im Käfig auf und ab.

«Hmmm. Weißt du was, Kumpel? Ich könnte dich gleich hier freilassen, was meinst du? Wir sind siebzig Meilen von Pucallpa entfernt, der Dschungel dschungelt sich langsam, aber sicher ein, und da draußen sind Dutzende von deinen Cousins versammelt. Ich könnte deine Käfigtür öffnen, alles für die Nachwelt aufzeichnen und dann meinen armen südamerikanisierten Arsch irgendwo hinbewegen, wo es kühl, sauber und frisch ist. Du wärst glücklich, Maestra wäre höchstwahrscheinlich glücklich und Gott weiß, ich wäre überglücklich. Sollen wir es wagen? Was meinst du?»

Sailor meinte gar nichts, und schließlich widerstand Switters der Versuchung. Warum? Eigentlich gab es dafür keinen triftigen Grund, außer dass Juan Carlos de Fausto ihm einen völlig verrückten Plan aufgetischt hatte, und für verrückte Pläne hatte Switters bekanntlich eine gewisse Schwäche.

Inti zeigte auf das orangerote Stirnrunzeln der Sonne, die sich missmutig über die Andenkette in der Ferne schob. Dann zeigte er nach oben in die Luft, rieb sich den Bauch und schüttelte den Pilzkopf. Switters verstand die Botschaft. «Okay», seufzte er. *«No comida.»*

«Si señor. No comida. Lo siento», antwortete Inti entschuldigend. Vielleicht sogar ein wenig beschämt. Lunch war auf der *Little Virgin* einfach unbekannt. Ah, aber es gab einen Ersatz für den Lunch. Schüchtern streckte Inti die Hand aus. In der offenen Handfläche hielt er ein zusammengefaltetes Päckchen grüner Blätter, so groß wie eine Streichholzschachtel. Inti war sehr nervös und benahm sich, als hätte er noch nie einem weißen Mann Kokablätter angeboten. Switters gab ihm zu verstehen, dass er sich geschmeichelt fühlte, lehnte aber höflich ab. Er hatte bereits eine Entscheidung getroffen. Wenn der Hunger das nächste Mal versuchte, sein Motorrad zu starten, würde er das Dröhnen und Knattern in seinem Bauch mit Meditation zum Schweigen bringen.

Er war aus der Übung, da er kaum noch regelmäßig meditierte, seit er Bangkok verlassen hatte. Außerdem war ihm völlig bewusst, dass Meditation weder als Zeitvertreib noch als Therapie gedacht war. Wenn er seinem Lehrer glauben wollte, hatte die ideale Meditation überhaupt keinen praktischen Nutzen. Natürlich gab es Leute im Westen, die sie als Entspannungstechnik praktizierten, um sich zu beruhigen oder zu sammeln, damit sie am nächsten Tag mehr verkauften oder ihre Leistungsfähigkeit im Büro erhöhten, aber das war ungefähr dasselbe, wie mit dem Hope-Diamanten seine Einkaufsliste in den Badezimmerspiegel zu ritzen.

«Meditation», hatte sein Lehrer erklärt, «hat mit nichts was zu tun, denn sie hat ausschließlich mit dem Nichts zu tun. Mit der Leere. Okay? Meditation entwickelt nicht den Geist, sondern sie löst ihn auf. Selbstverwirklichung? Vergiss es, mein Freund! Sie löscht das Selbst aus. Sie jagt das dumme kleine Ego zum Teufel. Wozu die Meditation dient? Zu nichts. Für nichts ist sie wie geschaffen. Ja, mein Gott, aber wenn man vor dem Nichts steht, ist man bei der endgültigen Realität angekommen. Dann, und nur dann spürst du die wahre Natur des Universums, nur dann hast du dich in das absolute Absolute eingeklinkt, Alter, und wenn du dich nicht damit zufrieden geben willst, dir dein Leben lang was vormachen zu lassen, ist es das Einzige, in das du dich wirklich einklinken solltest.»

Offensichtlich war Switters' Meditationslehrer weder ein thailändischer Klosterbruder, noch stammte er aus dem Himalaja. Nein, sein Guru war ein CIA-Pilot aus Hondo in Texas namens Bobby Case, in gewissen Kreisen auch bekannt als Bad Bobby und in anderen als Nut Case. Bobby war Switters' Busenfreund. Der US-Botschafter in Thailand, ein altes Lästermaul, hatte den beiden den Spitznamen *Die Pädophilen Fliegerbrüder* verpasst. Dagegen hatten beide protestiert. Als Switters schimpfte, es sei ehrenrührig und unfair, hatte Bobby geantwortet: «Das kannst du laut sagen! Ich hätte ja nichts dagegen, als pädophil zu gelten, aber dein Bruder?!»

Als CIA-Agent, der «saß» (das heißt meditierte), war Bobby Case keine Ausnahme, wie man als Uneingeweihter vermuten könnte. Dreißig oder vierzig Jahre zuvor hatte Langley eine relativ große Zahl seiner Außendienstler einer Reihe von Experimenten mit Meditation, Yoga, Parapsychologie und psychedelischen Drogen ausgesetzt, um herauszufinden, ob einige dieser fremdartigen Drogen und Techniken oder gar alle für militärische und/oder nachrichtendienstliche Zwecke geeignet waren. Ob man zum Beispiel LSD als Möglichkeit zur Kontrolle benutzen oder mit Meditation den Versuch, gefangene US-Agenten einer Gehirnwäsche zu unterziehen, verhindern könnte.

Allerdings waren diese Experimente nach hinten losgegangen. Als es den Versuchskaninchen wie Schuppen von den Augen fiel, sie bei der unerwarteten Kollision mit der wahren Natur ihrer Existenz ihre Scheuklappen verloren und, von Dogma und Ego befreit, ins stille Herz eines Noch sahen, von dem es kein Nöcher gibt, mussten sie die Cowboys, die sie herumkommandierten, und die Patrizier der Ivy League, die ihre Kommandanten herumkommandierten, notgedrungen als lächerlich und ihre eigenen Missionen als trivial, wenn nicht gar bösartig empfinden. Viele hatten daraufhin die Firma verlassen, einige verzogen sich in Ashrams, andere in asiatische Klöster. (Einer dieser Abtrünnigen schrieb *The Silent Mind*, eine der frühesten Abhandlungen über das Sitzen.) Ein paar jedoch blieben Langley treu. Sie gingen weiterhin ihren Verpflichtungen nach, allerdings mitfühlender und mit vollem Bewusstsein. Sie «ließen sich nichts mehr vormachen», wie Bobby Case das Maya beschrieb – den Wahn, in einer Welt von Illusionen zu leben. Sie meditierten weiter. Manchmal brachten sie anderen viel versprechenden Kollegen das Meditieren bei. Das Wissen wurde weitergegeben, von einer Generation zur nächsten. Und damit die Engelschaft vergrößert und gefestigt.

Bobby, der von der Weisheit eines älteren Agenten profitiert hatte, erkannte den Engel in Switters auf den ersten Blick. Nicht alle Engel meditierten. Manche hielten sich sogar von Drogen fern. Zwei Dinge jedoch hatten alle gemeinsam. Sie empfanden zynisches Misstrauen in Bezug auf politisch-ökonomische Systeme und ausgesprochene Verachtung für das, was in den Starrköpfen der manipulierten Massen als Patriotismus gilt. Ihr Segen und ihr Fluch bestanden darin, dass sie tatsächlich an die Freiheit glaubten – wenngleich Switters und Bobby den leisen Verdacht hegten, dass auch Glaube eine Art Sklaverei sein kann.

Nebenbei bemerkt: Stinkt dieses ganze Gerede von Engeln und Cowboys nicht mächtig nach *Elitarismus*? Schon möglich. Aber das ließ Switters ziemlich kalt. Schon als Kind hatte er von seiner Nenn-mich-bloß-nicht-Großmutter Maestra gelernt, dass in dem Moment, als *Elitarismus* bei Amerikanern zum Schimpfwort wurde, jegliches Potenzial, das geeignet gewesen wäre, in ihrem Land eine fortgeschrittene Kultur zu entwickeln, schon in der Wiege mit einem Tomahawk zerstückelt worden war. Um ihren Standpunkt zu veranschaulichen, hatte sie ihm Thomas Jefferson zitiert: «Es gibt eine falsche, auf Familiennamen, Besitz und vererbten Reichtum gestützte Aristokratie. Aber es gibt auch eine wahre Aristokratie, die auf Intelligenz, Talent und Tugend basiert.» Switters hatte eingewandt, dass Aristokratie in beiden Fällen eine Glückssache sei, worauf Maestra vehement widersprochen hatte: «Tugend gewinnt man schließlich nicht im Lotto.» Und Jahre später hatte Bobby ihm erklärt: «Was die Einfallslosen ‹Glück› nennen, bezeichnen die alten Weisen als Karma.» Nun, wenn die CIA-Engel eine wahre innerhalb einer falschen Elite waren, umso besser, da Wahrheit vermutlich besser ist als Falschheit. Eigentlich war Switters das alles ziemlich egal. Ihm kam es bloß darauf an, dass er in der gefährlichen Ambiguität seiner Berufung eine berauschende Götterspeise gefunden hatte. Für ihn war Engelhaftigkeit der reinste Wahoo-Sirup. Ein Schluck, und seine Rübe fing an zu prickeln.

Wie auch immer, an diesem Tag auf dem lebendigen südamerikanischen Fluss zog sich Switters bis auf die Unterhose aus. Es waren Boxer-Shorts, und abgesehen davon, dass sie mit kleinen Backenhörnchen gemustert waren, unterschieden sie sich nicht großartig von denen, die Inti und die Jungs trugen. Er saß mit gekreuzten Beinen da und legte die nach oben gewandten Handflächen auf die Schienbeine. Maestra, sein lebenslanges Vorbild, hatte keine Ahnung von Meditation, während der alte Nut Case, seine Inspiration auf diesem Gebiet, ihm die Hölle heiß gemacht hätte, weil er so pragmatisch und zielbewusst dasaß und *zazen* als Ersatz für ein Thunfischsandwich benutzte. «Pfui Deibel», hätte Bobby geschnaubt, «das ist ja schlimmer, als wenn man einen guten Whiskey zu medizinischen Zwecken missbraucht oder was ähnlich Blödes.» Switters war es egal. Er straffte den Buckel, brachte seine Nase auf eine Linie mit dem Nabel, senkte den Blick und atmete gleichmäßig. Er trödelte nicht lange herum, schließlich war es nur ein Versuch. Er unterzog die feuchte und schmutzige Pappe, die ihm als *zabuton* diente, gewissermaßen einer Testfahrt. Alles fügte sich fugenlos zusammen. Er war bereit. Wenn das letzte Echo des Frühstücks verhallt war und sein gastrisches Kammerorchester die Ouvertüre zum Mittagessen anstimmte, würde er, ohne es zu merken, im gestaltlosen Fluss der Leere versinken.

Doch er hatte die Rechnung ohne die Dämonen gemacht.

Die Dämonen erschienen in Form von Fliegen. Schwarze Fliegen – genau genommen Mücken. *Simulium vittatum*. Die Zwergenbrut des Beelzebubs. Die winzigen Vampire mussten über Nacht ausgeschlüpft sein, denn plötzlich waren sie so zahlreich wie Schnäppchenjäger beim Ausverkauf, durstig wie Korpsstudenten und hartnäckig wie Straßenhändler. Switters schlug wütend um sich, doch sie waren in der Überzahl. Egal, wie viele er erledigte, immer tauchte eine neue Welle auf, die sich in sein Fleisch bohrte und ihm das Blutplasma aussaugte.

Einer der Indios reichte ihm eine dicke gelbliche Wurzel, um damit seinen Körper einzureiben. In Verbindung mit Schweiß ergab die Wurzel eine Paste, die den stechenden Schmerz und die Dränage seiner Gefäße beträchtlich reduzierte. Doch um seinen Kopf kreiste immer noch eine schwarze Kumuluswolke, und alle fünf Sekunden oder so löste sich einer der Blutsauger aus ihr und stürzte sich wie ein Kamikazekrieger auf Switters' Mund, seine Augen oder Nasenlöcher.

Die Attacke dauerte Stunden. An Meditation war nicht zu denken. Und auch Konzentration, das diametrale Gegenteil von Meditation, war unmöglich.

Fast zeitgleich mit dem Auftauchen der schwarzen Plagegeister verengte sich der Fluss. Möglicherweise bestand ein Zusammenhang. Bis zu diesem Punkt war der Ucayali so breit gewesen, dass Switters schon meinte, sie befänden sich auf einem See oder in einer ruhigen bronzefarbenen Bucht. Jetzt aber war jedes Ufer nur noch einen Bananenwurf entfernt. Vorausgesetzt, er wäre einigermaßen fit gewesen, um mit Bananen um sich zu werfen. Er war gerade sechsunddreißig, und schon verlor sein Bizeps an Glanz. Hin und wieder hatte er sich sogar dazu aufraffen können, etwas für seine

Kondition zu tun, doch wie man es auch drehte und wendete, Sport bedeutete Wartung, und Wartungen jeglicher Art waren ihm ein Graus.

Na, wenigstens hatte man jetzt ein ausgeprägtes Gefühl von Flusshaftigkeit, und das war gut so. Flüsse waren die ersten Highways des Lebens gewesen. Seit Anbeginn der Zeit hatten sie die Träume der Menschen beflügelt, und in ihrer süßen Eile nach irgendwo unsere Wanderlust genährt, unser Kreislaufsystem imitiert und unsere Vorstellungskraft auf eine Art verzaubert, zu der unbewegliche Seen oder das große wilde Meer nicht imstande waren. Flüsse hatten ganze Kulturen transportiert, die Tränen besiegter Rassen aufgefangen und den Schaum geschlagen, der zukünftige Reiche befruchten sollte. Überall verflucht und beschmutzt, warfen sie die geistlosen Einfälle des modernen Menschen auf ihn zurück – und fuhren fort, das unendliche Lied der Welt zu singen.

Switters schätzte, dass sie den Ucayali verlassen hatten und sich nun auf dem Abujao befanden. Inti bestätigte, dass sie einen Nebenfluss erreicht hatten, doch der Name Abujao sagte ihm nichts.

Die letzten Spuren der Rinderfarmen waren verschwunden. Der dichte Regenwald – feucht, grün, durchzogen von Schlingpflanzen, von Blättern beschirmt – ragte nun an beiden Ufern fast sechzig Meter in die Höhe. Undurchdringlich und bedrohlich, eine schier endlose Dschungelwand, die in der windstillen Hitze zu vibrieren schien. Überall tröpfelte es vor Feuchtigkeit, und abgesehen von umherflatternden Papageien und dem gelegentlichen Aufblitzen von Blüten – eine Kaskade leopardgefleckter Orchideen, ein Baum voller roter Blüten, so groß wie Basketbälle – wurde er bald langweilig.

Der Fluss hingegen sprudelte nur so vor Einfällen. Fliegende Fische und Süßwasserdelfine stellten das Konzept des Surfens auf den Kopf, indem sie aus dem Wasser sprangen, um ein paar Sekunden auf den Strahlen der Sonne zu reiten. Als wollten sie dieses Bravourstück noch übertrumpfen, stürzten sich Kormorane schnabelüber, die Flügel angelegt wie die Arme eines Turmspringers, ins Wasser hinein.

Vermutlich war das ein echter Kormorankick, denn nur selten spießten sie einen Fisch auf. Auf den Sandbänken imitierten Kaimane mit schweren Lidern Robert Mitchum, wobei sie gleichzeitig träge, finster und bedröhnt wirkten. Kohlgrüne Schildkröten, jede einzelne so schwer wie eine ganze Schubkarre voller Kohlköpfe, glitten über Kiesbänke und Felsen. Kröten in allen Farben und Größen planschten an beiden Ufern herum wie Flüchtlinge aus Mutantenhaikus. («Verdammt lebendig», hätte sich Bashō im Japanisch des siebzehnten Jahrhunderts beschwert.) In einer Biegung wateten drei Tapire, die geheimnisvollen Tiere aus Kubricks 2001, durch die Strömung. Laut Juan Carlos waren die meisten Tapire in Peru von Wilderern ausgerottet und diese Spezies somit der Möglichkeit beraubt worden, die Welt zu bewohnen. Der Welt aber wurde vorenthalten, wie die Kreuzung zwischen einem Rennpferd und Porky Pig ausgesehen hätte.

Weil im niedrigen Wasser viele Felsen aufgetaucht waren, über die man während der Regenzeit einfach hinwegtuckern konnte, war Inti zu ständigen Ausweichmanövern gezwungen. Jetzt konnte die *Little Virgin* ihre üblichen sechs Knoten in der Stunde nicht mehr halten. Doch die verminderte Geschwindigkeit und die zahlreichen Attraktionen auf dem Abujao verschafften Switters die Möglichkeit, sich ungewöhnlich flüssig einzuklinken. Trotz seiner Abneigung gegen das unaufhörliche Gewimmel, welches das tropische Südamerika charakterisierte, war er keineswegs unempfänglich für die Wunder der Natur und hatte das Gefühl, diese Gelegenheit irgendwie nutzen zu müssen. Doch es gab ein Haar in der Suppe. *Simulium vittatum.*

Normalerweise tat er keiner Fliege was zu Leide, jetzt aber sah er sich permanent veranlasst, all den winzigen Plagegeistern eins auf den Stechrüssel zu geben und gleichzeitig größere unidentifizierbare Insekten abzuwehren, die unermüdlich versuchten, die Party zu sprengen. Im entomologischen Reich hatte man das Streben nach Lunch noch keineswegs aufgegeben. Das konnte Switters gut verstehen.

No comida.

No concentración.

Und an *meditación* war nicht zu denken.

Am nächsten Morgen, als Inti und die Jungs mit ihrer zweiten leeren Piscoflasche aus dem Busch zurückkamen und einfältig grinsten, hielt Switters die Hand auf:

«Gib mir Koka», sagte er.

Von außen glich der zweite Tag auf dem olivfarbenen Abujao dem ersten wie ein Ei dem anderen. Dreizehn Stunden lang schlängelten sie sich ohne einen Bissen zu essen um moosige Felsbrocken und durch Schwaden brütender Hitze, umschwirrt von Horden schwarzer Fliegen, die sich partout weigerten, von ihnen abzulassen, bis am späten Nachmittag ein Platzregen sie wortwörtlich im Flug ersäufte.

Intern waren einige Möbel umgestellt worden. Switters strotzte vor Energie. Der Hunger konnte ihm nun nichts mehr anhaben, und vor lauter angestauter Vitalität hatte er Lust, in den Fluss zu springen und mit dem Boot um die Wette nach Boquichicos zu schwimmen. Doch das war unmöglich angesichts der Kaimane, stachelbewehrten Katzenfische, gelegentlichen Wasserschlangen und der Tatsache, dass er wieder in seinen seidenen Anzug geschlüpft war, um besser gegen die lästigen südamerikanischen Viecher gefeit zu sein, die sich an seinem Fleisch gütlich taten.

Voller Energie, aber trotzdem seltsam friedlich räkelte er sich auf seinem rapide dahinmodernden Pappdiwan. Gesicht, Hände und Füße waren mit der klebrigen Wurzel beschmiert, sodass er aussah wie die Karikatur eines Chinesen (im wirklichen Leben sind Asiaten übrigens nicht gelber als Kaukasier weiß). Das Blätterbündel in seiner Backentasche zwinkerte dem wilden grünen Wüten der Waldgeister an beiden Ufern zu, und Switters kam es fast so vor, als streckte es die Ärmchen nach ihnen aus. Irgendwann begann er, mit dem kleinen Ozelotbaby zu spielen.

Dass Switters kein Liebhaber von Haustieren war, ist zur Genüge ausgeführt worden. In den vergangenen Tagen hatte er den wilden Papageien in den Bäumen mehr Aufmerksamkeit geschenkt als dem armen Sailor in seinem Käfig. Tatsache ist jedoch, dass er eine Schwäche für ganz junge Tiere hatte: Welpen, Häschen und Katzenbabys. Wenn sie doch bloß nicht wachsen würden! Manchmal wünschte er sich, es gäbe ein Serum für Hunde- und Katzenjunge, das ihr Wachstum hemmte und ihren Abstieg ins Erwachsensein vereitelte. Komischerweise, aber vielleicht war es gar nicht so komisch, mochte er Haustiere nur in den ersten Monaten, wenn sie noch ausgelassen und verspielt herumtollten, bevor sie gesetzt und träge wurden, bevor der unerbittliche Fortpflanzungstrieb und der territoriale Imperativ ihre Spontaneität und Neugier genetisch abwürgten.

Damals, als Switters und Bobby Case in Bangkok in die Schusslinie geraten waren, weil das geschwätzige Botschaftspersonal sie mehr als einmal in Begleitung von «minderjährigen Mädchen» erwischt hatte, wie der Botschafter sich auszudrücken beliebte, hatte Bad Bobby über dieses angebliche Vergehen geäußert: «Ist doch sonnenklar, dass ich hinter dem jungen Gemüse her bin. Ich bin ein ewig Pubertierender, ich kann mich nicht festlegen, habe Angst vor Nähe und bin last not least ein Vertreter der armen weißen Unterschicht aus dem Süden von Texas, der seine Pussies enger mag als seine Stiefel. Aber bei dir ist das was anderes, Swit. Ich habe das Gefühl, dass du hinter was her bist ... tja, wie soll ich es nennen ... hinter so was wie *Unschuld,* schätze ich.»

Da Switters dies nicht kategorisch verneinen wollte, fragte er: «Du meinst, um sie zu beflecken?»

Bobby schrie auf und schlug in gespieltem Entsetzen die Hände über dem Kopf zusammen. Die Mädchen in der Safari Bar kicherten, weil er der verrückte Bobby Case war und sich mit seinem verrückten Freund Switters voll laufen ließ. «Du willst mir doch kein schlechtes Gewissen einreden, oder? Wenn ja, gehe ich lieber nach Hause und lese *Finnegans Wake*.»

«Und wenn du mich in der Stunde der Not im Stich lässt, komme ich mit und lese dir *Finnegans Wake* vor.»

«O nein, das wirst du nicht tun!», rief Bobby und bestellte schnell eine neue Runde Sing Ha. Die Mädchen hätten sich gern zu ihnen gesetzt – die Mädchen in der Safari Bar *liebten* Bobby und Switters –, doch die beiden bestellten Champagner für sie und scheuchten sie weg. Sie standen unter Beschuss und mussten sich beraten.

«Es gibt Typen», erklärte Bobby, «die finden, Sex sei schmutzig und unanständig, sie fürchten ihn wie der Teufel das Weihwasser und wollen nichts damit zu tun haben. Außerdem wollen sie, dass auch sonst keiner was damit zu tun hat. Und es gibt Typen, die finden Sex so natürlich und wunderbar wie Moms Apfelstrudel, fühlen sich sauwohl damit und können nie genug davon kriegen, nicht mal sonntags.»

«Ich persönlich», gestand Switters, «finde Sex auch schmutzig und unanständig – und trotzdem kann ich nie genug davon kriegen. Nicht mal sonntags.»

«Mh-hm! Was du nicht sagst! Und wahrscheinlich ist er besonders schmutzig, wenn er jung, frisch und unschuldig ist. Findest du nicht, Switters? Ich glaube, ihr Sprachjongleure nennt so was *paradox*.» Er brüllte es noch einmal, aus vollem Hals: «PARADOX!», und die Mädchen lachten entzückt. «Man könnte auch sagen, dass Unschuld und Schmutz so was wie ein symbiotisches Verhältnis eingehen. Symbiotisch! Jedenfalls für die Kenner unter uns. Und für junges Gemüse, das sich Tag und Nacht mit seinen dreckigen Phantasien rumschlägt und trotzdem eine Art unschuldiger Ehrfurcht bewahrt hat.»

«Du bist ein gestörter Mensch, Captain Case. Finstere Mächte beherrschen dich, und ich werde sie weder sanktionieren noch dir helfen, wieder zur Vernunft zu kommen.»

«Ja, ja, aber vergiss nicht, wer dein Brötchengeber ist. Wenn du und ich nicht so vernünftig wären, könnte sich keiner von uns morgens beim Rasieren mehr in die Augen sehen.»

«Du hast dich seit mindestens einer Woche nicht mehr rasiert.»

«Das spielt keine Rolle. Was ich sagen will – und das tu ich nur deinetwegen, um dich zu verteidigen, denn ich selbst eigne mich nicht als Verteidigungsobjekt – ist, dass ein harmloser, gut gemeinter Fick im gegenseitigen Einverständnis heutzutage erstens automatisch schmutzig und zweitens einfach nicht in ist, nicht mal bei den ganz Jungen.»

«Das ist eine Frage des kulturellen Kontextes.»

«Da haben wir's. Sieh dir nur die Damen in diesem Raum an.» Bobby zeigte mit einer ausladenden Geste auf eine Gruppe von schnatternden, eleganten Barmädchen, die sich um die Jukebox versammelt hatten. Sie kicherten und winkten ihnen zu. «Mindestens die Hälfte von ihnen ist so unschuldig wie eine Rosenknospe.»

«Weil sie sich die Neugier des Geistes und die Reinheit des Herzens bewahrt haben.»

«Da haben wir's. Klar doch, der Schatten des großen A schwebt über ihnen wie der Helikopter des Teufels persönlich, und sie müssen die Bettmanieren besoffener Sony-Manager und ähnlicher Arschlöcher über sich ergehen lassen, na, du weißt schon. Mit solchen Eseln ins Bett zu steigen muss einem ja die Laune verderben. Trotzdem hat die viele Bumserei sie weder traumatisiert noch befleckt, weder diese Damen noch sonst wen, es sei denn, man stammt aus einer jener unglücklichen hochnäsigen Gesellschaften, die von Natur aus Probleme mit dem Körper haben. Es kommt eben auf die Einstellung an.»

«Auf den kulturellen Kontext.»

«Da haben wir's. Irgendwo hab ich mal gelesen, dass früher Mädchen, wenn sie ein bestimmtes Alter erreichten – in die Pubertät kamen, schätze ich mal –, von einem ihrer Onkel in die Liebe eingeweiht wurden. Dasselbe galt für Jungs, nur war es da die Tante. Was dem Gänserich recht ist, ist der Gans billig. Das Ganze galt als eine enorm wichtige Erfahrung, Onkel und Tante waren Lehrer, und es war eine ernste, aber lächelnd akzeptierte Familienpflicht. Und weißt du was? Es gibt keinerlei Indizien dafür, dass diese Art von handgreiflichem Sexualunterricht nicht nützlich gewesen wäre oder gar irgendwelche psychologischen Spuren hinterlassen hätte.»

«Na ja, aber das ist lange her. Heute sieht es anders aus. Heute landen solche Kids in der Therapie und die Erwachsenen im Knast. Und das in beiden Fällen auf Jahrzehnte.»

«Auch das ist eine Frage unterschiedlicher kultureller Kontexte, um bei diesem Bild zu bleiben. Deshalb sollten wir Amerika meiden wie die Pest. Thailand ist für einen alten Knacker wie mich, der gern meditiert und sich alle Mühe gibt, jeder Nichte ein guter Onkel zu sein, genau das Richtige. Dasselbe gilt für einen einsamen Wolf wie dich, der eine große, heimliche Schwäche für Unschuld hat.»

«Ja, so groß und heimlich, dass nicht einmal ich davon weiß. Vielleicht solltest du dran denken, dass es reine Mutmaßungen sind, die du da ablässt, Kumpel.»

«Mutmaßungen?!», schrie Bobby in seiner üblichen ausgelassenen Art. «Okay, Alter. Vergiss es. Wenn du keinen Wert auf meine Unterstützung legst, ziehe ich sie zurück. Ich werde mich hüten, eine Nacht in Patpong mit Mutmaßungen zu besudeln.»

Sie schwiegen eine Weile und nippten an ihrem eiskalten Sing Ha. Dann sagte Switters: «Was du über meine persönliche Veranlagung sagst, ist ein gewaltiger Haufen Mumpitz. Nur dass du's weißt.» Im gleichen Atemzug schrie er noch lauter als Bobby zuvor: «Veranlagung?! Mumpitz!», nickte dann seinem Freund zu und sagte leise: «Wollte dir bloß die Mühe abnehmen.»

«Du bist ein Gentleman, und ich danke dir dafür. Die Ladys schließen sich an.»

«Allerdings muss ich zugeben, dass du Recht hast, wenn du sagst, dass der Verlust der Jungfräulichkeit keineswegs mit dem Verlust von Unschuld gleichzusetzen ist. Es sei denn, man definiert *Unschuld* als *Unwissenheit*», nahm Switters den Faden wieder auf.

«Was so viel bedeutet», warf Bobby ein, «dass jeder gottverdammte Idiot im Staat Texas unschuldig wie eine Schneeflocke ist. Das sage ich dir im Vertrauen, von einem Texaner zum anderen.»

«Die Bezeichnung ‹Texaner› wirst du in meinem Lebenslauf vergeblich suchen.»

«Aber nur, weil du deine verdammte Akte getürkt hast. Größter Linebacker der Region an der Stephen F. Austin High School. Oder verwechsle ich dich mit einem anderen, potenteren Kerl?»

«Wir haben nur zwei Jahre in Austin gewohnt. Und beide Sommer habe ich bei meiner Großmutter in Seattle verbracht.»

«Tja, mal sehen. Wenn wir dein Alter berücksichtigen, bist du also zu einem Achtzehntel Texaner. Erbärmlich wenig, zugegeben, aber dass du so gut aussiehst, kommt wahrscheinlich nur daher.»

«Und meine Vorliebe für *red-eye gravy* auch.»

«Lobet den Herrn!» Bobby bestellte noch eine Runde. «Übrigens, was ich dich schon immer fragen wollte: Wieso hast du eigentlich das Footballspielen aufgegeben?»

«Ach, weiß ich auch nicht. An sämtlichen Unis, die ich damals auf meinen, äh, Rekrutierungstrips besuchte, schienen die Spieler auf Geld aus zu sein. Football war für sie ein Geschäft, schon auf dem College. Sie träumten nur davon, auf die NFL-Goldmine losgelassen zu werden, am besten mit einem Manager und einer großen Schaufel. Also beschloss ich, es lieber mit Rugby zu versuchen. Es ist mindestens genauso hart und herausfordernd, und es macht viel mehr Spaß, weil man – wenigstens in Amerika – keine Chance hat, damit auf einen grünen Zweig zu kommen. Wahrscheinlich gefiel mir Rugby, weil es ganz und gar nicht kommerziell oder sonst irgendwie in war. Beim Rugby kommt es nur aufs Spielen an, da ist man keine Ware.»

«Mh-hm», krähte Bobby und grinste triumphierend. «Da haben wir's. Die Reinheit hat's dir angetan. Switters, ich witter's, das ist deine Leidenschaft.»

«Bob, mach stopp, du hast es nicht gerafft», konterte Switters, und beide kicherten derart hemmungslos los, dass selbst die Barmädchen den Kopf schüttelten und woandershin sahen.

Wenig später wurde Bobby Case auf einen U2-Stützpunkt nach Alaska versetzt. Es heißt, dass bei seiner Abreise die Gullys von Patpong (Bangkoks «Vergnügungsviertel») von den Tränen der Frauen überliefen. Obwohl sich Bobby selbst als ein «ewig Pubertierender» beschrieb, war er um einige Jahre jünger als Switters, eine Tatsache, die von seiner Jeansgröße (27) und dem jungenhaften, rabenschwarzen Haar unterstrichen wurde, gleichzeitig aber im Widerspruch zu den dunklen Ringen unter den scharfen, zusammengekniffenen Fliegeraugen stand. Er verbrachte seine letzten Stunden in Bangkok mit tiefer Meditation in einem buddhistischen Tempel. Der Vollständigkeit halber soll erwähnt werden, dass er am Abend zuvor im C.R.A.F.T.-Club einen dreiviertelstündigen Vortrag über den ersten Satz in *Finnegans Wake* gehalten hatte, übrigens der einzige Satz im ganzen Buch, den er je gelesen hatte.

Switters wurde nach Langley zurückbeordert. Er verbrachte *seine* letzten Stunden in Bangkok in Begleitung einer echten Pubertierenden. Er kaufte ihr ein neues Seidenkleid, Jeans und einen CD-Player. Dann setzte er sie mit sechstausend Dollar im rosaroten Plastikportemonnaie in einen Bus in ihr Heimatdorf und beendete damit ihre kurze Nuttenkarriere. Sie würde ihre Familie aus der Misere holen und – da Schande in Thailand unbekannt war und er dafür gesorgt hatte, dass sie keine ansteckende Krankheit hatte – schließlich in einer netten öffentlichen Zeremonie neben einem blühenden Reisfeld ihre Jugendliebe heiraten. Die sechstausend Kröten hatte er einem japanischen Geschäftsmann beim *baka-hachi-*

Spiel abgenommen, das um ein Haar zu einem internationalen Eklat geführt hätte. Was Switters' Abschiedsauftritt im C.R.A.F.T.-Club anbelangte, so dauerte sein Vortrag zum *Wake* bis in den nächsten Tag hinein. Angeblich hat er ihn blutig und nackt beendet und anschließend eine schmachtende Version von «Send in the Clowns» zum Besten gegeben. Die Mitglieder waren entsetzt, dass er so was überhaupt kannte.

Switters hatte noch nie viel von Selbstanalyse gehalten. Vielleicht ahnte er, dass sie verklemmte Zeitgenossen in noch tiefere Selbsttäuschung und Aufrichtige zu Anfällen von Verzweiflung trieb. Folglich hatte er kaum einen Gedanken daran verschwendet, warum Bobby ihn in dieser Nacht in Bangkok als Reinheitssucher bezeichnet hatte. Und auch als er jetzt zwei Jahre später in einem Motorboot durch den peruanischen Amazonas tuckerte, mit einem gefleckten Ozelotjungen spielte und nachdachte, ging ihm weniger sein angeblicher Hang zur Unschuld als seine unstreitige Faszination für Suzy durch den Kopf. Er war sich relativ sicher, dass das nicht dasselbe war.

Wie viele moderne Sechzehnjährige war Suzy in einem Alter, da Unschuld und Raffinesse unmerklich ineinander übergehen, vergleichbar vielleicht der Vereinigung des olivfarbenen Abujao mit dem zigarrenfarbenen Ucayali, wobei sich deren unterschiedliche Farben und entgegengesetzte Strömungen anfänglich recht chaotisch vermischten. Zweifellos war der Zeitpunkt, zu dem man Suzy mit seinem hypothetischen Antialterungsserum hätte impfen können, bereits verstrichen. Vermutlich wäre dies ohnehin ein Fehler gewesen, egal, in welchem Alter. Man tut Menschen keinen Gefallen, wenn man sie zu Stagnation oder Stillstand verurteilt. Natürlich machen Individuen in ihrer Entwicklung eine ganze Reihe von angeblich *wünschenswerten* Veränderungen durch, aber in einem Universum, in dem ständige Bewegung von fundamentaler Bedeutung ist, spricht einiges dafür, dass selbst eine Veränderung zum Schlechten besser sein kann als gar keine Veränderung. Ist Erstarrung nicht das Merkmal der lebenden Toten?

Wie dem auch sei – um sich klar zu machen, wie Suzy sich verändert hatte, blieb ihm nichts anderes übrig, als festzuhalten, wie sie am Anfang gewesen war. Zuerst musste er sich anstrengen, um sich an ihre erste Begegnung zu erinnern. Und dann musste er sich anstrengen, sie schnell wieder aus der Erinnerung zu verbannen. Und all diese Anstrengung um Suzy wurde durch das Koka vergrößert, vervielfacht und möglicherweise sogar ausgelöst.

Es war vor vier Jahren gewesen. Er hatte Urlaub beantragt und befand sich auf dem Weg nach Seattle, als er auf Bitten seiner Mutter einen Zwischenstopp in Sacramento einlegte, um ihren neuen Mann und ihre Stieftochter kennen zu lernen. Sein Stiefvater, ein erfolgreicher Computer-Großhändler, hatte ihm die Tür aufgemacht und nach ein paar Minuten Smalltalk zum Zimmer seiner Mutter weiterbugsiert. Die Tür war angelehnt. Switters hörte Stimmen. Er klopfte an und wollte gerade eintreten, als seine Mutter aufschrie und ihm den Weg versperrte. «Du kannst jetzt nicht rein. Sie probiert gerade ihren Trainings-BH an.»

Switters blieb wie angewurzelt stehen, zuerst verdattert, dann neugierig und nachdenklich. «Ach ja?», fragte er interessiert. «Worauf trainiert sie sie denn?»

In diesem Moment erklang ein wunderbar hemmungsloses Lachen – besser gesagt, ein mädchenhaftes Kichern –, und die schlanke Gestalt, die mit dem Rücken zur Tür gestanden hatte, wandte sich mit einer anmutigen Bewegung zu ihm um, wobei sie eine Bilderbuchmähne von glattem blondem Prinzessinnenhaar nach hinten warf. Sie war barfuß, das wusste er noch, und auf den Fußnägeln schimmerte babyrosa Nagellack. Die langen Beine waren bis zu den brieweißen Schenkeln entblößt und verschwanden dann in hellen Baumwollshorts, die sich straff über das kleine Hinterteil spannten. Es war so rund, dass Christoph Kolumbus einen der Hügel als Anschauungsmaterial hätte benutzen und mit dem anderen Boccia spielen können. Der Slip darunter zeichnete sich deutlich ab. Von der Hüfte aufwärts war sie nackt, abgesehen von einem feinen weißen BH, an dem noch Papier- und Plastiketiketten aus dem Geschäft baumelten und den sie nicht zugehakt hatte, sondern in einer Entfernung von mehreren Zentimetern vor die Brust hielt. In dieser Haltung verdeckte er nur die von den Nippeln gekrönten Spitzen der zarten Rundungen, die hart wie Quitten waren und als Helme für die Figuren deutscher Soldaten in einem Marionettenspiel hätten dienen können – falls die Spielzeughunnen ihre Winterausrüstung getragen hätten. Noch fielen sie nicht in die Kategorie *Titten*, waren aber auf dem besten Weg dahin.

Plötzlich tauchte ein Einbaum auf, dessen Bug seine Träume durchkreuzte. Fünf mit Lendenschurz bekleidete Indios paddelten auf die *Little Virgin* zu. Ihre Gesichter waren bemalt, die Köpfe mit Federn geschmückt. Die Federn waren zuvor exklusives Eigentum von Papageien und Aras gewesen, was dem alten Sailor natürlich nicht entging. Seine Reaktion war alles andere als relaxed. «Na komm schon, alter Knabe», rief Switters dem aufgeregten Federvieh zu. «Steh zu deinem Slogan.» Die wilden Paddler ließen sich weder zu einem Winken noch einem Kopfnicken herab, und die Clanmitglieder aus Pucallpa ignorierten sie ebenso. Auf dem vom Wald beschatteten Fluss fuhren die Boote in einer Entfernung von wenigen Metern aneinander vorbei, als gäbe es die anderen nicht. Switters warf Inti einen beschwörenden Blick zu, der aber zuckte nur die Achseln und murmelte: «Kandakandero.»

Na schön, wo war er stehen geblieben? Er hatte Suzy angestarrt, und sie hatte seinen Blick erwidert. Er war dermaßen gefesselt gewesen, dass er die ausgiebige Begrüßung seiner Mutter einfach überhört und auch ihre mütterliche Umarmung nicht so erwidert hatte, wie es sich gehört. Suzy war unverhohlen neugierig und amüsiert gewesen und schämte sich offensichtlich mehr ihrer Belustigung als ihrer nackten

Brüstchen, die sie schließlich fast entschuldigend bedeckte. Mit zwölf war Sittsamkeit eine Tugend, die sie noch lernen musste. Sie stand da und war hin und her gerissen zwischen Unentschlossenheit und Verlegenheit, als wüsste sie nicht genau, was sie eigentlich schützen musste.

Der Geist des Kicherns hing noch an ihren aufgeworfenen Lippen und ließ sie erzittern. In ihrer bebenden Fülle erinnerten sie Switters an eine Spezies von Meeresbewohnern, die sich an Felsen klammern und Beobachter im Unklaren darüber lassen, ob sie Tiere oder Pflanzen sind. Ihre Augen waren so groß und feucht und blaugrün, als wären sie aus der Broschüre einer Schönheitsfarm ausgeschnitten. Sie hatte eine zierliche Stupsnase, die von Sommersprossen übersät war und aussah, als schnupperte sie ständig nach Abenteuern. Da sie bisher weder einen richtigen Erfolg noch eine echte Enttäuschung erlebt hatte, war ihre Haltung noch gänzlich unbeeinflusst vom grässlichen Hin und Her der Gesellschaft, vielmehr schien sie durchglüht vom phantastischen Glanz des mythischen Universums. Jedenfalls stellte er es sich so vor. Es wäre keine Übertreibung, zu behaupten, dass sie ihm vorkam wie eine Mischung aus Little Bo Peep und einem wilden Geschöpf aus dem Wald.

Wenn Suzy in ihrem neuen Stiefbruder einen strahlenden, geistreichen Mann von Welt mit Schmissen auf den Wangen und hypnotisierenden Augen sah, so entdeckte Switters in seiner neuen Stiefschwester die frisch erblühte Inkarnation jenes weiblichen Archetypus, der einen Mann ebenso verletzen wie seine Wunden heilen kann. Ihr offenherziger Blick und erwartungsvolles Lächeln, die fröhliche Wollust ihrer Pose und die unbeirrbare Frömmigkeit, symbolisiert durch ein schlichtes goldenes Kruzifix um ihren Hals, der noch von keinem Knutschfleck verunstaltet war, suggerierten etwas Zeitloses, ein verborgenes Wissen, uralt und angeboren, das weit über ihr Alter hinausging. Erkannte er in ihr (oder projizierte er auf sie) einen Schimmer Evas, wie sie am Beginn aller Tage den Farn teilte? Der salzigen Aphrodite, die in der Brandung stand und sich an der Muschi kratzte? Der nackten Salome, die unschuldig einen Schleiertanz aufführte, der ein Königshaus ins Wanken brachte und einen Mann den Kopf kostete? Möglich, aber vielleicht ging er auch gar nicht so weit. Vielleicht betrachtete er sie bloß mit derselben erregten Verzückung, die der G. I. Elvis für seine pubertierende Priscilla empfunden hatte.

Tatsache ist, dass er sie sofort ins Herz schloss, und sie ihn auch. Zu diesem Zeitpunkt – das muss zu seiner Verteidigung erwähnt werden – waren seine Gefühle rein platonisch. (Das Flattern in den Eiern führte er auf den langen Rückflug von Bangkok zurück.) Die Lust kam erst später und überrumpelte ihn völlig. Sie steigerte sich langsam, wie ein Klumpen kaltes Schweinefett, das in einem Tiegel über heißen Kohlen fast unmerklich schmilzt, und hatte dieses Jahr zu Ostern seinen unerträglichen, zischenden Siedepunkt erreicht. Das war jetzt fünf Monate her. Er hatte an einem Familienessen in einem japanischen Restaurant teilgenommen und die Kleine unter dem niedrigen Tisch betatscht, während sie sich die Speisekarte vors Gesicht hielt und so tat, als wüsste sie nicht, ob sie zum Nachtisch Lotuskuchen oder Grüntee-Eiskrem bestellen sollte. Jemine! Gott im Himmel auf 'nem Pogostock! Ihr Seeanemonenmund öffnete sich, und Switters sah heute noch vor sich, wie sich das rote Neonlicht der Kirin-Bier-Reklame auf ihrer Zahnspange gespiegelt hatte. «Statt ein solches Geschrei zu machen», ermahnte sie ihr Daddy, während sie gerade darum kämpfte, *nicht* zu schreien, «bestell doch einfach beides.»

Durch das Koka angeregt, öffnete Switters das Geheimfach seines Koffers, um den die Indios noch immer einen weiten Bogen machten, vielleicht weil sie befürchteten, er sei von Verwandten des Krokodils bevölkert oder zumindest mit irgendeiner magischen Substanz imprägniert. Er schob die esoterischen Waffen, die Überwachungsausrüstung, Verschlüsselungsinstrumente und seine bereits erwähnte heimliche Schande – die verwerfliche CD mit Broadway-Melodien –

beiseite und zog dann ein noch geheimeres und schändlicheres Etwas heraus. Es war leicht vergilbt und ein bisschen zerfranst, sah aber fast genauso aus wie heute vor vier Jahren. (Wie verdutzt war er damals gewesen, als er den vertrauten Zipfel in einem Haufen Kleider entdeckt hatte, die seine Mutter zur Einäscherung verurteilt hatte, weil man sie der Altkleidersammlung nicht zumuten konnte.)

Die nächste halbe Stunde vertrieb er sich die Zeit damit, es vor der Nase des kleinen Ozelots baumeln zu lassen, der in die Luft sprang und mehrmals versuchte, mit den Vorderpfoten danach zu schnappen. Dann – aus einem Impuls heraus, den er lieber nicht weiter analysieren wollte – presste er das winzige Ding an sein Gesicht und hielt es dort fest, als könnte ein olfaktorischer Hauch von ihr die mannigfaltigen Stinkschichten von Zeit und Raum durchdringen.

Wie sich herausstellte, roch es nach Kordit.

Die Indios ließen ihn machen. Wahrscheinlich hatten sie noch nie im Leben einen Trainings-BH gesehen oder sich einen vorgestellt und waren daher gegen seine Implikationen völlig immun. Im Übrigen behandelten sie Switters mit einem neuen Respekt, der fast an Verehrung grenzte. Vielleicht wegen der Feuerkraft, mit der er die Spinne erledigt hatte, vielleicht wegen seiner Bereitschaft, Koka zu kauen, vielleicht aber auch, weil sie, nachdem sie endlich ihre Schüchternheit überwunden hatten und ihm direkt ins Gesicht sehen konnten, seine Augen erblickt hatten. Es wäre ermüdend, sie schon wieder als «wild» usw. zu beschreiben, sie hätten aber durchaus John Wayne aus der Fassung bringen, Rasputin entnerven und Houdini hypnotisieren *können*.

Etwa eine Stunde vor Sonnenuntergang manövrierte Inti das Johnson in einen Seitenarm und würgte den Motor ab. Das an sich war nichts Außergewöhnliches. Normalerweise fuhren sie von fünf Uhr früh bis sechs Uhr abends und machten dann irgendwo Halt, solange es noch hell genug war, um Abendessen zu kochen. Doch die Ufer an diesem Nebenfluss waren ziemlich sumpfig, und Kaimane, so groß wie Särge, schleppten sich auf gefährlichen Klauen durchs Schilfrohr. Der Ort schien ganz und gar nicht zum Campen geeignet zu sein.

Inti machte Switters ein Zeichen, zu ihm ans Heck zu kommen. Dort versuchte der Indio ihm einen relativ komplexen Sachverhalt zu vermitteln. Vor nicht allzu langer Zeit hätte Switters seinen Aufenthalt an Bord der *Virgin* noch dazu genutzt, so viel wie möglich von Intis Sprache zu lernen. Es war ein Dialekt des Campa, und bei seinem Sprachtalent wäre es ihm nicht besonders schwer gefallen. Mittlerweile aber war sein Interesse am kommunikativen Potenzial der Sprache, ja selbst an erhellender Rhetorik abgeflaut und hatte sich dem zugewandt, was er als die Zukunft der Sprache im posthistorischen Zeitalter bezeichnete: einer Umgebung, in der Worte von ihrer traditionellen Last befreit und benutzt wurden, um Realitäten zu erschaffen, statt sie zu beschreiben. *Wörtliche* Realitäten. Natürlich hätte es ihn genauso viel Mühe gekostet, seinen geplanten Beitrag zur evolutionären Linguistik zu definieren wie exakt darzulegen, welches letztendlich seine Rolle in der CIA war. Er hatte Ideen, er hatte Pläne, aber die waren genauso schattenhaft wie die Kaimane, die im Sumpf bellten.

Trotzdem gelang es Inti, sich verständlich zu machen. Die Gruppe war nun etwa drei Stunden flussabwärts von Boquichicos entfernt. Sie konnten sich nach einem geeigneten Nachtlager umsehen und am Morgen nach Boquichicos aufbrechen. Sie konnten aber auch jetzt einfach weiterfahren. Das bedeutete, sie würden auf das Abendessen verzichten (die Jungs hatten eine Menge leckerer Fische aufgespießt) und im Dunkeln ohne Positionslampen an den felsigen Ufern entlangtuckern.

Switters zögerte. Im Schilfrohr raschelten die Kaimane wie Vorhänge. In der Luft rotteten sich Horden von durstigen Moskitos zusammen, in der Hoffnung, bald die Blutkorken knallen zu lassen. Irgendwo brüllte ein Affe, und Switters' Magen, nicht länger durch Koka besänftigt (komisch, wie viel Lärm so eine mystische, weiße Lichtkugel machen kann), schloss sich ihm an. Er wandte sich Rat suchend an Sailor. Der Vogel schwieg wie üblich, doch die Art, wie er das Gewicht auf einen Fuß verlagerte, einen Flügel leicht vorschob und den Kopf erwartungsvoll schief legte, erinnerte Switters an einen Hotelpagen, der auf sein Trinkgeld wartet.

«Auf zum Hotel Boquichicos!», rief er und schwenkte Suzys winzigen BH, als sei er die Fahne eines militärischen Stoßtrupps.

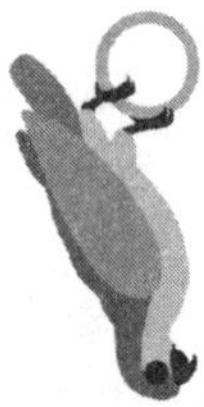

IM HOTEL BOQUICHICOS gab es keine Dienstboten. Weder Dienstmägde noch Dienstmädchen, noch Bedienstete männlichen Geschlechts, Dienstwege, Dienstpflichten, Dienstschluss oder sonst wie Dienliches. Nichts dergleichen. Man erlaubte Inti und den Jungs, Switters' Gepäck in die Lobby zu schleppen (geräumig und praktisch bar jeglicher Einrichtung), doch kaum hatte er selbst sie betreten, war er auf sich allein gestellt. Ein gewaltiger Nachtfalter (er wurde bereits beschrieben) hatte versucht, sich ihm anzuschließen, war jedoch von einem Schlag seines Panamahutes daran gehindert worden.

Eine Mischung aus Kreolenmusik und einem merkwürdig spanischen statischen Rauschen (wenn man es richtig bedenkt, kommt einem ja jedes statische Rauschen irgendwie spanisch vor) rieselte aus dem alten nikotingelben Bakelitradio, das an eine Autobatterie hinter dem Empfangstresen angeschlossen war. Der Portier, ein hagerer grauhaariger Mestize, verbrachte mehr Zeit damit, den Pass des Gringos zu inspizieren, als ein Pfandleiher einen Ehering aus Las Vegas unter die Lupe nehmen würde. Die sorgfältige Untersuchung fand im Schein zweier Kerosinlampen statt.

Der Mann fuchtelte mit seinen ausgebreiteten Ärmchen herum, als wollte er den ganzen Dschungel draußen einschließen, und sagte auf Englisch: «Hier werden Sie finden keine Abnehmer für Ihre Traktoren, Señor.» Switters hatte ihm zusammen mit dem Pass seine «Tarnpapiere» ausgehändigt.

«Ich glaube, Sie sind an die ganz falsche Platz hier», schloss er und lachte hinterhältig.

Switters seufzte müde, zeigte auf den Papageienkäfig und erklärte so knapp wie möglich, was ihn in die schöne Stadt (er hatte in der Dunkelheit so gut wie nichts gesehen) Boquichicos geführt hatte. Vorsichtig, aber überraschend schnell gab ihm der Rezeptionist einen rostigen Schlüssel und zeigte auf die Treppe. Der Mann hatte keine Lust, sich mit einem Kerl anzulegen, der offensichtlich nicht alle Tassen im Schrank hatte.

«Strom gibt von sechs bis neun», rief er ihm zu, als sei das eine Information, auf die selbst ein übergeschnappter Gast ein Anrecht hatte. Vermutlich meinte er am Abend.

Die Treppe lag neben einer Bar, die eine der längsten der Welt sein musste. Die ganze Strecke in weniger als neunzehn Sekunden zu bewältigen hätte einem die Teilnahme an einer speziellen Disziplin bei den Olympischen Spielen gesichert. Wäre das Flackern der Lampe am anderen Ende nicht gewesen, hätte man sie für endlos halten können. Mindestens vierzig Barhocker standen in Reih und Glied davor, schätzte Switters. Nur einer war besetzt, und zwar von einem Ausländer mittleren Alters. Der Mann hatte rotblondes Haar und einen rosigen Teint, er trug gebügelte Khaki-Shorts und ein Khaki-Hemd mit militärischen Epauletten. An seinen großen rosigen Füßen baumelten Flip-Flops, und eine Flasche Gin leistete ihm Gesellschaft. Weit und breit war kein Barmann zu sehen. Switters musste zweimal gehen, um sein Zeugs in den dritten Stock zu schleppen (der dritte Stock war der letzte, der zweite, so sollte Switters noch erfahren, war völlig unbewohnt), und jedes Mal, wenn er an dem einsamen Trinker vorbeikam, nickte der Kerl und lächelte ihm aufmunternd zu. Offensichtlich hoffte er, dass Switters sich zu ihm setzte.

Switters gähnte demonstrativ, um zu signalisieren, dass er zu müde für einen gemütlichen Plausch an der Bar war. Er konnte es kaum erwarten, heiß zu duschen und in ein sauberes Bett zu schlüpfen.

Wie erwartet war das Duschwasser bestenfalls lauwarm und das Bett zwar sauber, aber feucht. Zudem verströmte es den durchdringenden Mundgeruch eines Gnomen. Da der Ventilator an der Decke nur zwischen sechs und neun ansprang (der Fluss war im Augenblick so niedrig, dass das Wasserkraftwerk nicht mehr herausholen konnte), war die Luft im Zimmer stickig und reglos. Sie erinnerte an den angespannten Muskel, den Bizeps vielleicht, eines männlichen Sumpfwesens, das einem weiblichen Sumpfwesen imponieren wollte, eins so grün wie das andere. Sie lastete so schwer auf Switters, dass er das Gefühl hatte, er könne nicht mehr aufstehen, selbst wenn er es gewollt hätte. Doch davon war er weit entfernt, trotz der klammen Beschaffenheit des Betts und dessen Giftpilzgestank. Er streckte die Hand unter dem Moskitonetz hervor und löschte die Kerze neben dem Bett.

«Schlaf schön, Sailor Boy. Wenn alles gut geht, bist du morgen um diese Zeit auf freiem Fuß. Dann wirst du kein Sailor Boy mehr sein, sondern ein wildes, namenloses Etwas.»

Da er nicht so recht wusste, ob er den Vogel beneiden sollte oder nicht, dachte er nach, wie Worte und Grammatik sich mit Taten und Aktivitäten des Tages überschnitten hatten; wie sie mit seinem Leben kollidiert, es auf den Kopf gestellt, reflektiert, kontrastiert, erklärt, erweitert oder gelenkt hatten. Und an diesem Abend hatte sich tatsächlich etwas ganz und gar Unerwartetes, ja Bedeutsames an der linguistischen Schnittstelle ergeben. Nämlich:

Athapaskan ist die Bezeichnung für eine Gruppe von miteinander verwandten Sprachen, die im kanadischen Yukon von nordamerikanischen Indianern ebenso gesprochen werden wie von Stämmen in Arizona und New Mexico, obwohl diese mehr als zweitausend Meilen voneinander entfernt sind und ganz unterschiedliche Kulturen entwickelt haben. Erstaunlicherweise schien sich nun herauszustellen, dass ein Dialekt des Athapaskan möglicherweise bis in den peruanischen Amazonas gewandert war. Als sie sich am Eingang des Hotels verabschiedeten, hatte Switters zunächst einen Blick auf die Piscoflasche geworfen, die Inti in der Hand hielt, und danach auf die Jungs, die sich schüchtern hinter ihm versammelt hatten. Inti hatte die vom Koka ruinierten Zähne gebleckt, dem Jungen, der ihm am nächsten stand, einen Klaps auf den Hintern gegeben und im Umdrehen «Udrú» gemurmelt. Offensichtlich war es als Privatwitz gemeint. Inti hätte sich in seinen wildesten Dschungelträumen nicht vorstellen können, dass Switters darin das athapaskanische Wort für «Vagina» wieder erkannt hatte.

Ha, aber Switters kannte das Wort für Vagina in einundsiebzig verschiedenen Sprachen. Es war eine Art Hobby von ihm.

Und jetzt lag er im Dunkeln und grinste darüber, was er so alles wusste.

Am nächsten Morgen wusch er sich mit kaltem Wasser, schlüpfte in ein knallgrünes T-Shirt (passend zur Luft im Zimmer), einen sauberen weißen Leinenanzug und begab sich nach unten. Der rotblonde Kerl vom Vorabend saß immer noch an der Bar. Obwohl er exakt am gleichen Platz hockte, konnte er unmöglich die ganze Nacht dort verbracht haben, denn sein Babygesicht war ebenfalls frisch rasiert, und die Flasche Gin war durch eine Teekanne ersetzt worden.

«Donnerwetter», rief er Switters mit einem unverkennbar britischen Akzent zu. «Suchen Sie nach so was wie Frühstück?»

«Ganz recht, Kumpel.» Seit dem letzten Morgengrauen hatte Switters keinen Bissen zu sich genommen. «Die verdammten Hähne haben mich schon vor Sonnenaufgang aus dem Bett geholt. Folglich müsste es in diesem Laden doch wohl ein, zwei Rühreier zum Frühstück geben. Und wenn nicht, würde ich auch mit Obst vorlieb nehmen. Oder einer Schüssel Maismehlbrei.»

«Ah, wir sind polyphag, wie?», fragte der Mann und gewann mit seiner ungewöhnlichen Wortwahl auf der Stelle Switters' Sympathie. «Und ein Yankee obendrein! Gestern Abend hielt ich Sie für einen Italiener. Ihr Anzug war einigermaßen ramponiert, aber immerhin, es war ein Anzug. Und eben dachte ich noch, Sie könnten gar wie ich ein Untertan der Queen sein. Ich hätte nie erwartet, in diesem gottverdammten Loch einem Amerikaner im Anzug über den Weg zu laufen.»

«Tja, was die Yanks angeht, so hat sich die alte Kolonie zu einer echten Wundertüte gemausert, fürchte ich. Man weiß nie, wer oder was wann oder wo auftaucht.»

Switters setzte sich auf den Hocker neben ihm. «Sagen Sie mal, ist es cool – sorry, ist es angebracht –, hier eine Papaya zu bestellen?»

Der Mann hob die rotblonden Brauen. «Was stünde dem entgegen?»

«Na ja, in dem spanischen Dialekt, der auf Kuba gesprochen wird, nennt man diese Frucht *bombita*, ‹kleine Bombe›. Gar nicht so abwegig, wenn man an die Form und alles andere denkt. Aber im kubanischen Spanisch bedeutet das Wort Papaya so viel wie ‹Vagina›. Und auch das entbehrt wahrscheinlich nicht einer gewissen Logik. Trotzdem …»

«O ja. Ich verstehe», sagte der Engländer. «Wenn man in Havanna nach einem *jugo de papaya* fragt, wird man schief angesehen.»

«Oder bekommt einen Saft, der einem Haare auf der Brust beschert. Gewissermaßen.» Als der Engländer das Gesicht verzog, setzte Switters hinzu: «Schärfer als Pflaumenschnaps.»

«Wie wahr. Und danach hätte man Lust auf eine Zigarette, was?» Das sagte der Bursche ganz trocken, scheinbar ohne Hintergedanken.

«Mich persönlich hat man nur schief angesehen.»

«Verstehe. Nun ja, Sie können ganz beruhigt sein. Falls ich mich nicht irre, werden Sie niemandem zu nahe treten, wenn Sie in diesen Breitengraden eine Papaya verlangen.»

In diesem Augenblick trat eine beunruhigend hübsche Mestizin, kaum älter als Suzy, mit einem Tablett voller Maisbrot und tropischen Marmeladen aus dem dunklen Raum hinter der Bar und stellte es vor den Engländer auf den Tresen. Als sie Switters fragend ansah, wurde dieser nervös und stammelte «*bombita*». Er hatte einfach nicht den Mut, nach einer Papaya zu verlangen aus Angst, dass es womöglich auch hier ...

«Wenn du *bombita* willst, geh zu die *Sendero Luminoso*», erwiderte sie und warf ihm den misstrauisch-herablassenden Blick zu, mit dem man normalerweise Verrückte bedenkt. Er errötete und bestellte rasch ein paar Eier. Dann würde Sailor eben auf sein Frühstücksobst warten müssen.

Der Engländer war offenbar zu gut erzogen, um mit dem Essen anzufangen, ehe auch sein Begleiter bedient worden war. Stattdessen zauberte er aus irgendeiner Tasche eine feine Lederbrieftasche hervor, die mit einem goldgeprägten Wappen und der Inschrift «Royal Anthropological Society» geschmückt war. «Ach, zum Teufel!», fluchte er, nachdem er die Brieftasche aufgeklappt hatte. «Anscheinend habe ich keine Visitenkarten mehr. In solchen Gegenden wird man schnell ein bisschen nachlässig.» Er wischte sich die rosige Hand am Hemd ab und streckte sie ihm entgegen. «R. Potney Smithe», sagte er. «Ethnograph.»

«Switters. Laufbursche.»

Sie schüttelten einander die Hand. Die von Smithe (reimt sich auf Mais) war weder feucht noch weich, wie Switters anfänglich befürchtet hatte.

«Verstehe, verstehe. Und Sie haben in Boquichicos was zu erledigen, Mr. Switters?»

«Kann man wohl sagen.»

«Rechnen Sie damit, dass es ... äh, länger dauert?»

«*Au contraire.*» Switters warf einen Blick auf seine Uhr. Es war 6 Uhr 13. «In etwa einer Stunde bin ich zu einem kurzen Spaziergang durch die Natur verabredet. Und falls mich nicht der eine oder andere Aspekt der hiesigen Fauna überwältigt ...»

«Das wäre durchaus möglich. Zwischen diesem Außenposten und der bolivianischen Grenze gibt es an die zwölfhundert Vogelarten, zweihundert verschiedene Säugetiere, mehr als neunzig Krötenarten, zweiunddreißig Giftschlangen …»

«… oder die Flora mich erschlägt …»

«Sie ist verflixt vielfältig, dessen seien Sie versichert.»

«… habe ich die Absicht, heute Nachmittag wieder abzureisen. Spätestens morgen früh.»

«Schade», sagte R. Potney, ohne hinzuzusetzen, warum.

Das Mädchen tauchte wieder auf und stellte ihm einen Plastikteller mit zwei Spiegeleiern und ein paar Bohnen hin. Switters probierte sein Lächeln an ihr aus. Wenn es einen Grund gab, in Boquichicos zu bleiben …

Nachdem sie gegessen hatten, zündete sich Smithe eine Zigarette mit Korkfilter an und sagte: «Nehmen Sie es mir nicht übel, mein Junge, und halten Sie mich nicht für einen Snob, aber finden Sie es nicht etwas, äh, mühsam, als Laufbursche zu arbeiten? Ich meine, jemand in Ihrem Alter und mit Ihrem Kleidergeschmack.»

«Ehrliche Arbeit ist keine Schande, Kumpel. Was ehrliche Arbeit ist, müssten Sie doch wissen, auch wenn Sie sie selbst nie ausprobiert haben.»

«Wie kommen Sie darauf?»

«Nichts für ungut, Mr. Smithe …»

«Oh, nennen Sie mich Potney.»

«… aber erstens verrät mir Ihr Akzent, dass Sie Ihre Studentenzeit wahrscheinlich damit verbracht haben, Krockettbälle über den manikürten Rasen von Conway-on-the-Twitty oder ähnlich feine Äcker zu schlagen, während die Dienstboten sich um die Drecksarbeit kümmerten. Und zweitens sind Sie in einem Zweig der Wissenschaft tätig, der der aufklärerischste, fesselndste, flexibelste und lehrreichste von allen sein müsste – abgesehen vielleicht von der Teilchenphysik – und es tatsächlich wäre, wenn Anthropologen sich die Fähigkeit zum Staunen bewahrt hätten oder auch nur den kleinsten Schimmer von Phantasie besäßen, ganz abgesehen von den *cojones*, dem Mumm, die Welt als Ganzes zu sehen und mitzuhelfen, sich auf dieses Ganze zu konzentrieren und es genauer zu betrachten. Stattdessen ist er zu einer zaghaften, langweiligen und überspezialisierten Nissenjagd von Korinthenkackern und Haarspaltern verkümmert. In der Anthropologie gibt es noch verdammt viel zu tun, Potney, alter Knabe, aber dazu müssten die Großmäuler von Wissenschaftlern endlich ihren Arsch vom Campinghocker – oder Barhocker – hochkriegen und ihren Ameisenhorizont erweitern.»

Smithe blies eine Rauchwolke aus, die eine Zeit lang über ihnen schwebte wie eine nach Luft schnappende Qualle oder ein gebrechlicher Regenschirm und sich in der stickigen Feuchtigkeit nur langsam auflöste. «Ihre Anschuldigungen entbehren weniger des Eifers als der Fakten, würde ich sagen. Für einen ‹Laufburschen› nicht übel, aber schrecklich altmodisch, fürchte ich. Aus meiner Sicht sogar eher engstirnig, wie ich gestehen muss. Wir Ethnographen blicken auf eine lange Tradition zurück, in der wir am Alltag der Kulturen, die wir untersuchen, unmittelbar beteiligt sind. Wir essen dasselbe wie sie, sprechen ihre Sprachen und erleben ihre Sitten und Gebräuche aus erster Hand ...»

«Na klar doch, und dann verkriecht ihr euch wieder in euren famosen Elfenbeinturm und verfasst tausendseitige Schmöker über die Größe der Wasserkrüge oder die unterschiedlichen zeremoniellen Bezeichnungen für Großmutter (Maestra ist nicht dabei, da würde ich Gift drauf nehmen) oder darüber, wie sie ihre Yamswurzeln pellen. Dabei könnte die Frage, wie sie ihre Yamswurzeln pellen – im Uhrzeigersinn oder gegen den Uhrzeigersinn –, durchaus bedeutsam sein, wenn sie etwas über den tieferen Sinn ihrer Existenz aussagen würde. Zum Beispiel, ob sie eine Süßkartoffel auf dieselbe Art schälen, wie sie einen Penis beschneiden, und ob diese Technik bewusst und vorsätzlich die Spirale der Milchstraße oder – und da hat man schon Seltsameres gesehen – die Doppelhelix der DNA widerspiegelt. Aber diese Verbindungen wollt ihr oder könnt ihr nicht herstellen, und deshalb verzapft ihr letztendlich nur einen großen Haufen akademischen Mist.»

«Halt, dazu möchte ich auch mal was sagen!»

«Moment. Ich bin noch nicht fertig. Natürlich ist eure Kenntnis der Naturgeschichte nicht so beschränkt, dass ihr nicht wüsstet, dass das Aussterben eine Folge von Überspezialisierung ist. Sie ist eine grundlegende Gesetzmäßigkeit der Evolution, und viele Arten haben das Nachsehen gehabt. Menschen sind von Natur aus erkenntnisfähig. Das ist das Geheimnis unseres Erfolges gewesen, zumindest auf evolutionärer Ebene. Doch je zivilisierter wir wurden, desto mehr haben wir die Fähigkeit der Erkenntnis verloren und obendrein im gleichen Maß unsere Anpassungsfähigkeit eingebüßt. Aber ist es nicht eine Ironie des Schicksals, Potney, dass ihr Anthropologen – ihr untersucht doch den Menschen – mit eurer blinden Hingabe an diesen selbstmörderischen Wahn von der Überspezialisierung zum Aussterben der Menschheit beitragt? Über wen wollt ihr denn in euren Schmökern schreiben, wenn wir von der Bildfläche verschwunden sind?»

Das Mädchen kam zurück, um die Teller abzuräumen. Wieder schenkte Switters ihr sein engelhaftes Lächeln und bestellte dann eine Papaya. Anschließend war er beinahe enttäuscht, als sie weder verlegen, beleidigt oder gar schüchtern reagierte, sondern ganz gelassen fragte, ob er *mitad* oder *totalidad*, eine halbe oder ganze wolle. (Nicht mal Switters mit seinem flexiblen Verstand konnte sich eine halbe Vagina vorstellen.)

Jetzt räusperte sich Potney Smithe, der während der ganzen Tirade seines Gegenübers unbeeindruckt geblieben war, mehrmals hintereinander und sagte: «Wenn Sie auf die Notwendigkeit verstärkter interdisziplinärer Aktivitäten innerhalb der akademischen Gemeinde hinauswollen, stimme ich Ihnen zu. Ja. Hm. Sollten Sie aber gewissen Spekulationen Vorschub leisten oder gar einen Bruch mit der Unparteilichkeit der Wissenschaft ...»

«Dass ich nicht lache – Unparteilichkeit! Objektivität in der Wissenschaft ist doch reiner Schwindel, genauso wie im Journalismus. Na ja, vielleicht ist das etwas übertrieben. Tut mir Leid. Aber gestatten Sie, dass ich Sie noch einmal kurz unterbreche.» Er warf einen weiteren Blick auf die Uhr. «Ich muss leider los, ich habe einen Termin mit einem Führer.»

«Für Ihren Spaziergang durch die Natur?»

«Genau. Aber zuvor möchte ich noch eine kleine persönliche Geschichte zum Besten geben, damit Sie meine Abneigung gegen Ihren Beruf und warum ich Ihnen möglicherweise ungehobelt erscheine, verstehen können. Abgesehen davon, dass ich ein Yank bin.»

«Oh, das habe ich nicht ...»

«Sie sind der zweite Anthropologe, dem ich jemals begegnet bin. Der erste war Australier – ich lernte ihn in der Safari-Bar in Bangkok kennen – und hatte eine Menge Feldarbeit tief im Innern von Neu-Guinea hinter sich, da, wo es nur so wimmelt von Fetischen und Magie. Nun, dieser Dr. phil. hatte zwei Jahre bei einem wilden Stamm im Schlamm verbracht, und sie hatten ihn irgendwie ins Herz geschlossen. Als er dann fortging, schenkte ihm der Schamane eine kleine Schweinsblase mit einem gelben Pulver und erklärte, dass er sich – für alle außer sich selbst – vorübergehend unsichtbar machen könne, wenn er sich Kopf und Schultern mit dem Pulver bestäubte. Er könne in den größten Supermarkt von Sydney gehen und sich dort bedienen, versprach der Schamane. Er könne mitgehen lassen, was er wolle, ohne dass irgendwer ihn dabei erwischte. Genau dafür war das Pülverchen gedacht. Der Anthropologe verklickert mir also diese Story, und dann kichert er bloß vor sich hin und macht sich wieder über seinen Cocktail her. Also frage ich: ‹Und?› – ‹Was und?, entgegnet er. ‹Wie ging es aus?›, frage ich. Er starrt mich von oben herab an und sagt: ‹Ich hab's natürlich nie ausprobiert.›»

«Und seine Antwort hat Sie enttäuscht, nicht wahr?»

«Potney, ich bin normalerweise kein rabiater Kerl. Aber ich musste mich ganz schön zusammennehmen, um ihn nicht windelweich zu prügeln. ‹Ich hab's natürlich nie ausprobiert› – also wirklich! Am liebsten hätte ich ihm den Hals umgedreht. Was für ein selbstgefälliger Idiot! Ein Trottel, ein Waschlappen!»

Potney zündete sich eine neue Zigarette an. «Ich weiß die Offenheit zu schätzen, mit der Sie mir diese Anekdote erzählen. Sie wirft ein günstigeres Licht auf Ihre Vorurteile. So gesehen, ist Ihr Zorn auf die ... die *Etikette* dieses Burschen wahrscheinlich irgendwie verständlich.» Er hielt inne und starrte mit dem Interesse eines Meteorologen auf die Rauchwolke. «Doch manchmal ... gelegentlich ... hin und wieder lohnt es sich wirklich nicht, sich allzu sehr auf primitive Zauber einzulassen. Wenn sie einem nicht gerade physischen oder psychischen Schaden zufügen, können sie einen zumindest ganz schön aus der Bahn werfen. Hätte ich mich nicht von diesem Kandakandero-Wicht und seinen Zaubertricks so faszinieren lassen, wäre ich nie wieder in dieses Loch gekommen und würde nicht auf weiß Gott was warten und gleichzeitig meine Karriere und meine Ehe aufs Spiel setzen.»

Er schob seine Teetasse beiseite und rief mit lauter, näselnder Stimme nach einem Gin.

«Darüber würde ich gern mehr erfahren», sagte Switters und meinte es ganz ernst. «Aber die Pflicht ruft.» Er nahm den Teller mit den Papayascheiben und rutschte vom Hocker.

«Na, vielleicht sehen wir uns ja später noch. Ich bin sehr gespannt auf Ihre Laufburschenweisheiten. Auf einen Überblick sozusagen. Das große Ganze, wie Sie sich ausdrückten. Hm.»

«Ich fürchte, daraus wird nichts, Kumpel. Aber unsere kleine Unterhaltung hat mir Spaß gemacht. Teilen Sie doch der Señorita mit, dass ich den Rest meines Lebens von ihr träumen werde. Und lassen Sie nicht locker, Pot. Wir haben nichts zu verlieren außer unserem Gewinn, und nur die Gewinner sind verloren.»

Während Sailor an dem Papayafleisch knabberte, öffnete Switters, mittlerweile mit den neuen Gummistiefeln ausgerüstet, die Fensterläden und schob die Bougainvilleazweige beiseite, die die Aussicht versperrten. Er hoffte, einen Blick auf die Stadt erhaschen zu können, aber sein Zimmer befand sich auf der Rückseite des Hotels und ging auf einen sauber gefegten Hinterhof hinaus. Weiße Hühner kratzten weiße Hühnergedichte in die nackte trostlose Erde, und drei einsame Schweine grunzten und quiekten im endlosen Protest gegen eine Welt, die die Tragödie von gebratenem Frühstücksspeck tolerierte. Schäumendes Spülwasser war in einer Ecke des Hofes ausgeschüttet worden und bedeckte den Boden mit einem Kopfsteinpflaster aus Seifenblasen, die in der Morgensonne glitzerten. In der Mitte standen zwei Mangobäume. Wahrscheinlich waren sie noch zu jung, um Früchte zu tragen, doch hatten sie genügend Blätter, um dem Mädchen Schatten zu spenden, das auf einer umgedrehten Lattenkiste saß, Bohnen schälte und sie in eine blaue Emailleschüssel warf, die es auf dem Schoß balancierte. Das abgetragene Baumwollkleid hatte sich bis zu der Schüssel hochgeschoben und gab den Blick frei auf ein Paar vanilleweiße Schenkel und, wenn er sich nicht irrte, ein winziges Stück rosafarbenes Höschen. Er seufzte.

Tennessee Williams hat einmal geschrieben: «Wir alle leben in einem brennenden Haus. Es hat keinen Zweck, die Feuerwehr zu rufen; es gibt kein Entkommen, man kann nur aus dem oberen Fenster blicken, während die Flammen das Haus vernichten und man selbst darin gefangen ist.» Irgendwie hatte er Recht. Ja, aber trotzdem! Was war das für ein Blick aus dem oberen Fenster!

Eines vergaß Tennessee zu erwähnen: Solange man mit kribbelnder Neugier und leidenschaftlichem Blick, großzügig und entzückt aus dem Fenster blickt – und ja: über die Sprache verfügt, das Gesehene zu fördern und zu bereichern, ist es VÖLLIG EGAL, ob gerade das Haus abbrennt. Es macht nichts. Soll das Feuer wüten!

Ob solches Denken der Lebensweisheit eines «Laufburschen» entspricht? Vermutlich nicht. Doch für den Augenblick muss es genügen.

Boquichicos unterschied sich von Pucallpa wie die *Little Virgin* von einem Tanker. Es war beträchtlich kleiner, ruhiger, sauberer und freundlicher. Switters dachte an Juan Carlos de Fausto, der ihm erzählt hatte, Boquichicos sei eine von der Regierung unter «Einhalt von strenge Umweltauflagen» geplante Gemeinde. Im Großen und Ganzen traf das zu.

Während Pucallpa in anarchistischer Verwahrlosung vor sich hin wucherte und ohne Rücksicht auf Verluste seine natürliche Umgebung verschmutzte, plünderte und verschlang, unterlag Boquichicos strengen Parametern, die unkontrollierten Wildwuchs verhinderten. Folglich fächelte der göttliche smaragdgrüne Atem des Dschungels den weiß getünchten Wangen der Stadt sanfte Kühlung zu, und der Fluss erfreute die Bürger mit wohlklingendem Plätschern statt mit dem krebsverseuchten Rasseln des Todes.

Im klassisch spanischen Stil um eine zentral gelegene Plaza angelegt, waren alle ungepflasterten Wege, sechs an der Zahl, sorgfältig planiert und glatt gewalzt, und alle Häuser, bis auf die Kirche, hatten Dächer aus Palmwedeln, was ihnen ein indianisches Flair verlieh. Die Mauern der Häuser bestanden aus Lehmziegeln und/oder Nutzholz aus der unmittelbaren Umgebung der Stadt und waren weiß getüncht. Anfänglich hatten sie gestrahlt, doch im Lauf der Zeit hatte sich die Farbe merklich abgenutzt und ihr Glanz war verblasst. Keins der Gebäude, nicht einmal das Rathaus, das Hotel oder die Kirche, war höher als die Bäume, die ihre Schatten auf die Hintereingänge warfen, und keine Türschwelle war breiter als die Stämme der ringsum wachsenden Bäume. Das bei weitem auffälligste Gebäude der Stadt jedoch, ihr Kronjuwel und ganzer Stolz, war eine moderne Müllrecyclinganlage. (Wären die Bewohner weise gewesen, sie hätten jeden Tag Kerzen auf das sassafrasfarbene Wasser ihrer hübschen kleinen Abwasserlagune hinaustreiben lassen, um ihren Dank zu bezeugen.) Pucallpa konnte mit einer derartigen Schönheit nicht aufwarten, und Iquitos wahrscheinlich auch nicht.

In Boquichicos gab es vielleicht ein halbes Dutzend Lastwagen – ungenutzt, von Rost zerfressen, mit mehr oder weniger platten Reifen: Wo hätten sie auch hinfahren können? – und keinen einzigen PKW. Die kurzen Straßen der Stadt, alles Sackgassen, wimmelten nur so von pickenden Hühnern, im Dreck wühlenden Schweinen, kläffenden Kötern und nackten Kindern, die alle abgemagert und schmutzig waren. Aber kein Hauch kürzlich verendeter Hundekadaver beleidigte Switters' empfindliche Nase, und zu sehen waren auch keine.

Trotzdem kreisten die Geier am Himmel – in gelassener und zuversichtlicher Gewissheit, dass ihnen das schmackhaftere der beiden unausweichlichen Dinge im Leben nicht entgehen würde – und tasteten mit ihrem Nekro-Radar das wuchernde Unkraut ab.

An Unkraut mangelte es wahrlich nicht. Ermuntert von der sengenden Äquatorsonne und den sintflutartigen tropischen Regengüssen, machte sich eine unglaubliche Vielfalt an Pflanzen über Gullys und Hinterhöfe her und drohte sogar, die Plaza einzunehmen, während ihr bitterer Nektar den Durst unzähliger leuchtend bunter Schmetterlinge und einer Milliarde summender, weniger auffallender Insekten löschte.

Boquichicos war für den Ölboom in der Region gebaut worden, zu dem es nie gekommen war (Geologen hatten die potenziellen Ölvorkommen in der Gegend völlig überschätzt). So hatte die Stadt eine kurze Blütezeit erlebt, war dann verwelkt und hatte seitdem mindestens die Hälfte seiner Bewohner eingebüßt. Die andere Hälfte war geblieben, weil die Mieten billig und das Leben angenehm war und weil sie daran glaubten, dass ein anderer, zuverlässigerer Boom – Nutzholz – unmittelbar bevorstand. Männer mit Unternehmergeist argumentierten, dass es nicht mehr lange dauern könnte, bis die Japaner die riesigen Wälder von Indonesien, Borneo, Malaysia, Neu-Guinea und wahrscheinlich auch Alaska gerodet hätten und sich ernsthaft daranmachen würden, auch das westliche Südamerika abzuholzen. Im brasilianischen Amazonasgebiet hatten sie bereits uralte, majestätische Ökosysteme in einen Haufen totes, orangefarbenes

Sägemehl verwandelt (auch eine Möglichkeit, die Lebendigkeit einzudämmen). Japanische Mittelsmänner waren bereits dabei, die Umgebung um Pucallpa aufzukaufen. Bald würden die Kettensägen in Hörweite der Plaza von Boquichicos (wo an diesem Morgen noch alle möglichen Vogelarten den Ton angaben) ungeheure Geldmantras kreischen und die circa vierzig Barhocker im Hotel wieder Tag und Nacht von wohlhabenden oder zumindest ehrgeizigen Hintern blank poliert werden.

Nun könnte man sich fragen, was ein relativ kleines Land wie Japan mit so viel Holz anfangen will. Switters wusste es.

Berichte der CIA bestätigten, dass überall an den japanischen Küsten Millionen von importierten Holzstämmen gewissermaßen eingepökelt lagen und darauf warteten, dass es auf einem Großteil der Welt keine Bäume mehr gab, was nicht mehr allzu lange dauern konnte. Switters wusste auch – und er dachte mit einem freudlosen Lächeln daran, als er jetzt mit Sailor Boys ungewöhnlichem Käfig über die Plaza schlenderte, dass ein in Tokyo stationierter Kollege eifrig daran arbeitete, die Pläne der Japaner zu durchkreuzen. Nicht auf Geheiß der Firma, sondern auf eigene Kappe. Dieser kleine David, der wieder einmal gegen einen Goliath antrat, war natürlich ein Engel.

Switters hatte immer geglaubt, dass der Begriff *Engel*, so wie er für manche engagierten Einzelkämpfer innerhalb der CIA benutzt wurde, die ironische Anspielung auf ein ziemlich dämliches Buch des Predigers Billy Graham mit dem Titel *Engel: Gottes Geheimagenten* war. Ganz und gar nicht, hatte Bad Bobby Case ihn belehrt. Bobby war überzeugt, dass sich die Bezeichnung auf eine wenig bekannte Passage in der Heiligen Schrift bezog, in der von der Existenz «neutraler Engel» die Rede war, Engel, die sich weigerten, in dem himmelspaltenden Streit zwischen Jahwe und Luzifer Partei zu ergreifen, und beide Seiten für ihre Unversöhnlichkeit, Arroganz und Machtgier tadelten. Wie ein Heißsporn aus Hondo sich mit solchen Dingen auskennen konnte (Case hatte zwar das zweitbeste Examen seiner Klasse auf der Texas Tech hingelegt, aber da ging es schließlich nur um Flugtechnik), war Switters ein Rätsel. Im Augenblick aber fragte er sich, wo der Spionagepilot sich wohl an diesem Morgen befand und was er so trieb. Er hätte einen ganzen Bottich *red-eye gravy* dafür gegeben, um Bobby jetzt auf dem trostlosen Marktplatz von Boquichicos zum Frühschoppen einladen zu können.

Der Markt befand sich direkt neben der Plaza. Er bestand aus einem runden Dutzend verschieden großer Stände mit Strohmarkisen und mehreren Reihen nicht überdachter Tische, die mit ausgefranstem, verblichenem, von Kakerlaken angefressenem Wachstuch bedeckt waren. Angeboten wurde ein kärgliches Sortiment von Obst und Gemüse – Gemüsebananen, Chilischoten, bleiche Stapel von Yucca und Maniok – sowie Eier, lebende Hühner, geräucherter Fisch, Tierfelle und Schlangenhäute, geflochtene Matten und Körbe, Stoffe und Textilien (einschließlich minderwertiger T-Shirts aus Baumwolle, bedruckt mit dem unautorisierten Porträt des bekanntesten Gesichts auf dem Planeten, bekannter und möglicherweise beliebter als Jesus, Buddha oder Michael Jordan – das Gesicht eines sanften, gutmütigen Comic-Nagetiers mit hypokoristischem irischem Vornamen). An der Bude, wo Switters gerade stand, gab es Pisco, hausgemachten Rum und warmes Bier.

Switters nippte nur daran – kein intelligenter Mensch würde warmes Bier einfach so herunterkippen – und sah sich nach Inti um. Der Indio war spät dran. Vielleicht hatte er Mühe gehabt, einen Führer zu finden, der Switters zur *colpa* begleitete, jener Lehmklippe, wo sich angeblich Papageien und Aras ein Stelldichein gaben, um ihre winzigen Geschmacksknospen an nahrhaften Mineralien zu laben. Vielleicht hatte er auch Ärger wegen der geräuschvollen nächtlichen Eskapaden mit seinen Jungs bekommen. Es war unwahrscheinlich, dass Inti sich wieder nach Pucallpa verdrückt hatte, da er bisher nur knapp vierzig Prozent seines Honorars als Vorschuss erhalten hatte.

Aber so abwegig diese Möglichkeit auch war, der winzige Verdacht, dass Inti ihn in diesem modrigen, von Unkraut übersäten, gottverlassenen Nest im Stich gelassen haben könnte, genügte, um Switters den Schweiß auf den Augenbrauen gefrieren zu lassen. Er begann hastiger zu trinken, bis das Bier heftig schäumte und seine Nebenhöhlen überschwemmte. Der Schaum tropfte ihm noch aus den Nasenlöchern, als er eine Minute später glaubte, Inti am anderen Ende des Marktes entdeckt zu haben.

Irgendein Tumult war im Gange, und der Kapitän der *Virgin* schien der Mittelpunkt zu sein. «Pass auf mein Bier auf», wies Switters den Papagei an. «Ich bin gleich wieder da.»

Der Streit hatte sich zwischen Inti und einem kräftigen jungen Mestizen entsponnen. Der Bursche trug Goldzähne, Basketballschuhe von Nike und einen gespenstischen Umhang aus Anakondahaut. Mehrere seiner Kumpane unterstützten ihn, hauptsächlich durch ihre physische Anwesenheit, gaben aber auch gelegentlich ihren Senf dazu. Inti war sichtlich erleichtert, als Switters aufkreuzte. Von dem feinen Anzug und dem Hut eingeschüchtert, kam der Mestize zu dem Schluss, dass er ein bedeutsamer Señor sein musste, womöglich ein Anwalt (!), weshalb auch er die Intervention einer neutralen und vernünftigen Autorität billigte. Doch seine Hoffnung auf Unterstützung verflog im gleichen Augenblick, als Inti erst auf den Gringo zeigte, dann Hand und Zeigefinger symbolisch zu einer Pistole formte und eine aggressive Tirade losließ, wobei er einen imaginären Kugelhagel auf die Brust seines Widersachers abfeuerte. Inti drängte Switters, er solle mit dem Kerl aus Boquichicos genauso kurzen Prozess machen wie mit der bananensüchtigen Spinne. Daraufhin wich der Mann einen Schritt zurück und wurde so grau im Gesicht wie sein toller Umhang aus Schlangenhaut. Er schien zu befürchten, dass Switters auf ihn hören könnte.

«Nein, nein, nein», sagte Switters und setzte sein strahlendstes Lächeln auf, während er gleichzeitig versuchte, sich so einschmeichelnd zu geben wie der Toastmaster beim Gebetsfrühstück einer Gemeindeversammlung. Er hob die Arme zur universellen Friedensgeste und fragte beruhigend, aber in schlechtem Spanisch, worum es eigentlich ging. Dies löste auf beiden Seiten einen Schwall von Campa-Spanisch aus, das sich anhörte wie das knisternde Rauschen von Radio Babel in einer Gewitternacht. Es dauerte eine Weile, aber schließlich kamen die Details der Auseinandersetzung ans Licht, wobei es sehr förderlich war, dass der Mestize plötzlich erstaunlich gut Englisch sprach, als er sich in die Enge getrieben sah.

Offensichtlich hatte Inti zwei Wochen zuvor Fer-de-lance (um seine Reputation auf die eine oder andere Art aufzupolieren, hatte sich der Mestize den Namen einer todbringenden Amazonasschlange zugelegt) eine Kiste vom feinsten Pisco im Tausch für ein Ozelotbaby geliefert. Das Tier hätte auf dem Schwarzmarkt von Pucallpa einen hübschen Preis erzielt. Am gleichen Abend, kurz nachdem Switters ihn eingestellt hatte, war Inti erwischt worden, als er versuchte, den Ozelot auf Pucallpas halblegalem Papageienmarkt an den Mann zu bringen. Ein Wildhüter hatte ihn wegen Verletzung eines neuen peruanischen Tierschutzgesetzes zur Rede gestellt und den Ozelot beschlagnahmt. Inti jedoch hatte ihm erzählt, dass er am nächsten Tag in den Busch zurückkehren würde, und versprochen, die Katze in der Nähe des Ortes, wo sie gefangen worden war, wieder auszusetzen, wenn er ihm das Tier nur zurückgäbe. Nach einer längeren Diskussion hatte der Wildhüter schließlich zugestimmt. Eine Flasche Pisco hatte das Geschäft besiegelt.

Deshalb also dieser dickbäuchige Kerl in der schäbigen braunen Uniform, der mit verschränkten Armen am Dock stand und uns nachschaute, als wir morgens aufbrachen. Der Gentleman kam mir doch von Anfang an suspekt vor, dachte Switters jetzt.

Inti hatte Fer-de-lance das Tier zurückgegeben (jetzt erst bemerkte Switters den mit einem Deckel verschlossenen wackelnden Korb, der neben ihm stand) und seine Kiste Pisco zurückgefordert. Doch davon wollte Fer-de-lance nichts wissen, aus dem einfachen Grund, weil der größte Teil der Schnapslieferung bereits den Weg allen Schnapses gegangen war, mit anderen Worten, in jenem schwarzen Loch verschwunden war, das sich an den Toren der menschlichen Sehnsucht auftut.

Switters löste schließlich das Problem, indem er den seltsamen Indio überredete, Inti eine Flasche Pisco zu spendieren, für den Ärger, den er gehabt hatte, und damit er das Gesicht wahren konnte, während er selbst, Switters, sich des Ozelots annehmen wollte. Er hatte keineswegs die Absicht, den Ozelot außer Landes zu schmuggeln, um ihn Suzy zu schenken, obwohl ihm der Gedanke kurz durch den Kopf ging, sondern ihn auf dem Weg zu der *colpa*, wo er auch den Papagei aussetzen wollte, freizulassen. Ach ja. Switters' Haustier-Befreiungsservice.

Als das geregelt war, trat Switters an den sanft schaukelnden Korb und bückte sich, um den Deckel hochzuheben. Er wollte nur sichergehen, dass das Tier nicht erstickte. Gleichzeitig fragte er sich, ob die Katze nun mit der Erinnerung an Suzys Amateur-BH aufwachsen würde. Doch im gleichen Augenblick, als er den geflochtenen Deckel berührte, stieß Fer-de-lance einen Schrei aus und packte ihn so hart wie eine stählerne Kneifzange am Arm.

«Scheiße!», murmelte Switters. «Hätt ich mir ja gleich denken können, dass es so leicht nicht sein würde.» Er versuchte, die Muskeln zu entspannen und alles Denken aus seinem Kopf zu verbannen, so wie er es in der Kampfsportausbildung gelernt hatte. «Damit wäre dieser herrliche Morgen jedenfalls gründlich versaut. Und mein schöner frischer Anzug ebenfalls.» Im nächsten Augenblick sprang er mit einem geschmeidigen Satz auf, wirbelte herum, befreite sich mit einem gekonnten *pak so* aus Fer-de-lance' Griff und holte zum Gegenschlag aus.

Der kam nicht so schnell, wie er hätte kommen müssen (Switters war ziemlich aus der Übung und ganz und gar nicht in Form). Noch ehe er ihn landen konnte, warf sich ein überraschend gewandter Inti dazwischen und packte Switters am rechten Arm, während Fer-de-lance seinen stählernen Griff am linken Arm erneuerte. Beide drehten ihn hastig herum. Der Korb war umgekippt und der Deckel heruntergefallen – und nun glitt mit trägen, geschmeidigen Bewegungen eine ambossköpfige Schlange heraus, so schwarz und glänzend wie die Hölle, und schoss tödliche Strahlen aus ihren chartreusegrünen Schlitzaugen.

Die Menschenmenge stob auseinander. Inti zog Switters zurück und zeigte auf einen zweiten Korb, der ein paar Schritte entfernt unter einem Strohdach stand. Dann begann er zu schnauben, zu zischen und mit den Fersen zu stampfen so wie vorher auf dem Boot, als Switters vor der Spinne zurückgeschreckt war. «Ja, ich verstehe», brummte Switters. «Ich schätze, dass ein pathologischer Sinn für Humor immer noch besser ist als gar keiner.» Als er sich schließlich umsah, hatte Fer-de-lance es irgendwie geschafft, die Schlange wieder in den Korb zu bugsieren.

«Na schön, mein Junge, dein unbedachtes Geschäftsgebaren hat mich eine gute halbe Stunde gekostet und hätte mir um ein Haar einen Schlangenbiss eingebracht. Jetzt will ich Nägel mit Köpfen sehen. Wo, zum Teufel, bleibt der Führer, der uns zur Mineralquelle der Papageien bringen soll?» Natürlich musste er die Frage in anderer Formulierung wiederholen. Als er sich Inti verständlich gemacht hatte, versicherte ihm der Skipper – den Korb mit dem Ozelot auf dem Arm (den richtigen Korb), die Flasche Pisco wie eine Pistole im Hosenbund –, dass seine jugendlichen Gespielen dabei seien, den besten Führer weit und breit ausfindig zu machen, und jeden Augenblick mit dem hoch geschätzten *colpa*-Spezialisten aufkreuzen würden.

«Gut, denn es wird allmählich spät. Und heiß.»

In der Tat blickte die Sonne, obwohl es noch nicht einmal Mittag war, mit dem bösen, gelben, blutunterlaufenen Auge eines Ziegenbocks auf sie herab. Unter diesem unheilvollen

Blick schien jede lebende Zelle in jedem lebendigen Ding zu zerfließen wie eine Dalí'sche Uhr. Switters spürte, wie sich sein Protoplasma in eine chemische Reinigungsflüssigkeit verwandelte. Sein Anzug, der dringend mal in die Reinigung gemusst hätte, klebte an ihm wie ein Plakat an der Litfaßsäule. Unter der Last seines Schweißes kam er sich doppelt so schwer vor wie sonst.

Langsam und flach atmend, als könnte die dampfende Luft ihn ersticken, blieb er mehrere Schritte hinter Inti zurück, als sie den Marktplatz überquerten. Aber sie waren noch nicht allzu weit gekommen, als er den nächsten Aufruhr bemerkte. Diesmal ging es um Sailors Käfig.

Der pyramidenförmige Käfig war von einer Gruppe männlicher Indios umlagert, fünf oder sechs an der Zahl. Switters identifizierte sie als Indios, weniger wegen ihrer bemalten Gesichter (geometrisch angebrachte Tupfen aus dem Fruchtfleisch von Beeren), der Gesichtszüge (breite Nasen, fein gemeißelte Wangenknochen, kummervolle dunkle Augen) oder ihrer Klamotten (zerrissene Baumwollhosen und sonst nichts) als aufgrund ihrer Haartracht.

Unter den Stämmen des südamerikanischen Dschungels wurden unzählige Dialekte gesprochen und zahllose völlig unterschiedliche Bräuche praktiziert. Aber eines hatten sie tatsächlich alle gemeinsam, egal, ob Männlein oder Weiblein: den Pagenschnitt. Es war, als sei in grauer Vorzeit, lange bevor die Zeit den Motor anließ, eine Urgottheit – möglicherweise der Große Gott Buster Brown – mit einer Tonschale und einem stumpfen Messer durch den unendlichen Amazonasdschungel gestreift und habe sämtlichen Sterblichen dieselbe grässliche Frisur verpasst. Zwar war dieser gemeinsame Geschmack in Bezug auf die Haarmode keineswegs ein verbindendes Element – denn die Stämme gingen traditionell aufeinander los, sobald sie sich über den Weg liefen –, aber er hatte trotzdem bis heute überlebt. Was die Frisöse Gaia gestylt hatte, sollte niemand auseinander rupfen.

Südamerikanische Mischlinge tendierten dazu, ihre Frisur der europäischen Mode anzupassen, und verbündeten sich auf diese Weise mit ihren Landsleuten rein portugiesischer oder spanischer Herkunft. Doch in Lima hatte Switters beobachtet, dass sich einige der jüngeren *blancos* – Hector Sumac und Gloria aus dem Tanzschuppen zum Beispiel – auf eine modisch aufgepeppte Version des indianischen Kurzhaarschnittes zurückbesonnen hatten. Jetzt fragte sich Switters, ob es im Amazonas eine Standardbezeichnung für diesen Stil gab, ob er in jedem Dialekt der verschiedenen Stämme einen anderen Namen hatte oder so selbstverständlich war, dass es überhaupt keine Bezeichnung dafür gab, außer der für «Haar», die sich von Stamm zu Stamm unterschied. Er war drauf und dran, Inti zu fragen, wie er selbst seine Frisur bezeichnete, doch angesichts der winzigen Möglichkeit, dass der Käpt'n «Arthur» antworten würde, so wie George Harrison in *A Hard Day's Night*, als er mit derselben Frage konfrontiert wurde, hielt er lieber den Mund. Manche Situationen waren so brenzlig, dass selbst ein gestandener Feuerwehrmann lieber einen Bogen darum machte.

Die am Bierstand gehörte wohl kaum dazu – die Indios waren weder aufgebracht noch streitlustig, doch aus irgendeinem Grund äußerst fasziniert von Sailor Boy. Und zwar in solchem Maße, dass sie ihre übliche Zurückhaltung vergaßen, sich um den Käfig drängten und mit narbigen braunen Fingern darauf zeigten. Gleichzeitig hielten sie Passanten an und fragten sie, so hatte es den Anschein, nach dem Vogel aus. Das war ein bisschen irritierend, denn Sailor war zwar ein gut aussehender Kerl, trotz seines vorgerückten Alters, aber in diesen Breiten keineswegs ein besonders seltener oder komischer Kauz. Einen Papagei hierher zu schleppen – das war ungefähr dasselbe, wie Miller Light nach Bayern zu tragen.

«Sind das Antiquitätenjäger oder was? Die Garantie auf diesen Zwiebackknabberer ist schon vor Jahren abgelaufen.» Switters fragte Inti, so gut er konnte, was denn so Besonderes an dem Vogel sei, aber Inti wusste es nicht und konnte auch keine nennenswerten Einzelheiten in Erfahrung bringen. Zwar sprach die Gruppe aus Boquichicos wie er einen Campa-Dialekt, doch mangelte es an einem ausreichend großen gemeinsamen Wortschatz, der es ihnen erlaubt hätte, sich auch nur halbwegs untereinander zu verständigen. Das gleiche Problem gab es bei Switters und Inti, sodass Switters froh sein konnte, wenigstens herauszukriegen, dass die Jungs sich weniger für Sailor Boy selbst als für seinen *Käfig* interessierten.

«Prima», sagte Switters. «Kannst du deinen Landsleuten klar machen, dass diese einmalige Sonderausführung innerhalb der nächsten Stunden frei wird und ich gewillt bin, ihnen ein sensationell günstiges Angebot zu machen? Was hätten sie denn im Gegenzug anzubieten? Ein Diamantenarmband vielleicht?» Er wusste, dass in den Flüssen der Umgebung manchmal Rohdiamanten gefunden wurden, und dachte an Maestra.

Doch die dreifache Sprachbarriere erwies sich als unüberwindlich. Für die Indios nahm die Attraktivität von Sailors portablem Gefängnis jetzt, da sein Besitzer aufgetaucht war, nicht ab, sondern eher zu, Switters' Interesse jedoch flaute ab, und er fing an, sich nach den Pucallpa-Jungs und dem *colpa*-Führer umzusehen. «Den haben sie wohl in einem Versandkatalog bestellt», brummte er und fächelte sich mit seinem Hut Luft zu.

Als sie endlich auftauchten, begleitete sie nicht ein ortsansässiger Führer, sondern R. Potney Smithe.

«So sieht man sich wieder», begrüßte ihn der Anthropologe munter. Eine Ginfahne eilte ihm voraus. «In der Stadt erzählt man sich, Sie bräuchten einen Führer, der Ihnen den Weg zur Papageiensuhle zeigt.»

«Gibt's da ein Problem?»

Smithe gluckste. «Mitnichten, mein Freund. Der Pfad beginnt gleich hinter der Kirche da drüben. Sie können ihn gar nicht verfehlen. Folgen Sie einfach dem Fluss. Wenn Sie nicht gerade darauf erpicht sind, die indigene Volkswirtschaft anzukurbeln, bräuchten Sie eigentlich keinen Führer. Aber ich begleite Sie gern, falls Sie Gesellschaft suchen.»

«Die habe ich zuhauf», gab Switters zurück und zeigte auf den Kapitän der *Virgin*, die Crew und das Kontingent von Indios aus der Umgebung.

«Verstehe.» Als Smithe den Indios zunickte, die um den Vogelkäfig herumlungerten, kamen sie näher und redeten respektvoll, aber alle durcheinander auf ihn ein. Zu Switters' Überraschung antwortete der Engländer ihnen in ihrer eigenen Sprache. Ein paar Minuten setzten sie ihre Unterhaltung fort und blickten dabei immer wieder nachdenklich und bedeutungsvoll vom Vogelkäfig auf den Dschungel und zurück.

Dann wandte sich Smithe zu Switters um. «Die Jungs interessieren sich für den Käfig.»

«Das ist nicht zu übersehen. Aber warum?»

Smithe sog nachdenklich erst eine, dann die andere Wange nach innen. Sein Gesicht glitzerte in der feuchten Hitze wie eine geplatzte Melone. «Symbolkraft», sagte er.

«Homoimagistische Identifikation oder was ähnlich Spaßiges. Stören Sie sich nicht daran. Die Sache ist ganz simpel. Es ist bloß die zweite, hm, Pyramide, die die Nacanaca jemals gesehen haben.»

«Dann muss die erste ja eine ziemliche Wucht gewesen sein.»

«Richtig.» Smithe nickte mit seinem großen Kopf und lächelte geheimnisvoll. «Vorausgesetzt, eine Wucht ist ungefähr dasselbe wie beeindruckend, so war es – ist es – tatsächlich eine ziemliche Wucht.»

Einen Augenblick lang spielte Switters mit der Vision einer verlorenen Pyramide, einer uralten versunkenen Ruine irgendwo da draußen im Dschungel. Sie musste von den Inkas gebaut worden sein, und er wusste, dass die Pyramiden der Inkas eine gewisse Ähnlichkeit mit denen der Ägypter hatten, die als Vorbild für Sailors Käfig dienten. Er warf dem Anthropologen einen finsteren Blick zu, wie um ihn aufzufordern, weiterzusprechen, und Smithe wollte ihm schon Folge leisten, als plötzlich ein heiserer Befehl jeden in Hörweite für Sekundenbruchteile erzittern ließ, als hätte er einen unsichtbaren Martini-Shaker in der Hand.

«Völker dieser Welt, relaxt!» Das hörten sie. Genau so. Laut. Aus heiterem Himmel.

«Verflixt und zugenäht!», fluchte Smithe.

«Ahiii!», entfuhr es Inti.

«Send in the Clowns», murmelte Switters aus unerfindlichen Gründen.

Obwohl sie an heisere Vogelschreie durchaus gewohnt waren, waren die Nacanaca noch heftiger zusammengezuckt als die anderen. Als sie sich vom ersten Schreck erholt hatten, fragten sie Smithe, was der «magische» Papagei gesagt habe, denn sie waren überzeugt, dass der Vogel eine Offenbarung von sich gegeben hatte, die mit ziemlicher Sicherheit übernatürliche Implikationen enthielt. Smithe beriet sich mit Switters, der ihm erklärte: «Sie haben ganz recht gehört, Potney. Der grüne Staubwedel hier meint, wir sollten uns wieder einkriegen, uns abregen, durchatmen. Wenn man über den Aufmarsch widersprüchlicher Präpositionen hinwegsehen kann, ist es der weiseste Rat, den man in diesem Leben bekommen kann – insbesondere von einem ehemaligen Haustier.»

Nachdem es Smithe gelungen war, den anderen zu vermitteln, was Sailors Lieblingsslogan bedeutete, steigerte sich die Faszination der Nacanaca ins Unermessliche. Sie redeten auf Smithe ein, schnatterten untereinander und wollten gar nicht mehr aufhören, bis Switters der Geduldsfaden riss und er mit der Verlautbarung dazwischen funkte, er werde jetzt zum Schmatzfelsen der Papageien aufbrechen. Er winkte einem aus der Schiffsmannschaft, den Käfig zu nehmen, da Inti den Ozelot schleppte und er selbst damit beschäftigt sein würde, seine Atmoshots zu filmen. Schließlich sollte Maestra ja was von ihrem Video haben.

Doch ehe die Mini-Safari sich endlich auf den Weg machen konnte, ging Smithe dazwischen. «Ich finde, Switters … Ich finde …» Doch er fand überhaupt nichts. Im Gegenteil, er suchte nach den richtigen Worten und stammelte wirres Zeug. Er war rosig wie eine Muschelschnecke und massig wie ein Bär; mit etwas Phantasie konnte man sich ihn als Spross einer Wassernixe und eines Pandas vorstellen. «Ich finde … Ich hätte da was, habe Ihnen möglicherweise etwas Wichtiges mitzuteilen.»

«Dann sollten Sie sich entweder klarer aus- oder ganz verdrücken», erwiderte Switters. «Verdammt nochmal, hier ist es heißer als unter Dantes Pantoffelsohlen.» Diese Bemerkung bereute er auf der Stelle, denn er hörte sich an wie einer dieser ewigen Quengler, die unsäglich kostbare Augenblicke ihres kurzen Aufenthaltes auf dieser Welt damit vergeuden, sich übers Wetter zu beklagen. Solange das Wetter einen nicht krank machte, den Rhabarber am Stängel verfaulen ließ oder Kinder entführte, sollte man es entweder preisen oder ignorieren, fand er, eins von beiden. Allerdings gab es in Zeiten wie diesen, wenn einem das Hirn dampfte wie ein chinesisches Fischbällchen, nicht viel zu preisen. Und es zu ignorieren war sogar noch schwieriger, als … nicht an Suzy zu denken.

Deshalb mäßigte er jetzt seinen Tonfall. «Ich habe mal gelesen, dass jede Sekunde vier Komma drei Pfund Sonnenlicht auf die Erde niedergehen. Das scheint mir reichlich untertrieben, was meinen Sie, Potney?» Er wischte sich den Schweiß von der Stirn. «Mir ist natürlich ganz klar, dass die Sonne, na ja, *Licht* ist, aber glauben Sie nicht auch, dass hier in Wirklichkeit vier Komma drei *Tonnen* gemeint waren?»

Smithe lächelte nachsichtig und wedelte mit seiner Zigarette. «Sie sind ja auch nicht gerade passend angezogen für einen Marsch durch die sengende Hitze, mein Junge.»

«Na, hören Sie, das hängt ganz davon ab …»

«Obwohl ich zugeben muss, dass die Stiefel ganz vernünftig sind.» Er warf einen Blick auf den ziegenkäsefarbenen Himmel. «Es wird bald anfangen zu regnen.»

Auch Switters schaute zum Himmel auf. Für ihn sah es nicht nach Regen aus. Er hätte seinen letzten Dollar darauf verwettet, dass kein Tropfen fallen würde. «Also, was schlagen Sie vor, Potney? Meiner kleinen Mission hier läuft die Zeit davon.»

«Konzentrieren Sie sich auf Ihren Botengang.»

«Genau das mache ich. Sie haben den Nagel auf den Kopf getroffen.»

Smithe räusperte sich ausgiebig, wobei ein Schwall von Schweißtröpfchen von seinem Adamsapfel sprühte. «Ein Yankee im feinen Anzug als Laufbursche im peruanischen Dschungel. Ein bisschen weiter westlich, und man hätte automatisch auf Kokain getippt, aber hier in der Gegend gibt es so gut wie keine Kokainküchen, und mit Bodenschätzen sind hier auch keine Reichtümer zu machen. Ja. Hm. Falls Sie es auf irgendwelche exotischen Vögel abgesehen haben ...»

«Hören Sie, Kumpel ...»

«Sie meinen, es geht mich nichts an, nicht wahr? Nein, keineswegs. Aber wenn Ihr Aufbruch zur *colpa* eine minimale Verzögerung verträgt, wäre das schon ein Fortschritt.» Switters versuchte ihn zu unterbrechen, doch Smithe winkte ab. «Diese Nacanaca-Jungs würden sich gern Ihren Vogel ausleihen. Sie wollen mit ihm – und dem Käfig natürlich – einen kurzen Abstecher in den Busch machen. Das ist Ihnen nicht ganz geheuer, was? Nein, natürlich nicht. Aber sie werden beides zurückbringen, glauben Sie mir. Sie wollen sie bloß einem Kandakandero zeigen. Einem höchst bemerkenswerten Burschen, das können Sie mir glauben. Die Nacanaca-Jungs sind davon überzeugt, dass der große Hexenmeister der Kandakandero derart beeindruckt sein wird, dass er Ihnen eine Audienz gewährt.»

«Nein, nein, nein, nein. Nein danke. Mein Terminkalender platzt ohnehin schon aus allen Nähten. Vielleicht, wenn es mich das nächste Mal hierher verschlägt.» Er sah Inti an. «Los, alle Mann antreten lassen, wir brechen auf.»

«Na bestens. Nicht zu fassen.» Smithes Gesicht hatte sich mittlerweile von rosig zu hochrot verfärbt. «Ich habe fünf lange Monate in diesem verdammten Loch mein Süppchen am

Kochen gehalten, ich habe gebettelt, gefleht, geschmeichelt, geschmiert, ich habe alles getan, außer auf allen vieren zu kriechen und Kapriolen zu schlagen wie ein Staffordshire Bull Terrier, nur um ein zweites Interview mit Ende der Zeit machen zu können, und da kommen Sie Laufbursche daher, blind und taub für Ihre Umgebung, ohne sich einen Dreck um irgendwas zu kümmern, und stolpern mir nichts, dir nichts mittenrein. Aber wie könnte es anders sein – natürlich bedeutet das nichts für einen Kerl wie Sie, null Komma nichts, um genau zu sein, es ist nun mal nicht Ihr Ding. Das wollten Sie doch sagen, stimmt's? Na prima, einfach prima. Nicht Ihr Ding, was? Bloß mein Kreuz. Mein gottverdammtes, blödes Kreuz.»

Switters sah ihn erstaunt an. «Immer mit der Ruhe», beschwichtigte er ihn. «Nehmen Sie sich den Rat unseres alten Sailor Boy zu Herzen, Kumpel. Regen Sie sich ab. Sie tun ja gerade so, als wäre ich ein Spielverderber, dabei habe ich nicht die geringste Ahnung, welches Spiel hier gespielt wird. Ich tue nur ...»

«Oh, es ist nicht Ihre Schuld. Wirklich nicht. Tut mir Leid. Es ist nur mein verdammtes ...»

«Hören Sie auf zu jammern, Potney. Jammern ist alles andere als anziehend, auch wenn Ihr Gejammer sich anhört, als verspeiste Kenneth Branagh mit einer Silbergabel tiefgefrorene Erdbeeren. Also schießen Sie los, was brennt Ihnen denn so auf der Seele? Was soll dieses Gerede vom Ende der Zeit? Ein Interview zum Ende der Zeit? Ist Ihnen die Sonne zu Kopf gestiegen? Die Sonne und der Gin?»

Allmählich kehrte Smithes natürliche Farbe zurück. Auf seinem glatten, glänzenden Gesicht breitete sich Erschöpfung aus wie bei einem pensionierten Farmer aus dem Mittelwesten, der ein Flamingo Beach Hotel betritt. Er zuckte seine Bärenachseln und schnippte halbherzig seinen Stummel in das von Käfern zerlöcherte Unkraut. «Vergessen Sie's», sagte er und seufzte. «Alles nur Mumpitz.»

«Mumpitz?» Switters grinste ungläubig, eine sarkastische Freude stand ihm im Gesicht.

«Ja. Humbug. Unsinn», erklärte Smithe halb abwehrend, als wollte er sich rechtfertigen.

«Ich weiß, was Mumpitz heißt. Ich wusste nur nicht, dass irgendwer, der unter fünfundneunzig ist, diesen Ausdruck noch benutzt. Nicht mal im guten alten England.»

«Machen Sie sich nicht lustig.»

«Also Mumpitz, was? Wieso haben Sie das nicht gleich gesagt? Ich habe eine Schwäche für Mumpitz. Und wenn Sie einen Spritzer Narretei und Firlefanz dazutun, könnten Sie mich noch mehr für sich einnehmen.»

«Machen Sie sich nicht lustig.»

«Ganz im Gegenteil, Pot. Vielleicht sollten wir uns nach einem schattigen Plätzchen umsehen, wo wir das Ganze in Ruhe besprechen können.»

«Wenn Sie es ernst meinen.»

Switters versuchte, Geduld mit dem Ethnographen zu haben – was diesen nur noch mehr auf die Palme brachte –, aber gleichzeitig war er tatsächlich ein ganz klein wenig neugierig, er konnte nicht anders. «Mumpitz ...», er trällerte es regelrecht, während sie sich einen Weg zum überdachten Nebeneingang der nahe gelegenen Krankenstation bahnten, «Mumpitz regiert die Welt.»

Der Nebeneingang der Krankenstation diente, warum auch immer, als Noteingang. Nur Kranke, die von einer Machete verwundet worden waren und zu verbluten drohten oder deren Gliedmaßen nach einem Schlangenbiss anschwollen, durften ihn benutzen. Der Haupteingang war für Leute reserviert, die an Schmerzen, Husten, Fieber oder einem der dreißig oder mehr Parasiten litten, die sich in einer Gegend wie dieser in den menschlichen Organismus bohren, graben, winden, filtern oder schlängeln können und wesentlich beitragen zu dem Renommee verschwenderischer Fülle, das diese Gegend genießt. (Es sollte der Tag kommen, an dem ein Streit darüber entbrannte, welcher Neben- oder Haupteingang der richtige für den horizontalen Switters war, aber bis zu diesem heiklen Dilemma war es noch ein paar Tage hin.)

Ein kurzer, mit Fliesen ausgelegter Pfad führte von irgendwoher zum Nebeneingang. Der Weg war mit einem Dach aus Stroh geschützt, das von weiß getünchten Pfählen getragen wurde. Hier fanden jetzt Switters und Smithe Zuflucht, erst vor der Sonne und kaum fünf Minuten später vor dem Regen. Kaum hatte Smithe seinen Vortrag über die Nacanaca, den Kandakandero-Zauberer und die Bitte, Maestras Papagei ausleihen zu dürfen, begonnen, stürzten die ersten guppygroßen Tropfen auf die staubige Erde oder platschten zögernd auf die tellergroßen Blätter der fleischigen Grünpflanzen. Wie es sich für ein katholisches Land gehört, kam es im Nu zu einer Bevölkerungsexplosion; die ersten Tropfen vermehrten und geometrisierten sich zu einer blendenden und ohrenbetäubenden Masse.

Beim Einsetzen des sintflutartigen Regens zog Switters den Fetzen einer Cocktailserviette aus der Tasche, kritzelte *Schuldschein: Mein letzter Dollar* darauf und überreichte ihn Potney beiläufig. Dieser warf einen verständnislosen Blick darauf, knüllte ihn mit seiner rosigen Pranke gedankenverloren zusammen und erhob vor dem lauten Plätschern des Regens die Stimme, um seinen Bericht fortzusetzen.

Unter dem Vorwand, Sailor Boy vor dem Regen zu schützen, hatte sich Inti ihnen angeschlossen. Die Crew der *Virgin* und die Delegation der Nacanaca blieben im Regen stehen, der nun so dicht war, dass er sie in silberne Silhouetten verwandelte, obwohl sie nur ein paar Schritte entfernt waren. Die Indios wirkten ungerührt, obwohl sie völlig durchnässt wurden, und auch Smithe, der zugegeben in einer viel besseren Position war, schien dem Wetter gegenüber gleichgültig. «Preise es oder ignoriere es», hatte Switters getönt, und jetzt war er irgendwie überrascht und auch beschämt, dass andere so selbstverständlich praktizierten, was er gepredigt hatte.

So also sah der Hintergrund aus, vor dem Smithes Mitteilung erfolgte, eine ungewöhnliche, wenn nicht gar bizarre Schilderung, die in den folgenden Absätzen zusammengefasst werden soll. Zusammengefasst deshalb, weil es einerseits unnötig wäre, sie wörtlich wiederzugeben, und es andererseits an Missbrauch des Lesers grenzte, da sie sowohl seine Geduld als auch sein Gesäß überstrapazieren würde. Dass ein solcher Missbrauch gelegentlich sehr lohnenswert ist – man denke nur an *Finnegans Wake* oder an hinternbetäubende Kirchenbänke, die genitale Erregung auslösen können –, spielt dabei keine Rolle. Oder sollte es jedenfalls nicht.

R. Potney Smithe war 1992 nach Boquichicos gekommen. Damals hatte er vor, ethnographische Feldforschung bei den Nacanaca zu betreiben, einem wilden Stamm, der Mitte der achtziger Jahre von Anthropologen der peruanischen Regierung als vorbeugende Maßnahme für die neue Stadt, die die Behörden erbauen wollten, eingewickelt und dann durch den Kontakt mit dieser Stadt und deren neu eingeführten Werten halbwegs zivilisiert worden war. Die Nacanaca befanden sich in einer Übergangsphase; sie waren nicht mehr wild, aber auch nicht völlig gezähmt. Sie liefen Gefahr, ihre traditionellen Sitten und Gebräuche aufzugeben, zu vergessen oder ihrer gar beraubt zu werden. Christliche Missionare taten natürlich alles, was in ihrer Macht stand, um ihnen dabei zu helfen. Smithe wollte so viele der alten Traditionen und Überlieferungen wie möglich katalogisieren, bevor sie endgültig verschwanden. Es war eine befriedigende Aufgabe.

Doch während er sich bis zu seinen unscheinbaren rotblonden Brauen in die Kultur der Nacanaca stürzte, besser gesagt, in das, was davon übrig geblieben war, merkte er, wie sich sein wirkliches Interesse allmählich und gegen seinen Willen – denn es gefiel ihm selbst nicht – auf einen anderen Stamm verlagerte, auf ein Volk, mit dem er keinerlei direkten Kontakt pflegte und das er tatsächlich noch nie zu Gesicht bekommen hatte, außer als Schatten, die geräuschlos im Schutz anderer Schatten durch den Dschungel schlichen. Ein

Phantomvolk, dessen Magie und Unbezähmbarkeit großen Einfluss auf die Nacanaca und am Ende auch auf Potney selbst ausübten. Kandakandero.

Das Hauptdorf der Nacanaca befand sich eine Meile von Boquichicos entfernt auf der anderen Seite des Flusses. Es lag auf einer Anhöhe in der Nähe reicher Fischgründe. Sein *chácara* – Garten – lag auf derselben Uferseite wie Boquichicos, allerdings einige Meilen tiefer im Dschungel. Seltsamerweise war in dieser Region, in der die Vegetation so verschwenderisch wucherte, gutes Ackerland mehr als rar. Der Mutterboden des Dschungels war nicht dicker als Firnis. Zwar hatten die riesigen Bäume auf erstaunliche Weise gelernt, dies bis zum Äußersten auszunutzen, doch Manioksträuchern, Kürbissen, Pfefferschoten oder anderen Nutzpflanzen, die dort angebaut wurden, erging es wie Waisenkindern, deren ohnehin dünne Haferschleimsuppe von Jahr zu Jahr ein bisschen wässriger wird, bis sie nicht mal mehr zum Überleben reicht. Biologische und/oder geologische Zufälle sorgten jedoch gelegentlich für vereinzelte Inseln der Fruchtbarkeit, und genau das war beim *chácara* der Nacanaca der Fall gewesen. Wahrscheinlich war es der beständigste und fruchtbarste Garten im gesamten Amazonasgebiet von Peru.

Es gab Gerüchte, wonach dieser *chácara* früher den Kandakandero «gehörte», zumindest aber über Generationen hinweg von ihnen bewirtschaftet und erst verlassen worden war, als der Ölboom und die Invasion der Fremden die Indios gezwungen hatten, sich tiefer in den Dschungel zu verkriechen. Die Kandakandero hatten die Entstehung von Boquichicos nicht ohne Argwohn beobachtet. Andere behaupteten, der *chácara* sei schon immer von den Nacanaca bewirtschaftet worden – die wilderen Kandakandero hätten sie einfach gezwungen, die Früchte ihrer Arbeit mit ihnen zu teilen, sozusagen als Tribut. Wie auch immer, Smithe wusste aus eigener Erfahrung, dass einmal im Monat, gewöhnlich bei Neumond, eine Delegation von Kandakanderokriegern im

Garten auftauchte und sich von den willigen Nacanaca ihre Vorratskörbe auffüllen ließ.

«Ob es Nächstenliebe oder Erpressung ist, vermag ich nicht zu sagen», erklärte Smithe, «ich weiß bloß, dass sie immer bei Nacht kommen, meist bei Neumond, und dass es ein paar Meilen weiter drinnen im Dschungel eine Art ‹Zwischenstation›, eine Hütte gibt, wo sie Rast machen und die Nacht verbringen. Manchmal bleiben sie auch länger, um bestimmte Rituale zu feiern, die mit den gerade beschafften Vorräten zu tun haben. Die Ältesten der Nacanaca nehmen als Gäste häufig an diesen Zeremonien teil. Nach zwei Jahren unermüdlicher Dschungeldiplomatie wurde auch mir schließlich diese Ehre zuteil ... Ob es die Mühe wert war? Nun ja, es ist eine Show, die zum Himmel stinkt, um die Wahrheit zu sagen, zumindest in den Augen eines Christen. Aber ich habe heidnischen Vorlieben gegenüber längst eine gewisse Toleranz entwickelt. In meinem Beruf geht es nun mal nicht ohne eine derartige Immunität. Ja, hmm. Was diese naiven Festivitäten von anderen unterscheidet, die ich entweder mit eigenen Augen oder in Filmen gesehen habe, ist, dass sie von einem Hexenmeister der Kandakandero geleitet werden, einem Schamanen. Und das ist ein höchst außergewöhnlicher Bursche.»

«Ja, das habe ich auch schon gehört», sagte Switters. «So jedenfalls munkelt man. Und was, um Gottes willen, ist so außergewöhnlich an ihm?»

Smithe reagierte nicht sofort, sondern starrte eine Zeit lang schweigend auf die gekräuselte Regentapete. Als er schließlich antwortete, konnte man ihn im Rauschen des Regens kaum hören. «Es ist sein Kopf, verstehen Sie?»

«Haben Sie Kopf gesagt? Was ist mit seinem Kopf?»

«Die Form», sagte der Engländer und strahlte plötzlich über das ganze Gesicht. «Sein Kopf», fügte er jetzt etwas lauter, fast triumphierend hinzu, «sein Kopf ist nämlich eine Pyramide.»

Switters hatte die Welt gesehen. Er hatte, so hätte man sagen können, die Welt in der Welt in der Welt in der Welt gesehen (je nach eigener Erfahrung wird der Leser oder die Leserin wissen, was damit gemeint ist, oder eben nicht). Da er wusste, wie verrückt es in der Welt zugehen kann, neigte er genauso wenig dazu, ungewöhnliche Informationen automatisch als Unfug abzutun, wie irgendetwas blindlings zu akzeptieren. (Ein engstirniger, nüchterner Skeptiker ist keinen Deut weniger naiv als ein windiger New-Age-Apostel.) Dennoch wurde Switters' Aufgeschlossenheit durch Potneys Bericht arg auf die Probe gestellt, vor allem, als der Anthropologe beteuerte, dass der Kopf, den er beschrieben hatte, nicht bloß so aussah wie eine Pyramide und es sich weder um die Variante eines Wasserkopfs noch ein besonders markantes Beispiel für das Down-Syndrom handelte, sondern tatsächlich eine Pyramide *war* (das heißt ein Körper mit vier glatten, steil abfallenden Seiten, die sich an einem spitzen Scheitelpunkt treffen) und in jeder Hinsicht, bis auf die Form, eine gesunde, funktionierende menschliche Birne darstellte.

«Im wahrsten Sinne des Wortes, mein Junge, das muss ich bedauerlicherweise sagen. Verdammt wahr.» Smithe hielt inne, um sich eine Zigarette anzuzünden, und stieß ein schweres Rauchkissen aus, das von den zahlreichen Kugeln des Regens auf der Stelle zu einem federleichten Nichts durchsiebt wurde. «Ja. Aber wenn Sie eine Ahnung von der peruanischen Ethnologie und was weiß ich noch alles hätten, wüssten Sie, dass der Pyramidenkopf dieses Knaben nicht völlig aus der Luft gegriffen ist. Zumindest nicht hier im Hochland der Anden.»

Anschließend informierte Smithe Switters über eine Praxis bei gewissen Stämmen in den Anden, die zarten Schädel der Kleinkinder so zwischen Bretter zu quetschen, dass sie mit der Zeit die Form von Kegeln annehmen, vergleichbar den Vulkanen, die ihren Horizont säumen und von ihnen als Götter angebetet werden. Dieses Modellieren der Schädel – wobei die Menschen buchstäblich nach dem Bild ihrer Götter erschaffen wurden – war weit verbreitet und zur Genüge dokumentiert. Zwar unterhielten die heute lebenden Kandakandero keinerlei direkten Kontakt zu jenen deformierten Vulkananbetern in den Anden, doch war nicht auszuschließen, dass vor vielen Jahrhunderten ein Austausch stattgefunden hatte. Geschichten haben Flügel. Zudem, und darauf würde Smithe später noch zurückkommen, schienen die Kandakandero die Gabe zu besitzen, Informationen, Ereignisse, Bilder etc. pp. über weite Entfernungen hinweg empfangen zu können, eine Vorstellung, die Switters nicht im Geringsten schockierte. Er wusste, dass die CIA (unter der Bezeichnung «Fernvisualisierung») mit ähnlichen Techniken experimentiert hatte. Mehrere Engel hatten sich eingehend damit vertraut gemacht, ehe der Kongress aufgrund des Widerstandes von wütenden christlichen Hillbillies das Projekt ad acta gelegt hatte.

Potney aber bezweifelte, dass der Pyramidenkopf von Ende der Zeit eine gedankenlose Imitation war. Zumindest nicht nur. «Ich vermute, dass DDT eine Rolle gespielt haben muss. Zu Anfang.»

«DDT? Hier am Amazonas?»

«O ja, gewiss. Ihr Yankees benutzt das Zeug vielleicht nicht mehr bei euch zu Hause, aber das hat euch nicht davon abgehalten, es zu exportieren. Vor allem in die ahnungslose Dritte Welt. In Peru ist es weit verbreitet. Selbst hier, fürchte ich.»

«Gibt es denn hier keine Rüsselkäfer, die sich am Gemüse der Nacanaca gütlich tun?»

«Das glaube ich nicht, obwohl die entomologischen Eindringlinge in den *chácaras* gar nicht die eigentliche Zielscheibe darstellen, und auch nicht die Moskitos, die die Malaria übertragen. Das DDT kommt in Fünf-Gallonen-Fässern aus Pucallpa. Die Regierung verteilt es an die Nacanaca, und die tauschen es bei den Kandakandero gegen Felle und Zaubermittelchen ein, falls die Ka'daks es ihnen nicht einfach wegnehmen. Wie auch immer. Beide Stämme benutzen es für den Fischfang.»

Smithe beschrieb ihm, wie die Indios fünf Gallonen Pestizide kurz vor einer Stromschnelle oder einem Wasserfall in einen kleinen Fluss kippten, dann flussabwärts schlenderten und die in der Strömung treibenden toten Fische mühelos einsammelten.

Die Praxis, DDT wie ein patentiertes Fischgift einzusetzen, hatte schon vor der Gründung von Boquichicos Einzug am Amazonas gehalten. Wie es hieß, hatten als Folge angeborene Missbildungen zugenommen, aber das war wissenschaftlich noch nicht belegt. Smithe vertrat die Theorie, dass Ende der Zeit bereits als Mutant auf die Welt gekommen war, weil seine Mutter verseuchten Fisch gegessen hatte. Die Kandakandero jedoch hatten die Missbildung für ein göttliches Zeichen und als Beweis für seine übernatürlichen Kräfte angesehen und ihn umgehend zum Zauberer bestimmt. Lange bevor seine eigentliche Ausbildung begann – als er noch ein Kind war –, hatte der örtliche Schamane seinen kleinen spitzen Kopf in eine Reihe von immer größeren Pressen aus Mahagoniholz gequetscht (Switters musste an seinen altmodisch gefertigten, schweren Tennisschläger aus Holz denken, über den Suzy, die einen modernen aus leichtem Graphit besaß, sich so lustig gemacht hatte) und damit dem pyramidenförmigen Kopf bewusst eine noch spitzere Form verpasst.

Es war nur eine Hypothese. Es hätte auch etwas ganz anderes, ganz Unvorstellbares sein können. Was aber ganz plausibel klang, war die Tatsache, dass Ende der Zeit, als er das Teenageralter erreichte, den Schamanen seines Stammes vertrieben und dessen Platz eingenommen hatte. Jetzt im Alter von etwa fünfundzwanzig galt er (bei der Hand voll Seelen, die von seiner Existenz wussten) entweder als gefürchtetstes und mysteriösestes Mitglied des gefürchtetsten und mysteriösesten Stammes in diesem Teil von Südamerika oder aber als seltene medizinische Missbildung, die aus den kleinen Vorteilen primitiven Aberglaubens ordentlich Profit schlug.

Wenn Switters' Stirn mittlerweile Ähnlichkeit mit den Konvektoren eines elektrischen Heizgeräts hatte, dann nicht etwa, weil er immer noch an Smithes Bericht zweifelte, sondern weil er versuchte, sich daran zu erinnern, was seine Großmutter ihm über die Kraft der Pyramide erzählt hatte. Laut Maestra, und die hatte es aus zuverlässiger Quelle, war die Konfiguration – das dimensionale Verhältnis der Winkel einer Pyramide, die Art, wie sie die Essenz geometrischer Dynamik in statischer Form kristallisierte – so beschaffen, dass sie wie ein Laser eine elektromagnetische oder eine andere atmosphärische Kraft (vielleicht die von den Chinesen *chi* genannte Energie) bündelte und auf einen relativ kleinen, genau umrissenen Bereich konzentrierte. Switters erinnerte sich an Geschichten von Rasierklingen, die unter einer Pyramide scharf wurden, und an Früchte, die länger frisch blieben. Genau das hatte man auch mit Sailors maßgeschneidertem Käfig bezweckt. Falls Pyramiden tatsächlich Stahl schärfen und Pfirsiche konservieren konnten, musste ein Schädel in Form einer Pyramide eine recht unterhaltsame Wirkung auf das Gehirn haben. Es war also keineswegs übertrieben, einen Burschen mit einem solchen Gehirn als außergewöhnlich zu bezeichnen.

«Aha», sagte Switters, «und jetzt glauben die Nacanaca-Jungs also, dass ihre wilden Dschungelbrüder über Sailors Käfig entzückt sein werden, weil er dieselbe Form wie der Kopf ihres großen Zauberers hat?»

Smithe nickte. «Ja, das könnte man sagen. Obwohl ich selbst vom atavistischen Glauben nicht viel halte.» Er hielt inne, nahm einen Zug von seiner Zigarette und stieß eine bläuliche Rauchwolke aus. «Aber das ist nicht alles. Als Ihr Vogel diesen Spruch mit dem Relaxen losließ – ein kluger Schachzug übrigens. Haben Sie ihm den beigebracht? –, schlug er ein wie eine Bombe. Ende der Zeit hat nämlich ganz neuartige Ideen entwickelt. Man könnte es fast als Philosophie bezeichnen. Auf jeden Fall ist es mehr als der übliche Hokuspokus. Und Entspannung, zumindest so wie die Nacanaca das Konzept verstehen, passt dazu wie die Faust aufs Auge, schätze ich. Also sind unsere Jungs zu dem Schluss gelangt, dass zwischen Ende der Zeit und dem Käfig und dessen Bewohner eine Art übernatürliche Verbindung besteht. Selbst wenn das nur ein Haufen Humpitz ist, bin ich fest davon überzeugt, dass er mächtig beeindruckt wäre. Höchstwahrscheinlich würde er Ihnen eine Audienz gewähren. Das garantiert Ihnen ein paar ziemlich exotische Häppchen für Ihr Tagebuch, und ich hätte vielleicht die Gelegenheit, in Ihrem Kielwasser mitzuschwimmen.»

«Hatten Sie denn schon früher mit ihm zu tun?»

«Ja. Vor drei Jahren in der Zwischenstation. Sechsunddreißig Stunden lang. Der verdammte Kerl hat mich mächtig in die Mangel genommen. Es ist mir ein Rätsel, warum ich da je wieder hinwill – außer weil ich, na ja, weil es mich nie mehr losgelassen hat. Und jetzt hätte ich die Möglichkeit, was daraus zu machen. Etwas Originelles und akademisch Fundiertes. Die erste Begegnung war ein gewaltiger Reinfall, fürchte ich. Tja. Ich bin nun mal kein Carlos Castaneda.»

Switters grinste. «Natürlich nicht.» *Sie gehören zu den Leuten*, dachte er, *die in den Himmel kommen wollen, ohne zu sterben. Feigheit im Namen der Objektivität ist bei Akademikern weit verbreitet, vor allem im guten alten England.* Aber darauf wollte er nicht weiter eingehen. Stattdessen erkundigte er sich, was es mit den angeblich neuen Ideen dieser wandelnden Pyramide auf sich hatte. Aus dem Namen des jungen Schamanen – wie sich später herausstellte, war es die fehlerhafte Übersetzung eines buchstäblich unaussprechlichen Kandakandero-Begriffs durch Smithe und Fer-de-lance – folgerte er, dass dessen Philosophie etwas mit Eschatologie, mit der Apokalypse oder mit Zeit zu tun haben musste.

«O ja, möglich, dass von allem ein Quäntchen zutrifft. Darüber habe ich mir nicht weiter den Kopf zerbrochen. Es gehört nicht in mein Betätigungsfeld, verstehen Sie. Das nicht. Das andere übrigens auch nicht, beileibe nicht – eher schon zu Ihrem. Unser Knabe, verstehen Sie, ist besessen von … Humor.»

Humor? Potney Smithes Erklärung war ein auf der feinen Drehbank britischen Understatements gedrechseltes, zartes Geflecht anthropologischer Beobachtungen, das von gelegentlichen Böen alkoholisierten Geschwafels eingedrückt und hier und da von Switters' Sticheleien zerfetzt wurde. Auch diesmal werden wir den Versuch unternehmen, das Ganze zusammenzufassen.

Die Kandakandero betrachteten sich seit jeher als «das wahre Volk». Sie praktizierten Ethnozentrismus in seiner reinsten Form. Andere Stämme oder Rassen wurden nicht nur als minderwertig betrachtet, nein, sie galten in der Vorstellung der Ka'daks als gleichrangig mit Tieren oder Geistern. Dann tauchte Ende der Zeit auf. Das habe alles seine Richtigkeit, erklärte er seinen Leuten, die Kandakandero seien anderen Stämmen gegenüber überlegen, weil sie die stärkere Magie und die reineren Gedanken besäßen. Der weiße Mann sei so dumm und hilflos, dass er im Dschungel keinen einzigen Mond überleben könne. Und dennoch vollbringe der weiße Mann Wunder, zu denen die Kandakandero nicht fähig seien.

Fliegen zum Beispiel. Seit Jahrzehnten donnerte der Luftverkehr zwischen Lima und Belém oder von und nach Europa über das Gebiet des peruanischen Dschungels, das die Kandakandero, die noch halbe Nomaden waren, durchstreiften. Seit kurzem kreisten auch kleinere Flugzeuge am Himmel, die aus Pucallpa kamen. Die Weißen besaßen schimmernde Kisten, die sie am Heck ihrer Kanus befestigten, damit diese schneller schwammen als Delfine, und auch Waffen, die so mächtig und genau waren, dass sie Krieg und Jagd zum Kinderspiel machten. In Boquichicos gab es unbewegliche Kisten, die mehr Musik machen konnten als ein ganzer Stamm, und andere, in denen man Fleisch und Yucca kochen konnte, ohne dass auch nur eine einzige Flamme nötig war. (Die Ka'daks waren gut informiert über das, was in Boquichicos vor sich ging, obwohl Smithe nicht zu sagen vermochte, ob sie das durch Spionage oder Visualisierung erfahren hatten oder ob sie einfach den Klatsch der Nacanaca für bare Münze nahmen.) Ende der Zeit hatte erkannt, dass der weiße Mann eine Gefahr für den Lebensraum seines Volkes darstellte und die bleichgesichtigen Schwächlinge irgendwann mit ihrem lauten Zauber den Urwald und alles, was sich darin befand, beherrschen würden, einschließlich der bis dahin unbezwingbaren Ka'daks. Die Weißen waren das neue «wahre Volk», die Geister hatten ganz offensichtlich ein Schwäche für sie. Aber warum?

Immer wieder schlürfte Ende der Zeit seine Zaubertränke, schniefte seine Pülverchen, begab sich in Trance und kratzte sich an der Pyramide. Er befragte diverse Nacanaca, und einmal verbarg er sich fünf Tage hintereinander im Wipfel eines Baums, um von dort aus das Treiben in Boquichicos zu observieren. Was war an diesen Menschen (abgesehen von der abscheulichen Hautfarbe, die keinem Gott gefallen konnte) so Besonderes, das sie von den älteren und einstmals weiseren Kandakandero unterschied? (Da Ende der Zeit nicht dumm war, konnte er durchaus zwischen oberflächlichen und fundamentalen Merkmalen unterscheiden.) Im Großen und Ganzen aßen, tranken, rauchten und schliefen sie genauso wie die Kandakandero. Sie schissen, pissten und bumsten wie sie. Worin also bestand das Geheimnis des weißen Mannes?

Schließlich fiel es ihm eines Tages wie Schuppen von den Augen. Das große Geheimnis war sein Lachen.

Die Indios des Amazonas neigten im Allgemeinen zur Düsterkeit, und bei den Kandakandero war sie besonders ausgeprägt. Kandakandero lachten nicht. Sie lächelten nicht mal. Schlimmer noch: Sie hatten niemals gelacht oder gelächelt, so weit sie zurückdenken konnten. Das Konzept an sich war ihnen fremd. Smithe glaubte, dass das Leben für das «wahre Volk» wahrscheinlich *zu* wahr war. Zu schrecklich, zu kurz, zu mühsam, zu … lebendig. Wie dem auch sei, von einem Kandakandero zu erwarten, dass er grinst, wäre genau so, als erwarte man, dass er «$E = mc^2$» brüllt. Kein Lachen war je in der Geschichte ihres Volkes über ihre Lagerfeuer geflirrt, kein Schmunzeln hatte jemals auch nur den kleinsten Riss in ihrer Kriegsbemalung erzeugt, niemals hatten sie nach einem Rülpser laut losgewiehert, kein Glucksen oder Jauchzen hatte ihnen seine kristallenen Flöhe ins Ohr gesetzt. Den Klang zivilisierten Gelächters fanden sie höchstens lächerlich, aber keineswegs komisch. Spaß war bei den Kandakandero ein Fremdwort.

Ende der Zeit vollzog einen radikalen Bruch mit seinen Instinkten und seiner Veranlagung und versuchte, sich das Lächeln selbst beizubringen. Er übte ganz allein und verfolgte seine Fortschritte im Spiegel eines Baches. Als er zum ersten Mal vor seinen versammelten Stammesbrüdern lächelte, waren sie vor lauter Ehrfurcht so von den Socken, dass die Hälfte schlotternd auf die Knie fiel und der Rest das Weite suchte, um sich im Busch zu verstecken. Als er anfing, mit Lachen zu experimentieren, tat monatelang keiner mehr ein Auge zu. Und als er darauf bestand, dass die anderen sich seinem Beispiel anschlossen und ebenfalls Grinsen und Glucksen übten, hätte der Stamm fast einen kollektiven Nervenzusammenbruch erlitten.

Der Schamane blieb standhaft, auch wenn er selbst merkte, dass sein Lachen hohl, mechanisch und künstlich klang. Er ahnte, dass sein Volk seine Einstellung ändern musste, dass die alles durchdringende Intensität, die die Kandakandero charakterisierte, gedämpft und gemildert werden musste. *(Wahres Volk der Welt, relaxe!)* Etwa um die Zeit, als Potney den Stamm besuchte, war Ende der Zeit zu dem Schluss gekommen, dass der weiße Mann nicht auf Befehl lachte oder um den Göttern zu gefallen, dass dieses magische Hahaha nicht von allein kam, sondern provoziert werden musste; dass irgendein äußerer Anlass, der oft verborgen blieb, den weißen Mann zum Lachen *brachte*.

Bei ihrem ersten Treffen mit Fer-de-lance als Dolmetscher hatte Smithe sich alle Mühe gegeben, dem Medizinmann das Konzept des Humors zu erklären. «Nichts, was mit den subtileren Feinheiten der Ironie zu tun hat, versteht sich, sondern den direkteren, handfesteren Ansatz pubertären Spotts. Aber natürlich hat der Humor von Jugendlichen eine Menge mit Sexualität und Fäkalien zu tun, und die Ka'dak finden nichts komisch, was den Körper anbelangt. Ihre Tabus sind von ganz anderer Art. Genauso gut könnte man sie bitten, über den Himmel zu kichern.»

Smithe gewann den Eindruck, dass Ende der Zeit Fortschritte gemacht hatte, was seine Fröhlichkeit anging, bezweifelte allerdings nach wie vor, dass er oder einer seiner Kumpane je in der Lage sein würde, einen Witz zu verstehen. «Dasselbe könnte man über religiöse Fundamentalisten und dogmatische Politiker behaupten», unterbrach ihn Switters.

Als Belohnung dafür, dass Smithe ihm bei seiner mühseligen Erforschung der Fröhlichkeit behilflich gewesen war, fand sich der missgebildete Schamane bereit, ihn am folgenden Tag noch einmal zu empfangen. Smithe sollte dann die Möglichkeit erhalten, Fragen zu stellen. Darüber hinaus würde er die Erlaubnis erhalten, ihm von Angesicht zu Angesicht gegenüberzutreten; bei ihrem ersten Treffen hatte sich der Schamane hinter einem Schirm aus Grasgeflecht verborgen. Wie erwartet gab es einen Haken an der Sache. Ehe Smithe den legendären Pyramidenkopf sehen durfte, musste sich der unreine Engländer vor einer Versammlung von Führern, Oberherren, Aufsehern, Zuschauern und Zwischenrufern der Anderen Seite beweisen.

«Ich bin furchtbar unwissenschaftlich vorgegangen, aber das war ein Lapsus, von dem ich glaubte, ich könnte ihn zu einem guten Ende führen. Hm. Ich wusste ein bisschen was über Halluzinogene in Amazonien, über Yage, Ayahuasca und all das Zeugs, aber bedauerlicherweise blieb mein objektives Wissen hinter der subjektiven Erfahrung zurück. Jemine!»

«Pot! Sie bescheidener alter Fuchs. Gratuliere. Sie sind doch ein Castaneda.»

Der Anthropologe schien eine Rauchwolke verschluckt zu haben, jedenfalls wurde er plötzlich ganz rot im Gesicht und fing an zu stottern. «Nein, nein, ganz und gar nicht. Ich habe die Leckerchen des Zauberers zwar ausprobiert, aber keinen Lehrvertrag unterschrieben. Nichts dergleichen. Ich gebe gern zu, dass ich früher an einer durch nichts gerechtfertigten Selbstgefälligkeit hinsichtlich der Grenzen der Realität gelitten habe, aber dieses Reich voller ... voller Schrecken und sinnloser Schönheit ist kein Gebiet, das ich weiter erforschen möchte. Kurz gesagt, ich habe mich auf etwas eingelassen, das meine Kollegen vehement ablehnen, und am Ende habe ich meine eigenen Ziele vereitelt.»

«Wie das?»

Es war eine ausgiebige Mutprobe inklusive Kotzerei und Halluzinationen gewesen, eine lange Nacht in einem Wechselbad aus Horror und Ekstase – und als Ende der Zeit sich am wackligen Morgen mitsamt seinem Pyramidenkopf endlich blicken ließ, war Smithe (der Anblick des kuriosen Kopfes hatte ihn weniger beeindruckt, als es unter anderen Umständen der Fall gewesen wäre) irgendwie abgeneigt, ja, sogar unfähig gewesen, dem Medizinmann die Fragen zu stellen, die er so sorgfältig vorbereitet hatte. «Ich war eine Schande für meinen Berufsstand», gestand Smithe. «Ich habe nur die falschen Fragen gestellt.»

«Was für welche?»

«Ach, das tut nichts zu Sache. Kosmologische Fragen, könnte man sagen. Alles, was an die Oberfläche geschwemmt wurde, als ich in diesem Meer von Yopo schwamm. Eine Menge Mist, um ehrlich zu sein.»

Mehr wollte er nicht verraten.

Fünf Monate vor Switters' Ankunft war Smithe auf eigene Rechnung nach Boquichicos zurückgekehrt, in der Hoffnung, sich den Indio mit dem phänomenal geformten Schädel noch einmal vorknöpfen zu können. Doch er war wiederholt abgeblitzt – Ende der Zeit entwand sich auch dem leisesten Anschein von Vertraulichkeit mit einem Fremden –, und jetzt setzte Smithe alles auf Switters' Karte. Sollte Ende der Zeit dem Yankee tatsächlich eine Audienz gewähren, könnte Smithe ja vielleicht – nur vielleicht – mitkommen, und wenn das nicht möglich war, so könnte Switters wenigstens ein gutes Wort für ihn einlegen. Seine Universität und auch seine Frau waren stinksauer auf ihn, doch er konnte nicht zurück. Noch nicht. Es sah fast so aus, als trüge seine Beschäftigung mit Ende der Zeit ähnliche Züge wie Switters' Schwärmerei für Suzy. Daher erlaubte Switters einerseits aus Mitgefühl, andererseits aus Neugier und wider jenes «bessere Wissen», das eigentlich nur lähmt und jeden aufklärerischen Fortschritt zu verhindern sucht, einem bunt zusammengewürfelten Haufen von schnatternden Nacanaca, mit Sailor Boy in den Dschungel zu entschwinden.

Es regnete immer noch, wenn auch mittlerweile nur noch halbherzig. In wenigen Minuten würde ihnen die sengende Sonne die Augen blenden und die gerade entstandenen Schlammbäche wieder in Kohlenstaub und Solarbeton verwandeln. Die beiden Männer traten unter dem Dach der Krankenstation hervor. Ein Nachzügler, ein einsamer Reisender, der letzte und endgültige Regentropfen des Morgens – ohne Entschuldigung verspätet und so arrogant, als sei er in einer Sondermission unterwegs, die seine konformistischen, kreuzbraven Kumpane weder verstehen würden noch zu schätzen wüssten –, landete in Switters' Nacken und rollte genüsslich und provozierend sein Rückgrat hinab. Er fasste es als Omen auf, obwohl er nicht so recht wusste wofür.

Am Abend zuvor war Neumond gewesen. Sowohl Smithe als auch die Nacanaca glaubten, dass Ende der Zeit sich noch in der Zwischenstation aufhielt. Als sie jetzt zusahen, wie die Indios mit dem Käfig samt seinem leicht verstörten Bewohner den Dschungelpfad entlangeilten, rieb sich Smithe die fleischigen Pranken und erklärte: «Sagenhaft! Eine umwerfende Wende der Ereignisse! Ein Hoffnungsschimmer hat sich aufgetan, und bald werden wir wissen, ob er berechtigt ist oder nicht. Sie oder ich bräuchten einen ganzen Tag, um bis zu der schäbigen Zeremonienhütte zu gelangen, und kämen dabei mächtig ins Schwitzen, diese Kerls aber schaffen es innerhalb weniger Stunden. Bis es dämmert, sind sie wieder zurück, schätze ich. Übrigens, mein Junge, was sollte dieser Schuldschein, den Sie mir vorhin in die Hand gedrückt haben?»

Switters ließ R. Potncy Smithe auf seinem Lieblingshocker an der Hotelbar zurück und begab sich in sein Zimmer, wo er den Computer anwarf und via Satellit online ging. Es waren Schuldgefühle, sonst gar nichts – Schuldgefühle, weil er zugelassen hatte, dass der Papageienauftrag eine derartig seltsame Wendung genommen hatte –, die ihn dazu trieben, Maestra eine E-Mail zu schicken, auch wenn er keine Ahnung hatte, was er ihr sagen sollte. Keinesfalls die Wahrheit. Während er auf eine Eingebung wartete, sah er in seiner Mailbox nach, in der privaten, nicht in der offiziellen. Drei Mails warteten auf ihn, eine davon stammte von seiner Großmutter.

Wieso erhalte ich keinen Bericht? Müsstest du nicht längst wieder zu Hause sein? Ich habe das mulmige Gefühl, dass du mal wieder Dummheiten machst. Der Museumskurator war heute Morgen da, um sich den Matisse anzusehen, und hat sich fast überschlagen. Ich gebe dir einen guten Rat, mein Junge: Melde dich.

Die zweite Nachricht stammte von Bobby Case, der sich offenbar immer noch in Alaska herumtrieb und mit dem Spionageflugzeug U2 und dem neueren Modell TR1 die Gegend unsicher machte.

Der 49ste Staat ist eine harte Nuss für scharfe Kerle. Die Mädels sind entweder zu alt, zu schmuddelig oder ihre Väter bis an die Zähne bewaffnet. Die Firma weigert sich immer noch, mich zu versetzen. Jemine! Wahrscheinlich bin ich meschugge, aber ich vermisse dich, Podner. Ich nehme an, du machst wieder mal Dummheiten.
Bababadalgharaghtakamminarronnkonnbronntonnerronntuonn thunntrovarrhounawnskawntoohoohoordenenthurnuk!

Letzteres war die einzig wirkliche Neuigkeit in der ganzen Nachricht, denn sie bezeugte, dass Bobby Case mittlerweile bis zum vierten Satz in *Finnegans Wake* vorgedrungen war. Dafür hatte er sich ein kleines Lob verdient – vorausgesetzt natürlich, er hatte nicht geschummelt.

Die dritte elektronische Nachricht stammte von der – ruhig Blut, tief durchatmen – babyspeckigen Leiche in seinem Keller, dem Hormonsopran in seiner Chorbesetzung, der Lollipoploreley auf seinem Flussfelsen, dem Mond über seiner Scheune, dem Kätzchen auf seinem Baum, dem Babatoohoohoodenenthurnuk! seines Herzens. Sie lautete:

Vergiss nicht, dass du versprochen hast, mir
bei meinem Referat zu helfen. Jesus liebt dich.
Suzy

Ein Libidokiller? Mitnichten. Zugegeben, Suzys Message hätte so manchen Mann entmutigt, da sie nicht den kleinsten Hauch romantischer Sehnsucht enthielt, doch hatte ihre Schlichtheit, die pragmatische Geradlinigkeit, ja *Keuschheit*, wenn man so will, lediglich zur Folge, dass Switters' Lust noch heftiger entbrannte. Ihm schwindelte vor Sehnsucht, er sank aufs Bett und begann zu stöhnen.

Zugleich aber plagten ihn heftige Zweifel, denn immerhin hatte er zugelassen, dass ein beschwipster Anthropologe ihn in ein völlig sinnloses Abenteuer mit einem missgebildeten Hexenmeister hineingezogen hatte. Hätte er seinen Auftrag wie geplant erledigt, für Sailor einen angemessenen Alterssitz gefunden und gefilmt, wie der Vogel die Schwelle zur geriatrischen Autonomität passierte, hätte er bereits in wenigen Stunden auf dem Rückweg zu anzüglichen Spielchen, heimlichen Fummeleien und weiß der Geier was noch alles sein können. Und so wurde sein lustvolles Stöhnen immer wieder von Seufzern des Bedauerns unterbrochen.

Im Gegensatz zu vielen seiner Zeitgenossen war Switters jedoch kein Mensch, der seine Zeit mit Jammerei totschlug.

Nicht dass ihm Nachgiebigkeit sich selbst gegenüber fremd gewesen wäre, aber da konnte er sich wirklich lustigere Arten vorstellen. Deshalb hatte er sich rascher, als ein Gecko brauchte, um eine Runde an der Wand zu drehen und in der Dusche mit dem nackten Betonboden und den verrosteten Hähnen zu verschwinden, zielbewusst von der Last seines schlechten Gewissens befreit (indem er sich schlichtweg weigerte, sie sich aufzuladen: Völker dieser Welt, relaxt) und wenig später auch seiner erotischen Last entledigt (wie, darauf wollen wir hier nicht näher eingehen).

Jetzt lag er nackt und schweißgebadet auf seinem Bett und betrachtete den reglosen Ventilator an der Decke, der sich unter dem Vorwand des Stromentzugs weigerte, sich an der schweren Raumluft den Schädel einzuschlagen. Er sah nun alles wesentlich gelassener, und er sagte sich, dass es nicht schaden konnte, wenn er sein Wiederauftauchen in Sacramento noch etwas hinauszögerte. Trotzdem dämmerte ihm, dass er bloß die Traufe dem Regen vorzog, wenn er der Stippvisite bei den Kandakandero den Vorrang vor einem Besuch bei seiner Mutter gab. Er grinste, als er diesen vertrauten Zug an sich entdeckte, diese lebenslange Bereitschaft, Risiken einzugehen, um unter ungewohnten Umständen experimentieren zu können; und als er sich nun bei einem Grinsen ertappte, versuchte er sich vorzustellen, wie es wohl beim Lach-Unterricht der wilden Ka'daks zuging.

Wenn die These, die Ende der Zeit über die Macht des weißen Mannes aufgestellt hatte – dass sie nämlich auf seiner Fähigkeit zum Lachen beruhte –, Switters keineswegs abwegig erschien, dann wahrscheinlich deshalb, weil sie nicht sehr weit von Maestras Lieblingsidee entfernt war: ihrer Theorie vom Missing Link.

«Was unterscheidet den Menschen von den so genannten niederen Tieren?», hatte Maestra einmal rhetorisch gefragt. «Nun, soweit ich sehe, ist es exakt ein halbes Dutzend entscheidender Eigenschaften: Humor, Phantasie, Erotik – im Unterschied zur geistlosen, instinktiven Paarung von Glühwürmchen oder Waschbären –, Spiritualität, Aufmüpfigkeit und ein Sinn für Ästhetik, die Wertschätzung von Schönheit um ihrer selbst willen.

Wenn das die Merkmale sind, die den Menschen ausmachen, so folgt daraus, dass ein Mensch in dem Maße weniger menschlich ist, wie ihm diese Merkmale fehlen. *Capisce?* Und in Fällen, wo sie praktisch gar nicht vorhanden sind, haben wir es mit Wesen zu tun, die sich nördlich vom Reich der Tiere und südlich von dem der Menschheit befinden, sie liegen irgendwie dazwischen. Das sind unsere Missing Links.»

Seiner Großmutter zufolge war das Missing Link im Bereich der Wissenschaft weder ausgestorben noch ein seltenes Exemplar. «Von ihnen gibt es mehr als von uns, und da es so aussieht, als würden sie sich ständig vermehren, müssen wir davon ausgehen, dass Darwins Evolutionstheorie ganz offensichtlich falsch ist.» Maestra war der Meinung, dass Missing Links vor dem Gesetz genauso zu behandeln seien wie voll entwickelte Menschen, dass sie keineswegs im herkömmlichen Sinne diskriminiert werden durften, dass man ihre Schriften und Äußerungen jedoch im Großen und Ganzen ignorieren und darauf achten sollte, dass sie keine Führungspositionen einnahmen.

«Das könnte problematisch werden», hatte Switters entgegnet, der sich mit seinen zwanzig Jahren alle Mühe geben musste, Maestras Tirade zu verstehen. «Denn soweit ich weiß, bewerben sich für solche Posten immer nur Typen, denen genau die sechs genannten Eigenschaften abgehen.»

Maestra stimmte ihm völlig zu, allerdings war ihr nicht recht klar, ob diese Tatsache darauf zurückzuführen war, dass voll entwickelte Menschen einfach Besseres zu tun hatten, als ihr Leben in der lauwarmen Plörre des öffentlichen Futtertrogs zu marinieren, oder ob die Missing Links nur aufgrund ihrer beruhigenden Einfallslosigkeit Aussicht hatten, die Stimmen einer Mehrheit von Missing Links auf sich zu vereinigen. Wie auch immer, von den sechs Eigenschaften, die Menschen von Untermenschen unterscheiden, hielten Enkel und Großmutter Phantasie und Humor gleichermaßen für die entscheidenden.

Die Feinheiten ihrer Argumentation erschienen ihm jetzt ein wenig verschwommen. Mit Sicherheit wies einiges darauf hin, dass nur phantasiebegabte Wesen sich Verbesserungen vorstellen können, und nur diejenigen, die einen Sinn für Humor haben, lachen, wenn solche Verbesserungen nach hinten losgehen oder sich als Fehlschlag erweisen. Der Gedanke, sich aufs Lachen an sich zu konzentrieren – weil von all unseren verschiedenen Ausdrucksmöglichkeiten nur das Lachen rein genug, komplex genug, frei genug und unergründlich genug ist, um ein akkurates Spiegelbild der Seele zu liefern –, wäre ihnen gar nicht erst in den Sinn gekommen. Nun aber erkannte Switters, dass Ende der Zeit durchaus auf etwas Bedeutsames gestoßen war, obwohl einiges dagegen sprach, dass der junge Schamane je in der Lage wäre, zwischen, sagen wir, einem weisen Lachen und dem Kichern irgendwelcher Schwachköpfe zu unterscheiden, die sich über Zusammenhänge lustig machten, für die sie zu unbedarft waren. Und noch während er sich nun fragte, was Maestra dazu sagen würde, und – übrigens nicht zum ersten Mal – darüber nachdachte, dass bei der CIA die Bezeichnungen Cowboy und Missing Link beliebig austauschbar waren, schlief er ein.

Drei Stunden später wurde er von einem höflich drängenden Klopfen an seiner Tür geweckt. Er benutzte den Panamahut als Feigenblatt und öffnete die Tür einen Spalt. Vor ihm stand R. Potney Smithe. Schwer atmend, weil er zwei Treppen hinter sich hatte, und übersprudelnd von Gin und Neuigkeiten.

Man habe die Nachricht erhalten – ob durch Trommeln, Rauchsignale oder Telepathie, konnte er nicht sagen –, dass die Delegation der Nacanaca sich bereits auf dem Rückweg von der Zwischenstation befand. Den Papagei samt Käfig hatte sie zurückgelassen. Switters wollte schon anfangen zu protestieren, doch Smithe fegte seine Einwände kurzerhand beiseite.

«Ende der Zeit wird Sie empfangen», verkündete Smithe. «Dieser Mistkerl weigert sich, mich zu empfangen, aber Ihnen gewährt er beim ersten Mal eine Audienz. Der Hut steht Ihnen wirklich gut, mein Junge. Sehr ausgefallen. Hmm. Ja. Aber angesichts der Ereignisse sollten Sie sich jetzt lieber anziehen. Er hat nach Ihnen geschickt. Er will Sie noch *heute Abend* sehen.»

Und so kam es, dass Switters an diesem schwülen Novembertag gegen vier Uhr nachmittags in den Dschungel aufbrach. Er trug seinen letzten sauberen weißen Anzug (Potney konnte ihn nicht davon abbringen) und ein Batik-T-Shirt (Potney musste zugeben, dass die Ka'daks Gefallen an den bunten Farben finden würden). Dazu seine Gummistiefel, den Panamahut und ein khakifarbenes Hosenkoppel, in dem, unter dem Jackett verborgen, griffbereit die Beretta steckte. Vervollständigt wurde dieses Ensemble noch von einem kleinen Rucksack – einer Leihgabe von Potney. Er enthielt ein Paar trockene Socken, eine Taschenlampe, einen Wurzelextrakt gegen Moskitostiche, Salztabletten, Migränetabletten, Trinkwasser, einen Notizblock, Bleistifte, den Camcorder, Streichhölzer und ein Serum gegen Schlangengift. «Wie wär's mit einer Dose Biskuits?», hatte Potney ihn noch gefragt, als sie den kleinen Rucksack packten, aber Switters konnte sich beim besten Willen keine Biskuits ohne *red-eye gravy* vorstellen.

Neben den fünf unermüdlichen Indios, die ihn führen und eskortieren sollten, war auch Fer-de-lance mit von der Partie. Als Sprössling einer Nacanaca-Indianerin und eines spanischen Petroleum-Geologen war Fer-de-lance im Alter von neun Jahren (damals hieß er noch Pedro) von Jesuiten aus seinem Heimatdorf nach Lima gebracht worden, wo er zur Schule gehen sollte. Was die Intelligenz des Jungen anbelangte, hatten sich die Missionare nicht getäuscht. Ihr Fehler lag vielleicht darin, dass sie solch eingeborenem Scharfsinn zu viele unzensierte Informationen zumuteten, denn schon auf der Schule begann er, den katholischen Glauben ernsthaft zu hinterfragen. Bald schwänzte er den Unterricht und schloss sich dem Leuchtenden Pfad an. Doch auch der linke Dogmatismus hatte ihn mit der Zeit enttäuscht, und schließlich war er nach Boquichicos zurückgekehrt, auf der Suche nach seinen eigentlichen Wurzeln.

«Oft ist auch das der falsche Weg», murmelte Switters und dachte an die Tendenz seiner amerikanischen Zeitgenossen, die Wurzeln ihrer ethnischen Identität auszugraben und sich dann, egal, wie irrelevant das war, in deren unvermeidlichem Gewirr zu verstricken, statt sich zu befreien und das alte Ich zu überwinden, indem sie sich eine völlig neue eigene Identität zulegten. Trotzdem war er froh über die Anwesenheit des Tierhändlers und angehenden Schamanen, vor allem seiner sprachlichen Fähigkeiten wegen. Immerhin beherrschte Ferde-lance Englisch, Spanisch, Nacanaca und sogar Kandakandero. «Er wird einen vorzüglichen Dolmetscher für mich abgeben», erklärte Switters, «Hauptsache, er lässt sich nicht von irgendwelchen blöden Schlangen ablenken.»

Sie vereinbarten, dass Smithe am nächsten Morgen bis zum *chácara* nachkommen sollte. Von dem Gemüsegarten aus, wo er ein paar Nacanaca-Freunde hatte, würde Smithe dann mit ihnen nach Boquichicos zurückkehren, falls Switters Ende der Zeit nicht überreden konnte, dem Engländer eine zweite Audienz zu gewähren.

«Sie werden sich doch Notizen machen, nicht wahr, mein Junge?», flehte ihn Smithe an. «Für den Fall, dass er sich weiterhin weigert, mich zu empfangen. Irgendetwas muss schließlich bei dieser Dummheit herausspringen, außer einer möglichen Entlassung und einer voraussichtlichen Scheidung.» Aufrichtig, aber ein wenig verlegen, als würden seine Kollegen die Stirn runzeln, wenn sie ihn sehen könnten, schüttelte er Switters eifrig die Hand. «Ich kann Ihnen gar nicht genug danken, mein Junge. Gar nicht genug danken.»

«Schon gut, alter Knabe. Botengänge sind nun mal mein Metier. Sorgen Sie nur dafür, dass die Pucallpa-Matrosen nicht ohne mich die Anker lichten. Ich werde dringend in den

Staaten gebraucht, um einer jungen Dame bei ihren Hausaufgaben zu helfen.»

Damit wandte sich Switters ab, marschierte auf den Regenwald zu und verschwand augenblicklich in einem Meer von riesigen Bäumen, einem unruhigen Mosaik aus Licht und Schatten, einem Tunnel aus gefiltertem Sonnenschein und violetten Halbschatten, einem Tollhaus mit tropfenden grünen Wänden und rutschigem Linoleumboden, einer blattseligen Music Hall, die im Klang unberechenbarer animalischer Solostimmen und gleichmäßig brummender Insektenchöre vibrierte. Bald schrumpfte Switters zu einer Nebenfigur in diesem dichten, löchrigen Bildteppich, der mit langen, gewundenen Luftwurzeln lose zusammengeheftet war und dessen moosige Fransen an Shaws Backenbart erinnerten. Es wimmelte nur so von Geistern und unsichtbaren indianischen Wächtern in diesem unheimlich wuchernden Tableau, das hier und dort und manchmal überall zugleich von wulstlippigen Fröschen, dem fröhlichen Aufblitzen hin und her schwirrender Vögel oder Orchideen, so groß wie Boxhandschuhe, belebt wurde. Dazu kamen die Lausbubenstreiche der Affen, die Kunstflüge der Schmetterlinge, Phosphor, Früchte, mehrfach gegürtete weiße Würmer, die aussahen wie die Wurstfinger des Michelin-Männchens, oder Klumpen einer verdächtigen, nougatartigen Masse: fauliges Laub oder Laubfrösche, man wusste es nicht. Und wie um noch eine weitere Dimension hinzuzufügen, war alles durchdrungen vom Duft klebriger Blütenblätter und blubbernder Tümpel aus verwesendem Pflanzenbrei, einer verwirrenden Mischung aus widersprüchlichen Aromen (floral bis fäkal), ganz wie es sich gehört in einem Environment, wo Allheilsäfte neben Gifttränken sprudeln, wo Glanz und Pracht immer wieder mit Hässlichkeit und Schrecken wechseln, wo das sprühende Leben und der unerbittliche Tod in einem chlorophyllierten Kino Händchen halten und wo Himmel und Hölle so nah beieinander liegen wie in keinem anderen Teil der Erde, abgesehen vielleicht von den Herzen armer verliebter Teufel.

Das war nicht gerade das, was Switters sich vorgestellt hatte, als er Maestra erklärt hatte, dass er eine Weile aus der Stadt verschwinden müsse. Trotzdem gab es jetzt kein Zurück mehr. Mit dem Ausdruck eines Mannes, der versucht, die Hülle einer in Schokolade getauchten Heuschrecke abzuknabbern, marschierte er zu Fuß in ebendiesen Urwald hinein.

Doch so sollte er ihn nicht wieder verlassen.

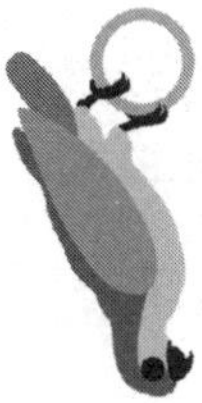

R. POTNEY SMITHE lag im Schatten des Gartens, schlug nach den Fliegen und rauchte eine Zigarette nach der anderen. Er war gerade dabei, seinem Speichel ein paar verirrte Ginmoleküle abzuschwatzen, als er von einem Nacanaca-Boten aufgefordert wurde, ihm zur Zeremonienhütte zu folgen. Es war gegen Mittag; seit dem vergangenen Nachmittag hatte er in dem Gemüsegarten herumgelungert und gewartet.

Die Aufforderung überraschte ihn. Zuerst hatte er Hoffnung geschöpft, weil Switters so lange wegblieb, doch als die Nacht vorbei war und dann auch der Vormittag verging, hatte er den Mut gänzlich verloren. Was immer sich da abspielte in der primitiven Hütte, die er Zwischenstation nannte – eine Station auf dem Weg vom primitiven Yuccagarten zu weiß Gott wohin –, es bestand nur wenig Hoffnung zu der Annahme, dass es *sein* Schicksal in nennenswerter Weise tangierte. Sowohl der geheimnisvolle Amerikaner (Ediberto hatte ihm im Hotel erzählt, er verkaufe Traktoren, was ja wohl kaum stimmen konnte!) als auch der groteske Schamane hatten eine etwas eigentümliche Auffassung vom Leben, und darin war weder Platz für die Tradition, in der Smithe aufgewachsen, noch für die Disziplin, in der er geschult worden war. In ihrem Gleichmut glichen sich die beiden Kerle wie ein Ei dem anderen. Doch jetzt hatten sie nach ihm geschickt. Wozu, wenn nicht, um Ende der Zeit zu interviewen? Seine Hoffnung schwoll wieder an, wenn man so sagen kann, allerdings musste Smithe bei dem Ausdruck «wieder anschwellen» unweigerlich an die Probleme mit seinen Hämorrhoiden denken.

Der Pfad war überwuchert, mancherorts auch steil und

rutschig. Smithe brauchte länger als eine Stunde, um bis zur Hütte zu gelangen, einer Art Langhaus, zur Vorderseite hin offen, das auf Pfählen stand. Bei seinem Eintreffen erfuhr er, dass Ende der Zeit bereits abgereist war.

Die Bude war tatsächlich leer, bis auf Switters, der in Fer-de-lance' Hängematte lag und friedlich schlummerte, und ein paar Nacanaca-Typen, die ihn zu bewachen schienen.

Entmutigt und leicht verwirrt stieg der Anthropologe die wackeligen Stufen zum rußgeschwärzten Hauptraum hinauf und setzte sich auf eine Matte neben der Hängematte. «Wo sind die Kandakandero?», fragte er auf Nacanaca.

«Weg», antworteten die Indios.

«Kommen sie wieder?»

«Nein.»

«Und wo ist Fer-de-lance?»

«Er ist losgegangen, um die große Schlange zu besuchen.» Sie meinten eine Anakonda, die angeblich zwölf Meter lang war und ein paar Meilen entfernt in einem Tümpel hauste. Fer-de-lance besuchte sie häufig, obwohl er nie verraten hatte, in welcher Absicht – um sie zu fangen, zu töten oder sich mit ihr zu beraten.

«Schläft Señor Switters schon lange?» Gedankenverloren fragte Potney dies auf Spanisch und musste die Frage auf Nacanaca wiederholen.

Noch ehe einer der Indios antworten konnte, kam ein Grunzen aus der Hängematte, in der sich plötzlich etwas regte. «Dumme Frage, Pot», tönte Switters. Seine Stimme klang sehr entspannt – und so verschlafen, dass man ihn kaum verstand. Er gähnte. Er streckte sich. Die Hängematte schwang hin und her, als schaukelte sie auf einer sanften Welle. «Sie wissen genauso gut wie ich, dass Zeit in diesem Juju-Salon nichts anderes ist als eine Illusion.» Wieder gähnte er.

«Das Ende der Zeit, meinen Sie das?»

«Das auch. Allerdings glaubt Fer-de-lance, dass Sie den Namen unseres Hexenmeisters womöglich falsch übersetzt haben.»

«Ach ja?», sagte Smithe überrascht.

Doch Switters ging nicht weiter darauf ein. Stattdessen gähnte er erneut und rieb sich die Augen. «Egal, wie er heißt, von Pappe ist er nicht.»

«Einmalig.»

«Einmalig? Ein Wort, das sehr häufig falsch benutzt wird, aber meiner Meinung nach passt es hier tadellos. Der Kerl ist wirklich mit nichts zu vergleichen. Auch ohne seine Medizin.»

«Hat er Ihnen Ayahuasca gegeben?»

«Und ob. Und dann noch eine Zugabe. Irgendein Pülverchen, das er mir mit einem Schilfrohr in die Nase geblasen hat.»

«Das war der Knochen eines wilden Truthahns. Aber lang und hohl, so gesehen also durchaus ein Rohr.»

«Schon gut. Als Ethnograph kennen Sie sich ja aus. Holla …! Bewusstseinsverändernde Substanzen sind mir durchaus nicht fremd – behalten Sie das bitte für sich, Potney –, aber das Zeug, das Ihr Hexer verteilt, ist besser als Kuchen, Torte und Apfelstrudel zusammen, besser als die gesamte verdammte Patisserie. Holladipop! Es löst eine Schicht nach der anderen auf, und so geht es stundenlang.»

«Ja.»

«Sie müssen wissen, dass tiefe Meditation im Großen und Ganzen dieselbe Wirkung hat, allerdings werden bei der Meditation nur die eigenen Gedankenmuster abgepellt. Sorgen, Ängste, Klischees, tolle Ideen, Ambitionen, Pläne, geistige und emotionale Hänger, all das halbbewusste Stroh im Kopf. Man legt eine Schicht nach der anderen frei, bis die Bilder mehr und mehr verblassen und der Lärm mehr und mehr abnimmt. Dann macht es plötzlich *bing*! Man ist am Ziel, und das Ziel ist reine Leere, eine Art anregendes Vakuum. Aber *dieses* Zeug! Jede Schicht ist eine andere Dimension, eine neue Welt. Wie Landschaften, durch deren Inneres man reist. Und man ist nicht allein dort, sie sind besetzt.»

Smithe nickte. «Haben Sie …? Die Knollen?»

«Knollen. Ja. Das ist ein guter Name dafür. Leuchtende, kupferfarbene Knollen. Sie umkreisen die Erde. Sie nannten sich Meister, Oberherren.»

«Höchst beunruhigend. Sie erzählten mir, sie hätten alles unter Kontrolle. Sie würden den ganzen Laden schmeißen.»

«Mir auch. Hinterher habe ich Ende der Zeit danach gefragt. Er hat mir sein böses, hausgemachtes Grinsen zugeworfen, das er so eifrig übt, und die Achseln gezuckt. ‹Ach, das behaupten sie immer.› Aus seinem Mund klang es so, als seien sie bloß große Angeber.»

«Klugscheißer.»

«Ja. Wesen, die einen wirr im Kopf machen. Aber wer …? Oder was …?» Switters verstummte.

«Das alles wirft eine Menge Fragen auf, die aber sehr schwer zu formulieren sind.»

«Es ist schon schwer genug, überhaupt über diese Erfahrung zu sprechen.»

«Kann man wohl sagen.» Smithe zog ein silbernes Etui mit Monogramm aus der Tasche und entnahm ihm eine Zigarette. «Unmöglich.»

«Ich weiß, was Sie meinen. Aber es liegt nicht an der Unzulänglichkeit der Sprache. So weit würde ich gar nicht gehen.»

«Es gibt Dinge, die lassen sich einfach nicht durch Worte vermitteln.»

«O doch. Weil die Dinge, die Sie meinen … also, wenn sie nicht aus Worten bestehen oder davon abgeleitet sind, so sind sie doch zumindest darin enthalten: Die Sprache ist sozusagen die Lösung, in der sie schwimmen. Selbst die Liebe bedarf letztendlich einer linguistischen Basis.»

«Sie meinen, alle Konzepte lassen sich auf einen verbalen Ursprung zurückführen? Spaßig. Jetzt, wo Sie das sagen, fällt mir ein, dass ich tatsächlich schon mal von einer solchen Theorie gehört habe.» Smithe sprach gleichgültig und nervös zugleich. Er hatte sich nicht bis zu dieser Urwaldhütte durchgeschlagen, durch den Schlamm gekämpft und sich blutige

Schrammen geholt, nur um jetzt hier herumzusitzen und über Semiotik zu schwafeln. Nur seine gute Erziehung hinderte ihn daran, Switters zu unterbrechen und ihn gereizt anzufahren: *Nun erzählen Sie endlich von Ende der Zeit!*

«Zwar ist ein Großteil unserer hehrsten Worte von Marktschreiern und Straßenhändlern trivialisiert, korrumpiert, verstümmelt und ... und ...» Switters verstummte. Er spürte, wie sich ein Wortschwall ankündigte, aber er war viel zu müde und, obwohl seine äußere Erscheinung nichts davon verriet, zu angeschlagen, um weiterzusprechen.

Smithe erkannte seine Chance. «Verraten Sie mir, was mit ...»

«Die Sache ist...» Wie James Brown, der erschöpft und taumelnd ans Mikro hinkt, um einen letzten Schrei auszustoßen, riss Switters sich noch einmal zusammen. «Worte werden immer noch mit allem fertig, was wir ihnen entgegenschleudern, einschließlich der Küchenspüle. *Finnegans Wake* hat es bewiesen, wenn nicht noch viel mehr. Es kommt immer darauf an, wie man etwas verwendet. Wenn ein Haus wackelig ist, Schlagseite hat und der Wind durch die Ritzen pfeift, gibt man schließlich auch dem Maurer die Schuld und nicht den Ziegeln.»

«Hm.»

«Unsere Worte sind der Aufgabe gewachsen. Nur unsere Syntax kränkelt.»

«Und was stimmt nicht mit unserer Syntax?»

«Nun, erstens ist sie viel zu abstrakt.»

«Und zweitens?»

«Ist sie zu konkret.»

In der Stille, die seiner Äußerung folgte, schmiegte sich Switters wieder in seine Hängematte und schloss die Augen.

Switters ruhte sich zehn Minuten aus. In der Zwischenzeit stiegen die Nacanaca die Leiter hinab und legten ein paar Yuccas in die Glut der Feuerstelle, während Smithe unruhig auf und ab schritt. Als Switters dann endlich seine «großen, bösen Wolfsaugen» aufschlug, wie Suzy immer sagte, war Smithe sofort zur Stelle. Er baute sich neben ihm auf und fragte: «Hören Sie, war das etwa eine Broadway-Melodie, die Sie da eben gesummt haben?»

Switters war derart überrumpelt, dass er um ein Haar *Cats* aus dem Sack gelassen hätte. «Es war ... nein, das kann nicht sein. Wahrscheinlich war es – ein Riff von Zappa oder irgendwem anders, ähm, den Grateful Dead», stammelte er und versuchte, ein Geheimnis zu bewahren, das er nicht einmal Bobby Case anvertraut hatte. «A propos, Ende der Zeit – wenn wir ihn unbedingt weiter so nennen wollen – würde einen perfekten Deadhead abgeben, finden Sie nicht? Sein Schädel hat gewisse Ähnlichkeit mit einem ägyptischen Grabmal. Man sollte einen dieser Truthahnknochen nehmen und ihm Jerry Garcias Asche in die Nase pusten.»

Potney Smithes Musikgeschmack tendierte eindeutig zu Vivaldi, doch er war dankbar, dass das Gespräch wieder auf den Schamanen der Kandakandero kam. «Umgeworfen hat es mich nicht gerade, was Sie bisher erzählten. Würden Sie mir jetzt endlich mal verraten, was passiert ist, als Sie letzte Nacht auftauchten, um Ihren Vogel abzuholen? Worüber haben Sie gesprochen?»

Sie hatten über alles Mögliche gesprochen, und vieles davon war bei der Übersetzung unter den Tisch gefallen, kein Zweifel, aber im Großen und Ganzen, so erzählte Switters, glich seine Begegnung mit Ende der Zeit der von Smithe. Der Schamane hatte ihn hinter einer Art Schirm empfangen, was jedoch seine Begeisterung über den Käfig und dessen Bewohner keineswegs hatte verbergen können. Sailor Boy seinerseits hatte geredet wie ein Wasserfall. Oder etwa nicht? Die Aufforderung «Völker dieser Welt, relaxt!» ertönte als heiseres Krächzen alle dreißig Sekunden hinter dem Schirm. Obwohl sie sich weder im Ton noch im Inhalt von der vertrauten Botschaft unterschied, war die Häufigkeit, mit der sie geäußert wurde, doch neu. Erst später kam Switters darauf, dass da möglicherweise Ende der Zeit schon die Hand im Spiel gehabt hatte. Die Indios am Amazonas sind bekannt für ihr Talent, Vogelstimmen nachzuahmen. Aber vielleicht hatten sie sich ja sogar abgelöst: ein Duett zwischen Mensch und Papagei.

«Übrigens ist Fer-de-lance ein echter Künstler, wenn es um winzige Nuancen und komplexe Zusammenhänge geht. Wir haben uns die ganze Nacht über die Abgründe des Morbiden unterhalten, über Leichtigkeit und Schwermut, Kampf und Spiel. Ich habe meistens Ideen aus zweiter Hand wiedergegeben, während Ihr *curandero* mit beachtlichen eigenen Erkenntnissen und Weisheiten aufwarten konnte. Zum Beispiel meinte er, dass sein Volk sich einen Schutzschild aus Lachen bauen müsste, wenn es den Ansturm des weißen Mannes überleben wollte. Er meinte es wörtlich, glaube ich. Er spricht über das Lachen, als sei es eine Macht, eine physische Kraft oder ein natürliches Phänomen. Er behauptete, im Reich des Lachens vereinten sich Licht und Schatten, und dann gäbe es keinen Unterschied mehr zwischen beiden. Ein Volk, das dieses Reich bewohnt, wäre von allen Dualitäten des Lebens befreit. Der weiße Mann beherrscht diesen Trick nicht, weil er nicht über das Wissen verfügt, das die Kandakandero von den verschiedenen Ebenen der Realität besitzen, aber auch die Kandakandero können es nicht, weil ihnen Leichtigkeit und Humor des weißen Mannes fehlen. Derjenige, der beides erfolgreich kombiniert, würde sich als ‹Lichtschatten› durch die Welt bewegen. Können Sie sich einen Schatten aus Licht vorstellen? Ein Mensch, bei dem Hell und Dunkel unauslöschlich miteinander verbunden sind? Es erinnert mich ein wenig an neutrale Engel, falls Ihnen dieser Ausdruck etwas sagt.»

«Hm. Ich muss schon sagen, er hat sich intellektuell weiterentwickelt, seit ich ihm begegnet bin.»

«Für einen Burschen mit einem Pyramidenkopf ist das nicht verwunderlich. Aber sein Lachen scheint außer Kontrolle zu geraten. Er klingt wie Woody Woodpecker. Einer meiner Freunde hat so gegackert, wenn er die Barmädchen in Bangkok unterhalten wollte.»

«Was Sie nicht sagen. Aber fahren Sie fort. Wie ging es weiter?»

«Tja, ich weiß nicht recht. Wie ich sagte, wir haben uns die Nacht um die Ohren geschlagen. Und dann zum Frühstück das Federvieh meiner Großmutter verputzt.»

Natürlich hatte Switters Sailor Boy nicht absichtlich verspeist. Anfänglich war ihm gar nicht klar gewesen, was in seinem Kürbis schwamm. Er hatte das fade graue Gulasch für das zähe Fleisch einer uralten Henne gehalten. Erst viel später, als er von einem vier- bis fünfstündigen Nickerchen aufwachte, zeigte Fer-de-lance ihm die Kopfbedeckung, die Ende der Zeit aus Sailors Federn geflochten hatte, bevor er aufgebrochen war. Doch da war es schon zu spät gewesen, um den armen Vogel wieder auszuwürgen.

Der Schamane hatte den Papagei verspeist, um sich dessen Kräfte anzueignen. «Du hast Glück gehabt, dass er dich nicht gleich mitgefressen hat», hatte Fer-de-lance geschnaubt, als Switters seiner Empörung Luft machte. «Was glaubst du, mit wem du es zu tun hast? Einem schrulligen Wichtigtuer aus Hollywood?» Das Papageiengulasch war Switters als Prüfung vorgesetzt worden. «Er wollte sehen, wie stark du bist», erklärte der Mestize.

Es folgten weitere Prüfungen. Bei Einbruch der Dämmerung bekam Switters von Fer-de-lance den Befehl, den Kopfschmuck aufzusetzen und allein in den Urwald zu gehen. Das wäre das Zeichen für Ende der Zeit. Dann könnte er zurückkehren und sich ihm zeigen, mit Pyramidenkopf und allem. Und dann würde er dem *gringo blanco* eigenhändig die Wurzel der Erkenntnis verabreichen.

«Was hätte ich machen sollen?», fragte Switters. «Den Schwanz einziehen und das Weite suchen? Ich war schon so weit gekommen. Meine Ehre stand auf dem Spiel. Und außerdem wollte ich den Kerl endlich zu Gesicht bekommen. Bevor die Katze an ihrer Neugier krepiert, lernt sie mehr über die Welt als hundert gleichgültige Hunde.»

Also hatte er seinen Panamahut gegen den Federschmuck des armen Sailor eingetauscht (wie würde sich *das* wohl auf Video machen?), und als die Dunkelheit ihren Dimmer einschaltete und das grüne Chaos des Dschungels in einen massigen Monolithen, ein allumfassendes, stetiges Pulsieren, ein Stonehenge-Flüstern, eine Geisterkolonnade verwandelte, trat er vorsichtig aus der Hütte und tauchte allein in die Finsternis. Er konnte Ende der Zeit weder sehen noch hören, als er schließlich kam. Switters stand nur da, starrte, horchte, atmete kaum und war aus irgendwelchen Gründen nicht imstande, sich auch nur an ein einziges Wort aus «Send in the Clowns» zu erinnern. Dann merkte er, dass ihn etwas an der Schulter streifte, und vor lauter Schreck wäre er fast über einen Baum gesprungen.

«Wie sah er aus?»

«Sie wissen doch, wie er aussieht. Wie ein junger Amazonas-Indio mit der Skyline von Kairo auf den Schultern.»

«Und sein Gesicht – war es bemalt? Welche Farbe, welches Muster? *Achiotesamen* oder *Tinhoraorinde*? Was trug er um den Hals? Knochen, Federn, Klauen, Samen oder Zähne? Auf die Details kommt es an.»

«Um Himmels willen, Pot!»

«Haben Sie denn keine Notizen gemacht?» Potneys Tonfall klang vorwurfsvoll.

«Nicht, nachdem der Truthahnknochen mir die Nase gekitzelt hatte. In den nächsten acht Stunden flogen mir die Quarks nur so um die Ohren. Mein eigener Geist hetzte mich durch die Räume der Träume. Ich plauderte mit riesigen metallischen Kakerlaken und transgalaktischen Tratschknollen. Sie waren doch selbst da. Was haben Sie erwartet?»

«Ja, aber Sie hatten versprochen ...»

«In den Räumen der Träume, alter Knabe, da stirbt man und wird wieder geboren. Das ist keine Gegend, wo man sich Notizen macht. Hören Sie, Pot. Wenn Sie nicht aufpassen, werden Sie sich noch in einen stinklangweiligen Anthropologen verwandeln.»

«Sie waren behindert, weil Sie unter Drogen standen, na schön, aber was ist mit vorher und nachher?»

«Nicht der Rede wert. Und ich glaube nicht, dass ‹behindert› der richtige Ausdruck ist.» Er hielt inne. «Hören Sie, ich weiß schon, worauf Sie scharf sind, und ich bin sicher, dass die malerischen Details im Laufe der Zeit dutzendfach an die Oberfläche kommen werden. Aber im Moment ist mein Bio-Computer runtergefahren. Ich bin etwas ... Tod und Wiederauferstehung, ganz zu schweigen davon, seinen guten alten Hausvogel zum Frühstück zu verputzen, all das kann einen ganz schön mitnehmen. Okay?» Wieder schloss er die Augen.

Smithe wandte sich ab. Mit gesenktem Kopf, die Augen auf die Zehen gerichtet, die sich wie Fächer aus rosafarbenen Gürkchen vorn über seinen Flip-Flops spreizten, die fleischigen Pranken auf dem breiten Rücken verschränkt, ging er auf und ab. *Ich weiß, worauf Sie scharf sind!*, dachte er. *Dass ich nicht lache.* Smithe selbst hatte nicht die geringste beruhigende Ahnung, «worauf er scharf» war. Augenzeugenberichte, gewiss, aber das hatte mit gewöhnlichen Notizen so wenig zu tun wie Ende der Zeit mit dem großen Häuptling Sitting Bull. Er war scharf auf Daten, die eine genauere Untersuchung rechtfertigen und Erklärungen von akademisch-pragmatischem Kaliber liefern konnten. Damit ließ sich selbst der bizarrsten Exotik ein angenehm alltägliches Flair verleihen, ohne dass man empfindsameren Seelen den Hauch kosmologischer Riten vorenthalten hätte, der bereits die meisten Gartenmöbel von seinem persönlichen *lanai* gefegt hatte. Kurz, er suchte nach Planken, um den Abgrund zu überbrücken, der in ihm und um ihn entstanden war, seit er blöderweise ...

«Warum machen Sie so ein langes Gesicht?» Switters' Stimme klang müde, aber hart. «Wenn Ende der Zeit mitkriegt, dass es Ihnen an *joie de vivre* mangelt, wird er ...»

«Wird er was?», fauchte Smithe gereizt.

«Wird er Ihr blödes Rendezvous absagen.»

Smithe hielt mitten in der Bewegung inne. Sein Kinn hob

sich schneller von der Brust, als ein Städter ein heißes Brandeisen hätte loslassen können. «Was für ein Rendezvous?»

«Das, was ich für Sie vereinbart habe.»

«Sie wollen mich wohl auf den Arm nehmen?»

«Potney! Wenn Sie einem Yankee nicht trauen können, wem dann?»

«Hat er wirklich zugestimmt?»

«Beim nächsten Neumond. Ob Sie's glauben oder nicht.»

«Meinen Sie das im Ernst? Wie um alles in der Welt ...?»

«Das gehörte doch wohl zu meinem nächtlichen Job dazu.»

«Als Laufbursche haben Sie ja was los!»

«Sie sagen es. Obwohl ich im Anschluss an das Frikassee à la Sailor Boy am eigenen Leib erfahren musste» – er zuckte zusammen, und das war ganz und gar kein Theater –, «dass der Auftrag, den ich übernommen hatte, durch meinen ... meinen Magen führte.»

Das euphorische Glockenläuten in Smithes Schädel übertönte alles, deshalb bekam er den letzten Satz nicht mit, aber das war egal, denn in seiner Hochstimmung hätte er ihn sicher nicht anstößig gefunden. Er war begeistert. Seine blassen Augen funkelten, und er bleckte die kräftigen, bis dahin verborgenen Zähne. «Das ist ja großartig», jubelte er. «Verdammt großartig.»

Schließlich hielt er ein Streichholz an die Korkfilterzigarette, die er vor ein paar Minuten aus dem Etui genommen hatte, ohne sie anzuzünden. «Meine Arbeit hat mit dem zu tun, was Linton ‹soziale Vererbung› genannt hat. Wie Sie sich denken können, geht es dabei um erlernte und durch sozialen Kontakt übertragene Sitten und Gebräuche, Moralvorstellungen, Gesetze, Künste, Fertigkeiten und so weiter von Kulturen, beispielsweise Stämmen, Gruppen, Clans oder einzelnen Dörfern. Mit anderen Worten, um Gruppen von Menschen, die miteinander zu tun haben. Sich auf ein einzelnes Individuum innerhalb einer solchen Gruppe zu konzentrieren, auch wenn es so außergewöhnlich ist wie Ende der Zeit, wäre ein Präzedenzfall, etwas, das buchstäblich noch nie da gewesen ist, einmalig in den Annalen. Hmm. Der Bericht, den ich verfassen werde, wird natürlich Anlass zu diversen Kontroversen sein, keine Frage, aber im richtigen Licht betrachtet, könnte er, na ja, wenn ich nicht völlig auf dem Holzweg bin, meinen Ruf mächtig aufpolieren.» All das sagte er, als wäre es ihm gerade erst eingefallen. «Vielleicht könnte ich sogar die Sache mit Eleanor wieder geradebiegen», setzte er noch hinzu.

«Das würde mich nicht wundern», lächelte Switters. «Nichts macht die Nippel einer Frau so steif wie ein unverhofft kühner Vorstoß. Ich selbst habe, ehe ich das Hotel verließ, einer jungen Katholikin aus meinem Bekanntenkreis gemailt, ich käme bald wieder, um ihre Klitoris zu kitzeln, wie eine Arbeiterameise, die ihre Lieblingsblattlaus melkt. Das wird sie umwerfen, garantiert. Vorausgesetzt, meine alte Großmutter funkt nicht wieder dazwischen und macht mir einen Strich durch die Rechnung.»

Smithe warf ihm einen aufrichtig verwirrten Blick zu. Der Engländer schien nicht unterscheiden zu können, wann Switters etwas ernst meinte und wann er nur Spaß machte. (Die Wahrheit war, dass Switters es oft selbst nicht wusste.)

Doch Smithes Verwirrung schmälerte seine Anerkennung nicht im Geringsten. Immer wieder bedankte er sich bei Switters, dass dieser sich so für ihn eingesetzt hatte. Dann drückte er unvermittelt seine Zigarette an einem rußgeschwärzten Balken aus und sagte: «Es ist bald Mittag. Wenn wir uns sofort auf den Weg machen, könnten wir noch vor Einbruch der Nacht in Boquichicos sein. Was meinen Sie, mein Junge? Sollen wir uns auf die Socken machen? Ein kleiner Marsch würde Ihren Kreislauf wieder auf Trab bringen. Alles Weitere könnten wir beim Abendessen im Hotel besprechen. Sie sind mein Gast.»

«Die *haute cuisine* von Boquichicos ist eine verlockende Aussicht», antwortete Switters, machte aber keine Anstalten, aus der Hängematte zu klettern. Wenn man es recht betrachtete, wirkte er sogar irgendwie beunruhigt. Er fuhr mit den Fingern durch die verfilzten Locken und mit der Zunge über den Gaumen, wo sich noch immer ein bitterer Nachgeschmack von Papageiengulasch und Yopo-Kotze hielt. Zugegeben, eine Wartung hätte ihm nicht schaden können. «Ich kann nicht … ähh … Ende der Zeit hat gesagt … Also, es ist so … Wissen Sie, ich habe daran gedacht, die Nacanaca zu bitten, mich *zurückzutragen*. Wie eine Jagdtrophäe in der Hängematte. Wie eine Beute in einer Art Sänfte.»

«Also wirklich, Switters! Wie exquisit!» Smithe lachte, doch auch er wirkte plötzlich beunruhigt, als spürte er, dass eine dramatische Wendung unmittelbar bevorstand. «Sind Sie denn wirklich so kraftlos?»

«Nein, aber …»

«Dann reißen Sie sich zusammen, Sportsfreund. Beweisen Sie uns, was für ein toller Yankee-Hecht Sie sind.»

Switters stützte sich auf einen Ellbogen, blieb aber liegen. Die Hängematte schaukelte leicht hin und her. «Es ist zwar lächerlich, ich weiß, aber …»

«Ich bin ganz Ohr.»

«Ich glaube, er hat mir so was wie ein Tabu verpasst.»

«Was, zum Teufel, wollen Sie damit sagen?»

Switters seufzte, und einen kurzen Augenblick wich seine Nervosität einer gewissen Verlegenheit. «Nun ja, Ende der Zeit erklärte mir kurz vor seinem Aufbruch, es habe seinen Preis, dass er mich in die Geheimnisse des Kosmos eingeführt hätte. Zuerst dachte ich, er wolle Geld, wie fast jeder auf diesem kranken Planeten, und weigerte mich, weil ich gerade genügend Kleingeld dabeihabe, um die Hotelrechnung und die Bootsmannschaft zu bezahlen, und nur hoffen kann, dass Mr. Plastik meinen Rückflug nach Lima übernimmt. Aber er dachte gar nicht an Geld.»

«Nein?»

«Nein. Er sagte, dass ich in Zukunft nie wieder einen Fuß auf den Boden setzen könne. Wenn ich es richtig verstanden habe, kann ich mich auf Gegenstände stellen, aber festen Boden dürfen meine Füße nicht mehr berühren. Und wenn sie's doch tun, würde ich auf der Stelle tot umfallen.»

«Was für ein hundsgemeiner Kerl!»

«In der Tat. Was halten Sie davon? Der will mich zum Narren halten, nicht wahr? Ich meine, das ist doch mehr als lächerlich.»

«Aber ja doch. Lächerlich. Nichts als Mumpitz.»

«Ich hatte gehofft, dass Sie mir zustimmen. Als erfahrener Anthropologe müssen Sie doch derlei Unfug schon mal begegnet sein. Ich weiß zum Beispiel, dass es in Westafrika nur so wimmelt von Flüchen und Tabus – aber es gibt auch eine Menge glaubwürdiger Zeugen, die schwören, dass sie durchaus ernst zu nehmen sind und sie mit eigenen Augen gesehen haben, dass sie wirken. Deshalb hielt ich es, offen gestanden, für besser, etwas vorsichtig zu sein.» Der Klon eines verlegenen Lächelns erschien auf seinem Gesicht.

«Aber gewiss», erklärte Smithe. Er hielt inne und schien nachzudenken. «Trotzdem, höchst faszinierend. In der irischen Folklore gibt es ein ähnliches Verbot. Wenn ein Normalsterblicher auf einen Feenhügel stößt und man ihm erlaubt, ihre Tänze und Riten zu beobachten oder gar an ihnen teilzunehmen, droht ihm der Tod, falls er die Füße jemals wieder auf die Erde setzt. Evans-Wentz hat darüber geschrieben, wenn ich mich recht entsinne. Es gibt jede Menge Geschichten von schrulligen Iren, die aus lauter Angst den Rest ihres Lebens auf dem Rücken eines Pferdes verbrachten.»

«Aberglaube, wie?»

«Natürlich. Typisch für die Iren.»

«Mumpitz?»

«Nehmen Sie mich nicht auf den Arm. Es wäre nicht das erste Mal, dass man mir eine leicht veraltete Ausdrucksweise vorwirft. Dafür können Sie meine Schule verantwortlich machen. Eleanor tut es. Aber Sie haben Recht. Mumpitz. Übrigens, Ende der Zeit, dieser Lump, hat mir einen ähnlichen Fluch auferlegt.»

«Kein Witz?» Zum ersten Mal seit sie sich unterhielten, wirkte Switters erleichtert. «Denselben?»

«Uh, nein, das nicht, aber mit denselben Konsequenzen.»

«Und Sie sind quicklebendig. Also sieht es nicht schlecht aus für mich.» Als Smithe nicht antwortete, hakte Switters nach. «Oder?»

«Hm.»

«Oder etwa nicht?»

«Doch, doch, sicher. Gewiss.»

Aus irgendeinem unerklärlichen Grund hatte Switters das Gefühl, dass ihm das Herz in die Hose rutschte. Er machte den Versuch, Potney mit seinem berüchtigten Blick festzunageln. «Spucken Sie es aus, Kumpel!»

«Wie bitte?»

«Ihr Tabu, verdammt nochmal! Raus mit der Sprache!»

Smithes schwaches Lächeln war noch verlegener als das von Switters. «Reiner Schwachsinn, fürchte ich.» Er spielte mit seinen Flip-Flops.

«Vergessen Sie den gottverdammten Sinn, wenigstens einmal in Ihrem Leben!» Obwohl Switters in seiner Hängematte mehr oder weniger aufgeschmissen war, sah er im Augenblick ziemlich gefährlich aus.

«Na schön», sagte Smithe, «wenn Sie es unbedingt wissen wollen – ich wüsste nicht, warum ich es vor Ihnen verbergen sollte.» Er räusperte sich. «Ende der Zeit hat mir als Strafe dafür, dass ich mit ihm an so genannten geheimen Orten war, prophezeit, dass mich der Schlag treffen wird – so ähnlich, wie Sie es beschrieben haben –, wenn ich je den Penis eines anderen Mannes berühre.»

Switters wusste nicht, ob er lachen oder weinen sollte. Er lag stumm da und lauschte, wie sich das Knarzen des Seils, an dem die Hängematte befestigt war, mit dem allgegenwärtigen Rascheln der Blätter im Dschungel mischte.

«Schwachsinn, völlig klar», fuhr Smithe fort und gab sich blasiert. «Aber man muss sich wohl an einigen irrationalen Quatsch gewöhnen ...»

«Sie haben es also ausprobiert!», unterbrach ihn Switters.

«... wenn man es mit dem primitiven Bewusstsein zu tun hat ...»

«Haben Sie es nun ausprobiert oder nicht?»

«Äh ... nein, hab ich nicht», stotterte Smithe. «Natürlich nicht. Das wäre ja wirklich lächerlich.»

«Aber Sie sind doch angeblich Wissenschaftler. Hatten Sie *Angst*, es auszuprobieren?»

«Das hat nichts mit Angst zu tun. Ich könnte es tun, hätte es sogar getan, aber wissen Sie, na ja, wenn man sich vorstellt, was für einen Eindruck es machen würde ...»

«Sie meinen die Sache mit dem Penis?»

«Na klar. Was hätte ich denn sonst meinen sollen? Wofür halten Sie mich? Ich bin verheiratet. Jemine!»

«Immer sachte, alter Knabe. Ich wollte Ihnen nicht zu nahe treten. Aber Sie werden mir doch zustimmen, wenn ich behaupte, dass Wissenschaftler zuweilen Experimente auf sich nehmen müssen, die sie persönlich geschmacklos finden, oder? Sie sprechen von irrationalem Quatsch, aber wie können Sie auch nur eine Sekunde behaupten, dieses Tabu sei Unsinn, wenn Sie es nicht im Experiment verifiziert haben?»

Smithe schnaubte verächtlich.

«Sie müssen es ausprobieren, Kumpel. Sich selbst zuliebe und mir zuliebe – und ich kann nicht verhehlen, dass ich ein gewisses Interesse daran habe. Am Ergebnis, meine ich.»

«Sie wollen doch nicht vorschlagen, dass ich ...?»

«Hey, mein Ding ist es auch nicht gerade. Ich bin genauso hetero wie Sie, wahrscheinlich sogar noch mehr. Wie man hört, werdet ihr Kerls in den vornehmen Internaten des guten alten England ja ganz schön gesellig, wenn das Licht ausgeht.»

«Welche Unterstellung ...»

«Schon gut, vergessen Sie, was ich gerade gesagt habe. Es spielt ohnehin keine Rolle, so oder so. Was soll das Getue? Frauen haben damit keine Probleme. Sie sind viel weiter entwickelt.» Er machte eine Pause. «R. Potney Smithe. Wofür steht das R eigentlich?»

«Ich verstehe nicht …»

«Wofür steht es?»

«Reginald.»

«Reginald. Na schön. Sie hätten sich genauso gut Reggie nennen können. Nicht wahr? Reggie Smithe. Ein unauffälliger Name, egal, wie man es sieht. Aber nein, Sie haben sich für Potney entschieden. Ganz schön mutig, Kumpel. Ich bewundere Sie dafür. Wirklich, das ist mein voller Ernst. Es verrät einiges über Ihren Charakter. Und da zappeln Sie nun im magischen Maschennetz eines Medizinmanns, dabei könnten Sie mit dem Vikar von Kidderminster oder sonst wem Petits Fours einwerfen. Schiss haben Sie jedenfalls nicht.» (Das meinte Switters natürlich abstrakt, da die Vorstellung von Schiss als tatsächlicher physischer Masse in seinem Körper nur selten Einlass in sein Bewusstsein fand.)

«Ich wüsste nicht …»

«Na los, Pot. Bringen wir es hinter uns.»

Smithe sah sich um, als suchte er Beistand, aber der lange, schmale, auf Pfählen gebaute Raum war leer bis auf sie beide.

«Nur eine Berührung. Ganz kurz, mehr nicht. Sie brauchen nicht richtig fest zuzupacken. Da würde ich selbst protestieren, und zwar entschieden.»

Smithes Gesicht, das immer leicht rosig war, sah jetzt aus, als sei es mit Paprika bestäubt. Man hätte meinen können, dass er drauf und dran war, zu verglühen. «Da unten», sagte er und nickte mit seinem Teddybärkopf in Richtung der Feuerstelle, wo sich die Nacanaca befanden. «Sie könnten uns sehen …»

«Nicht, wenn Sie sich beeilen. Und außerdem, was soll's? Glauben Sie im Ernst, dass irgendwer in diesem Teil der Welt mit der Wimper zucken würde? Wir sind in Südamerika!»

Daraufhin öffnete Switters den Reißverschluss seiner schmuddeligen Leinenhose. Das messerscharf-kratzige Rrrratsch, das mit der raschen Trennung der Metallzähnchen einherging, war ein Geräusch, das beiden unheilvoller erschien als jedes Zischen, Kreischen oder Brüllen aus dem unbekannten Busch. Einen kurzen Augenblick lang erstarrten beide, als hätten die lähmenden Strahlen einer Science-Fiction-Technologie sie paralysiert.

Dann wandte sich Smithe zu der Hängematte um. Auf seinem Gesicht lang ein Ausdruck grimmiger Entschlossenheit. «Na schön», sagte er. Als er dann auf Switters zuging, mit seinen Flip-Flops und seinen paramilitärischen Klamotten, wirkte er fast wie ein linkisches Kind. «Sie haben Recht. Bringen wir es hinter uns.»

«Äh ... ja», sagte Switters hastig. «Äh ... sollten Sie aber Grund zu der Annahme haben, dass doch was dran sein könnte an dem Tabu, dass es eventuell doch ...»

«Nein, nein.» Smithe blieb stehen. «Wenn wir solchen abergläubischen Unsinn ernst nehmen, machen wir uns psychologisch abhängig von dem, der den Fluch ausgesprochen hat, und er kann mit uns machen, was er will. Nein, nein, zivilisierte und vernünftige ...»

«Ja, sicher, aber was, wenn Sie insgeheim, also im Unterbewusstsein, doch dran glauben und gar nicht wissen, dass Sie daran glauben?»

Smithe schien ihn nicht gehört zu haben. Er hatte sich wieder in Bewegung gesetzt. Um ihnen beiden ein plumpes, peinliches Gefummel in letzter Minute zu ersparen, holte Switters daher seinen Penis aus seinem Versteck in den Falten der fröhlich gemusterten Boxer-Shorts und zog ihn ins Freie. Augenblicklich begann dieser, sich aus eigenem Entschluss aufzurichten und den Kopf zu drehen, als witterte er, dass etwas Lustiges – ja, vielleicht sogar *Erhebendes* – im Busch war. *Allmächtiger, nein! Das kann doch nicht wahr sein!* In seinem panikartigen Versuch, diese unerwünschte Munterkeit, das selbstbestimmte Verlangen, aktiv am Geschehen teilzunehmen, im Keim zu ersticken, versuchte Switters, sich an die widerwärtigsten und prosaischsten Dinge zu erinnern, die er sich vorstellen konnte. Er dachte an ein überquellendes Katzenklo, an Kübel voller Gedärme, an Geschenkartikelläden, an Quizshows im Fernsehen und an den Tag, als George Bush vor den Angestellten in Langley gesprochen hatte. Kaum hatte er die Augen zugekniffen, um sich besser auf diese Antiaphrodisiaka konzentrieren zu können, streckte R. Potney Smithe den Zeigefinger aus und tippte gegen Switters halb erigiertes Glied, so wie ein schüchterner, aber von rechtschaffener Entschlossenheit beflügelter Zeuge Jehovas auf die Klingel eines Agnostikers tippen würde. Im gleichen Augenblick verspürte Switters einen elektrischen Schlag, musste allerdings später zugeben, dass er sich das vielleicht nur eingebildet hatte.

Smithe trat ein paar Schritte zurück. Sein knallrotes Gesicht wurde totenbleich, und er riss und zerrte wie im Wahn an seinem Hemd. Dann schwankte er, kippte mit einer Rechtsdrehung weg und schlug auf die verkohlten Holzbohlen.

Eine ganze Weile – es können gut fünf Minuten gewesen sein – schaukelte Switters still in seiner Hängematte, starrte auf den leblosen Haufen und suchte nach irgendeinem Anzeichen von Leben, besser gesagt, nach einem Anzeichen dafür, dass Smithe, wie der Brite selbst gesagt hätte, *ihn auf den Arm nahm*, ihn reinlegte, dass sein gelegentlich recht trockener Humor mit ihm durchgegangen war.

In diesem Augenblick stieg jemand die wackligen Stufen hoch, und Fer-de-lance kam auf die Plattform. Geräuschlos glitt der angehende Hexenmeister durch den Raum, genau wie eins jener Wesen, für die er so viel übrig zu haben schien. Mit seinem Umhang aus Schlangenhaut und der Ray-Ban-Sonnenbrille sah er aus wie ein Vampir auf dem Hollywood Boulevard. Er hockte sich neben Smithe.

«Muy muerto», flüsterte Fer-de-lance. *«Muy muerto.»* Er warf Switters, der unauffällig versuchte, seinen Hosenschlitz zu schließen, einen Blick über die Schulter zu. «Dieser Mister ist mausetot», erklärte er.

Teil 2

Jedes Tabu ist heilig.
Sprichwort der Eskimos

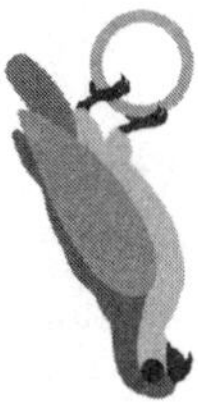

ABGESEHEN VON EINEM kurzen, aber denkwürdigen Besuch in Sacramento und einem zweiten in Langley, Virginia, verbrachte Switters die nächsten sechs Monate in Seattle. Es war die merkwürdigste Zeit seines Lebens.

Merkwürdiger als sein Spionageaufenthalt in und um Kuwait, merkwürdiger als die merkwürdigsten Nächte in den Bordellen von Südostasien, merkwürdiger als die jährlichen literarischen Bloomsday-Gelage im C.R.A.F.T.-Club von Bangkok (obwohl er sich beim besten Willen an nichts davon erinnern konnte), merkwürdiger sogar als neun Stunden zeitgenössischer Poesie an der University of California in Berkeley.

Schön und gut, aber man könnte sich natürlich fragen, ob die Eintönigkeit dieses hauptsächlich faulen halben Jahres in Seattle nicht auch etwas Positives hatte, angesichts der verhängnisvollen Verrücktheit, der er in Südamerika ausgesetzt gewesen war, und den wohligen Wirrungen, die ihn in Syrien erwarteten? Wie auch immer, für Switters würde der Aufenthalt in Seattle immer die merkwürdigste Erfahrung seines Lebens bleiben, zumindest die Zeit, in der sein Gleichmut am stärksten herausgefordert wurde. Und er war die maßgebliche Autorität in Bezug auf diesen Aufenthalt, obgleich andere zweifellos mitbeteiligt waren, darunter Maestra, Suzy und Bad Bobby Case, wie auch ein stellvertretender Leiter der CIA namens Mayflower Cabot Fitzgerald und indirekt, aus weiter Ferne, der Kandakandero-Indio, der – womöglich fälschlich – unter dem Namen Ende der Zeit bekannt war. (Fer-de-lance war zu dem Schluss gekommen, dass der Name des Schamanen in der Übersetzung eher Ende der Zukunft heißen musste oder, um es noch genauer zu sagen, Heute ist Morgen. Mit Betonung auf dem Verb. Heute *ist* Morgen.)

Das Merkwürdige dieser Monate in den Staaten war nicht nur dem großen Problem zuzuschreiben, sich an ein Leben im Rollstuhl zu gewöhnen, sondern auch seinen Bemühungen, mit dem Zeremonienmeister handelseinig zu werden – dem Ka'dak-Zauberer oder aber Switters selbst –, der ihn an dieses mobile, aber restriktive Gefährt gefesselt hatte. Zudem wurde die ohnehin missliche Lage durch die Reaktionen der anderen erschwert, vor allem, aber nicht ausschließlich, seiner diversen Freunde, Verwandten und Arbeitgeber, die oben bereits erwähnt wurden.

In der ersten Woche in Seattle musste er sich nur mit Maestra herumschlagen. Für sie hatte er sich eine reichlich verschwommene Erklärung einfallen lassen, warum er nun plötzlich an einen Rollstuhl gefesselt war. Er behauptete, seine Behinderung habe etwas mit gewissen dienstlichen Aktivitäten zu tun, über die er jedoch nicht zu sprechen befugt sei. Denselben Aktivitäten seien unglücklicherweise ihr Camcorder und damit die herzzerreißenden Aufnahmen von Sailor Boys Entlassung in die Freiheit zum Opfer gefallen.

«Hab's mir doch gedacht», erwiderte Maestra sarkastisch und verdrehte die trüben Augen hinter den riesigen runden Brillengläsern. «‹Aus Gründen der nationalen Sicherheit›. Immer dieselbe alte Leier. Holla! Ich bin seit eh und je eine loyale Bürgerin von Amerika, aber trotzdem nicht so meschugge, dass ich nicht unseren Lieblingsspruch wieder erkennen würde, der immer dann aufs Tapet kommt, wenn es um irgendwelchen faulen Zauber geht, der von Regierungsstellen unter den Teppich gekehrt wurde. Wie auch immer», fuhr sie fort, «es gibt eine Einrichtung, wo sich Leute erholen können, die während der Dienstausübung Schaden genommen haben. Sie heißt Walter Reed Army Medical Center und liegt in Bethesda, Maryland. Aber wenn du dich lieber Chez

Maestra kurieren möchtest, mach dich drauf gefasst, etwas deutlicher zu werden.»

Switters vertröstete sie. «Wart's ab. In ein paar Tagen», versprach er, «in ein paar Tagen kann ich besser drüber sprechen.» Danach zwinkerte er ihr jedes Mal zu, wenn sie das heikle Thema anschnitt oder ihm im Vorbeigehen einen beschwörenden Blick zuwarf, und erklärte mit breitem Grinsen: «Frauen, so heißt es, lieben nun mal wilde Krüppel aus heißen Gefilden.»

Doch Maestra war keine Frau, die sich mehr als ein- oder zweimal mit einem Vers von Rimbaud abspeisen ließ, egal, wie gekonnt er auch vorgetragen wurde (Switters hatte ihn aus einer ansonsten längst vergessenen Vorlesung über Dichtung behalten). Als er sich mehr und mehr ihrer wachsenden Ungeduld und ihren zunehmenden Verdächtigungen ausgesetzt sah – «Ich kann nur sagen, mein Junge, du siehst verdammt gesund aus; der Camcorder hat mich zwölfhundert Kröten gekostet; mir ist zu Ohren gekommen, dass du dich an Suzys Blattlaus ranmachen willst, und außerdem hast du mir nicht mal ein lumpiges Armband mitgebracht» –, rief Switters, der ohnehin ziemlich durcheinander war und nicht wusste, was er sonst machen sollte, Bobby Case zu Hilfe.

«Switters! Teufel nochmal! Was hast du dir diesmal eingebrockt?»

In der E-Mail, die Bobby in Alaska erhalten hatte, stand lediglich, dass sein Freund ihn dringend sehen müsse, gefolgt von einer Adresse in Seattle. Da Bobby gerade ein paar Tage Urlaub hatte, besorgte er sich einen Platz in einem Militärtransporter und flog von Fairbanks zur McChord Air Force Base in der Nähe von Tacoma. Vierundzwanzig Stunden nachdem er die Nachricht erhalten hatte, donnerte er auf einem gemieteten Motorrad die Einfahrt zu Maestras Haus hinauf.

«Bobby! Wow! Willkommen! Das ging aber schnell.»

«Ach was! Die Kiste ist langsamer, als eine Schnecke

schleimen kann. Ich bin ganz schön aus der Übung. Und du?! Mich laust der Affe! Bist du eine Bordelltreppe runtergefallen?»

Switters schaute von Case' schwarzer Lederjacke zum Himmel. «Es hat aufgehört zu nieseln, was? Komm, wir gehen raus auf die hintere Veranda, da können wir ungestört reden – obwohl selbst die Veranda verwanzt sein könnte.»

«Firmenwanzen oder fremde?»

«Maestrawanzen.»

«Echt? Wie eine Abhörspezialistin sieht mir deine Großmama ja nicht aus, aber es scheint, als hätte sie Hummeln im Hintern.»

«Hat sie dich etwa angemacht, als sie dich reinließ?»

«Im Gegenteil, sie war zuckersüß. Ich hatte den Eindruck, dass sie mit mir flirten wollte.»

«Typisch Maestra. Nymphomanin bis zum letzten Atemzug.»

«Zu mir war sie sehr nett. Du bist derjenige, mit dem sie ein Problem hat.»

«Tja, dann kann sie sich zu den anderen in die Schlange stellen. Mir nach.»

«Ich folge dir auf den Fersen, Alter. Was meinte sie eigentlich, als sie dich als Arbeiterameise bezeichnete?»

«Vergiss es.» Switters wäre um ein Haar rot geworden. «Ein Kosename. Familieninterna.»

«Ach so. Meine Onkel und Tanten haben mich auch immer kleines Arschloch genannt.»

Um zu zeigen, wie geübt er schon mit seinem Rollstuhl umging, rollte Switters durch die dämmrige Eingangshalle, am Wohnzimmer vorbei – wo er kurz anhielt, um sich zu vergewissern, dass der Matisse noch da war – und weiter in ein unpersönliches Esszimmer, in dem der Mief von angeliefertem Take-out-Food hing. Von hier führten Glastüren zu der großen Veranda mit ihrem überwältigenden Blick auf den kalten, belebten Sund, der nach Peter Puget benannt war. Neben einem Topf mit Immergrün stand ein Styroporbehälter, den er dreimal rasch umkreiste, bevor er bremste und mit Blick auf das Wasser zum Stehen kam.

«Du scheinst dich in deinem Stuhl so wohl zu fühlen wie ein Wurm im Tequila», sagte Bobby bewundernd. «Seit wann hast du den Führerschein?»

Switters tätschelte die gepolsterten Kunstlederarmlehnen seines leichtgewichtigen, zusammenklappbaren Invacare 9000 XT – der ganze Stolz von Elyria, Ohio. Er strich über die kunststoffbeschichteten, verchromten Handgriffe (die zur manuellen Fortbewegung dienten), trat kurz gegen die Vollgummireifen – «garantiert pannensicher» – und rutschte auf dem «contour plus»-Kissen des höhenverstellbaren Sitzes hin und her. Wie dieses brandneue Luxusmodell eines Rollstuhls in die Krankenstation von Boquichicos gelangt war, konnte er sich beim besten Willen nicht erklären. Möglicherweise war es Teil einer ausländischen Hilfslieferung gewesen. Er wusste nur, dass er Inti versprochen hatte, ihn zurückzuschicken, und verspürte einen Hauch von schlechtem Gewissen, weil er es versäumt hatte. Na, wenigstens hatte er gleich nach seiner Rückkehr in die Staaten einen Scheck über tausend Dollar an die Krankenstation geschickt.

«Feuerfest.»

«Sehr praktisch.»

«Und immun gegen Bakterien.»

«Schlau. Bei dieser Art von mobilem Mobiliar weiß man nie, wo es sich rumgetrieben hat.»

«Oh, ich behalte ihn immer im Auge.»

«Ich hoffe, du schließt ihn abends ab. Heutzutage kann man sich gar nicht genug vor Keimen schützen.» Mit einer charakteristischen Geste warf sich Bobby die widerspenstige schwarze Haarsträhne aus den Augen und fuhr gleichzeitig über den Wirbel, der wie eine kaputte Bettfeder von seinem Hinterkopf abstand. Switters war vor kurzem sechsunddreißig geworden (auf einem Flug von Paris nach New York, sodass ihm niemand gratulieren konnte, abgesehen von den Migränemachern); das bedeutete, dass Bobby auf die dreiunddreißig zuging. Trotzdem schien er noch jungenhafter geworden zu sein – Huck Finn von der Haltung, Tiger Woods von der Figur her –, seit Switters ihn das letzte Mal gesehen hatte, und noch verdorbener als sonst. Kein Wunder, dass Maestra oder andere Frauen auf ihn flogen. «Eine tadellose Konstruktion, aber wie steht es mit Anschluss an die Kanalisation?»

«Falls man sich so was wie eine *wet bar* einbauen wollte oder …»

«Unsinn», fuhr Bobby fort und schüttelte seine rabenschwarze Mähne, wie um den Gedanken, der ihm noch durch den Kopf ging, zu verscheuchen. «Das würde nie funktionieren. Aber ich sag dir, was mir das Herz schwer machen würde, wenn ich Tag für Tag meinen knochigen Texasarsch auf einem dieser Teufelsdinger parken müsste: was man nämlich alles anstellen muss, nur um einen Strahl abzulassen. Ich meine, steigst du jetzt jedes Mal auf einen maßgeschneiderten Thron um und pinkelst im Sitzen wie eine Maikönigin?»

«Solch bedauernswerte Gentlemen soll es geben», entgegnete Switters. «Aber sieh mal, wie männlich und lässig ich das Ritual der Entleerung bewerkstelligen kann.» Zum Beweis richtete er sich kühn auf und balancierte auf den Fußstützen des Rollstuhls wie vor einem öffentlichen Pissoir. «Natürlich muss man darauf achten, dass die Handbremse angezogen ist, und das Gleichgewicht halten, sonst landet man kopfüber in der Kloschüssel.»

Bobby sah aus wie ein verblüffter Schaulustiger in der Lazarus-Show. «Du kannst stehen?»

Switters grinste und sprang rückwärts auf den Sitz, wo er anfing, auf der Stelle zu joggen. Dabei zog er die Knie fast bis zu dem violetten T-Shirt hoch, das er unter seinem dunkelblauen zweireihigen Nadelstreifenanzug trug. Der Rollstuhl wackelte. Er schwankte gefährlich. Einen Augenblick schien er Angst zu bekommen und drosselte das Tempo.

«Was zum …» Bobbys Gesicht wechselte den Ausdruck schneller als Clark Kent seine Unterwäsche. Es zeigte in rascher Folge Staunen, Erleichterung, Ärger, Belustigung und schließlich Möchtegern-Verständnis. «Na schön. Alles klar. Ich hab's kapiert. Nicht mal ein Verrückter wie du würde sich solche Mühe machen, nur um sich über Behinderte lustig zu machen oder seinem alten Kompagnon einen grausamen Streich zu spielen. Du studierst eine neue Tarnung ein, was? Willst irgendwelchen vermeintlichen Schurken da draußen weismachen, dass die Kräfte des Imperialismus dich zum Krüppel gemacht haben. Die CIA oder das Actor's Studio. Ist mir schon immer schwer gefallen, sie auseinander zu halten. Wusstest du, dass Mata Hari in Wirklichkeit Gertrude hieß? Junge, Junge, bin ich froh, dass sie dich nicht wirklich lahmgelegt haben, denn ich hatte mich schon auf eine Tour durch die Diskos heute Abend gefreut.»

Switters nahm wieder Platz. «So ist es nicht, Bobby», sagte er leise. «Es ist keine Tarnung. Ich bin tatsächlich an dieses Gerät gefesselt. Auf unbefristete Zeit, wenn nicht für immer.»

«Aber wieso ...? Du bist doch eben rumgehopst wie ein Furz in der Mikrowelle.»

«Nimmst du mal dein Halstuch und wischst einen von den Gartenstühlen trocken?» Switters hob den Deckel der Styroporbox. Das Eis knirschte, als er zwei glänzende Flaschen Bier herausholte. Sing Ha. «Auf die alten Zeiten», erklärte er. «Hab nur vier davon auf Lager, so schnell hatte ich nicht mit dir gerechnet. Aber nicht weit von hier gibt es einen Thai, der einem alles ins Haus liefert. Er ist wirklich gut. Setz dich. Dir ist doch nicht kalt, oder?»

«Ich lebe in Nome», entgegnete Bobby. «Nome, das liegt in *Alaska*. Und falls dich deine Langley-erprobte Beobachtungsgabe nicht gänzlich verlassen hat, ist dir bestimmt nicht entgangen, dass ich meine Lederklamotten anhabe. Höchstwahrscheinlich wirst du dich eher erkälten als ich.»

Die Sonne hatte sich zum ersten Mal seit Wochen einen Weg durch das Austern-Frappé gebahnt, aber vom aufgewühlten Meer her wehte eine frische Brise. «Ich bin in einer Verfassung, in der die Kälte mir nichts anhaben kann. Also mach es dir gemütlich. Ich habe dir einiges zu erzählen ...»

«Das will ich hoffen.»

«… das schwerer verdaulich sein dürfte als ein Katzenfellomelett. Aber für mich ist es auch schwer, also hab Geduld, falls Geduld zu deinen Tugenden zählt …»

«Du könntest all meine Tugenden in Minnie Maus' Bauchnabel packen, und es wäre immer noch Platz für Mickys Zunge und ihre voreheliche Vereinbarung.»

«… denn ich werde ein bisschen Zeit brauchen, bis ich in die Gänge komme. Vielleicht könntest du mir berichten, wie es dir ergangen ist, und ich versuche derweil, meine fünf Sinne zusammenzukriegen, wie der Oberkellner im Algonquin Hotel zu sagen pflegte.»

Bobby bemerkte Switters' ungewohnten Ernst und antwortete: «Klar doch. Lass dir ruhig Zeit, wenn es nötig ist. Aber eins musst du mir sofort verraten. Die Frage, die mir ein Loch in meine Tortilla brennt, ist … nun ja, ob das Gebrechen, das dich an diesen Senioren-Strandbuggy gefesselt hat, Folge einer Krankheit ist, die durch Sex übertragen wird? Ja oder nein? Ich meine, ich will dir nicht zu nahe treten, aber wenn du zwei Jahre nach Bangkok daran erkrankt bist, dann könnte schließlich auch ich …»

Switters musste lachen.

«Na ja, immerhin haben wir dieselben Felder beackert. Uns in den Gärten derselben Nachbarn bedient, sozusagen.»

Switters lag das Wort *relax* schon auf der Zunge, doch dann fiel ihm Sailor ein. Und so sagte er nur: «Nein, nichts dergleichen. Nicht im Entferntesten. Ehrenwort.» Aus einer Seitentasche des Rollstuhls zog er sein Handy und bestellte im Green Papaya Café eine Kiste Sing Ha. Und dann begann er, ohne Bobbys Alaska-Bericht abzuwarten – zuerst zögernd und stockend, dann zunehmend spritzig, ja geradezu beflügelt – die Ereignisse der letzten Wochen zusammenzufassen.

Als wollte die Sonne mithören, um zu erfahren, ob es vielleicht doch etwas Neues unter ihr gab, wimmelte sie den sich zusammenballenden Stratokumulus ab und kam näher. Als

Switters seinen einstündigen Bericht beendet hatte, war die ganze Veranda vom Licht der Nachmittagssonne überflutet. Es waren milde, respektvolle Herbststrahlen, angenehm hell, aber ohne Kraft. Die frische Brise vom Meer hielt die ganze Zeit an, doch so sacht, dass man hätte meinen können, auch sie habe sich von der Geschichte verzaubern lassen.

Die Sonne war hingerissen und die Brise verzaubert. Bobby war beides und noch viel mehr. Der ehemalige Air-Force-Pilot saß buchstäblich da wie versteinert – ob vor Staunen, Ehrfurcht, Ungläubigkeit, Sympathie oder Groll, ließ sich beim besten Willen nicht feststellen. Jedenfalls vergingen einige Minuten, ehe er wieder imstande war, die Bierflasche zum Mund zu führen. Als er schließlich sprach, klang es gepresst, weil er krampfhaft versuchte, sich nichts anmerken zu lassen. «Und dieser alte Knabe, dieser Tommy, hat tatsächlich das Zeitliche gesegnet?»

«Muy muerto.»

«Was für eine Schande.»

«Das kann man wohl sagen. Potney war ein feiner Kerl. Aristokrat, vermute ich, aber einer von der Sorte, die schwarze Straßenschuhe und lange Socken zu Bermudashorts tragen.»

«Ach, die gibt's in den Country Clubs von Texas auch. Aber glaubst du wirklich, dass der Fluch des Indios ihn umgebracht hat?»

«Tja ...» Switters gab sich alle Mühe, ebenfalls unbeteiligt zu erscheinen. «Ich glaube, dass er da in einen Apfel gebissen hat, den er nicht –»

Bobby kniff die Augen zusammen. «Einen Apfel?», fragte er viel sagend.

«Ja. Evas Apfel. Die Frucht vom Baum der Erkenntnis.»

«Ah. Ich dachte, du meintest Amors Äpfelchen ...»

«Herrgott, Bobby! Nein, auf *dieser* Frucht, die ich in aller Bescheidenheit höchstens als Holzapfel oder Mirabelle beschrieben hätte, würdest du keine Bissspuren finden. Jessas, Kumpel! Er hat ihn nur berührt. Ich meinte, dass Potney einen Bissen von dem verbotenen alten Cox genommen und ihn weder assimilieren noch eliminieren konnte. Ein grausames Dilemma. Wie Hesse mal sagte: ‹Magisches Theater. Eintritt nicht für jedermann.›»

«Du meinst, er hat eine Eintrittskarte für eine Show gekauft, auf die ihn seine strenge Erziehung nicht vorbereitet hatte? Und danach konnte er sie nicht wieder vergessen? Alles klar. Aber wie genau hat ihn das umgebracht?»

Switters schwieg und schüttelte langsam den Kopf.

«Und was ist mit dir? Du bist doch aus ganz anderem Holz geschnitzt.»

Switters schüttelte immer noch den Kopf.

Ein paar Möwen kreischten an ihnen vorbei und hörten sich an wie immer – als würden sie jeden Moment durchdrehen. Bobby fragte sich, ob es seinem Freund nicht vielleicht ähnlich ging, und kam zu dem Schluss, dass er es mit Einfühlungsvermögen versuchen musste. «Wenn du es nicht wärst, Alter, würde ich sagen, dass du meschugge bist. Wie dieser Onkel von mir in Jasper, der immer noch überzeugt ist, dass sich Fidel Castro unter seinen Rosensträuchern versteckt hat. Dabei sind es lächerliche Mickerrosen; er hat keine Ahnung, wie man sie richtig stutzt. Aber da ich weiß, dass du die Wahrheit sagst, und nach allem, was du da unten erlebt hast, na ja, versuche ich, mich in deine Lage zu versetzen. Und ich muss sagen, wenn ich gesehen hätte, was du gesehen hast, würde ich wahrscheinlich auf dem Rücken liegen und alle viere von mir strecken wie ein krepierter Maikäfer. Wenigstens so lange, bis ich daraus schlau geworden bin.»

Switters zündete sich eine Panatela aus Havanna an. Als Angestellter der CIA kam man gelegentlich in den Genuss kubanischer Zigarren. Er stieß den Rauch aus (denn er inhalierte nie) und sagte: «Daraus schlau zu werden ist das Problem.»

«Genau, und ich weiß nicht, ob ich dir dabei helfen kann. Mit den psychologischen Aspekten musst du fürs Erste wohl allein fertig werden. Und ich – nun, ich denke, wir sind uns einig, dass du im Moment vorsichtshalber keinen Fuß irgendwohin setzen solltest. Also bleibt dir gar nichts anderes übrig, als in deinem Rollstuhl herumzukutschieren. Die wichtigste Frage ist, wie holen wir dich da wieder raus?»

«Wahrscheinlich müsste man das Tabu aufheben.»

«Ganz richtig.» Bobby kaute auf dem Flaschenhals herum wie ein Dreikäsehoch auf einem Bonbon oder ein Dichter auf seinem Bleistift. Nach einer Weile sagte er: «Wir sind beide in der Firma, auch wenn sie mich bloß als Flieger beschäftigen und du es wegen deiner persönlichen Neigungen gerade mal bis zum Laufburschen gebracht hast. Trotzdem gehören wir dazu. Packen wir die Sache also so an, wie es sich für Mitarbeiter der Firma gehört. Was würden sich wohl die Cracks in der Gurkenfabrik da unten einfallen lassen?»

«Hängt ganz davon ab, wie weit das Weiße Haus involviert ist.»

«Sehr richtig, Alter. Die Männer des Präsidenten sind die größten verdammten Cowboys auf diesem Planeten, und wir halten den Kopf für sie hin. Wobei die Demokraten keinen Deut besser sind als die Republikaner.»

«Wenn nicht sogar schlimmer.»

«Du sagst es. Dieser allseits geliebte JFK hatte mehr schmutzige Tricks auf Lager als eine Nutte in einer Kohlengrube. Als er dann angeblich einen Trip einwarf und die böse Wahrheit erkannte, zum Beispiel über Vietnam, war sein karmischer Bumerang schon auf dem Weg in den Ruhestand. Wer durch den Cowboy lebt, stirbt durch den Cowboy, schätze ich. Aber wir schweifen ab. Was nun? Die Firma. Als Erstes würden die einen ihrer Joes zu dieser Möchtegernlachnummer von Schamanen schicken und dich freikaufen. Ihn schmieren, damit er den Hokuspokus wieder aufhebt. Stimmt's?»

«Gut möglich. Aber Ende der Zeit – oder Heute ist Morgen – macht sich nichts aus Geld. Ehrlich gesagt, ich hätte auch nicht die geringste Ahnung, womit man ihn bestechen könnte.»

«Jeder hat seinen Preis. Außer dir und mir natürlich. Aber wenn ich es mir recht überlege, nur außer dir. Was ich kosten würde, weiß ich nur allzu gut. Na schön, nehmen wir an, er lässt sich nicht bestechen. Als Nächstes würde die Firma ein paar Joes schicken, die für Verwirrung sorgen würden. Sie könnten Falschmeldungen gegen ihn lancieren, versuchen, ihn in Verruf zu bringen. Das Volk gegen ihn aufhetzen. Ihn unter Druck setzen, ihn erpressen, damit er seinen Stuhl räumt.»

«Soweit ich weiß, hat er keinen einzigen Nebenbuhler, abgesehen vielleicht von einem nicht besonders einflussreichen Außenseiter namens Fer-de-lance. Und sollte er je welche gehabt haben, hat er sie höchstwahrscheinlich längst aufgefressen.»

Bobby prustete los.

«Ich glaube nicht, dass das so weit hergeholt ist. Was gibt es da zu lachen?»

«Nein, nein», antwortete Case. «Ich musste nur daran denken, wie du Grannys Papagei verputzt hast.» Er grinste von einer Kotelette zur anderen.

«Psst!», brachte Switters ihn zum Schweigen und sah sich verstohlen um.

«Sorry. Aber wir haben doch schon nach Wanzen gesucht. Was schon komisch genug ist. Wie auch immer, wenn das alles nichts nützte, würde die Firma einen Killer schicken, der dem Hexenmeister den Garaus macht. Wenn die Cowboys ein Wörtchen mitzureden hätten, würden sie es tun.»

«Haben sie aber nicht. Außerdem sind wir am Amazonas. Ich glaube nicht, dass sie dazu in der Lage wären, sie haben ja nicht mal Castro um die Ecke bringen können. Obwohl sie es siebenmal versucht haben.»

«Dabei müssten sie bloß nach Jasper fahren und Onkel Jerrys Rosen besprühen.»

«Außerdem, wer sollte es machen?»

Wie aus der Pistole geschossen sagte Bobby: «Ich!»

«Du hast sie wohl nicht alle.»

«Stimmt. Nicht, wenn es hart auf hart geht. Nicht, wenn es die einzige Möglichkeit wäre, dich von diesem Fluch zu befreien.»

Gerührt und entsetzt zugleich fragte Switters: «Du würdest tatsächlich …?»

«Wenn's darauf ankäme. Wie Krishna in der Bhagavad-Gita zu Arjuna sagt: ‹Es ist gestattet …›»

«Ich weiß, was Krishna in der Gita gesagt haben soll: ‹Wenn es um eine gerechte Sache geht› und so weiter. Genau derselbe Mist, den Jahwe laut Bibel angeblich verzapft hat, mit seinem Spruch von ‹Auge um Auge›. Das wurde verdreht und zurechtgebogen, nur um alle möglichen Formen opportunistischen Blutvergießens zu rechtfertigen. Wie auch immer, ich bin dir für dein Angebot sehr dankbar, aber ich glaube nicht, dass man mit Morddrohungen oder gar Mord selbst irgendwas ausrichten kann. Heute ist Morgen und seine Kumpel haben eine ganz andere Auffassung von Sterblichkeit als wir so genannten zivilisierten Leute. Und diese überreichlich mit Sauerstoff versorgten Typen, die immer meinen, alle Menschen seien gleich, sind bestimmt noch nie einem Kandakandero über den Weg gelaufen.»

«Nicht mal einem Franzosen, Mann! Die Theorie von der einen Welt ist doch nichts anderes als verkappter Fremdenhass. Selbst Potney, dein Verwandter aus dem guten alten, mit uns verwandten England, hatte ein, zwei prima kulturelle Unterschiede zu bieten. Ansonsten stecktest du jetzt nicht in diesem Schlamassel. Doch dich da rauszuboxen … nun, ich verstehe deine Einwände. Selbst wenn wir diese Kichererbse aus dem Weg räumen könnten, ist nicht gesagt, dass wir damit auch den Fluch los sind.»

«Es sei denn, er stürbe auf irgendeine geheimnisvolle Art, die weder du noch ich uns vorstellen können.»

«Hmm.» Bobby füllte sich die Kehle mit Sing Ha. Switters folgte seinem Beispiel. Draußen am Puget Sound füllte ein alter Kahn seinen Schornstein mit Dampf. Das lange, trostlose Tuten brachte den Hund des Nachbarn auf die Idee, die Hundeversion eines Country Songs zu jaulen, und das wiederum brachte die Möwen auf den Plan, diese anmutigen, aber gierigen Aasfresser, die garantiert noch weniger an Hank Williams drangelassen hätten als ein Cadillac voller Agenten und ein Gerichtssaal voller Exfrauen. Dann wurde es wieder still, die Sonne ließ sich von den Stratoterroristen fesseln und einen Sack über den Kopf ziehen und Switters fing wieder an, den Kopf zu schütteln. Als die Umgebung, Himmel und Wasser gleichermaßen, sich langsam, aber sicher in eine graugrüne Masse verwandelte, rutschte Bobby tiefer in seinen Gartenstuhl und legte seine abgenutzten Stiefel auf die Kühlbox. Er sah aus, als sei er gänzlich in seinen Gedanken versunken.

Graugrün ist eine unangenehme Farbe, und genauso unangenehm fühlte sich jetzt die Luft an. Schließlich kämpfte sich die Kälte bis in Switters' Knochen vor. Er berührte mit der Spitze seines rechten Turnschuhs Bobbys linke Stiefelspitze. «Ich würde die Parkstraße, den Opernplatz und eine ‹Du-kommst-aus-dem-Gefängnis-frei›-Karte für deine Gedanken geben», erklärte er.

«Gib mir ein Hotel an der Schlossallee voller Blondinen und Fried Chicken, und der Deal ist perfekt.» Bobby sprang auf und grinste sein jungenhaftes, dreckiges Grinsen. «Rollstuhl hin, Rollstuhl her», sagte er schließlich, «ich dachte daran, dich heute Abend zum Tanzen auszuführen.»

Sie gingen tatsächlich tanzen. Sogar Switters wagte sich aufs Parkett und tanzte, wenn man es so nennen will, mehr oder weniger im Takt zum rockigen Rhythmus von Electric Baby Moses, indem er mit seinem Invacare 9000 auf der Tanzfläche des Werewolf-Clubs herumgurkte und sich dabei mehr oder weniger im Einklang mit einem der jungen Dinger bewegte, die Bobby Case an ihren Tisch gelockt hatte. Aber vielleicht waren sie ja auch wegen Switters gekommen. «Frauen lieben nun mal wilde Krüppel aus heißen Gefilden», schrie er irgendwann an diesem Abend über das Stimmengewirr hinweg.

Trotzdem fuhren sie allein nach Hause. Allein, und mehr als nur leicht beschwipst. Dermaßen blau, um genauer zu sein, dass der unvorsichtige Switters im Taxi ein Medley von Broadway-Melodien zum Besten gab, darunter eine ziemlich ergreifende Version von «Send in the Clowns». Zum Glück glaubte Bobby, sein Freund meine es nur ironisch – und bis zu einem gewissen Punkt war Ironie tatsächlich im Spiel. Starrköpfe und Akademiker scheinen nicht verstehen zu können, dass es durchaus möglich ist, etwas zugleich ironisch und ernst zu meinen, dass eine bewusst spitze Zunge nicht notwendigerweise die Flamme der Liebe ausschließt.

Am nächsten Morgen erwachten sie in den rostigen Ankerketten eines ausgewachsenen Katers, doch Maestra servierte ihnen ein spätes, vorzügliches Frühstück aus Schinkenbiskuits mit *red-eye gravy*. Ein Wunder, denn sie hatten sie nachts um drei Uhr aus dem Bett geklingelt, weil Switters seinen Hausschlüssel vergessen hatte, und obendrein war Maestra alles andere als eine «Küchenfee», wie sie verächtlich zu sagen pflegte. Bobby erklärte, verglichen mit ihr wirke der Galloping Gourmet, als hätte man ihm die Füße einbetoniert, und küsste sie auf die Wange. Sie winkte ab und tat, als sei er hoffnungslos übergeschnappt, doch Switters merkte, dass sie sich gebauchpinselt fühlte.

Als sie auf die Veranda traten (nach einem kurzen Stopp unterwegs, um den Matisse zu bewundern), löste sich der morgendliche Dunst gerade auf. Switters schlug einen Drink vor, um den Kater zu vertreiben. «Nein», entgegnete Bobby. «Nichts da. Zuerst werden wir sitzen. Ich habe den Verdacht, dass du seit Menschengedenken nicht mehr meditiert hast.»

«Was auch immer das heißen mag», entgegnete Switters. «Ich glaube nicht, dass die Menschheit im Allgemeinen ein langes Gedächtnis hat oder der Mensch im Besonderen sehr viel denkt, im Gegensatz zu weit verbreiteten wissenschaftlichen Erkenntnissen über die Gattung des Homo sapiens.»

«Mach dich ruhig über das Wissen deiner Vorfahren lustig, wenn du nicht anders kannst. Das ist mir völlig schnuppe, Alter, aber ich hab's im Gespür, dass du lange nicht mehr gesessen hast. Auch wenn Meditation nicht als Therapie gedacht ist – du hast sie im Moment nötiger als ein Biskuit einen Klacks *red-eye gravy*. Vor allem jetzt, wo du allerhand durchmachst.»

Also saßen sie.

Sie saßen fast zwei Stunden lang, in deren Verlauf Switters sich dermaßen verlor, dass sein elementarster Teil in etwas überging, das manch einer, möglicherweise unrealistisch, als reale Realität bezeichnet: jenes Reich des Bewusstseins jenseits von Ego und Ehrgeiz, wo der Geist zu einem Silberaal in einem großen elektrischen Seelensee wird und Quarks und Götter ihre Post abholen auf dem Weg vom Nirgendwo ins Überall (oder ist es umgekehrt?).

Später, konzentriert und ausgeglichen vom Meditieren und zugleich gestärkt durch den amüsanten Vorabend in gemischter Gesellschaft, fühlte sich Switters zum ersten Mal seit zwei Wochen so gut, dass er der nächsten Entscheidung über seine Zukunft wieder optimistischer entgegensah. Sein Instinkt aber riet ihm vorerst davon ab, Bobby einzuweihen. Stattdessen konzentrierte er sich darauf, die letzten eisernen Turbanschlaufen um seinen verkaterten Schädel zu lösen. «Einem jungen Kerl wie dir ist es vielleicht entgangen», sagte er und köpfte eine Bierflasche, «aber ich glaube, dass die allgemeine Verwässerung des Alkohols zunimmt.»

«Ganz recht. Das Zeug kostet mich in letzter Zeit doppelt so viel wie früher und bringt nur halb so viel Spaß. Das heißt, wenn ich seine Dienste überhaupt in Anspruch nehme. In Alaska ist der exzessive Konsum von alkoholischen Getränken Nationalsport – sie würden die Goldmedaille bei den Alkoholympics gewinnen, allerdings in der Kategorie Charme entscheidende Punkte an Irland verlieren –, deswegen bin ich in letzter Zeit aus reiner Sturheit eher abstinent gewesen. Ich hatte keine Lust, im Strom der hirnlosen Menge mitzuschwimmen.» Er nahm Switters die Bierflasche ab, auf der noch Tropfen perlten, und betrachtete sie aus einiger Entfernung. «Nostalgie in kleinen Dosen ist ja ganz hübsch, weil sie den knochigen Arsch der Geschichte mit einem individuellen, pfirsichweichen Flaum überzieht, aber ich würde lügen wie ein Polizist vor Gericht, wollte ich behaupten, dass Sing Ha ein süffiges Bier ist.»

Switters nickte. «In Bangkok, wo wir keine andere Wahl hatten, ging es noch, aber hier, im Land der tausend Brauereihimmel, wirkt es ein bisschen schwach auf der Brust, fast fade.»

«Schmeckt wie Schmetterlingspisse. Kein Wunder, es wird ja auch von Buddhisten gebraut. Vermutlich können nur Christen Erfrischungsgetränken den richtigen Pep verpassen.»

«Das ist es. Angst und Wut. Es fehlen die strafenden und rachsüchtigen Qualitäten, die wir Christen kennen und lieben gelernt haben. Kein Feuer im Arsch. Kein Mumm im Malz. Aber wenn Sie sich an den nobleren Wasserstellen von Alaska nicht blicken lassen, womit verbringen Sie dann Ihre Zeit, Captain Case? Mit Spitzenklöppeln? Oder dem Versuch, bis Seite zwei von *Finnegans Wake* vorzustoßen?»

«Ich fliege mehr, als du vielleicht glaubst.»

«Wirklich? Hätte ich nicht gedacht. Bei den Fortschritten, die unsere Spionagesatelliten gemacht haben, wozu haben wir da immer noch bemannte Aufklärungsflüge nötig?»

Die kreuzschraffierten Fältchen um Bobbys Augen vertieften sich unmerklich. «Darf ich dir leider nicht verraten, Alter.»

Switters war so verblüfft, dass er fast zusammengezuckt wäre. «Oh. Du meinst, das ist nicht mein Bier?»

«Du hast es erfasst.»

In der CIA gab es eine allgemein gültige, stets gleich bleibende Regel, die besagte, dass Firmenangehörige, egal, wie ausgeklügelt oder lässig ihre Tarnung war oder ob sie überhaupt eine hatten, unter keinen Umständen irgendwem – Ehefrau, Eltern, Liebhaber, Freund oder auch anderen CIA-Kollegen – mehr über ihren Job verraten durften, als die betreffende Person unbedingt wissen *musste*. Die Betonung lag auf *musste*, nicht auf *wollte*. Bei Maestra, und zu einem geringeren Maße auch bei Suzy, war Switters mit dieser Regel verhältnismäßig lax umgegangen, daher überraschte es ihn jetzt, dass Bad Bobby sie strikt befolgte, obgleich er ansonsten stolz darauf war, sich über zahlreiche strenge gesellschaftliche Konventionen hinwegzusetzen und aktiv Kritik an den multinationalen Konzernen zu üben, nach deren Musik die CIA mittlerweile immer häufiger tanzte. Switters hatte sich längst damit abgefunden und sogar schätzen gelernt, dass er selbst ein Musterbeispiel an Widersprüchlichkeit darstellte. Der Grund für die Ungereimtheiten in seiner Persönlichkeit war seiner Meinung nach, dass er genau zwischen den Zeichen von Krebs und Löwe geboren und von den jeweiligen Kräften des Mondes und der Sonne in entgegengesetzte Richtungen gezerrt wurde. (Dass er starke Vorbehalte gegen die Zuverlässigkeit astrologischer Deutungen hegte, erhärtete nur die Beweiskraft dieser Theorie.) Jetzt begann er, auch bei Bobby eklatante Widersprüche auszumachen. Vielleicht waren ja die meisten Menschen von Natur aus widersprüchlich. Die *wahren* Menschen auf jeden Fall. Und diejenigen, die immer gleich und berechenbar blieben, deren Yang nicht hin und wieder in ihr Yin überschwappte, waren möglicherweise Kandidaten für Maestras untermenschliche Kategorie der Missing Links.

«Soso. Na schön. Lassen wir deine Berufsgeheimnisse, nach denen ich mich übrigens nur aus Höflichkeit erkundigt habe, mal beiseite. Verrate mir lieber, ob du schon was rausgekriegt hast, irgendwas, womit wir dafür sorgen können, dass John Foster Dulles sich in seinem Sarkophag umdreht?» Als Switters den Namen Dulles aussprach, spuckte er aus. Als Bobby den Namen hörte, tat er dasselbe. Zwei geschmolzene Perlen aus Dulles-inspirierter Spucke schimmerten nun auf den Fliesen. (Es könnte lehrreich sein oder auch nicht, darauf hinzuweisen, dass der Auslöser für diesen abschätzigen Salut der so genannte Staatsmann Foster Dulles war, nicht etwa sein Bruder Allen, der allererste Direktor der CIA überhaupt.)

«Du meinst ein paar Engelasse im Ärmel? Keine, von denen du nicht wüsstest. Einiges leite ich in die Wege, wenn man so sagen kann, hier und da blockiere ich ein paar Weichen, und ansonsten beschäftige ich mich mit dem üblichen Zeug aus dem Archiv. Bin immer noch dabei, Daten über Todesschwadronen in Guatemala, die Verwicklungen der Firma in den Drogenhandel, den Manson-Schwindel, Vertuschungsmanöver bezüglich UFOs und so weiter zu sammeln. Nicht viel über die Industrie, wo heutzutage die größten Schweinereien abgehen. Aber ich habe mehr als genug, dass sie es sich zweimal überlegen würden, mich zu feuern. Im Übrigen bin ich nicht sicher, wann oder ob ich diese Karten überhaupt ausspielen werde.»

«Du würdest ja auch nicht enden wollen wie Audubon Poe.»

«Ach, für einen Mann, der auf der Abschussliste steht, geht es dem alten Audubon Poe doch prächtig. Er führt ein produktiveres Leben als du oder ich, jedenfalls in dieser eher schlaffen Phase unseres persönlichen Werdegangs.»

Bevor sich Switters nach dem Exagenten Poe erkundigen konnte, tauchte Maestra an der Glastür auf und erinnerte sie daran, dass sie versprochen hatten, ihre neuen Computerspiele mit ihr auszuprobieren, wenn sie ihr Frühstücksschwätzchen beendet hatten. Mittlerweile war es schon nach Mittag, «Apocalyptic Ack-Ack» war geladen und wartete nur darauf loszuballern.

Wie sich herausstellte, war Bobby in «Apocalyptic Ack-Ack» unschlagbar, Switters siegte in «New World Order», und Maestra fegte die beiden Männer in «Armies of Armageddon» vom Feld. So kamen alle auf ihre Kosten. Danach verputzten sie drei extragroße vegetarische Pizzen und alberten herum, bis Maestra sich zu ihrer Siesta zurückzog. Die Männer gingen pinkeln, wuschen ab und zogen sich um. Switters wechselte in einen ingwerfarbenen irischen Tweedanzug, Bobby in Wrangler Jeans und einen Pullover, der so voluminös und warm war, dass mindestens ein Mammut und zwei Shetlandponys ihre Wolle dafür hatten lassen müssen. Nach einem neuerlichen Zwischenstopp bei Henri M., dessen Pinselführung wirklich bewundernswert war, kehrten sie auf die abhörsichere Veranda zurück. Dort, im gräulichen Novemberlicht, das aussah, als sei es durch tiefgefrorene Tintenfischblasen gefiltert, eine Art Sonnenscheinersatz, erfunden von norwegischen Chemikern, saß Switters nun und grübelte darüber nach, wie er seinen nächsten Schritt bringen sollte. Es dauerte nicht lange, bis Bobby ihm eine Brücke baute.

«Und was willst du nun den Jungs in der Gurkenfabrik erzählen, Alter?»

«Gute Frage. Mein Urlaub läuft in zehn Tagen ab. Bis dahin muss ich mir was einfallen lassen, bevor ich in der Höhle des Löwen einlaufe. Mit der Wahrheit könnte ich dem nicht kommen. Nicht Mayflower Cabot Fitzgerald. Aber zuerst muss ich mir darüber klar werden, was ich Maestra erzähle.» Er machte eine Pause. «Und Suzy.»

«Suzy?»

«Ja.»

«Deiner kleinen Stiefschwester?»

«Ja. Am Montag will ich hinfliegen und sie besuchen.» (Es war Samstagnachmittag.)

«Um sie zu vernaschen?»

«Um ihr bei ihrem ersten Referat auf der High School zu helfen.» Er hielt inne. Er grinste. «Und ...» Er brach ab.

«Und was?»

«Und um sie zu vernaschen.» Im gleichen Augenblick bedauerte er seine Worte, nicht weil es nicht stimmte – er hatte durchaus die Absicht, Nägel mit Köpfen zu machen, was ihre Beziehung anging, und obendrein das Gefühl, dass sie es genauso wollte –, und auch nicht, weil es ihm besonders peinlich gewesen wäre, diese Absicht seinem besten Freund anzuvertrauen, sondern eher deshalb, weil die Grobheit dieser

Bemerkung, die gleichgültige männliche Unverblümtheit darin den tiefen Gefühlen, die er für sie empfand, nicht gerecht wurde. Meine samtweiche Butterblume. Mein taufrisches Vielfraßbaby.

Bobby antwortete nicht sofort. Er sah ganz so aus, als würde er tatsächlich nachdenken. Dabei war er nicht nur in seinen Gedanken versunken, sondern auch in der Weite seines Pullovers. Tatsächlich wirkte er so klein wie ein Filmschauspieler offscreen, kaum älter als Suzy selbst. «Mensch Switters», sagte er schließlich. «Du armer Teufel. Hast du denn eine Ahnung, was du da tust? Weißt du, dass du dich auf was einlässt, was den Fluch des Schamanen wie eine Genesungskarte von Mutter Teresa erscheinen ließe?»

Switters war sprachlos, und die Hand mit dem Bier erstarrte auf halbem Weg zwischen Kühlbox und Mund. Bobby fuhr fort: «Ist dir klar, dass du dich an dem größten Tabu unserer Kultur vergreifst? Ein Tabu, das schlimmer ist, als würde man gleichzeitig die Kirche besteuern und die Nationalflagge verbrennen. Man wird dir die Eier abhacken und auf einem Pappteller servieren. Und jeder Arzt in Amerika wird lieber seinen hippokratischen Eid brechen und auf drei Golfstunden verzichten, als sie dir wieder anzunähen.» Er setzte seine Bierflasche ab und beugte sich zum Rollstuhl hinüber. «Ich meine das Tabu gegen die Sexualität pubertierender Mädchen. Jawohl, Alter, du hast ganz richtig gehört. Das Tabu aller Tabus in den Vereinigten Staaten von Amerika. Ich riskiere Kopf und Kragen, allein, indem ich es erwähne. Gut, dass wir vorhin nach Wanzen gesucht haben.»

Bobby griff nach seinem Sing Ha, nahm einen langen, unbefriedigenden Schluck und lehnte sich zurück. «Es ist völlig unstrittig, und man kann es jeden Tag beobachten, dass selbst Kleinkinder ein Sexualleben haben – verspielt, gedankenlos und natürlich selbstbezogen: Es geht ihnen nur um Lust, wenn sie ihre Genitalien stimulieren. Dieses Bedürfnis begleitet sie während der ganzen Kindheit und schlägt während der Pubertät mit voller Wucht zu. Dann masturbieren sie dermaßen oft, dass es ein Wunder ist, dass sie kein RSI-Syndrom entwickeln. Mädchen ebenso wie Jungen, *por favor*. Tatsächlich ist es so, dass Mädchen früher damit anfangen, weil sie schneller erwachsen werden, und es ist fraglich, ob wir Spätzünder sie jemals einholen können.»

Switters schloss halb die Augen und versuchte sich perverserweise vorzustellen, wie Suzy masturbierte. Aber das ging über seinen Horizont, und außerdem ließ Bobby ihm gar keine Zeit dazu.

«Die nackte Wahrheit ist, dass Mädchen geil sind wie die Karnickel. Aber das ist nicht ihre Schuld, die Natur hat es so gewollt, um die Gattung zu erhalten. Und weder Politik noch Religion wird an dieser physischen Realität je was ändern können, es sei denn, sie stellen die Mädchen mit Medikamenten ruhig oder zapfen ihnen mit Gummischläuchen die Hormone ab. Weil aber die moderne Gesellschaft von Natur aus unnatürlich ist, wollen wir nichts, aber auch gar nichts damit zu tun haben. Bei dem Gedanken, dass unsere Töchter, Enkelinnen, Nichten und kleinen Schwestern voll aufgeladene Sexdynamos sind, fühlen wir uns so unbehaglich und sind derart peinlich berührt, dass wir, Frauen wie Männer, uns selbst in die Tasche lügen und so tun müssen, als gäbe es das alles nicht.

Tja, aber was man ignoriert, beißt einen früher oder später in den Arsch. Der alte Arthur Miller hat sich in seinem Theaterstück *Hexenjagd* damit beschäftigt, und wir haben ihm Beifall geklatscht und so getan, als ginge es wirklich um Hexerei oder ähnlichen Mist, und nicht aufgehört, alles zu leugnen. Haben seelenruhig weitergemacht mit den Hexenjagden. Es sind diese Hexenjagden, die mir Sorgen machen. Suzys wegen und auch deinetwegen.»

«Hmm, ja.» Switters nickte, offenbar hatte es ihm die Sprache verschlagen. Seine Bierflasche befand sich immer noch auf halbem Weg zwischen dem Styroporbehälter, der sie gekühlt hatte, und dem organischen Behälter, der ihren Inhalt aufnehmen und wieder aufwärmen würde.

«Wir sind nicht mehr in Thailand, Alter. Vergiss das nicht. Auch nicht in Dänemark oder Schweden. Bei uns müssen die Mädels ihre natürlichen biologischen Bedürfnisse unter den Teppich kehren, sie für sich behalten und sich mit Gewissensbissen rumschlagen, sonst zahlen sie einen gewaltigen Preis, gesellschaftlich wie auch psychologisch. Unsere Kultur hat sie nicht vorbereitet auf … auf die, äh, emotionalen *Komplikationen* des Bumsens. Da sie schon sechzehn ist, wird deine Suzy zwar schnell genug dahinter steigen, aber bis es so weit ist, würdest du ihr süßes klares Wasser nicht gerne trüben, schätze ich. Nicht du mit deinem Unschuldsfimmel.»

«Nicht das schon wieder», grunzte Switters.

«Außerdem musst du auch an dich denken. Hör zu. Jeder heterosexuelle Mann, der behauptet, pubertierende Mädels hätten ihn noch nie scharf gemacht, ist ein Lügner oder ein Idiot, und du kannst ihm ruhig sagen, dass das von Bad Bobby stammt. Aber auch davon wollen wir nichts wissen. Bloß nicht! Wenn hier in Amerika ein Typ auf Humbert-Humbert macht, landet er in null Komma nichts in einem Vulkan. Mit diesem Opfer hofft man, die Götter zu besänftigen, die die Menschheit mit solchen dummen, ungewollten, herzzerreißenden, generationsübergreifenden Sehnsüchten versaut haben. Die Moralpolizei wird einen romantischen Dummkopf wie dich mit derselben Drahtbürste teeren und federn, mit der man, übrigens mit Fug und Recht, Kranke und Irre traktiert, die tatsächlich Kindern nachstellen und ihnen Gewalt antun – Leute, die einem psychotischen Bedürfnis folgen, Macht über andere auszuüben, die noch schwächer sind als ihr eigenes schwaches Selbst. Die Aasgeier aus der Einschüchterungsindustrie sind natürlich genauso machtgeil, vergiss das nicht, und außerdem gehörten faire und intelligente Unterschiede noch nie zu ihren Stärken. Manche von ihnen, so traurig das klingen mag, wollen sich nur für etwas rächen, das man *ihnen selbst* angetan hat, als sie noch Kinder waren – aber dasselbe könnte man von den Kinderschändern ja auch behaupten. Zwei Seiten derselben traurigen Medaille.

Auf alle Fälle haben wir uns selbst ein Klima geschaffen, in dem ein Mann sich nicht mal vor dem Spiegel eingestehen kann, dass er hin und wieder von Leidenschaft gepackt wird, wenn sein Blick auf ein junges Mädchen fällt. Und ich gehe davon aus, dass die Gesellschaft an diesen Lügen festhalten wird, bis der Tag kommt, an dem sie endlich erleuchtet ist.» Mit einem langen, raschen Zug leerte er den Rest seiner Bierflasche. «Wenn sie sich aber weiterhin selbst belügt, wird sie nie erleuchtet werden. Wie auch immer. Lass lieber die Finger davon, Alter. Das ist mein Rat. Es gibt mindestens ein gutes Dutzend Gründe, die dagegen sprechen.»

Als Bobby aufstand und sich streckte, sagte Switters: «Na, das war ja eine gewaltige Rede, Kumpel. Vielen Dank. Daran werde ich sicher noch eine ganze Weile zu knabbern haben. Jedenfalls verspreche ich dir, dass ich deinen Rat sorgfältig prüfen werde. Aber ...»

«Aber?»

«Aber du kennst Suzy nicht.»

«Nein, und das will ich auch gar nicht. Weil jedes Wort, das ich gesagt habe, zwar die Wahrheit, aber auch eine einzige Heuchelei ist. Wenn ich in deiner Haut stecken würde, und sie wäre einverstanden, und wenn ich obendrein das Gefühl hätte, sie wüsste, worauf sie sich einlässt, würde ich ihr das Höschen schneller herunterreißen, als sie es von The Gap nach Hause bringen könnte. Aber ich bin ja auch nur ein armer weißer Südstaatler aus Hondo und habe weniger Moral als eine Zecke.»

Wie ein Fritten-Dip mit abgelaufener Haltbarkeitsfrist hatte die aus Skandinavien importierte Sonne zu schimmeln begonnen und sich in die Kabeljaupaste zurückverwandelt, aus der sie hergestellt worden war. Tief hängende Wolkenfetzen trieben wie die feuchten Federkronen eines bakteriellen Flaums dicht über die Oberfläche des Sunds. Die beiden Männer konnten den Schimmel in der Luft beinahe schmecken. Die Atmosphäre war bleiern und dünn zugleich, als bestünde sie aus irgendeinem neuen Element, das sich den bekannten Gesetzen des Atomgewichts widersetzt und nur von lebenslangen Bewohnern des pazifischen Nordwestens vertragen wird. Leicht und harmlos einerseits, modrig und übel wollend andererseits, war sie das meteorologische Äquivalent eines Heavy Metal singenden Pat Boone.

Switters übrigens liebte das Wetter von Seattle, und nicht nur wegen seiner Unwägbarkeit. Er mochte seine zarten, gedämpften Eigenschaften und die Landschaft, die diese Eigenschaften förderten, wenn nicht gar erzeugten: Panoramen, die aussahen, als stammten sie von einem in Quecksilber und grünen Tee getauchten Sumipinsel. Es war frisch, es war sauber, es war angenehm ursprünglich und auf mystische Art suggestiv. Es war all das und noch mehr – aber lebendig war es nie.

Den lebendigen Überfluss, vor dem Switters in der Natur zurückschreckte, fand er in der Sprache unwiderstehlich. Bobbys brillante Rhetorik hatte ihn leicht hypnotisiert, trotz der inhaltlichen Platituden (dass weibliche Teenager zum Missfallen der Gesellschaft sexuelle Wesen sind, ist ja nicht gerade neu). Es war Bobby, der den Bann brach, indem er plötzlich fragte: «Du machst dir Sorgen, wie die kleine Suzy reagieren wird, wenn sie sieht, dass du an deinem ollen Rollstuhl festklebst, was? Essen auf Rädern? Zeugt ja nicht gerade von Potenz, wenn du mich fragst.»

«Wie? Ach was! Nein, wirklich nicht.» Switters grinste zuversichtlich. «Frauen lieben nun mal wilde Krüppel aus heißen Gefilden.»

«Holla! Die Platte kenne ich doch. Klingt wie ein Werbeslogan des Militärs.» Es war nicht Bobby, der da sprach, sondern Maestra. Sie stand auf der Schwelle der Glastür, die sie unbemerkt geöffnet hatte. Wie sich eine über achtzigjährige Witwe mit Krückstock unbemerkt an zwei ausgekochte CIA-Agenten heranschleichen konnte, wie lange sie dort gestanden und was sie alles mit angehört hatte – all das waren Fragen, die ihnen im gleichen Augenblick durch den Kopf schossen. «Was muss man als Frau hier eigentlich anstellen, um auf sich aufmerksam zu machen?»

«Tut mir schrecklich Leid, Ma'am», entschuldigte sich Bobby mit vollendeter Höflichkeit. «Wir lechzen nach Ihrer Gesellschaft, aber wir dachten, Sie hätten sich zurückgezogen, um sich von uns zwei Stinktieren zu erholen.»

«Das habe ich in der Tat getan», antwortete sie, «bis ich den Eindruck gewann, dass die beiden Stinktiere mich ignorieren.»

«Niemals», versicherte Bobby. «Wie könnten wir! Aber sagen Sie mal, hätten Sie vielleicht Lust auf eine kleine Spritztour?»

«Eine Spritztour? Ich? Meinen Sie etwa auf Ihrem Motorrad?»

Switters ging dazwischen. «Keine gute Idee. Es wird gleich dunkel.» Da hatte er Recht. Es war noch keine fünf, aber im November spielt die tagaktive Hausband von Seattle immer nur ganz kurze Sets.

«Auf geht's!», sagte sie und stieß den linken Arm in die Luft, sodass die vielen Armbänder klimperten wie eine afrokubanische Percussiongruppe in einem abgewrackten Bus. «Wenn Herr Alzheimer mir keinen Streich gespielt hat, müsste in der Garderobe im Flur noch eine alte Lederjacke von mir hängen.»

Nichts konnte die beiden mehr aufhalten. Sie weigerte sich sogar, einen Helm aufzusetzen, weil sie neben Bobby nicht wie eine alte Schachtel aussehen wollte. Bobby selbst verstieß ständig gegen die Helmvorschrift und behauptete, sein Kopf mitsamt dem abstehenden Wirbel gehe nur ihn selbst was an. Mit einiger Besorgnis sah Switters ihnen nach und rollte dann ins Wohnzimmer zurück, wo er unter dem Matisse parkte. Der große blaue Akt erhob sich wie eine Bergkette, eine azurblaue Appalachia aus Laiben, Buckeln und Höckern, eine topographische Maguette aus Heidelbeermarmelade, ein kurvenreiches kobaltblaues Hochland, wo Büschel von wilden Astern sich auf riskante Weise an den

Hängen festklammerten und alle Blaumeisen Curaçao nippten. Matisse' Akt war nackt, aber nicht wirklich nackt, mit anderen Worten, diese Nackte war zwar über jede Art von Scham oder Verlegenheit erhaben, aber alles andere als aufreizend. Es ging ihr nicht um billige Erregung, sondern um die Ehrfurcht vor dem endlosen Blau unserer endlichen Welt.

Auf ihre Art war sie unschuldiger als Suzy und weiser als Maestra, eine Frau, der Switters nie begegnet war und nie begegnen würde – glaubte er – und daher vortrefflich geeignet, um den Gedanken, die ihm jetzt durch den Kopf gingen, zu lauschen.

Bobby hat Recht, dachte er. Zu bestreiten, dass Mädchen pulsierende Bienenkörbe voller Liebeshonig sind, ist sexistisch und diskrimiert das Alter. Andererseits, wenn man ihnen den Honig klaut oder sonst wie abluchst, sie *lediglich* oder gar *in erster Linie* als Bienenkörbe betrachtet, ist das genauso schlimm, wenn nicht schlimmer. Der große blaue Akt schien zustimmend zu nicken. Aber Tabus sind auch nichts. Tabus sind Aberglauben mit Giftzähnen, sie fressen einem Löcher ins Hirn und saugen den Verstand aus. Tabus sind kristallisierte Verknurpselungen gesellschaftlicher Ängste; sie müssen entweder aufgedröselt, durchschnitten oder abgehackt werden, wenn sich ein Volk befreien will. Die alten Griechen hatten ein Konzept, das sie «das Tabu aufessen» nannten. Die Agorhi-Sekte in Indien folgte einem ähnlichen Prinzip. Als befreiende Handlung verstießen diese goldenen Griechen und heiligen Hindus gegen sämtliche vorherrschenden Tabus ihrer Kultur, um sich ihrem Zugriff zu entziehen und ihre Macht zu brechen. Es ist eine aktive und radikale Methode, die Angst zu überwinden, indem man sich dem stellt, was die Angst erzeugt: es umarmt, mit ihm tanzt, es absorbiert und dadurch überwindet. Eine Art Vertreibung der Dämonen.

Wäre es denn nicht zu seinem Besten, so überlegte Switters, wie auch zum Besten aller, wenn er nach Sacramento fuhr und auf die eine oder andere Art dem Tabu ins Auge sah?

Oder? Oder war das bloß eine von seinen üblichen komplizierten rationalen Erklärungen? (Der große blaue Akt enthielt sich jeden Kommentars.)

Gegen sechs Uhr abends begann er, sich Sorgen zu machen. Eine Viertelstunde später lief der Angstmotor auf Hochtouren. Draußen war es finsterer als unter den Muschelbänken des Styx, und ein nadelfeiner Sprühregen hatte eingesetzt. Wo steckten sie bloß? Bestimmt war irgendwas passiert. Maestra war nicht mehr die Jüngste, womöglich hatte sie kurz den Halt verloren und war vom Motorradsitz gekippt? Und Bobby spielte gern den Draufgänger – vielleicht war er gegen einen Holztransporter geprallt. Vielleicht hatte aber auch ein Autofahrer, der wie üblich keine Rücksicht auf Motorradfahrer nahm und dessen Sicht obendrein durch Dunkelheit und Regen eingeschränkt war, sie überfahren oder einen Bordstein hinaufgedrängt. Sie *mussten* einen Unfall gehabt haben. Warum sonst hätten sie sich dermaßen verspäten sollen? Den Gedanken an ein Techtelmechtel verwarf er. Bobby war ein Kavalier. Mein Gott, und Maestra immerhin Großmutter! Sie hatte ein biblisches Alter.

Er hatte gerade beschlossen, ihnen noch zehn Minuten zu geben, bevor er die Polizei alarmierte – da klingelte das Telefon. Auf dem Weg zum Apparat prallte er gegen einen kleinen Tisch und fuhr eine Stehlampe um. Offensichtlich brauchte er doch mehr Übung mit dem Invacare 9000. Noch war er weit entfernt von dem Starship-Piloten, für den er sich gern hielt.

«Bobby! Was ist passiert? Ist alles in Ordnung mit ihr?»

«In Ordnung? Yeah, es geht ihr bestens – außer dass sie so stur ist wie ein eingefrorener Hydrant. Um ehrlich zu sein, wir haben uns mächtig in die Haare gekriegt.»

«Worüber denn?»

«Wir sind hier im Videoladen. Ich würde ums Verrecken gern mal wieder *Blade Runner* sehen – du weißt ja, der beste Film, der je gedreht wurde –, aber deine Großmutter besteht auf irgendeiner alten Klamotte über die Kunstszene der Expatriates im Paris der Zwanziger. Typen mit langen Nasen, die in Straßencafés rumlungern und darüber streiten, wer mehr Gewicht hat, Gertrude Stein oder Hemingway. Langweiliges Zeug.»

«Du meinst bestimmt *The Moderns*. Ein wunderbarer Film. Du würdest dir alle Finger danach lecken. Warum nehmt ihr nicht alle beide?»

«Weil wir – falls du es vergessen hast, Salomon – versprochen haben, Computer-Monopoly mit ihr zu spielen, und das Spiel zieht sich länger hin als die Limonadenschlange in der Hölle. Morgen Abend habe ich einen Einsatz.»

«In diesem Fall», antwortete Switters und kam sich beinahe vor wie der Vizepräsident bei einem Patt im Senat, «gebe ich meine entscheidende Stimme *Pee-wee's Big Adventure*. Und jetzt macht, dass ihr nach Hause kommt.» Damit legte er auf.

Bobby brach am nächsten Morgen auf. Als er in der Tür stand und den Reißverschluss seiner Lederjacke hochzog, sagte er: «Wir sind nicht besonders weit gekommen, was deine Lage betrifft. Wir haben zwar darüber gesprochen, wie man den Bann, oder was immer es ist, brechen könnte – und ich bin immer noch Gewehr bei Fuß, du brauchst bloß ein Wort zu sagen –, aber die Bedeutung des Ganzen haben wir nicht mal gestreift. Was es heißt und woher es kam. War es eine wohl durchdachte Entscheidung, dieses spezielle Tabu? Ist es da unten Tradition, Fremden und Feuerwehrleuten auf Stippvisite die Berührung bestimmter Dinge zu untersagen, in deinem Fall der Erde? Ist die Berührung der Erde ein verschlüsseltes Symbol oder war es ein reiner Zufallstreffer? Wollte ein gerissenes Schlitzohr aus dem Urwald einem Filou aus der Stadt zeigen, wo es langgeht? Und was hat das alles mit deinem Yopo-Trip zu tun? Was hast du so Bedeutsames, Wertvolles und Außergewöhnliches gesehen oder erfahren, um den Rest deines Lebens als Krüppel die Beine hochlegen zu müssen? Wenn ein vertrottelter britischer Buschprofessor an diesem Hokuspokus abgekratzt ist, wird dir dann dasselbe passieren? Junge, Junge! Es gibt einen ganzen Haufen Steine, die wir nicht umgedreht haben.»

«Ich hab sie selbst schon in die Luft geworfen wie Pfannkuchen, und wahrscheinlich werde ich damit weitermachen, bis mir die Firma Ablenkung verschafft.»

Bobby kicherte. «Ich würde nur allzu gern Mäuschen im Keller der Gurkenfabrik spielen, wenn du in deinem Rennstuhl Bericht erstattest. Wenigstens wird Behinderten das Reisen heutzutage leichter gemacht. Gibt es denn überhaupt einen Direktflug von Seattle nach Washington, D. C.?»

«Wahrscheinlich, aber den buche ich nicht. Ich fliege nach New York und nehme von da aus den Zug. Einen nach John Foster Dulles benannten Flughafen kann ich nur boykottieren.» Als er den Namen Dulles aussprach, spuckte Switters aus, und Bobby folgte seinem Beispiel. Der doppelte Ausstoß an Speichelprojektilen wirkte so ästhetisch und harmonisch, dass sie die Vereinigten Staaten im Synchronspucken hätten vertreten können. «Aber es macht überhaupt nichts, dass wir dieses Treffen bloß mit der Analyse meiner seltsamen Lage vergeudet haben, wo wir uns doch so selten sehen. Im Übrigen werden wir noch genügend Zeit haben, über das Ende der Zeit nachzudenken, selbst wenn heute tatsächlich morgen ist. Es gibt nun mal Vorkommnisse in diesem Leben, die sich einer vernünftigen Erklärung entziehen. Diese rational zu betrachten könnte heißen, sie vom falschen Standpunkt aus zu betrachten. Logik kann ebenso verwirren wie klären. Was zählt, ist – nun ja, meine Psyche ähnelte der schwangeren Maus in einer Katzenshow, als du kamst. Ich war ziemlich durcheinander, aber du hast mir geholfen, hast mich zum Lachen gebracht, mich relaxt. Dank deiner Hilfe kann ich meiner Zukunft jetzt mit einem relativ klaren Kopf entgegensehen, Kumpel.»

«Klar genug, um die Finger von der kleinen Suzy zu lassen?»

«Nun …»

Bobby schüttelte vorwurfsvoll den Kopf. «Ich kann nur hoffen, dass es in der Hölle eine Rampe für Rollstuhlfahrer gibt.»

«Ansonsten muss ich wohl mit dem Paradies vorlieb nehmen.» (Im Datenspeicher seines Gehirns, der bis zum Anschlag voll gestopft war mit etymologischem Wissen [manche würden es abschätzig *Buchgelehrsamkeit* nennen, obwohl es in diesem Fundament der modernen Sprache, die in der Verlängerung das Fundament des modernen Bewusstseins darstellte, nichts gab, das auch nur annähernd trivial war], wusste er, dass das Wort Paradies aus dem Altpersischen für «ummauerter Garten» oder «abgeschlossener Garten» abgeleitet war – doch die Bedeutung dieser Tatsache in diesem Augenblick, als ihn noch Monate von der syrischen Oase trennten, wäre ihm natürlich im Traum nicht eingefallen.) «Himmel oder Hades, solange Pee Wee Herman dabei ist, bin ich zufrieden. Pee Wee könnte mein Idol werden.»

«Das kann ich verstehen», sagte Bobby und dachte an das Video, das sie gesehen hatten, bevor Maestra sie beim Monopolyspiel in den Ruin getrieben hatte. «Wegen der Unschuld.»

«Wegen der *joie de vivre*.»

Sie umarmten sich auf eine Weise, die bereits mehr als einen Cowboy bewogen hatte, die Brauen zu heben. Dann stieg Bobby die Stufen hinunter und schwang sich auf seine Harley. «Übrigens», rief er, «du brauchst dir nicht mehr den Kopf darüber zu zerbrechen, was du deiner Großmutter erzählen sollst. Ich hab gestern Abend während unseres kleinen Ausfluges mit ihr gesprochen. Es ist alles geregelt. Sie ist cool wie ein Eiswurm in der Schneeschmelze.»

Damit donnerte er davon.

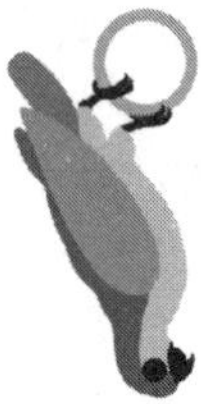

WELCHE GESCHICHTE BOBBY Maestra auch aufgetischt haben mochte, sie erwies sich als höchst wirkungsvoll. Wenn Switters jetzt mit Karacho durch das geräumige Haus raste, den Hindernisslalom der Möbel meisterte und um die Ecken schleuderte – stets bestrebt, seinen Fahrkünsten den letzten Schliff zu verpassen –, lächelte sie wissend und beifällig, fast augenzwinkernd. Hätte Captain Nut Case Suzy doch bloß ähnlich briefen können!

Wie Bobby schon vermutet hatte, übte der Rollstuhl eine dämpfende Wirkung auf Suzys mutmaßliche und heftig ersehnte Leidenschaft aus. Als sie am Montagnachmittag aus der Schule kam (ziemlich spät, wie er fand) und ihn im Wohnzimmer ihrer Stiefmutter im Rollstuhl vorfand, schrie sie vor Schreck auf und kam nur zögernd und offenbar ernstlich besorgt näher. «Hab eine kleine Panne in Südamerika gehabt», scherzte er, und ihre Miene hellte sich auf. Doch als er – vielleicht unklugerweise – erklärte, dass seine Unpässlichkeit andauern könnte, vielleicht für immer, kehrte der entsetzte Gesichtsausdruck wieder.

Nicht dass sie abweisend gewesen wäre. *Au contraire*. Von diesem Augenblick an war sie mitfühlend und aufmerksam bis zum Gehtnichtmehr, aber ihr Verhalten war das einer Krankenschwester und nicht einer Nymphe. Seine Verfassung hatte mütterliche und beschützende Instinkte in ihr geweckt, durchaus bewundernswerte Eigenschaften, allerdings kaum die, nach denen er sich sehnte. Zwar beteten ihn ihre großen Seesternaugen, diese Spielmarken in Neptuns Kasino, immer noch an, doch die Koketterie darin war

Mitleid gewichen. Mitleid! Dem schlimmsten Feind der Lust.

Da war noch etwas. Als Suzy am Dienstag erneut zu spät aus der Schule kam, erkundigte sich Switters bei seiner Mutter, wo sie stecken könnte. «Oh», antwortete Eunice, «wahrscheinlich treibt sie sich mit Brian rum.»

«Wer ist Brian?»

Seine Mutter lächelte. «Ich glaube, unsere kleine Suzy hat einen kleinen Freund.»

Es bedurfte sämtlicher asiatischer Atemtechniken, die er je gelernt hatte, plus ein oder zwei mehr, die er bei der Gelegenheit improvisierte, um seine Gedanken aus dem karmesinroten Wasser eines Tabasco-geschwängerten Vogelbads zu fischen, in das sie plötzlich gefallen waren. Als das Brennen und Flattern endlich nachließ, fühlte er sich vage erleichtert über den Verlauf, den die Dinge genommen hatten. Doch fast gleichzeitig empfand er eine so abgrundtiefe Enttäuschung, dass er beinahe losgeheult hätte. Eine ähnliche Mischung aus Erleichterung und Enttäuschung musste eine Motte empfinden, wenn eine Kerze erlosch.

Doch wenn er meinte, damit von der süßen Pein der Besessenheit erlöst zu sein, wenn er glaubte, das Schicksal habe ihn dazu verurteilt, diese glänzende Bürde abzulegen, so hatte er sich geirrt. Als sie gegen sechs Uhr ankam mit einer Dose Pepsi und einem Teller Schokoladenkekse, in ihrer Schuluniform (blauer Plisseerock, weite weiße Bluse) und mit einem winzigen Kruzifix, das wie der Stern des Ostens über den beiden Moscheekuppeln ihrer Brüste baumelte (meine Güte, waren die gewachsen! Der alte Trainings-BH hätte sie nicht mal ansatzweise mehr im Zaum halten können), als sie ankam mit dem runden Hinterteil, knackig wie zwei Bratenstücke im Ofen, und mit ihrem umwerfenden Lächeln und arglosen Blick in sein Zimmer trat, da spürte er, dass sich das Verlangen in seinem Körper ausbreitete wie ein Krebsgeschwür aus Zuckerwatte und seiner Leidenschaft Rückenwind gab.

Suzy küsste ihn auf den Mund, aber nur kurz und keusch. «Iss nicht alles auf einmal auf, sonst hast du nachher keinen Appetit aufs Abendessen.»

«Hast du sie gebacken?» Im Geiste leckte er den Löffel ab, ihre Finger, Knöchel, Handgelenke, Unterarme …

«Ja, aber, na ja, nicht ganz allein.» Sie setzte sich auf ein Sitzkissen. «Wenn du dich in diesem Zimmer einsperren willst oder so, dann solltest du, na ja, lieber im Bett liegen.»

«Nein, sollte ich nicht. Allerdings würde ich liebend gern reinhüpfen, aber nur, wenn du mit von der Partie bist.»

Sie errötete, doch nur ganz wenig. «O Switters! Du bist wirklich ein schlimmer Kerl.»

«Das ist nicht schlimm, das ist gut. Bringen sie euch denn gar nichts bei auf dieser Pinguinakademie?»

«Nächstes Jahr wechsle ich auf eine staatliche Schule. Die katholische … Ich meine, ich liebe den Religionsunterricht und so, aber viele von den Regeln sind einfach *hinter dem Mond.*» Sie schloss die Finger um ihren Hals, um zu demonstrieren, warum die Kirchenregeln hinter dem Mond waren. «Dad hat nichts dagegen. Er wurde exkommuniziert, weil er, na ja, weil er meine Mom verlassen und deine Mom geheiratet hat. Switters? War deine Mom schon oft verheiratet?»

«Na, sagen wir es so: Meine Mutter ist mit dem Personal mehrerer Flitterwochenhotels per Du. Ich nehme an, dass sie Rabatt bekommt. Aber da wir gerade bei den Flitterwochen sind, Darling, meinst du nicht, wir sollten langsam anfangen, für unsere eigenen zu üben?» Er schob den Rollstuhl näher an ihr Fußkissen.

Sie kicherte nervös und schüttelte den Kopf. Sie hatte sich das Haar zu einem Bob schneiden lassen, sodass es jetzt verblüffende Ähnlichkeit mit einer blonden Version des Amazonaslooks aufwies, allerdings besser gestylt und länger. So wirkte sie ein wenig kindlich, fast jungenhaft. «Du solltest nicht mal so reden. Immerhin bist du verwundet und so.»

«An mir ist nichts, was dein süßes kleines Sushiröllchen nicht heilen könnte.»

«Switters! Deine Großmutter ist da aber ganz anderer Meinung.»

Er blinzelte. «Meine Großmutter? Was hat sie gesagt? Und wann?»

«Gestern Abend. Erinnerst du dich, als wir beim Abendessen saßen und das Telefon klingelte? Ich bin hingelaufen, weil ich glaubte, es könnte Br…, na, ein Freund von mir sein, weißt du. Aber es war deine Großmutter aus Seattle. Sie hat mir erzählt, wie ernst dein Zustand ist und so. Ich solle mich ja nicht hinreißen lassen, irgendeine romantische Dummheit mit dir anzustellen, es könnte dich das Leben kosten. ‹Das wäre vermutlich sein Ende›, hat sie gesagt. Verstehst du?»

Der Teufel sollte Maestra holen! «Diese vorwitzige alte … Sie lügt, wenn sie den Mund aufmacht. Sogar ihre Zähne sind falsch.»

Suzy stand auf. «Sie meint es nur gut mit dir.»

«Ich weiß selbst, was gut für mich ist. Ich bin so robust wie ein Budweisergaul.»

«Soso, wirklich? Und was ist mit dem Rollstuhl? Hallo?» Sie trat an die Tür. «Also sei schön brav. Ich hol dich zum Abendessen ab. Wir beide meinen es nur gut mit dir, verstehst du? Ich finde deine Großmutter ziemlich cool.» Dann warf sie ihm eine Kusshand zu und verschwand.

«Sie schummelt bei Monopoly!», rief er ihr hinterher. Mehr fiel ihm nicht dazu ein.

Das Ganze ist lächerlich. Ich weiß, dass das Leben, das die meisten Menschen führen, ganz schön absurd ist, und es ist mir durchaus recht. Ich mag den Geruch von Absurdität am Morgen. Am Anfang eines potenziell langweiligen Tages kann ein Hauch unverfälschter Lächerlichkeit wirklich aufregend sein. Aber dieser Zustand geht mir auf die Nerven. Er ist zu viel für mich. Er ist dämlich. Zugegeben, zuerst hat er mir Spaß gemacht, weil er so verrückt und unerwartet war, aber jetzt hat sich das Neuartige daran definitiv verbraucht, es ist sterbenslangweilig und saugt mir den letzten Tropfen Wahoo-Sirup aus.

Ich werde aufstehen und diesen geriatrischen Caddie einfach stehen lassen. Ich werde den Gang entlangflitzen wie eine Gazelle, der eine Horde von Hyänen auf den Fersen ist, und Suzy in die Arme nehmen. Übrigens sind die ganz schön kräftig geworden, danke der Nachfrage, seit ich im Rollstuhl sitze und mich durchs Leben schieben muss. Ich werde sie in die Luft heben und ihr sämtliche Blusenknöpfe abknabbern, und wenn die ganze Familie dabei zuschaut. So kann ich jedenfalls nicht weitermachen. Das alles ist dermaßen absurd – man könnte glauben, der Kongress in Washington hat sich das ausgedacht. Estúpido supremo!

Er umklammerte mit beiden Handballen die kunstledergepolsterten Armlehnen aus Leichtmetall, stemmte sich hoch und streckte das rechte Bein aus, bis die Spitze des schwarzen Turnschuhs einen Zentimeter oder weniger über dem ovalen Flickenteppich schwebte. Es war einer von vielen, die zum Early-American-Dekor dieses weitläufigen, im Ranchstil erbauten Vorstadthauses gehörten. *Der Tod von R. Potney Smithe beruht zweifellos auf der Macht der Suggestion – eine extreme Version der Taktiken von Hollywood und Madison Avenue – und nur geistige Schwächlinge sind für derartige psychologische Manipulationen empfänglich. Mann, selbst wenn Heute ist Morgen zufälligerweise tatsächlich irgendwelche magischen Ursache-und-Wirkung-Fähigkeiten besitzen sollte, von denen die Wissenschaft noch nie was gehört hat, muss ihre geographische Reichweite beschränkt sein. Sie kann unmöglich über Tausende von Meilen bis nach Kalifornien reichen.*

Er wackelte mit den Zehen, bis er die molekulare Interaktion zwischen Fuß und Boden beinahe spüren konnte. Doch dann hielt er inne. *Angenommen, sie ist echt, diese Kandakandero-Hexerei, angenommen, ich berühre diesen hässlichen Teppich und bin sofort tot. Na und? So kann ich unmöglich für den Rest meines Lebens weitermachen. Es bringt mich um. Ich bin ein Gefangener in einem unsichtbaren Käfig. Schlimmer noch, das andere Geschlecht sieht in mir ein Objekt des Mitleids. Rimbaud war ganz schön auf dem Holzweg! Aber mit mir kannst du das nicht machen, alter Zauberer! Zur Hölle mit dem Tabu und der Schlange, die es angeschleppt hat. Ich bin frei! Töte mich, wenn du kannst, Kumpel. Na los, komm schon, wenn du dich traust!*

Doch obgleich er sich noch fester auf die Armlehnen stützte, obwohl er seinen Arsch noch ein Stück höher hob und noch heftiger mit den Zehen wackelte, blieb ein Viertelzentimeter Abstand zwischen ihm und dem Boden. Kichererbsengroße Schweißtropfen liefen ihm über die Stirn, und die Adern in den Augäpfeln schwollen an. Sein Adamsapfel verwandelte sich in eine Adamsgrapefruit, und das Pfeifen in seinen Ohren klang wie das Jaulen, das Potney Smithe kurz vor dem Umkippen losgelassen hatte. Puh!

Seine Muskeln begannen zu zittern – vielleicht hatte er die Kraft überschätzt, die sie in letzter Zeit entwickelt hatten –, und auch das rechte Bein bebte. Trotzdem hielt er die Pose, wie ein Model, das um seinen Job bangt.

Das Dumme am Tod ist, dass er so viele Optionen ausschließt. Zumindest, was das Spiel mit der Persönlichkeit angeht. Solange ich am Leben bin, besteht immerhin die Möglichkeit, dass sich aus alledem etwas höchst Interessantes ergibt. Wer kann schon sagen, wohin es letztlich führt oder was ich dabei lerne? Entwickelt sich Unendlichkeit nicht stets aus dem Fiasko? Und jedes Mal wenn ich das ausprobieren oder eine Entscheidung herbeiführen will, ist diese Option nur drei Millimeter entfernt. Wozu also die Eile? Vielleicht gibt es ja red-eye gravy zum Abendessen. Im Übrigen könnte ich mir noch andere Möglichkeiten vorstellen, meine süße Suzy einzuwickeln.

Und wirklich, kaum hatte er seine angespannte Haltung aufgegeben und sich mit einem tiefen Seufzer und einem kleinen Wimmern wieder auf den Sitz fallen lassen, formulierte er, nun ja … nicht unbedingt eine clevere Strategie, aber doch einen frischen Ansatz. Er würde, so nahm er sich vor, seine Energie darauf konzentrieren, ihr bei dem Referat zu helfen. Dabei würde er seinen ganzen Charme in die Waagschale werfen, damit sie sah, wie tatkräftig und amüsant er sein konnte. Er würde seinen Mut und seine Kraft unter Beweis stellen und so mit der Zeit das Bild des kränklichen und unzulänglichen Typen, das sie möglicherweise von ihm hatte, korrigieren. Er würde ihr Mitleid ad absurdum führen, es von seiner Elfenbeinstange fegen und den Füchsen der Ekstase zum Fraß vorwerfen! Und wenn er schon mal dabei war, würde er auch gleich diesen Brian den Flugsauriern der Vergessenheit zum Fraß vorwerfen! Doch wenn der Plan misslang, wenn die Sache nach hinten losging, wenn die Tatsache, dass er Suzy nicht länger keuchend anflehte, mit ihm ins Bett zu steigen, sie nur in ihrer Vermutung bestärkte, seine «Verwundung» habe ihn geschwächt und impotent gemacht – dann würde er auch nicht davor zurückschrecken, ihr die Wahrheit zu erzählen. Die ganze Wahrheit: angefangen bei Sailor Boy bis hin zum Penisgrapschen.

Er seufzte erneut, massierte sich die Arme und wischte sich die Schweißperlen von der Stirn wie ein Bahnhofsbulle, der ein paar Hobos von einem offenen Güterwagen jagt.

Nach dem Abendessen saßen Switters und Suzy unter den Anstandswauwau-Blicken seiner Mutter und ihrer Stiefmutter im Wohnzimmer beisammen, um das Referat zu besprechen. Thema war «Die Heilige Jungfrau von Fatima». Da Switters' Bildung im Hinblick auf diese Jungfrau Lücken aufwies, musste ihm Suzy einen kurzen Überblick verschaffen.

Offenbar war am 13. Mai 1917 drei Hirtenkindern aus dem portugiesischen Fatima, als sie in den Hügeln außerhalb des Dorfes Schafe hüteten, eine Frau (Suzy sagte eine *Dame*) in einem weißen Gewand und Schleier erschienen (*angeblich erschienen,* auch wenn Suzy es so nicht sagte). Die Kinder behaupteten, diese Frau – diese *Erscheinung* einer Frau – habe ihnen gesagt, sie sollten an jedem 13. des Monats an diese

Stelle zurückkehren, bis sie im nächsten Oktober ihre Identität preisgeben werde. Die Kinder gehorchten, und sie schaute jeden Monat wie versprochen bei ihnen vorbei. Am 13. Oktober äußerte sie sich mit besonderer Eindringlichkeit und auch ausführlicher als sonst und verriet ihnen unter anderem, dass sie unter dem Namen Unsere Liebe Frau vom Rosenkranz durch die Welt reise. Sie trug den Kindern auf, jeden Tag den Rosenkranz zu beten, und befahl, dass ihr zu Ehren eine Kapelle gebaut werden sollte. Switters fand, Letzteres zeuge von hemmungslosem Egoismus, Suzy aber warf ihm nur einen missbilligenden Blick zu und fuhr fort.

Obwohl die römisch-katholische Kirche die für den Rosenkranz werbende Besucherin offiziell nicht als Verkörperung der Jungfrau Maria auf Erden anerkannt hatte, erlaubte sie 1932 ihre Verehrung und ließ in Fatima eine Basilika mit einem Schrein bauen, die noch heute jährlich Tausende von Gläubigen anzieht. «Vielleicht verbringen wir unsere Flitterwochen dort», flüsterte Switters und hätte schwören können, dass ihre Augen für einen kurzen Augenblick erwartungsvoll aufblitzten.

Doch das Beste sollte noch kommen. Im Laufe besagter Erscheinung im Oktober machte die Jungfrau vor den Kindern drei mit Warnungen gespickte Prophezeiungen und drängte sie, zwei davon sofort an die Öffentlichkeit zu bringen. «Warnungen! Prophezeiungen! Endlich wird's spannend!», wandte Switters ein. «Sei brav und hör zu», wies ihn Suzy zurecht.

Wie sich herausstellte, gab es nicht mehr viel zuzuhören. Bezüglich der Einzelheiten in den Prophezeiungen hatte Suzy nicht viel zu bieten. «Kriege und große Überschwemmungen, äh, ach ja, und natürlich Hungerkatastrophen, Erdbeben und so 'n Zeug.»

«Typisch!» Switters nickte. «Tod und Zerstörung sind Brot und Butter des Propheten. Es hat noch niemand Schlagzeilen damit gemacht, dass er satte Ernten, herrliches Frühlingswetter und gute Zeiten für alle prophezeit hätte. Sogar die Wiederauferstehung wird als Tag des Jüngsten Gerichts verkauft.»

«Sie prophezeite, dass irgendein großer Krieg im nächsten Jahr zu Ende gehen würde. Das war doch nett von ihr. Aber dass ein noch größerer Krieg folgen werde, wenn die Menschen ihren Worten keinen Glauben schenkten.»

«Das müssten die beiden Weltkriege sein.»

«Was auch immer. Jedenfalls hatte sie Recht, oder etwa nicht?» Im Early-American-Schaukelstuhl, der neben Switters' Rollstuhl stand, zog Suzy ein nacktes Schienbein unter das andere Knie, sodass ihr Gleichgewicht jetzt nur noch auf einem ihrer schlanken sonnengebräunten Beine ruhte. In dieser Haltung war ihr Oberkörper leicht vorgebeugt, und er spürte ihren Atem im Nacken. Sie roch frisch und verschwitzt, süß und säuerlich zugleich, wie ein Kind. Die Träume der Kindheit verbargen sich in diesem Duft – ihre nahtlosen Tagträume, ihre Verspieltheit und die Welt der Spielzeuge, eine zeitlose Aura magischer Freude. Was immer der kleine Mistkerl von Brian mit ihr anstellen mochte (oder sie mit ihm), sie roch noch immer nach der Pointe eines Kinderreims. «Sie konnte nicht irren», fuhr Suzy fort. «Sie war die Muttergottes.»

Der genauen Logik dieser Feststellung konnte Switters nicht folgen, doch er glaubte zu wissen, woher sie kam. Viele junge Mädchen verlieben sich mehr oder weniger heftig in Pferde und/oder die Jungfrau Maria, sobald sie sich der Pubertät nähern und die ersten hormonellen Quellen zu sprudeln beginnen – Vorläufer der Geysire, die in der Adoleszenz losspeien. Anders als bei Jungs, wo die Fixierung auf Sportergebnisse, Explosionen, Pferdestärken und vulgäre Witze das Bewusstsein bis ins frühe Mittelalter, im Extremfall sogar noch weiter zurückkatapultieren kann, gehen Pferdephantasien und Marienwahn bei gesunden Mädchen nach und nach zurück und ziehen schließlich ganz den Schwanz ein, sobald die Mädchen sexuell aktiv werden. Bereits ein flüchtiger Blick auf die Freud'sche Psychologie erklärt, warum sich Mädchen mit Pferden befassen. Die blinde Leidenschaft für Maria, insbesondere bei Nichtkatholiken, ist etwas komplizierter, obwohl Switters den Verdacht hegte, sie könne mit ihrem Status als Superjungfrau zusammenhängen. Maria hatte ohne Koitus empfangen, ohne Schmerzen ihr Kind zur Welt gebracht, die Zuneigung und Bewunderung der Männer gewonnen, ohne sich von ihnen korrumpieren zu lassen, und all das zusammen bedeutete, dass sie über den Terror, die Gefahren und Ungewissheiten, mit denen sich junge Mädchen konfrontiert sehen, wenn sie «erwachsen» werden, glorreich triumphierte. Die Tatsache, dass Maria eine grotesk gemischte Botschaft ausstrahlt – Mutterschaft ist göttlich und Sex ist Sünde –, darf keineswegs unterschätzt werden, denn sie kann einer sich gerade erst entwickelnden Psyche großen Schaden zufügen. Angesichts der widersprüchlichen Natur der Realität könnte man im Mythos von der jungfräulichen Mutter aber auch eine fundamentale Vorbereitung auf die Widersprüchlichkeit des Lebens an sich sehen. Die meisten Mädchen können sich letztendlich tatsächlich aus Marias frauenfeindlichen Fängen befreien, allerdings tragen sie häufig unsichtbare Narben davon.

Da Suzy klug und aufgeweckt war, ein offenes Gemüt und ein großzügiges Herz besaß, physisch attraktiv war und daher nicht bei irgendwelchen Heilslehren Zuflucht suchen musste, um etwas anderes zu kompensieren, deutete alles darauf hin, dass sie den Marienfimmel bald überwinden würde. Bis dahin wollte er ihn akzeptieren, vor allem während sie an dem Referat arbeiteten, so wie er ihr mangelhaftes Vokabular und ihre ungenaue Ausdrucksweise akzeptierte. Hey, die Jungfrau Maria hätte auch seine Schutzpatronin sein können, wäre ihre Unschuld nicht als Aushängeschild einer raffgierigen Institution missbraucht worden. Er versuchte sich vorzustellen, wie Maria (damals noch Miriam oder Marianne) wohl gewesen war, ehe die Patriarchen sie entführten und ihr einen Heiligenschein verpassten. Damals, als sie so alt gewesen war wie Suzy, eine jüdische Göre mit staubigen nackten

Füßen und schokoladenbraunen Augen, in deren Leib ein Fötus von ominöser Herkunft wuchs. Doch die Jungfrau, die nun plötzlich vor seinem geistigen Auge auftauchte, war die *Little Blessed Virgin of the Starry Waters*, ein ramponiertes Dory, das ihn immer weiter einen dampfenden Dschungelfluss hinauf gebracht hatte, einem Schicksal entgegen, das zu verrückt war, als dass man es hätte begreifen können.

Er verscheuchte den Gedanken. «Na schön, Darling», sagte er, «am besten gehen wir folgendermaßen vor. Zuerst verschaffen wir uns einen Gesamtüberblick. Untersuchen den Gegenstand im Allgemeinen, aber gründlich. Dann überlegen wir uns, was im Rahmen dieses Aufsatzes machbar, ungewöhnlich und originell ist. Beispielsweise die Bedeutung der Zahl Dreizehn in den Fatima-Besuchen. Diesen Bereich sollten wir noch aufmerksamer unter die Lupe nehmen. Anschließend werden wir unser Material ordnen und die wesentlichen Punkte notieren, die wir behandeln wollen. Schließlich schreiben wir die erste Fassung und unterziehen sie einer eingehenden Prüfung. Feilen so lange daran herum, bis sie perfekt ist. Und Bingo! – schon haben wir die Endfassung. Ein erstklassiges Referat, das dir in Stanford sämtliche Türen öffnen wird.»

«Wow! Aber hör mal, davon hat Schwester Francis uns nichts erzählt. Das sieht nach einer Menge Arbeit aus. Bist du sicher, dass man so ein Referat schreibt?»

«Hundertprozentig! Manche Schriftsteller schreiben sogar ihre Bücher so. Das sind die so genannten Drohnen.»

«Na schön», seufzte sie. «Du bist das Gehirn.»

«Und du hast auch eins, vergiss das nicht. Wenn du es entwickelst, wird es dein Leben noch bereichern, wenn deine Titten und dein Arsch längst bankrott sind.»

«Switters!» Seine Mutter sah von ihrer Modezeitschrift auf und drohte ihm mit ihrem rot lackierten Finger.

«Voll cool!», erklärte Suzy ihrer Stiefmutter. «Er weiß, wovon er redet. Ich finde, er ist der klügste Mensch, den ich kenne.» Damit verpasste sie ihm einen heftigen Kuss, der um ein Haar von seiner Wange zum Mund abgerutscht wäre.

«Na, ich weiß nicht», murmelte Eunice, doch ob sie damit Switters' Intellekt meinte oder Suzys Kuss, war nicht ganz klar.

Noch am gleichen Abend warfen sie die Suchmaschine des Familiencomputers an und begannen mit ihren Recherchen. Zu ihrer beider Überraschung gab es zwanzig volle Seiten mit Einträgen, die sich auf Fatima bezogen. Doch weiter kamen sie nicht, denn als Suzy entdeckte, dass die Zeiger ihrer Tweety-Bird-Uhr auf zehn standen, beharrte sie darauf, dass Switters zu Bett ging. Er protestierte energisch. «Ich bin auf diesen domestizierten Elektronen schon geritten, als du noch in die Windeln geschissen hast», sagte er. «Sosehr ich Computer auch hasse, ich kann gar nicht genug davon kriegen. Ich meine es ernst. Ich kann die ganze Nacht dranbleiben.»

«Nein, kannst du nicht! Du brauchst mächtig viel Ruhe und so. Auf dem Gebiet habe ich das Sagen. Ich bin die Krankenschwester, und ich werde mich um dich kümmern, egal, was du sagst», entgegnete sie und schaltete den Computer aus. «Ich finde irgendwie, wir sollten lieber morgen weitermachen.»

«Na schön, Schwester Gnadenlos. Aber dann musst du auch sofort nach der Schule nach Hause kommen.»

Sie runzelte die Stirn, willigte aber ein.

«Kannst du eigentlich deiner eigenen Familie nicht erzählen, was mit dir los ist?», fragte seine Mutter jetzt, nicht zum ersten Mal.

«Nein, kann er nicht», fuhr Suzy sie an. «Das ist ein Staatsgeheimnis.»

«Das stimmt, Mutter. Und wenn du mit deiner Fragerei nicht aufhörst, muss ich annehmen, dass du auf der Gehaltsliste einer feindlichen Macht stehst. Ich würde fast wetten, dass Sergi dahinter steckt.»

«Wag bloß nicht, diesen Namen in diesem Haus zu erwähnen», sagte sie und wurde rot. Sergi war einer ihrer früheren Ehemänner.

Suzy schob ihn aus dem Wohnzimmer. Als sie im Gang waren, fragte sie: «Switters, du hast doch wirklich was, oder? Das ist doch nicht irgendwie ein CIA-Trick, oder?»

O Gott, das ist die Gelegenheit! Ich könnte ihr die ganze Geschichte verklickern und hätte es hinter mir. Doch er tat es nicht. «Es ist kein Trick, Darling», antwortete er und brach sich fast einen ab, als er das sagte.

«Schwörst du, dass du nicht laufen kannst?»

Na los, sag ihr die Wahrheit! Oder hast du schon so lange für die Firma gearbeitet, dass du dich nur dann wohl fühlst, wenn du lügst? Er ballte die Hand zur Faust. Er biss sich auf die Zunge. «Ich schwöre», sagte er schließlich.

Sie rollte ihn ins Badezimmer. «Mach dich fertig fürs Bett», sagte sie. «Ich bin gleich wieder da.»

Da er nicht in der geistigen Verfassung war, ausgiebige Wartungen durchzuführen, lag er bereits im Bett, als sie mit einem Glas Milch und einer Schale Haferkekse zurückkehrte. Nachdem ein Gewehrkolben in Kuwait ihm die Hälfte seiner Zähne und damit auch seinen Appetit auf Süßes geraubt hatte, lagen die Kekse, die sie ihm nachmittags gebracht hatte, praktisch unangetastet auf dem Nachttisch, aber sie tat, als hätte sie es nicht bemerkt.

Suzy strich die Decke glatt und legte sich anschließend auf ihn drauf, vorsichtig, als wollte sie seiner «Verwundung» nicht zu nahe kommen. «Hier ist dein Gutenachtkuss», sagte sie, doch statt eines Kusses folgte eine ganze Serie, ein Schwall von schnellen kleinen Küssen, wobei der feuchte rosige Dolch ihrer kleinen Zunge seinen Mund praktisch durchlöcherte.

Trotz der Patchworkdecke im Early-American-Stil und des geblümten Lakens spürte er ihre rosige biologische Hitze, ein rauchloses Feuer, das die Fundamente ihres Puppenhauses einhüllte und die Reste der Sandkuchen verkohlte. Es war eine sanfte, uralte und unbekümmerte Glut aus einer Quelle, die immun war gegen kulturelle Konditionierung, eine, die weder wusste noch sich darum kümmerte, dass «zivilisierte»

Mädchen nicht mehr mit zwölf heiraten, skrupellose ältere Männer aus ihrem Drängen Profit schlagen oder schrille, neurotische Stimmen Sturm dagegen laufen könnten. Von alledem überwältigt, konzentrierte sich Switters darauf, reglos liegen zu bleiben. Nur seine Hand legte sich vorsichtig, sanft und unschuldig, beinahe onkelhaft, auf ihren kleinen runden Po.

«Erzähl mir was über dich», forderte sie.

«Na schön. Was willst du wissen?»

«Nein, ich meine irgendwas, das wahr ist und was ich noch nicht weiß. Ein Geheimnis. Irgendwas, das niemand sonst weiß.»

Er dachte einen Augenblick oder zwei darüber nach und erklärte dann: «Je mehr Werbung ich sehe, desto weniger Lust habe ich, etwas zu kaufen.»

Aus irgendeinem Grund fand Suzy, dass das die radikalste, exotischste und erstaunlichste Bemerkung war, die sie je gehört hatte. Sie kicherte und schüttelte noch immer verblüfft den Kopf, als sie vorsichtig von ihm herunterrutschte und zur Tür ging. «Ich muss jetzt gehen. Falls du irgendwas brauchst, dann läute einfach mit der Glocke.»

Er warf einen Blick auf die Nachbildung des antiken Kupferglöckchens auf dem Nachttisch neben dem Milchglas, sagte aber nichts.

«Du bist wirklich klasse», erklärte sie. «Ich wünschte nur, dass ...» Dann brach sie plötzlich ab und verließ das Zimmer.

Er lag beinahe die ganze Nacht wach und versuchte, den Satz für sie zu Ende zu führen.

Die Staatsbibliothek von Kalifornien lag durchaus passend in Sacramento, denn Sacramento ist die Hauptstadt des Staates. Das glamouröse, nimmersatte Los Angeles hat sein Hollywood-Etikett; das malerisch-spinnerte San Francisco hat die Golden Gate Bridge; das piefige und autoritäre Sacramento – wo der wahre, regelmäßigere Puls Amerikas schlägt – hat die Capitol Mall. An dieser Promenade, unter der goldenen Kuppel des Kapitols am Ende der breiten, baumgesäumten Allee, beherbergt die Staatsbibliothek ihre wertvolle Büchersammlung.

Obwohl Switters – zu Recht, wie sich herausstellen sollte – davon ausging, dass die Bibliothek nur wenige Bücher über Unsere Liebe Frau von Fatima besitzen würde und sie den größten Teil ihrer Recherchen im Internet anstellen müssten, wollte er Suzy zumindest klar machen, wie sich eine Bibliothek anfühlt. So konnte sie sich deren reiner *Buchhaftigkeit* aussetzen und einen Sinn für das entwickeln, was er gern als «Sickerprozess» bezeichnete: dass Bücherregale im Normalfall Weisheit und Schönheit verströmen, sogar wenn die Bücher nicht gelesen werden.

«Virtuelle Realität ist nichts Neues», erklärte er, während sie seinen Rollstuhl kreuz und quer zwischen den Bücherregalen vorbeischob. «Bücher – jedenfalls diejenigen, die sich lohnen – haben schon immer eine virtuelle Realität geschaffen. Ist man natürlich nicht in der Lage, die kulturellen und sensorischen Grenzen der Realität zu überwinden, was kann sie dann sein *außer* virtuell?»

Suzy sagte nichts, doch er glaubte, winzige, leuchtende Gedankenwürmchen zu hören, die sich durch ihren noch grünen Apfel knabberten. Ganz schön heimtückisch von der DNA, den Körper vor dem Geist reifen zu lassen.

Auf der Rückfahrt in die Vorstadt kam sich jeder von ihnen vor wie ein wandelnder Wälzer, ein Opus-Pokus. Er saß am Steuer seines gemieteten Cabrios, während Suzy Navigator, Krankenschwester und Stadtführer spielte. Sie diskutierten darüber, ob Sacramento – bekannt für die Produktion von Raketen, Waffensystemen, Kuchenmischungen, Kartoffelchips und Särgen – nicht die amerikanischste Stadt in ganz Amerika sei. «Okay, aber irgendwie bezeichnet man Sacramento schließlich auch als Welthauptstadt der Kamelien, oder?», rief sie ihm ins Gedächtnis zurück.

«Vor ein paar Wochen war ich in der Welthauptstadt der toten Hunde. Dagegen sind Kamelien natürlich ein Fortschritt.» Als er merkte, dass sie im Geiste schon eine Verbindung zwischen einem abscheulichen, für tote Hunde berühmten Ort und seiner vermeintlichen Verwundung ziehen wollte, versuchte er eine poetischere und, wie er hoffte, romantischere Stimmung zu erzeugen, indem er ein Buson-Haiku zum Besten gab:

«Die Kamelie fällt,
Regentropfen von gestern
sprühen übers Gras.»

«Könntest du da drüben mal kurz anhalten?», fragte sie im gleichen Augenblick und zeigte nicht auf das Motel, wie er anfänglich gehofft hatte, sondern auf eine Tankstelle. «Ich muss dringend ins Bad.»

«Sag bitte Toilette, Darling. Ich glaube nicht, dass man bei Texaco baden kann.»

«Egal.»

«Nein, das ist keineswegs egal. Eine intelligente Ausdrucksweise ist in unserem schönen Land ziemlich unter die Räder gekommen und kann jede erdenkliche Unterstützung gebrauchen.»

Die fünf Minuten, die sie weg war, verbrachte er damit, sich *nicht* vorzustellen, wie ihre Kamelie das Wasser von gestern versprühte.

Als sie zu Hause waren, überredete sie ihn, sich ein wenig auszuruhen.

Nach dem Abendessen setzten sie sich an den Computer und entkorkten den Fatima-Krug. Wenig später liefen ihre Becher über.

Die Kinder waren Lucia, zehn, Francisco, neun, und Jacinta, sieben Jahre alt. Sie waren arm und völlig ungebildet. Als sie im Frühling 1917 von den Weiden nach Hause kamen, schienen sie wie verzaubert, fast in einem Zustand der Ekstase. Lucia aß ihre Suppe in glückseligem Schweigen, und auch

Francisco war in sich gekehrt und ruhig, doch die kleine Jacinta war zu klein und zu aufgeregt, um ruhig zu bleiben. Die Katze, die sie aus dem Sack ließ und die allmählich die Größe eines Tigers annahm, war, dass ihnen in der nördlichen Schlucht der Cova da Iria (wo ihr Onkel, Lucias Vater, Weideland gepachtet hatte) eine wunderschöne, in gleißendes Licht gehüllte Frau erschienen sei. Angekündigt von mehreren Blitzen – es war ein klarer, sonniger Tag –, habe sie einige Meter über ihren Köpfen in den oberen Ästen eines kräftigen Baumes geschwebt. Switters las dann Lucias spätere Niederschrift dieser Begegnung vor, in der von dem strahlend weißen Gewand der Frau die Rede war, das sich, von keinem Gürtel und keiner Schärpe gehalten, um ihre Hüften schmiegte, von den schönen, vor der Brust zum Gebet gefalteten Händen, umschlungen von einem Rosenkranz aus Perlen, und ihren unendlich feinen Gesichtszügen, von der Trauer und mütterlichen Besorgnis, die sich in ihrer Haltung zeigte, von der Schönheit, die jede Braut in den Schatten gestellt hätte, dem Licht, das sie ausstrahlte («klarer und heller als ein Kristallbecher, der mit reinstem Wasser gefüllt und von den leuchtendsten Sonnenstrahlen durchdrungen wird») – und ihm fiel auf, dass Suzy ihm ganz verzückt lauschte. *Kein gutes Zeichen,* dachte er, *aus welchem Grund auch immer.*

Er war versucht, eine botanische Untersuchung des Gewächses vorzuschlagen, das sich die Dame als Landeplatz auserkoren hatte. Auf Portugiesisch hieß es *carrasqueira*, Steineiche. Besaßen Steineichen etwa zufällig psychotrope Eigenschaften? Konnten die Kinder an ihren Blättern geknabbert oder unbewusst ihre Pollen eingeatmet haben? Doch selbst wenn Suzy für einen derartigen Ansatz offen gewesen wäre – Schwester Francis hätte mit hoher Wahrscheinlichkeit einen heiligen Herzanfall bekommen, und damit wären die Chancen für eine Eins endgültig verspielt gewesen.

Doch als sie dann lasen, dass die Kinder von Fatima im Jahr zuvor bereits zweimal von einem Engel aufgesucht worden waren, konnte Switters nicht mehr an sich halten. «Sie hatten weder Fernsehen noch Radio, und außerdem konnten sie weder schreiben noch lesen. Manchmal müssen Kinder sich selbst unterhalten. Immer war es Lucia, die älteste Cousine, die die Erscheinung als Erste sah, und jede unterhielt sich nur mit *ihr*. Vielleicht hatte Lucia eine blühende Phantasie, die sich aus Bibelgeschichten speiste, dem einzigen fiktiven Stoff, mit dem sie je in Berührung gekommen war. Dann hat sie die anderen Kinder mit ihren Phantasien angesteckt, so wie Tom Sawyer Huckleberry Finn angesteckt hat.»

Suzy protestierte. «Ich weiß nicht, warum du immer so negativ sein musst. Glaubst du etwa nicht an Wunder und so was?»

«Nun weiß ich ja aus erster Hand, dass das Universum ein ziemlich unheimlicher Ort ist und dass es sich bei der auf Übereinkunft beruhenden, so genannten Realität bestenfalls um die Spitze eines Eisbergs handelt. Aber bei mir schrillt die Alarmglocke, wenn die Jungfrau Maria fließend Portugiesisch spricht – und statt wie die jüdische Matrone des Nahen Ostens, die sie zur Zeit ihres Todes nun mal war, sieht sie nun aus wie ein Porträt aus der römisch-katholischen Sonntagsschule? Rosenkränze kamen, wenn ich richtig informiert bin, erst mehr als tausend Jahre nach Christus in Mode, warum also …»

«Hallo? Gottes Uhren gehen anders.»

Das saß. Nein, er würde ihr jetzt bestimmt nicht mit dem linearen Zeitkonzept kommen, dazu hatte er zu viel erlebt. Heute war morgen, richtig? Jedenfalls mischte sich die Zukunft mit einer gewissen Regelmäßigkeit in die Gegenwart ein. Die Vergangenheit übrigens auch.

«Und was ist mit all den Leuten, die genau gesehen haben, wie die Sonne am Himmel tanzte, und so? An besagtem dreizehnten Oktober? Das waren doch nicht alle Huckleberry Finns?»

«Hmmmm», brummte Switters. «Das ist allerdings ein interessantes Phänomen. Von den siebzigtausend Menschen, die die Kinder zur Cova da Iria begleiteten, als die Liebe Frau ihre Abschiedsvorstellung gab und ihre letzte Weissagung vom Stapel ließ, behauptete knapp die Hälfte, eine beachtliche meteorologische Light Show gesehen zu haben. Die andere Hälfte will gar nichts gesehen haben. Was können wir daraus schließen, Darling? Dass fünfzig Prozent der Menschheit für Massenhalluzinationen empfänglich sind?»

«Oder dass fünfzig Prozent rein genug sind, um Gottes Wunder zu erkennen, und der Rest so ist wie du.»

«Fünfzig Prozent Reinheit? Mann, ich wünschte, der Anteil wäre auch nur ein Bruchteil davon! Und was mich persönlich angeht, ich erlebe jedes Mal ein Wunder, wenn du ins Zimmer trittst.»

«O Switters!»

Als sie ihn kurz darauf zudeckte – er war nicht müde, wehrte sich aber nicht –, packte sie eine tüchtige Portion Zunge in ihren Gutenachtkuss.

Als Lucia (mittlerweile Laienschwester Maria dos Dores) 1946 in einem Interview gefragt wurde, ob die Jungfrau von Fatima ihr etwas über das Ende der Welt verraten hätte, gab sie sich wie ein CIA-Agent mit Neigung zum Cowboy. «Diese Frage kann ich Ihnen unmöglich beantworten», erklärte sie mit zusammengepressten Lippen, ohne jedoch, wenn man dem Bericht Glauben schenken darf, «aus Gründen der nationalen Sicherheit» hinzuzufügen.

Ungeachtet dessen, ob die Jungfrau verraten hatte, wann möglicherweise der letzte Vorhang der Homo-sapiens-Revue fallen würde – und niemand außer Lucia hatte ihre Prophezeiungen tatsächlich gehört –, war sie, was die Zukunft des Planeten anbelangte, nicht gerade optimistisch. Zum Beispiel hatte sie behauptet, das spektakuläre Lichtgewitter am Himmel, dem fünfunddreißigtausend Menschen samt Lucia, Cousin und Cousine am 13. Oktober 1917 angeblich beigewohnt hatten, stamme nicht etwa von der Sonne, sondern sei eine Art Vorschau auf einen flammenden Kometen, einen Feuerball, der den Worten der Muttergottes zufolge eines Tages zurückkehren werde, um Ozeane, Seen und Flüsse trockenzulegen und ein Drittel der Vegetation auf der Erde in Wüste zu verwandeln (was einen weltweiten Disput unter Astronomen auslöste). Nein, es war nicht unbedingt das Todesurteil für den Planeten, aber auf jeden Fall erheblich ernster als eine hohe Geldstrafe und hundert Stunden sozialer Dienst.

Die Katastrophen-Fans unter den Fatima-Gläubigen kamen jedenfalls voll auf ihre Kosten. Die in Weiß gehüllte Erscheinung sagte unverhohlen voraus, dass bald nach dem Ende des Weltkriegs eine Plage das Land heimsuchen werde, der zwei der Hirtenkinder zum Opfer fallen würden. 1919 starb zuerst Francisco, danach auch Jacinta an der Grippeepidemie, die in Europa und Nordamerika zwanzig Millionen Menschen dahinraffte. Diesbezüglich hatte die gute Jungfrau einen Volltreffer gelandet, und was ihre Prophezeiung einer bevorstehenden Hungersnot anging, so lag sie nur knapp daneben: Wie auf ein Stichwort breitete sich in ganz Europa eine Rebenpilzseuche aus, die mehr als drei Jahre wütete und keine einzige Traube verschonte.

Auch ihre zweite Prophezeiung, Russland werde in der Welt seine «Irrlehren verbreiten», konnte man vermutlich als Treffer bezeichnen. Sie hatte ein ausgeprägtes Faible für Drohungen und Ermahnungen – so hatte sie wiederholt gewarnt, dass die Menschen in der Hölle dafür bezahlen müssten, wenn sie sich nicht besserten, um Vergebung baten und Marathons im Rosenkranzbeten abhielten – und ging mit den Kommunisten besonders hart ins Gericht. Offensichtlich war der Kommunismus für sie etwas Schlimmeres als nur ein von Natur aus anfälliges Wirtschaftssystem. *Genau wie für John Foster Dulles*, dachte Switters, doch sprach er es nicht aus, denn er befürchtete, dass er, ohne es zu wollen, eine Ladung Spucke auf den blank polierten Holzfußboden oder den antiken Flickenteppich abfeuern könnte. Bobby hätte ihm niemals verziehen, wenn er es nicht getan hätte.

Es war Donnerstagnachmittag, und Suzy war – eine Spur

bereitwilliger als am Tag zuvor – direkt von der Schule nach Hause gekommen. Jetzt saßen die beiden im Wohnzimmer, sahen die Ausdrucke ihrer Internetrecherchen durch und konzentrierten sich auf Switters' Drängen auf die Prophezeiungen und Warnungen Unserer Lieben Frau von Fatima. Suzy hatte Jeans und ein Sweatshirt anziehen wollen, doch Switters hatte darauf bestanden, dass sie ihre Schuluniform anbehielt. Man kann darüber streiten, ob es ihm darum ging, die Versuchung zu reduzieren, oder ob er sich selbst quälen wollte. Jedenfalls hielt er lange genug beim Zählen ihrer Rockfalten inne, um mit einem Blatt in der aufgeladenen Atmosphäre herumzufuchteln, die sich zwischen ihnen staute. «Hier ist er!», tönte er. «Der einzige kleine Hinweis, den wir in drei Tagen gefunden haben, der diesem Kindergartenzirkus ein Ende machen kann.»

«Hallo?»

«Hier.» Der Ausdruck, den er ihr überreichte, betraf die dritte und letzte Prophezeiung der Jungfrau von Fatima. Über deren Inhalt hatten die Kinder damals kein Sterbenswörtchen verraten, außer dass sie schwerwiegende Folgen haben und einigen Freude, anderen dagegen Trauer bringen werde.

Um 1940, etwa dreiundzwanzig Jahre nachdem die Prophezeiung angeblich gemacht worden war, wurde sie von der Nonne, die zuvor Lucia Santos geheißen hatte, niedergeschrieben und in einen versiegelten Umschlag gesteckt, mit der Anweisung, ihn frühestens im Jahre 1960 oder aber nach ihrem Tod zu öffnen, falls sie vor diesem Datum sterben sollte. Der Umschlag wurde in einem Tresor im Amtszimmer des portugiesischen Bischofs von Leiria deponiert, wo er laut kirchlichen Stellen bis 1957 blieb, als Papst Pius XII. ihn unter strenger Bewachung nach Rom bringen ließ. Pius war sehr darauf erpicht, ihn zu öffnen, doch Lucia war noch quicklebendig. Lucia lebte sogar 1997 noch; Papst Pius dagegen war 1958 gestorben, ohne jemals seine Neugier befriedigt zu haben.

Während die Kirche es weder bestätigen noch dementieren wollte, behaupteten hochrangige Mitglieder des Vatikans, dass Pius' Nachfolger, Papst Johannes XXIII., irgendwann im Jahr 1960 den geheimnisvollen Umschlag endlich öffnete – und anschließend drei Tage lang Tränen über die «schrecklichen Neuigkeiten» vergoss, die er enthielt. Für den Rest seines Lebens weigerte sich Papst Johannes XXIII. hartnäckig, mit irgendwem darüber zu sprechen. Seitdem, so hieß es, wurde die Unheilsbotschaft in einer Stahlkammer des päpstlichen Palastes aufbewahrt, ohne dass irgendeine Seele sie gelesen hätte, bis auf den schluchzenden Papst fast vierzig Jahre zuvor.

«Tja», sagte Suzy. «Das ist echt verrückt. Aber wie soll ich darüber schreiben, wenn ich doch irgendwie gar nicht weiß, was drin steht oder so?»

«Wir könnten spekulieren.»

«Du meinst ...?»

«Ich meine, dass wir von ihren beiden veröffentlichten Prophezeiungen ausgehen und versuchen könnten, den Inhalt der fehlenden letzten Prognose zu erraten. Das würde bestimmt Spaß machen. Welche Art von Prophezeiung aus einer nicht gerade zuverlässigen Quelle könnte einen modernen Papst veranlassen, drei Tage hintereinander zu plärren?»

«Anderen dagegen Freude bereiten?»

«Genau. Denk mal darüber nach.»

So wie Suzy das Gesicht verzog, dachte sie ziemlich angestrengt darüber nach. «Du bist so süß, wenn du die Stirn runzelst», sagte Switters.

Doch der Vorschlag ihres Stiefbruders schien sie zu entmutigen und zu verwirren, und schließlich lehnte sie ab. «Nein, ich will nur die Geschichte erzählen. Du weißt schon, über die Kinder, die Jungfrau und alles, was da passiert ist. Nicht mal Schwester Francis weiß genau darüber Bescheid. Hat sie jedenfalls gesagt. Und die Klasse hat auch keinen Schimmer. Irgendwie ist es eine coole Geschichte, und ich will sie bloß einfach mal für alle aufschreiben. Okay?»

Switters zuckte die Achseln. «Es ist deine Entscheidung. Wenn du willst, helfe ich dir, das Material zu ordnen, und dann kannst du von da aus allein weitermachen.»

Sie senkte den Blick. «Bist du jetzt enttäuscht, Switters?»

«Nein», log er. «Das Einzige, was mich enttäuscht, ist, dass man dich nicht irgendwo eingesperrt hat. Du bist viel zu süß, um frei rumzulaufen. Du stellst eine Bedrohung für die Allgemeinheit dar.»

«Switters!»

«Ich wette, deine Achseln schmecken nach Erdbeereis.»

Gerade als sie sich auf seinen Schoß niedergelassen und ihre sonnengebräunten Arme um seinen Hals geschlungen hatte, gerade als ihre Zungenmuskeln zitterten wie die Sehnen eines Geparden, der zum Sprung aus seinem Bau ansetzt, trat seine Mutter zu einem ihrer regelmäßigen Checks ins Zimmer. «Kinder, Kinder!», mahnte Eunice.

«Darf ich meinem Bruder nicht ein wenig Dankbarkeit und Zuneigung zeigen?», fragte Suzy herausfordernd.

«Du siehst zu viel fern, junge Dame», lautete Eunice' rätselhafte Antwort.

Suzy errötete und stand auf, um sich zu rechtfertigen, aber Switters mischte sich ein. «Mutter hat Recht», erklärte er ganz ruhig. Von einem Beistelltischchen schnappte er sich einen gusseisernen Aschenbecher im Early-American-Stil, bei dem es sich um die Nachbildung eines antiken Tiegels handelte, und deutete auf den riesigen Sony-Fernseher an der gegenüberliegenden Wand des Wohnzimmers. «Da steht der Feind», erklärte er. «Hat er nicht die Macht eines Totems und die Gesinnung einer Ratte? Stirb, Teufelskiste, stirb!» Damit schmetterte er den Aschenbecher gegen den Fernseher und brachte dem Plastikgehäuse einen gewaltigen Sprung bei, verfehlte jedoch den Bildschirm (ob absichtlich oder nicht, bleibt ein Geheimnis) um knapp einen Zentimeter.

Als der Aschenbecher, ein Andenken aus Monticello, mit lautem Klirren zu Boden fiel, stieß seine Mutter ein Geräusch irgendwo zwischen Keuchen und Schreien aus. Suzy starrte ihn an, als sei er das erstaunlichste Wesen auf Erden seit Fatima im Jahre 1917.

Er beschloss, sich das Familienessen zu schenken, verdünnisierte sich und fuhr Richtung Rancho Cordova, wo er eine Kentucky-Fried-Chicken-Filiale mit Autoschalter kannte. «Ich hab gehört, dass KFC seine Hühner immer noch nach dem Originalrezept des guten alten Colonel brät», sagte er zu dem adretten, von Akne geplagten Tollpatsch, der seine Bestellung annahm (so ungefähr dürfte Brian aussehen, dachte er). «Stimmt das?»

«Äh, ja, Sir, in der Tat.»

«Elf geheime Kräuter und Gewürze. Hab ich jedenfalls gehört.»

«Ja, Sir, das ist richtig.»

«Steckst du mir, welche?»

«Hä?»

«Die elf geheimen Kräuter und Gewürze. Verrätst du sie mir?»

Der verwirrte Junge begann heftig zu blinzeln, als hoffte er, der Kunde im knallroten Cabrio würde sich zwischen zwei Lidschlägen in Luft auflösen.

«Stell dich nicht so an», fauchte Switters. «Wenn du nicht alle elf zusammenkriegst, tun es auch neun oder zehn.»

Der Junge nahm sich zusammen. «Es tut mir … äh, sehr Leid, Sir. Das Rezept ist geheim. Würden Sie bitte weiterfahren?»

«Ich geb dir vierzig Dollar.» Er wedelte mit zwei Zwanzigernoten vor dem verpickelten Gesicht.

«Nein, Sir», entgegnete der Junge und warf einen halb ängstlichen, halb irritierten Ich-hol-gleich-den-Manager-Blick über die Schulter. «Ich habe keine … Sie müssen weiterfahren.»

«Und wenn ich dir verrate, dass ich deine Freundin hinten im Kofferraum habe?»

Mit weit geöffneten Augen und Pickeln, die jeden Augenblick zu platzen drohten, schien der junge Mann drauf und dran, loszuschreien oder wegzulaufen oder beides gleichzeitig, doch tat er weder das eine noch das andere, aus dem einfachen Grund, dass Switters ihn mit seinem wilden, hypnotischen Blick derart aufgespießt hatte, dass er wie gelähmt war. «Ich habe keine ...», stammelte er schwach. «Ich bin hier nur der Kassierer. Ich habe keine Ahnung von ... von der Zubereitung.»

«Du willst den guten Colonel also weder für Liebe noch für Geld verraten? Nicht mal, wenn du deiner Freundin das Leben retten könntest?» Switters lockerte augenblicklich seinen Blick und munterte den Jungen mit einem so strahlenden Lächeln auf, dass man ein ganzes Karussell damit hätte anstreichen können. «Gratuliere! Du hast es geschafft, mein Junge. Du hast den Test bestanden.» Er reichte ihm die Hand, doch der Bursche war viel zu verdutzt, um sie zu schütteln. «Ich bin Agent, uh, Poe, Audubon Poe von der CIA. Wie du sicherlich weißt, sieht die CIA heute ihre wichtigste Aufgabe darin, Amerikas Unternehmerinteressen zu schützen, beispielsweise die elf geheimen Kräuter und Gewürze des Colonels vor dem Zugriff hinterhältiger ausländischer Mächte zu bewahren. In diesem Kampf spielst du eine wichtige Rolle, mein Junge. Deshalb: Hut ab! Deine Regierung ist stolz auf dich, und ich bin sicher, dass auch der Colonel stolz wäre – wenn der allseits geschätzte Hundesohn nicht längst genauso verschimmelt wäre wie die Sauce, die ihr Halunken von Gastronomen auf seine ahnungslosen Biskuits knallt.»

Switters warf dem Jungen einen Zwanziger hin. «Mach Feierabend für heute», tönte er. «Geh einem dieser phrontifugischen Erwachsenen auf den Keks, bis er dir ein Sixpack kauft. Aber kein ausländisches Bier! Sacramento ist in der Tat die amerikanischste Stadt Amerikas, und du bist ein echter amerikanischer Held!» Er gab Gas. «Ich lasse deine Freundin am nächsten Rastplatz frei!», schrie er, während er mit quietschenden Reifen vom KFC-Gelände bretterte und so viel verbranntes Gummi zurückließ, dass man damit die Besetzung der *Amos 'n' Andy Show* für den Großteil der Saison mit schwarzer Schminke hätte versorgen können.

Mit einem Hühnchenschenkel à la Cajun zwischen den schwer misshandelten, aber immer noch perlweißen Zähnen steuerte er nach Westen zurück, mittendrein in einen dieser unheimlichen Orangeade-Sonnenuntergänge, die als Rache der Natur an Ludwig XIV. durchgehen könnten.

Kurz vor zehn Uhr abends, als Switters auf Kissen gestützt in seinem Himmelbett saß und in *Finnegans Wake* las, klopfte es leise an der Tür, und dann schlich sich Suzy auf Zehenspitzen herein. «Du hast dein Abendessen verpasst», sagte sie.

«Ich habe auswärts gegessen. Was macht die Kunst?»

«Daddy war irgendwie sauer. Er wollte wissen, warum du dich an seinem Fernseher vergriffen hast, und so.»

«Ja. Gute Frage. Dasselbe habe ich mich auch gefragt. Vermutlich könnte man sagen, dass die letzten Tage hier draußen in der Vorstadt den Kobold in mir wachgerüttelt haben.»

«Du meinst ...», fragte sie halb stirnrunzelnd, halb grinsend, «... der Teufel hat dich geritten?»

«Nein, Darling, das meine ich ganz und gar nicht. Der Teufel bringt uns nicht dazu, irgendwas zu tun. Der Teufel macht uns beispielsweise nicht zu schlechten Menschen. Es ist genau andersherum, *wir* erschaffen den Teufel, wenn wir schlechte Menschen sind. Im wahrsten Sinne des Wortes. Unsere Taten erschaffen ihn. Und umgekehrt, wenn wir zärtlich, großzügig und anständig sind, erschaffen wir den Himmel auf Erden. Aber darum geht es gar nicht. Wahrscheinlich kommt es der Wahrheit am nächsten, dass ich den Fernseher aus Liebe zum Leben attackiert habe. Das kannst du deinem Daddy sagen.»

«Aus Liebe zum Leben?», flüsterte Suzy fast unhörbar und bewegte den Satz eine Weile im Mund und im Kopf herum, als sei der ein so neues und fremdartiges Konzept, dass man einige Zeit brauchte, um es zu begreifen.

«Und was hatte meine Mutter zu sagen?», fragte Switters.

«Oh, sie sagte: ‹Mein kleiner Mops› – manchmal nennt sie dich so –, ‹mein kleiner *Mops* ist ein geheimnisvoller Mann, genau wie sein Vater!›» Sie beobachtete, wie ein sonderbares ironisches Lächeln seine Unterlippe kräuselte, als würde ein Barkeeper seiner Zitronengirlande den letzten Schliff geben. «Was hat denn dein Vater so gemacht?»

«Er war ein geheimnisvoller Mann.»

«Ein geheimnisvoller Mann», wiederholte sie flüsternd, als grübelte sie erneut über einer exotisch-esoterischen, aber durchaus anregenden Vorstellung – und diesmal war im Schein der Nachttischlampe der Wirbel seiner winzigen Narben sichtbar, der aussah wie eine Sternenkonstellation, die an die Decke eines Planetariums projiziert wird. Nach einer Weile fragte sie höflich: «Und, ähm, was hast du denn morgen so vor?»

«Ich dachte daran, als Erstes den ganzen Fatima-Müll zu durchforsten und anschließend mit deiner Gliederung zu beginnen.»

«O Gott, Switters, du bist so süß! Ich hatte gehofft, dass du das tust. Ich kann dir aber morgen nicht helfen oder so. Daddy und deine Mutter fahren nach San Francisco zum Einkaufen, und wahrscheinlich wollen sie mich nicht mit dir allein lassen. Morgen gehe ich nach der Schule erst zu meiner Freundin, und danach nimmt mich Brian mit zu seinem Footballspiel.»

«Brian ist eine Sportskanone, was?»

«Nein, er spielt nicht mit. Er ist bloß Cheerleader.»

Switters' Miene hellte sich merklich auf. «Ein Cheerleader? Schiebt er zufälligerweise Nachtschicht im Kentucky Fried Chicken?»

Sie schwang verneinend ihre Butterblumenfransen. «Ich, äh, werd versuchen, mich schnell wieder abzusetzen. So nach dem ersten Viertel. Ich glaube, ich kann, na, du weißt schon, irgendjemand finden, der mich nach Hause fährt oder so. Die Elternbrigade wird nicht vor zehn aus San Francisco zurück sein. Jedenfalls haben sie das angedeutet.»

«Aber du haust wirklich vorzeitig ab und kommst nach Hause?»

Sie senkte die fedrigen Wimpern, bis sie beinahe die Röte aus ihren Wangen vertrieben hätten, und sagte ernst: «Ich möchte bei dir sein.» Dann kuschelte sie sich etwas ungeschickt neben ihn, küsste ihn kurz, aber feucht, nahm seine Hand vom Umschlag von *Finnegans Wake* und schob sie in die vage Nachbarschaft ihrer Pussy. «Ich möchte mit dir nackt sein», platzte sie schließlich heraus, sanft, aber kraftvoll wie ein heißer Dampfstrahl.

Switters schluckte so heftig, als steckte ihm ein Gänseei im Hals. Als sein Kehlkopf sich wieder beruhigt hatte, fragte er: «Bist du ganz sicher?»

Sie nickte todernst. «Ich ... glaub schon. Du bist mein ... mein ... Aber ich ... ich werde kommen, wenn ich kann. Hoffentlich klappt es.»

Am nächsten Tag hatte Switters das Haus für sich allein. Er blieb im Bett liegen, bis er hörte, wie die Mercedes-Limousine aus der für drei Wagen konzipierten Garage rollte und Kurs auf die Boutiquen der Maiden Lane nahm. Dann machte er sich ein paar Sandwiches mit Erdnussbutter und Sojaspeck zum Frühstück und nahm sie mit nach draußen, um sie am Swimmingpool zu verputzen. Das Becken war bei Anbruch des Winters leer gepumpt und mit einer blauen Plastikplane abgedeckt worden, was ihn für den Bruchteil einer Sekunde zurück auf Intis *Virgin* unter das zerschlissene Dach katapultierte, mit dem man auf dem schäbigen Dory versucht hatte, sich vor der Amazonassonne zu schützen. An einem Novembertag in Sacramento war keine Markise nötig, obwohl es hier auf jeden Fall wärmer war als in Seattle, und auch trockener. Der Golfplatz hinter dem stuckverzierten Haus im Ranchstil, das Eunice in der Hochzeitslotterie gewonnen hatte, war so grün wie Sokrates' letzter Cocktail, aber alles Übrige zwischen hier, der Küste im Westen und der Sierra Nevada im Osten war so staubig, bernsteingelb, mottenzerfressen und lohfarben gesprenkelt, dass er an ein Löwenrudel in einem heruntergekommenen Zoo denken musste. Es war ein visuelles Müsli ohne Milch, das ihm in den Augen knirschte, und er sagte sich, dass es in jedem Fall gesünder war, die frisch abgeernteten, stoppeligen Weizen- und Gerstenfelder im Rollstuhl zu überqueren als zu Fuß. Selbst Intis stählerne Fußsohlen wären hier zerschunden worden.

Nach dem Frühstück versuchte er zu meditieren. Der Einstieg fiel ihm nie leicht – der unaufhörliche Gedankenstrom war von solcher Heftigkeit, dass er Buddhas Dämme entweder überflutete oder zum Bersten brachte –, an diesem Morgen jedoch war der Einstieg besonders schwer. Bobby hatte ihn gelehrt, nie an den Ventilen herumzuschrauben, also blieb er einfach passiv, tat nichts, um Gedanken zu stimulieren oder sein Denken abzustellen, worauf der Strom allmählich abflaute – bis auf ein unaufhaltsames Tröpfeln, dessen Quelle Suzy war. Nach etwa einer Stunde dachte er: *Ach, zum Teufel damit*, und gab auf. Er war zwar nicht in die Medulla der Medulla vorgedrungen, aber er war näher an die Leere herangerückt als die meisten Flughäfen an ihre großen Städte; er hatte einen Blick auf ihre unsichtbare Skyline werfen können, hatte ihren geruchlosen Rauch eingeatmet, und da sie ewig war, wusste er, dass sie noch da wäre, wenn er nächstes Mal ein Ticket kaufte. Aber heute nicht. Heute musste er wohl oder übel über Suzy nachdenken.

Die sexuellen Sehnsüchte junger Mädchen sind unbeschreiblich süß, dachte er. *Und diese Süße ist traurig und unbeschwert zugleich.* Sie sehnen sich nicht nach Erlösung durch einen Orgasmus: Das würde erst mit den Jahren kommen. Sie sehnen sich nicht einmal nach einer Steigerung des genitalischen Tremolos, unter dem ihr Körper seit einiger Zeit sanft erschauert. Es ist nicht nur das Verlangen nach Liebe oder Zärtlichkeit: Je mehr Liebe und Zärtlichkeit junge Mädchen von ihren Familien und Freunden bekommen, umso weniger spielen sie eine Rolle. Es ist in erster Linie das Verlangen nach *Wissen*. Es gibt ein Wissen über Männer –

über das Zusammensein mit Männern, allein, an dunklen Orten –, zu dem sie unbedingt Zugang erhalten müssen, das ahnen sie, um durch die geheimnisvolle Weite ihres zukünftigen Lebens navigieren zu können. Ihr Unterbewusstsein signalisiert, dass dieses Wissen von elementarer Bedeutung ist, um in der Welt der Erwachsenen bestehen zu können, und ihre Hormone verstärken aus nur ihnen selbst bekannten Gründen diese Signale mit einem Ansturm von prickelnden Schauern. In den meisten sexuellen Sehnsüchten steckt der tiefe Wunsch, eine wie auch immer geartete Verbindung zum Geheimnis des Lebens aufzunehmen, doch die Sehnsüchte der Jugendlichen sind noch überlagert von dem Furcht einflößenden und dennoch optimistischen Verlangen, die kleineren Geheimnisse des erwachsenen Universums zu lösen (auch wenn sie zu diesem Zeitpunkt alles andere als klein erscheinen), eines Universums, in dem der Penis offenbar einen langen Schatten wirft und die Vagina das Tor zu Scham und Erlösung zugleich bildet. Wenn dem Verlangen vieler älterer Frauen diese Süße fehlt, dann nur deshalb, weil sie das Wissen, nach dem sich junge Mädchen so verzweifelt und schüchtern zugleich sehnen, längst besitzen und es möglicherweise enttäuschend und unbefriedigend finden, vor allem, wo es um Männer geht.

Switters rollte zurück ins Haus und kurvte durch die Räume, vorbei an vorsintflutlichen Butterfässern, Spinnrädern und unbequemen Schaukelstühlen. Sollte er je das Angebot einer Zeitreise erhalten, würde das Amerika der Kolonialzeit bestimmt als Letztes auf der Liste seiner bevorzugten Ziele stehen, obwohl er vermutete, dass Jefferson, Franklin und die übrige Bande würdige Saufkumpane gewesen wären – es vielleicht sogar verdient hätten, in den C.R.A.F.T.-Club aufgenommen zu werden, und das ließ sich von keinem einzigen anderen Regierungsmitglied der letzten hundertfünfzig Jahre behaupten.

Im Gegensatz zum schroffen Pragmatismus des Early-American-Dekors war der Inhalt in den Schränken seiner

Mutter, die er nun etwas genauer unter die Lupe nahm, stilvoll und luxuriös. Dort hingen, des Körpers beraubt, dessen Umrisse sie nachzeichneten, weiche, puderfarbene Hosenanzüge, schwarz schimmernde Cocktailkleider, mit Lammfell gefütterte Wildlederjacken, und überall prangten unauffällig, aber stolz kleine Etiketten mit italienischen Namen (Oscar de la Renta, Dolce & Gabbana), die er wieder erkannt hätte, wenn er *Vogue* oder auch *Newsweek* gelesen hätte statt *Tricycle* und *Soldier of Fortune*. Eunice wurde ihnen gerecht, das musste er zugeben, obwohl er sie mit ihren siebenundfünfzig Jahren, dem hennagefärbten Haarknoten und dem spröden, gelifteten Gesicht nicht annähernd so anziehend fand, wie es ihre Mutter Maestra im gleichen Alter gewesen war. Dwaynes Schrank, den er ebenfalls inspizierte, quoll über von albernen Golfklamotten und glänzenden Anzügen, die Switters nicht mal zu einem Hahnenkampf in Chiang Mai getragen hätte.

Langsam fuhr er bis zu Suzys Zimmertür. Doch obwohl er die Hand bereits auf der Türklinke hatte, brachte er es nicht über sich, tatsächlich ihr Allerheiligstes zu verletzen. Ein solcher Spion war er noch nie gewesen. Allerdings blieb er eine ganze Weile vor ihrer Tür sitzen und dachte nach.

Suzy sehnt sich nicht bloß nach Gefühlen, sie sucht Wissen. Sie wollte die vage Vorstellung, die sie von ihrem zukünftigen «wirklichen» Leben hatte, konkretisieren. Vielleicht wollte sie sich auf ihre Transfiguration vorbereiten, auf die Metamorphose, die eines Tages ihren träumerischen Kokon zerspringen ließe und sie als feuchtflügeligen, unsicheren Schmetterling in die üppigen Gärten der Weiblichkeit und Mutterschaft entlassen würde. Und wäre er nicht der ideale Lehrer? Er verfügte nicht nur über die entsprechende Erfahrung, sondern auch die notwendige Hingabe und Umsicht. Wenn die männliche Erektion der Kompass war, mit dem sich so viele Frauen wohl oder übel auf der Welt zurechtfinden müssen, so gehörte sein Instrument sicher zum Feinsten, was die Welt zu bieten hatte. *Also, wenn Amelia Earhart meinen Heini an Bord gehabt hätte ...!* Dann fiel ihm Bobbys Geschichte ein, wie in den alten Zeiten Tanten und Onkel bei der Initiation –

Aber nein. Das konnte er seinem Gewissen beim besten Willen nicht vormachen. Das Schlafzimmer war kein Klassenzimmer. Es gibt Fähigkeiten (wenn *Fähigkeiten* der richtige Ausdruck war), die jeder Mensch sich selbst aneignen muss, indem er sie ausprobiert. Von seinem glatt polierten Lehrerpult aus Suzy etwas über Sex «beizubringen» hieß, ihr sämtliche Dummheiten und Fummeleien einer Teenager-Romanze vorzuenthalten, sie um die Verlegenheiten und Peinlichkeiten, die Befürchtungen und das Staunen zu bringen, die verräterischen Flecken, die verrenkten Glieder – all die ungeschickten Ekstasen und klebrigen Überraschungen, die der neophytischen Büchse der Lust entspringen. Welches Recht hatte er, diesen Prozess stromlinienförmig zu gestalten? Welches Recht, ihr *irgendetwas* beizubringen?

Diese Frage stellte er sich am frühen Nachmittag erneut, nachdem er einen ersten Entwurf der Fatima-Geschichte in den Familiencomputer eingegeben und folgende Provokation hinzugefügt hatte:

> Im Jahre 1917 erschien die Jungfrau Maria als Rosenkranzmaria verkleidet den Kindern in Fatima insgesamt sechsmal. Vor längerer Zeit, nämlich im Jahre 1531, hatte sie sich bereits das mexikanische Guadalupe für den ersten großen Auftritt ihrer verspäteten Comeback-Tour ausgesucht, wo sie ihr Abbild einem armen Indianerjungen auf den Poncho gedruckt und ihm aufgetragen haben soll, dass man am Rande von Mexiko City eine Kirche für sie zu errichten habe. Der nächste Zwischenstopp kam dreihundert Jahre später in Paris (Gottes Uhren gehen anders), wo eine Novizin sie zweimal in einer Kapelle zu sehen bekam. Diesmal bestand sie darauf, dass man ihr Bildnis auf eine Münze prägte und regelmäßig zu ihr betete. Dann war sie verhältnismäßig schnell wieder da: 1858 machte sie nicht weniger als achtzehn kurze Stipp-

visiten in einer Grotte bei Lourdes und nannte sich die Unbefleckte Empfängnis. Die Gegend muss ihr gefallen haben, denn bald darauf zeigte sie sich in Pontmain vier Kindern und schaffte es tatsächlich, dass man ihr zu Ehren auch dort eine Kirche errichtete. 1879 schwebte sie in Irland über einer Dorfkapelle. 1930 beehrte sie ausgiebig Belgien, wo sie mindestens einundvierzigmal vor mehreren Jugendlichen in verschiedenen Ortschaften auftrat und sich in Beauraing als Jungfrau vom Goldenen Herzen und in Banneux als Jungfrau der Armen vorstellte. Zwischen 1945 und 1959 legte sie in Amsterdam die Samthandschuhe ab, nannte sich Jungfrau aller Völker und forderte, dass ihre Kontaktperson den Papst ersuchte, ihr die Titel Miterlöserin, Unterhändlerin und Fürsprecherin zu verleihen. 1981 landete sie in zwei der kaputtesten Orte der Welt, Ruanda und Bosnien, wo sie sich als keine Geringere denn als Mutter der Welt und Königin des Friedens ausgab. Und wenn wir schon bei kaputten Orten der Welt sind: Vor ein paar Jahren tauchte ihr Bildnis an der Mauer einer Finanzierungsgesellschaft in Florida auf, einen Kredit soll sie allerdings nicht beantragt haben.

Und so, meine dampfende kleine Kumquat, sehe ich mich zu der Frage genötigt: Wo steckte Jesus die ganze Zeit? Maria hat ihre diversen Auftritte, fordert mehr und mehr Anerkennung, nimmt einen grandiosen Titel nach dem anderen an und verlangt als Miterlöserin gleiche Rechte. Doch in den gesamten fünf Jahrhunderten und auch den fünfzehn davor gibt Jesus weder einen Piepser von sich, noch lässt er sich ein einziges Mal blicken. Was ist da oben eigentlich los? Als er noch auf Erden weilte, schien er alles andere als schüchtern. Ist dir aufgefallen, dass die Muttergottes ihn in keiner ihrer Verkündigungen erwähnt hat? Gott ja, aber Jesus nie. Sie selbst wird in den Evangelien praktisch kaum genannt, und bei den seltenen Gelegenheiten, da sie tatsächlich einmal auftritt, wirkt Jesus nicht gerade begeistert, vergleiche Markus (oder war es Matthäus?), wo er, glaube ich, so weit geht, ihr die kalte Schulter zu zeigen, indem er fragt: «Wer ist meine Mutter?» Nur um dann fortzufahren, jeder, der den Willen Gottes erfülle, sei Bruder, Schwester und Mutter für ihn. Liegt hier ein Rachemotiv zugrunde? Könnte Jesus, im Keller seiner Mutter angekettet, unter Hausarrest stehen? Hat sie etwas gegen ihn in der Hand? Wird er von ihr erpresst? Ich schätze, dass wir all die Aktivitäten um Maria als die natürliche Wiederkunft des weiblichen Prinzips in der Gesellschaft ansehen können, als lang ersehnte Wiederkehr der Göttin in dominanter, religiöser Gestalt. Doch es könnte sich genauso gut um eine Palastrevolution handeln, die den glänzenden Emporkömmling Luzifer möglicherweise seine Stellung als Nr. 2 im Himmel kosten wird – oder eine dumme kleine, in aller Öffentlichkeit ausgetragene Familienfehde.

Während Switters mehrmals die beiden vorangegangenen Absätze überflog, schwebte sein Finger über der Delete-Taste wie der fleischlose Zeigefinger des Sensenmanns über seiner alles auslöschenden schwarzen Klinge. Welches Recht besaß er, ihre unschuldige Gesinnung zu provozieren und die makellosen, keimfreien Bürgersteige ihrer Vorstellung von Seligkeit mit den stinkenden Pferdeäpfeln des Zweifels zu besudeln?

«Jedes Recht der Welt», hörte er seine innere Stimme rufen. «Und nicht nur das Recht, sondern auch die verdammte Pflicht.»

Gegen Abend, als die untergehende Sonne mit ihren geranienroten und satsumagoldenen Leuchtfarben den angrenzenden Golfplatz in das Spielfeld eines Flipperautomaten verwandelte, trieb ein Anflug von Nervosität Switters zum Kühlschrank in der Garage, wo Dwayne seinen Biervorrat aufbewahrte. Er leerte eine Dose Budweiser in einem Zug, öffnete eine zweite und steckte noch ein paar weitere in die

Satteltasche seines Rollstuhls. Anschließend drehte er ein paar Runden im Haus und verzog das Gesicht beim Anblick der Sturmlaternen und Lichtputzscheren aus dünnem Blech. Einmal erklärte er mit lauter Stimme, als hätte er einen verirrten Trottel draußen am siebzehnten Loch vor sich: «Dieses Haus hat übles Feng-Shui. Das spüre ich.»

Ein ähnliches Gefühl hatte er schon einmal in seiner Wohnung in Langley gehabt, wie er später (kräftig ausgeschmückt) Bobby Case e-mailte: «Ich hatte ein paar Feng-Shui-Geomanten anrufen wollen, damit sie sich des Problems annehmen, aber aus Versehen die Nummer der Sinn Fein gewählt, sodass eine Horde von Iren mit Maschinenpistolen aufkreuzte.» Worauf Bobby antwortete: «Du kannst von Glück reden, dass du nicht Sean Penn erwischt hast.»

Je mehr das Tageslicht abnahm, umso größer wurde seine Erregung. Er malte sich aus, wie ein Flutlicht nach dem anderen im Stadion der konfessionellen Privatschule aufflammte, wie die mit Pickeln übersäten Gladiatoren (zu denen auch er mal gehört hatte) sich für den Anpfiff in einer Reihe aufstellten, er malte sich das hohe, schrille Kreischen der Schülerinnen auf den überdachten Plätzen aus, die kalten, harten Holzbänke unter ihren Hintern, die schrillen Pfiffe der Schiedsrichter, das blecherne Echo der Lautsprecheransage, die verschüttete Cola und den daneben gespritzten Senf, Wolken von Staub und Wolken von Kalk, die hochgepeitschte, pubertäre Spannung des Ganzen. Und dann ging das erste Viertel zu Ende ... und eine süße kleine Schülerin stahl sich davon ...

Switters hatte sich sein Leben lang wie ein siamesischer Zwilling gefühlt, aber auf die innere Zerrissenheit, die ihn jetzt umtrieb, war er nicht vorbereitet gewesen. Auf den Spinnenbiss des schlechten Gewissens ja, nicht aber auf den Eispickel des Zweifels. Einen Augenblick sehnte er sich danach, sie in seinem Sperma zu baden, es warm und schimmernd auf ihrem Nabel, den Lippen und den Nippeln zu verteilen, die in seiner Phantasie an die kandierten Radmuttern von Amors rotem Ferrari erinnerten. Als Nächstes sehnte er sich nur danach, ihre Zehen zu küssen. Nein, nein, nicht die Zehen, die waren viel zu erogen! Ihre Fersen oder, noch besser, ihren linken Ellbogen unter dem Baumwollärmel. Sie nur ganz kurz auf den Scheitel zu küssen – und sie dann mit allen ihm zur Verfügung stehenden Mitteln vor den erotischen Fallstricken, Manien und Unwägbarkeiten der Erwachsenenwelt zu schützen. Die tödlichen Kugeln der «realen Welt» – das heißt des Marktes – abzuwehren, damit ihr keine ein Loch ins magische Tutu ihrer Kindheit brannte.

Verflixt und zugenäht! Switters war zwar immer etwas widersprüchlich gewesen, aber nie neurotisch. Wie die meisten gesunden Menschen verachtete er Neurosen. Und trotzdem brannte jetzt ein Fieber in seinen Adern, flackerte ein Gewitter in seinem Puls, bliesen sich seine Lungen auf wie ein Luftballon, um dann wieder zusammenzufallen, und seine Gedanken verteilten sich über die Landkarte wie eine Fast-Food-Kette. Der böse Geist des Alkohols verstärkt die Selbstbesessenheit und putscht einen auf, was alles nur noch schlimmer macht. Da waren ihm die albernen Hanfgeister wirklich lieber.

Er zog sich in sein Zimmer zurück, schob das Fenster hoch, um für Ventilation zu sorgen, und zündete sich einen Joint an. Nach ein oder zwei kräftigen Zügen stellte sich so was Ähnliches wie Ruhe ein. Er rauchte weiter, wurde schläfrig und schloss die Augen. Ahhh. Jetzt nahm seine Vision des Footballspiels sanftere Züge an. Statt einer rituellen Parodie auf den territorialen Imperativ der Primaten, inklusive nicht unbedingt tödlicher, doch oft schmerzhafter Gewalt, deren Grenzen von eindeutig sexuellen Untertönen gefärbt und in den letzten Jahren vom Gestank des Kommerzes verpestet worden waren, sah er … doch halt, nein, all das war es immer noch, aber es hatte auch einen gewissen unschuldigen Sexappeal, eine spielerische, temperamentvolle, ungezähmte Dynamik. Plötzlich beneidete er Suzy, weil sie dort auf der Tribüne saß, und überdies wünschte er sich, er wäre selbst auf dem Spielfeld dabei und könnte für sie spielen, könnte all die schnellen Jungs umrennen und ihre weiten Pässe abfangen.

Sekunden später kicherte er über diese dummen Hirngespinste, rutschte etwas tiefer in seinen Rollstuhl und vergaß bald das ganze Spiel. Andere, scheinbar tiefgründigere Gedanken bemächtigten sich seines Gehirns: *Bis zu welchem Grad würde eine bestimmte Menge Katzenminze die Quantenmechanik in Schrödingers theoretischer Katzenkiste beeinflussen? Und warum hatte man C als Symbol für die Lichtgeschwindigkeit ausgewählt, obwohl Z doch ganz offensichtlich der schnellste Buchstabe des Alphabets ist?*

Plötzlich schlugen zwei von Eunice' drei lächerlich überdimensionierten, deprimierend hässlichen Standuhren und rissen ihn jäh aus seinen Träumen. Er glaubte, acht Schläge gezählt zu haben, und ein Blick auf seine Armbanduhr bestätigte diese Vermutung. Heiliger Bimbam! Das erste Viertel musste längst vorbei sein. Suzy kam nicht. Immerhin hatte sie ihn gestern auf diese Möglichkeit hingewiesen. Sie musste mit ihren eigenen Ängsten fertig werden, darunter auch die mitfühlende Sorge, der körperliche Vollzug ihrer Liebe könne ihm in seinem «prekären Zustand» schaden.

Sie würde also nicht kommen. Na schön. Umso besser. Er zündete sich einen weiteren Joint an, und als er ihn zur Hälfte geraucht hatte, merkte er, dass er Hunger hatte. Ein klassischer Fall von Cannabiskohldampf. (Wenn die Hersteller von Schokolade und Erdnussbutter auch nur ein Fünkchen Verstand hätten, würden sie sich gnadenlos für die Legalisierung stark machen.) Er war dermaßen hungrig, dass er die Teller mit den Keksen unter dem Bett hervorholte, wo er sie versteckt hatte, um Suzys Gefühle nicht zu verletzen. Mittlerweile hatten sie das Frühstadium der Versteinerung erreicht – waren hart, trocken und fad –, doch er verschlang sie trotzdem, als seien sie eine heimlich auf die Erde geschmuggelte Götterspeise.

Der Rohrzucker in den Keksen hakte sich singend beim Traubenzucker des Bieres ein, und beide taten sich zu einem halbwegs aufrührerischen Pöbel in seinem Blutstrom zusammen, einem chemischen Mob, der beim Vormarsch auf den Schutzwall seines Gehirns von den sanfteren, introspektiven (allerdings auch nicht gerade seriösen) Tetrahydro-Cannabinolen des Marihuanas zwar besänftigt, doch keineswegs zerstreut wurde. Unter dem Einfluss dieser Energien ertappte er sich dabei, wie er auf der Suche nach seiner CD mit Broadway-Melodien im Geheimfach seines Krokokoffers wühlte, und als kurz darauf der Matrosenchor aus *South Pacific* anfing, «There is Nothin' Like a Dame» zu schmettern, konnte ihn endgültig nichts mehr vom Tanzen abhalten.

Er rollte zum Bett und schwang sich darauf. Das Tanzen auf einem Bett hat seine natürlichen Grenzen. Switters' anfängliche Schritte entwickelten sich, besser gesagt, verkümmerten rasch zu einer unbeholfenen Hopserei. Statt dagegen anzukämpfen, überließ er sich dem Rhythmus, und als «The Surrey With the Fringe on Top» aus *Oklahoma* aus den (voll aufgedrehten) Lautsprechern dröhnte, hüpfte er auf und ab wie ein übermütiger kleiner Junge, der sich vorm Schlafengehen auf seinem Matratzentrampolin austobt – die hellblonden Locken streiften fast die Zimmerdecke. Die Strapaze wirkte wohltuend, verschaffte Erleichterung. Sein Wahoo stieg rapide an.

Mitten in der Luft, bei einem der höheren Sprünge, meinte er im Flur eine Stimme zu hören. «Lieber Himmel! Wo kommt denn die *Schmalzmusik* her?»

Er landete. Die Federn wurden zusammengedrückt, dehnten sich und katapultierten ihn, ohne Unterbrechung im Takt, erneut Richtung Decke. Und auf dem Weg nach oben sah er sie. Sie stand in der Tür. Sie hatte sich die Lippen rot geschminkt und blauen Lidschatten aufgelegt, beides einen Hauch zu dick. Sie trug eins von Eunice' Partykleidern, einen hautengen pechschwarzen Fummel, den er sofort wieder erkannte, nachdem er gerade erst den Kleiderschrank seiner Mutter inspiziert hatte. Todschick. Zwar hatten Suzy und Eunice mittlerweile etwa die gleiche Größe, aber das gute

Stück hing schlotternd an ihr und wirkte alles andere als schick. Offensichtlich hatte Suzy vorgehabt, weiblich und verführerisch zu wirken, doch in Wirklichkeit sah sie aus wie eine kleine Göre, die mit der Garderobe ihrer Stiefmutter Verkleiden spielt (was sie in gewisser Weise ja auch tat). Dieser Eindruck wurde noch verstärkt durch die Tatsache, dass sie barfuß war. Das Ganze war einerseits entsetzlich komisch, andererseits aber auch überwältigend erotisch.

Switters machte die Beine steif und ließ die Arme fallen, um sein Gehopse zu beenden, doch die Federn machten noch eine Weile weiter, beruhigten sich nur ganz allmählich, sodass er ziemlich unkontrolliert auf dem Bett herumhüpfte und -stolperte.

Suzys Mund stand weit offen. Entsetzen, Ungläubigkeit und Abscheu standen ihr ins Gesicht geschrieben. Dann wandte sie sich abrupt um und ergriff die Flucht.

«War doch nur ein Scherz», rief er ihr hinterher. «Ich habe auch andere Musik! Ich habe ... Frank Zappa!» *Mist, wahrscheinlich hat sie noch nie was von Frank Zappa gehört.* «Ich habe ... ich habe Big Mama Thornton!» *Sie ist sechzehn und lebt in einer Vorstadt von Sacramento, wie sollte sie da Big Mama kennen?* «The Mekons! Das ist es! Mekons? Suzy!»

Als er dann auf der Bettkante stand wie ein steinerner Engel, der in einen Fischteich pinkelt, dämmerte ihm, dass vermutlich nicht die Musik der Stein des Anstoßes gewesen war.

Switters hätte sich fast eine Muskelverspannung zugezogen, als er herunterspringen und ihr nachlaufen wollte. Doch er war ein Überlebenskünstler bis ins Mark, und sein Instinkt dämpfte die Panik lange genug, um seinen Körper in den Rollstuhl zu transferieren, bevor er die Verfolgung aufnahm.

Durch die geschlossene Tür ihres Zimmers konnte er sie schluchzen hören.

Immer wieder setzte er an, ihren Namen auszusprechen, doch die Worte blieben ihm im Hals stecken wie ein getürkter Weihnachtsmann in einem schiefen Kamin.

Fünf volle Minuten saß er da und hörte, wie sie weinte. Dann rollte er langsam zurück in sein Zimmer, packte seine Siebensachen und verließ das Haus. Er fuhr zum Flughafen, wo er die Nacht in seinem Invacare 9000 verbrachte. Gelegentlich döste er ein, aber die meiste Zeit war er wach. Gegen einen Aufpreis von fünfunddreißig Dollar buchte Southwest Airlines seinen Abflug von Sonntag auf Samstag um, und am Morgen nahm er die Frühmaschine nach Seattle.

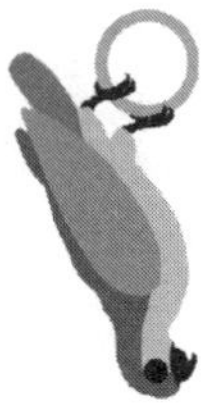

ALS SWITTERS DREI Tage später wieder an der Ostküste landete, kam die Migräne mit. Auch auf dem Trip von Sacramento nach Seattle hatten ihn Kopfschmerzen überfallen und gezwungen, achtundvierzig Stunden das Bett zu hüten, was seinen Kontakt mit Maestra auf ein Minimum reduzierte. Erst als er wieder aufbrach, dachte er daran, ihr das Armband aus ineinander greifenden silbernen Kamelien zu geben, das er am Flughafen von Sacramento für sie gekauft hatte. Maestra war vollauf damit beschäftigt, sich in die Computerdateien eines Kunstschätzers zu schmuggeln, den sie im Verdacht hatte, den Wert ihres Matisse bewusst zu tief anzusetzen. Intuitiv hatte sie das Thema Suzy mit keinem Wort erwähnt.

Die Langstreckenmigräne unterschied sich nicht von der auf der Kurzstrecke. In beiden Fällen hatte er das Gefühl, dass sich hinter seinen Augen im Flackern eines Strobolichts ein Stachelschwein und ein Hummer bis auf den Tod bekämpften.

Irgendwo auf der Zugfahrt von New York nach Washington trug eins der beiden reizbaren Viecher den Sieg davon, und der neurooptische Chefbeleuchter schaltete das Flackerlicht ab. Als die Skyline der Bundeshauptstadt sichtbar wurde, fühlte er sich wieder einigermaßen normal. Als er das Washington-Denkmal erblickte, perlten die ersten Wahoo-Bläschen durch seine Rückenmarksflüssigkeit. Selbstredend war das nicht dem Denkmal zu verdanken, das mit Switters noch weniger zu tun hatte als mit dem toten Staatsmann, den es ehren sollte. Abgesehen von der Tatsache, dass es groß und weiß war – welchem George Washington huldigte die Statue eigentlich? Dem Soldaten, dem Präsidenten oder dem Menschen? Andererseits, da Jefferson seinen Kollegen als «nicht gerade erfinderisch und phantasievoll» beschrieben hatte, passte die Langeweile des Denkmals vielleicht gar nicht schlecht. Welches Symbol hätte der Bildhauer im Übrigen an seine Stelle setzen sollen? Den Theodolithen des Landvermessers, ein Kriegsbeil oder gar sein klapperndes Gebiss?

Für Switters signalisierte das Denkmal, dass er wieder im Dienst war; nur deswegen war er so kribbelig. In wessen Dienst, stand auf einem anderen Blatt. Er wusste nur, dass er als Privilegierter mit entsprechender Zugangsberechtigung erneut die Höhle des Löwen betreten hatte, jenen machtgeschwellten Nabel der Welt, mit dem sich jeder engelhafte Störenfried eines Tages herumschlagen muss, diese Stadt, in der nur das Gewinnen zählt.

Und in der nur die Gewinner verloren sind?

In dieser Nacht schlief er in seinem eigenen Bett. Was für ein hübscher, tröstlicher Ausdruck: «in seinem eigenen Bett». Doch wie viele solcher Empfindungen war auch diese trügerisch. Stimmt, das Bett gehörte ihm und auch, samt Hypothek, die Wohnung, in der es stand, aber in den zwei Jahren, seit er sie besaß, hatte er nicht mal vierzig Nächte darin geschlafen.

Da er genau zwischen Krebs und Löwe geboren war – was so viel heißt, wie permanent hin und her gerissen zu sein zwischen Einsiedlerhöhle und Rampenlicht –, sehnte er sich einerseits nach der Intimität eines privaten, persönlichen Ambientes und hasste gleichzeitig die Einschränkungen, die Routine oder Eigentum mit sich brachten. Zumindest Astrologen würden diese Ambivalenz seiner Geburtskonstellation zuschreiben. Andere würden behaupten, dass es nichts weiter war als eine genaue mikrokosmische Reflexion der fundamentalen Natur des Universums.

Die Wohnung war spartanisch eingerichtet. Abgesehen von den Anzügen und T-Shirts waren sämtliche Gegenstände darin (einschließlich tiefgefrorener Lebensmittel in diversen Stadien des Zerfalls, die an die Spezialeffekte in mexikanischen Horrorstreifen erinnerten) mindestens zwei Jahre alt.

Je mehr Werbung er sah, desto weniger Lust hatte er einzukaufen?

Je nachdem, ob bei der betreffenden Person ... ja, was? Angst? Entfremdung? persönliches Interesse? Menschlichkeit? den Ausschlag gab, betrachteten die Leute die neue Zentrale der Central Intelligence Agency von ganz unterschiedlichen psychologischen Standpunkten. Der von Switters war mehr oder weniger neutral. Switters war, laut Bobby Case' Definition, ein «neutraler Engel».

Sogar im Hinblick auf Engel war Switters neutral. Biblische Engel, wohlgemerkt. Bei den seltenen Gelegenheiten, wenn er über das Thema nachdachte, war er geneigt, Engel mit Fledermäusen zu vergleichen. Er konnte kaum an die einen ohne die anderen denken. Es erschien ihm völlig logisch. Es waren zwei Seiten derselben Medaille, oder etwa nicht? War nicht der eine geflügelte Anthropomorph das genaue Abbild des anderen?

Weiß und strahlend, repräsentierte der himmlische Engel das Gute. Die schwarze, listige Fledermaus hingegen wurde mit dem Bösen in Verbindung gebracht. Aber war das wirklich so einfach?

Fledermäuse sind in Wirklichkeit freundliche und harmlose kleine Säugetiere (weniger als ein Prozent sind tollwütig), die der Menschheit nützen, indem sie riesige Mengen an Insekten vertilgen und im Regenwald mehr Pflanzen und Bäume befruchten als alle Bienen und Vögel zusammen. Engel dagegen treten oft als grimmige Rächer auf, die grausame Botschaften überbringen, mit Propheten streiten, Mieter vertreiben und mit flammenden Schwertern herumfuchteln. Ihre «Befruchtung» beschränkt sich darauf, überrumpelte sterbliche Frauen zu schwängern. Wem würde man nachts in einer dunklen Gasse lieber begegnen?

Engel haben trotzdem ihren Wert. Als geheimnisvolle Geschöpfe tragen sie die alten Wunder in die moderne profane Welt hinein. Skeptiker, die Zeter und Mordio schreien, wenn die Sprache auf Geister, Außerirdische oder Kornkreise kommt (ganz zu schweigen vom Treibhauseffekt), halten sich bei Engeln eher zurück. Laut einer Gallup-Umfrage glaubt mehr als die Hälfte aller Amerikaner an Engel. So hält der Einfluss des Übernatürlichen auf die rationale Welt nach wie vor an.

Frauen haben im Allgemeinen Angst vor Fledermäusen. Sogar Maestra hatte Angst vor ihnen. Soweit man sagen kann, ist es nicht die unbewusste Furcht vor Befruchtung oder der Saat des Bösen. Frauen fürchten sich eher davor, dass sich Fledermäuse in ihren Haaren verheddern. Ah, aber hatte nicht der heilige Paulus angeordnet, dass Frauen «der Engel wegen» in der Kirche ihren Kopf bedecken sollen? In der Zeit des heiligen Paulus waren die Begriffe Engel und Dämon austauschbar, und es gab eine Gattung von Engel/Dämon, die angeblich von Frauenhaar magnetisch angezogen wurde. Engel im Haar. Fledermäuse im Haar. Auch hier sind die Unterschiede nicht so präzise, wie es auf den ersten Blick aussieht. Irgendwo müssen also Engel mit Dämonen verschmelzen. An diesem Punkt hat, wie im mathematischen Raum, die Medaille nur eine Seite. Aber wo ist dieser Punkt? Wo oder wann gehen Licht und Dunkelheit ineinander über? Ende der Zeit – oder besser Heute ist Morgen – hätte vielleicht geantwortet: «Im Lachen.»

Innerhalb der CIA ist das Gegenstück zum *neutralen* Engel der Cowboy. Cowboys wähnen sich auf der Seite des Lichts (das sie ausschließlich mit dem Guten identifizieren); da sie aber auf der uneingeschränkten Vorherrschaft des Lichts über das Dunkel bestehen – und vor keiner finsteren Tat zurückscheuen, um diese Vorherrschaft zu sichern –, wandeln sie am Ende das Licht in Dunkelheit um. Doch das ist eine reine Verwandlung, keine Fusion. Das Lachen spielt in dieser Gleichung keine Rolle.

Deshalb lagen die Kritiker nicht ganz falsch, wenn sie die Zentrale der CIA mit dem Bösen assoziierten. Was ihnen entging, war etwas, das Switters (der gerade vor dem Gebäude unbeholfen aus dem Taxi stieg) unweigerlich sah: eine Fabrik, die unübertroffen darin war, genau die Universalschraubenschlüssel herzustellen, die dann als Sand im eigenen Getriebe fungierten.

Nachdem er mehrere Sicherheitskontrollen passiert hatte, gelangte Switters schließlich ins Vorzimmer des stellvertretenden Leiters für Geheimoperationen, Mayflower Cabot Fitzgerald. Es war Punkt zehn Uhr morgens. Joolie, Fitzgeralds rothaarige Sekretärin, mit der Switters seit Jahren flirtete, runzelte fragend die Stirn, als sie den Rollstuhl sah, verkniff sich aber jede Bemerkung. In Langley macht man keine Karriere, wenn man seine Nase in Dinge steckt, die einen nichts angehen.

Fitzgerald selbst tat zunächst so, als hätte er den Rollstuhl gar nicht bemerkt. Mayflower – so unterschrieb er seine Memos, und so wollte er auch genannt werden – gab sich niemals überrascht. Gefühle zu zeigen hätte seine Professionalität untergraben und tief verwurzelte Prinzipien verletzt.

«Sie sind pünktlich auf die Minute», erklärte Mayflower, nachdem er die Tür hinter ihnen geschlossen hatte.

«Kein Wunder», erwiderte Switters, der Joolie noch rasch einen Handkuss zugeworfen hatte, als er ins innere Heiligtum rollte. «Schließlich bin ich Geheimagent – und kein Anwalt, Hollywood-Agent oder aufgeblasener Bürokrat.»

Sollte er Mayflower damit beleidigt haben, so verzog dieser keine Miene. Vielleicht war er an Switters gewöhnt und wusste mittlerweile, dass der unter bestimmten Einsatzbedingungen cool und effizient arbeitete, bei anderen Gelegenheiten aber zu einer blumigen oder gar unverschämt frechen Ausdrucksweise neigte. Wie auch immer, ein paar Sekunden starrte er seinen

Untergebenen ruhig und ausdruckslos an, durch eine Nickelbrille, deren blitzblank polierte Gläser heller leuchteten als seine Halbglatze. In Wirklichkeit war es mehr als eine Halbglatze. Mit fünfundfünfzig war Mayflower gerade noch so viel von seinem eisengrauen Haar geblieben, dass es für das Toupet einer kleinen Puppe gereicht hätte. Einer chemotherapierten Barbie beispielsweise. Nickelbrille, eisengrauer Haarkranz, ein Kinn, so hart wie Granit, eine Stimme aus Gold und ein Intellekt, der Ähnlichkeit mit angereichertem Plutonium besaß. Für Switters hatte der stellvertretende Leiter eher mineralische als animalische Eigenschaften.

Es war Switters, der schließlich die Stille brach. «Laufbursche», sagte er, «nicht Agent. Tut mir Leid, wenn ich meinen Rang übertrieben habe.»

Mayflowers dünne Lippen zuckten, doch er lächelte nicht. «Ist der Rollstuhl ein Requisit, das irgendwas beweisen soll?», fragte er.

«Ein kleines Missgeschick in Südamerika.»

«Wirklich? Ich hoffe, dass es nichts mit unserem Freund Sumac zu tun hat.»

«Keineswegs. Es hat etwas mit Ende der Zeit zu tun. Oder besser gesagt, mit Heute ist Morgen.»

Mayflower starrte ihn weiter an. Switters starrte an die Wand hinter dem Schreibtisch. Bei anderen Behörden hätte ein Beamter von Mayflower Cabot Fitzgeralds Rang einen Groton-Wimpel und gerahmte Diplome aus Princeton und Yale (die durchaus in Mayflowers Curriculum Vitae gehörten) aufgehängt, bei der CIA aber waren Hinweise auf den persönlichen Werdegang verpönt.

Weder Fotos von seiner Frau, den Kindern noch dem Hund schmückten den Schreibtisch. An der Wand jedoch hing ein dreißig mal vierzig Zentimeter großer signierter Hochglanzabzug von Barbara Bush. Auf dem Foto trug die einstige First Lady ein türkisfarbenes Kleid, und als Switters ihr Bild – unfairerweise – mit dem großen Blauen Akt von Matisse verglich, schnitt sie unvorteilhaft ab.

«Switters, haben Sie sich jemals gefragt, warum ich Sie unter meine persönlichen Fittiche genommen habe, statt Sie, sagen wir, in die Obhut von Brewster oder Saltonstall zu geben?»

«Weil Saltonstall ein Idiot und Brewster ein Klugscheißer ist. Und ich mich bei beiden nicht recht hätte entfalten können.»

«Ich fühle mich geschmeichelt, dass Sie bei mir anderer Meinung sind. Sie sind sich doch wohl im Klaren darüber, dass ich Ihre lässige Art und Weise – sowohl im Umgang mit firmeninternen Angelegenheiten als auch in Ihrem Privatleben – missbillige. Gleichzeitig bin ich fasziniert. Es gibt Dinge an Ihnen, die mich, das muss ich zugeben, durchaus fesseln. Zum Beispiel kursiert das Gerücht, dass Sie die Genitalien einer Frau in fünfzig Sprachen benennen können.»

«Einundsiebzig, um genau zu sein.»

«Hmmm. Und haben Sie auch einen Lieblingsausdruck für ... für dieses Organ?»

«Oh, ich mag die meisten, sogar die holländischen. Es gibt aber einen Ausdruck in Somalia, der nur von Frauen benutzt werden darf. Er ist voller Geheimnisse und verborgener Schönheit.»

«Und wie lautet er?»

«Tut mir Leid.»

«Was soll das heißen?»

«Das müssen Sie nicht wissen.»

Obwohl Mayflower düster lächelte und eine Atmosphäre von metallischer Herzlichkeit aufrechterhielt, erklärte er Joolie durch die Sprechanlage, sie könne sich die Mühe des Kaffeekochens sparen. Dann räusperte er sich ruhig und formell. «Ich wollte eigentlich einen neuen Auftrag mit Ihnen besprechen, aber vielleicht sollten wir zunächst Ihren ... äh, Zustand erörtern.» Er deutete auf den Rollstuhl. «Also, schießen Sie los.»

Und Switters erzählte es ihm.

Switters erzählte ihm alles, wenn auch in verkürzter Form. Die Story war nicht mal ein Drittel so lang wie die, die er Bobby Case erzählt hatte. Trotzdem blieb er bei der Wahrheit. Und wie reagierte Mayflower? Zuerst ungläubig. Dann aber auch ungehalten, mit kaum verhohlenem Ärger und einem Anflug von Abscheu. Als er das Wort ergriff, klirrte in seiner goldenen Stimme der Frost. «Falls Sie mich nicht umgehend überzeugen können, dass das alles nur ein dummer Scherz ist – selbst wenn er das nicht ist –, werde ich Sie vom Dienst suspendieren. Das Komitee wird darüber entscheiden, ob mit oder ohne Gehalt.»

«Ich bin ziemlich knapp bei Kasse.»

«Fällt nicht in mein Ressort.»

«Aber ich bin doch arbeitsfähig. Was für ein Auftrag ist es denn? Ich kann ihn erledigen. Und besser als Ihre schießwütigen Cowboys.» Switters richtete sich auf und stellte sich auf das Trittbrett des Rollstuhls. Dann sprang er rückwärts auf den Sitz, so wie er es für Bobby Case getan hatte, allerdings ohne die übrigen Kapriolen. «Wahrscheinlich klingt das alles ziemlich verrückt, aber …»

«Ja, nicht wahr?»

«Kommen Sie schon, Mayflower. Sie kennen doch meine Akte.»

«Ja, nicht wahr?»

«Ich bin diensttauglich.»

«Körperlich vielleicht, aber ich habe ganz andere Bedenken. Würden Sie sich jetzt bitte wieder hinsetzen?»

«Ich hätte Ihnen auch was vormachen können.»

«Wie bitte?»

«Ich hätte lügen können, was den Hexenmeister, das Tabu und das ganze Drum und Dran angeht. Nichts leichter als das. Ich hätte Ihnen eine völlig plausible, simple Erklärung auftischen können …»

«Nein. Sie hätten sich einer medizinischen Untersuchung unterziehen müssen, bevor Sie erneut den Dienst antreten. Und wenn Walter Reed nichts Auffälliges entdeckt hätte …

Ich frage mich nur – verstehen Sie, ich bin neugierig – warum Sie sich nicht ein glaubwürdigeres Alibi verschafft haben? Wenn Sie ernsthaft vorhaben, bei der Firma zu bleiben …»

«Und ob ich bei der Firma bleiben will, verdammt nochmal!» Switters machte eine Pause, holte tief Luft und beruhigte sich. «Ich glaube, dass das an sich schon als ein Zeichen geistiger Verwirrung gelten kann – aber sitzen wir nicht alle im selben Boot?»

Mayflower zögerte keine Sekunde. «Nein!», fauchte er mit zusammengebissenen Zähnen: «Wir sitzen keineswegs im selben Boot!»

In der Stille, die nun folgte, blieb Switters auf dem Trittbrett des Rollstuhls stehen. *Was passiert mir da gerade?*, fragte er sich.

Was passierte? Offensichtlich verlor er gerade seinen Job, und es erschütterte ihn, als er merkte, wie sehr seine Identität mittlerweile mit diesem Job verknüpft war. Er hatte genügend meditiert, um zu wissen, dass sein wahres Ich – sein selbstloses Ich oder, wenn man so will, seine innere Natur – weder wusste noch sich drum scherte, dass er für die CIA arbeitete, und ebenso weder wusste noch sich drum scherte, dass er Switters hieß. Keineswegs war er abhängig von seinem Titel («Agent»: Was zum Teufel ist das schon?), seinem Schreibtisch (er hatte keinen), seinen Aufgaben (die nur gelegentlich aufregend waren) oder seinem Scheck (je mehr Werbung er sah, desto weniger Lust hatte er, etwas zu kaufen). Ganz abgesehen davon, dass er jede Menge andere Interessen hatte.

Was ihn in Wirklichkeit packte, aufrechterhielt, bereicherte, anstachelte und sein Ego prägte, war der Job innerhalb des Jobs: jenes verworrene, in Eigeninitiative entwickelte Engelsein mitsamt dem romantischen Elitarismus, von dem diese Übung in quichottischer, gelegentlich aber durchaus effektiver Subversion gefärbt war. Es war so speziell und geheim, so verrückt und doch scheinbar nobel, ja, so *poetisch*, dass es ihm nach und nach zur Selbstdefinition geworden war, obwohl er genau wusste, dass er die meiste Zeit mehr mit dem Mist als dem Bock zu tun hatte.

Wenn er also kein so genannter Engel mehr war, was war er dann? Vielleicht wurde es Zeit, das herauszufinden. Vielleicht war es auch egal. Das Einzige, was er jetzt wusste, war, dass er Mayflower Cabot Fitzgerald nicht belügen konnte – nicht, nachdem er Suzy belogen hatte.

«Man kann Gott belügen, aber nicht den Teufel.»

«Was soll das heißen?»

Langsam setzte Switters sich wieder hin. Gute Frage. Was genau hieß das eigentlich? «Eine Lüge kann Gott enttäuschen oder ärgern, aber letztendlich ist seine Güte stärker und löst sie auf. Der Teufel hingegen ernährt sich von Lügen; je mehr man ihn belügt, umso wohler fühlt er sich. Es ist so, als investierte man in seine Firma, und deren Aktien steigen, je mehr die Praxis des Lügens um sich greift. Nur die Wahrheit kann den Teufel treffen. Deshalb hat man die Ehrlichkeit aus fast allen existierenden Institutionen verbannt, seien sie geschäftlicher, religiöser oder staatlicher Art. Die Wahrheit kann auf gefährliche Weise befreiend wirken. Habe ich schon erwähnt, dass der Teufel auch *El Controlador* genannt wird? Derjenige, der kontrolliert.»

«Das ist mir neu.» Mayflower warf einen Blick auf die Uhr auf seinem Schreibtisch. «Allerdings verfüge ich auch nicht über Ihren theologischen Hintergrund.» Er öffnete die blassen Lippen gerade weit genug, um anzudeuten, dass er scherzte.

«Ach ja, und sein anderer Name lautet *El Manipulador*. Derjenige, der …»

«Ich weiß, was das heißt. Und ich glaube zu wissen, worauf Sie hinauswollen. Wenn ich es für nötig hielte, die Firma und die nationalen Interessen, die sie vertritt, vor Ihrer unterschwelligen Kritik in Schutz zu nehmen – was ganz und gar nicht der Fall ist –, würde ich hervorheben, dass Manipulation und Kontrolle gelegentlich notwendig sind, um Stabilität zu erreichen und auf Dauer zu gewährleisten. Sollte Ihnen das teuflisch erscheinen, so würde ich vorschlagen, dass Sie es folgendermaßen sehen: Wir benutzen den Teufel, um göttliche Ziele zu verfolgen.» Wieder räusperte er sich auf seine selbstbewusste und würdevolle Art. «Wenn Sie mich nun entschuldigen wollen. Ich muss …»

«Stabilität soll Gottes Werk sein? Sie machen wohl Witze! Wenn Gottes Ziel Stabilität ist, dann ist er ein monumentaler, inkompetenter Versager, die größte Niete aller Zeiten. Dieses Universum, das er angeblich geschaffen hat, ist dynamisch, es verändert sich ständig. Jede Stabilität, die wir, egal wo, wahrnehmen, ist ebenso flüchtig wie trügerisch. Symbiose, vielleicht; möglicherweise sogar eine Art harmonische Interaktion, aber nicht Stabilität. Das Tao ist ein wackliger Balanceakt zwischen dem instabilen Yin und dem instabilen Yang. Tatsache ist, dass …»

«Ich muss leider …»

«… weder Gott *noch* der Teufel sich das Geringste aus Stabilität machen. Menschliche Kunstbegriffe wie Beständigkeit oder Gewissheit langweilen die Unsterblichen zu Tode. Deshalb ist es bloß ein alter Hut, wenn wir Gott als absolut gut und den Teufel als absolut böse darstellen. Natürlich habe ich mich in meiner vorangegangenen Analogie selbst dieser bequemen, konventionellen Symbolik bedient, und daher haben Sie Recht, Mayflower, ich habe wie ein Theologe dahergeplappert, und wie ein halb garer obendrein. Vielleicht ist es letztlich doch in Ordnung, den Teufel zu belügen. Aber ich habe meine Gründe dafür, warum ich darauf verzichte, Sie oder Ihresgleichen zu belügen.»

(Wo kam denn das her? Gewöhnlich führte er sich nur so auf, wenn er betrunken oder bekifft war, aber heute Morgen hatte es nicht mehr als ein Bier zum Frühstück gegeben.)

«Freut mich, das zu hören», erwiderte Mayflower und drückte auf die Sprechanlage. «Joolie, würden Sie bitte Mr. Switters hinausbegleiten? Ich bedaure, diese faszinierende Unterhaltung beenden zu müssen, aber …» Seine makellos weißen Zähne mahlten, als er sich erhob. «Vielleicht können wir sie zu einem anderen Zeitpunkt fortsetzen. Bei einer Runde Golf oder ... nein, ich nehme an, Sie spielen kein Golf, nicht wahr? Entschuldigen Sie. Tut mir Leid.»

«Nichts für ungut, Kumpel. Die meisten amerikanischen Männer hassen Frauen und lieben Golf. Ich liebe Frauen und hasse Golf.»

«Ja, Sie waren schon immer was Besonderes, nicht wahr? Nun dann. Das Komitee trifft sich am Freitag. Melden Sie sich, hm, sagen wir Montag bei mir, und ich werde Ihnen Ihren neuen Status mitteilen. Sollten wir beschließen, Sie zu suspendieren oder zu entlassen, haben Sie natürlich das Recht, Einspruch zu erheben. Aber ich warne Sie, die Dienstaufsichtsbehörde mischt sich nicht gern in die inneren Angelegenheiten der CIA ein.»

Switters gab sich Mühe, ein Wheelie hinzulegen, was ihm nur halbwegs gelang, und folgte Joolie hinaus. Ehe die Tür hinter ihm ins Schloss fiel, rief er noch über die Schulter: «Ich werde Audubon Poe von Ihnen grüßen.» Er hätte schwören können, dass er hörte, wie Mayflower vor Wut schäumte.

«Joolie, wäre es sexuelle Belästigung, wenn ich ...»

«Wagen Sie es ja nicht», warnte Joolie. Doch ängstlich und erregt wie ein Geizkragen, der zu mitternächtlicher Stunde eine Einzahlung bei einer Bank in der Innenstadt macht, beugte sie sich über ihn und drückte einen Kuss in gefährliche Nähe seines Mundes.

Frauen lieben nun mal wilde Krüppel aus heißen Gefilden.

In dieser Nacht drehte er eine Runde durch die Bars im Hotelviertel von Washington, D. C., und wünschte, er wäre in Patpong. Er fuhr im Zickzack von einer Bar zur anderen und durchschlug dabei wie das Schwert Alexanders des Großen einen Knoten von Passanten nach dem anderen. Jedes Mal wenn er sah, dass im Innern ein Pianist spielte, machte er schon an der Tür wieder kehrt, aus lauter Angst, er könne im Alkoholrausch anfangen mitzusingen, wenn der Mann eine Broadway-Melodie klimperte. Vor Jahren hatte er mit dem

Gedanken gespielt, sich eine Vorrichtung in die Kehle einpflanzen zu lassen, um derartige musikalische Peinlichkeiten unter Alkoholeinfluss schon im Keim zu ersticken, und war sogar so weit gegangen, Kontakt zu einer einschlägigen Klinik in Ungarn aufzunehmen. Deren Leiter hatte ihm jedoch nahe gelegt, lieber einen Psychiater aufzusuchen.

Die Stammgäste machten schnell Platz für ihn und behandelten ihn mit jenem schuldbewussten, herablassenden Respekt, der für Behinderte reserviert ist. Im Spin Doctor's lud man ihn ein, mit seinem Rollstuhl an einen Tisch zu fahren, an dem fünf Regierungsbeamte saßen. Zwei Männer und drei Frauen unter dreißig, leidlich attraktiv. Nach ein oder zwei Runden unterhielt er sie mit einem gekürzten, schamanenfreien Bericht, wie er den Papagei seiner Großmutter ins Amazonasgebiet gebracht hatte, um ihn mit seinen Artgenossen zu vereinen. Sie schienen fasziniert zuzuhören, bis einer der Männer ihn plötzlich unterbrach und von den Schwierigkeiten berichtete, die er hatte, als er seinen jungen Hund zur Stubenreinheit erziehen wollte, worauf alle anfingen, stinklangweilige Geschichten über ihre Haustiere zum Besten zu geben. Mit lauter Stimme, die alle anderen übertönte, verkündete Switters feierlich: «Heute Morgen erst habe ich die Bestätigung erhalten, dass meine getigerte Katze die Reinkarnation eines Gewaltverbrechers aus Las Vegas ist.» Alle am Tisch verstummten und spitzten wieder die Ohren. Er aber sah nur kurz von einem zum anderen, nahm die Hand von einem mit Babyspeck gepolsterten weiblichen Knie zu seiner Rechten (ein mühsam erkämpftes Privileg), kippte seinen dreifachen Tequila und raste dann rücksichtslos auf die Tür zu. *Mein Gott,* dachte er, als er auf die Straße rollte, *ich hätte genauso gut «Memories» singen können.*

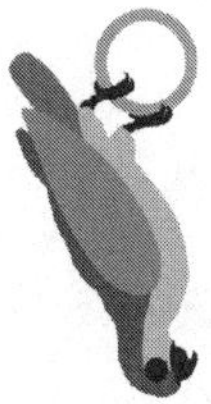

AM NÄCHSTEN TAG schlief er bis spät in den Morgen, kein Wunder, und begann nach dem Aufstehen mehr oder weniger abwesend zu packen. Es war so, als würde er von einem ganz und gar intuitiven, tief im Unterbewusstsein verborgenen Impuls geleitet, den er nicht anzuzweifeln gedachte, bevor seine Schränke leer geräumt waren. Erst am Abend erhielt er die Bestätigung dafür, dass seine Intuition ins Schwarze getroffen hatte. Bobby Case schickte eine E-Mail. Offenbar kursierten unter den Engeln bereits Gerüchte, dass Switters gefeuert werden sollte.

Bobby bot seine Hilfe an und ließ durchblicken, dass er genügend unangenehme Informationen über die Aktivitäten der Firma hätte, um Mayflower Cabot Fitzgerald zu einem lebenslänglichen Verbündeten wider Willen zu bekehren.

Switters antwortete, er werde darüber nachdenken. Worauf Bobby schrieb: «Na gut, denk nach, aber vergiss nicht zu sitzen.»

Also verbrachte er das Wochenende mit Sitzen. Er rauchte Gras. Und er dachte nach. Und als Joolie ihn am Montag anrief und erklärte, es gehe ihm an den Kragen – Mayflower erwarte ihn am Dienstag zu einer ganztägigen Debriefing-Sitzung im Büro –, konnte er sich wenigstens nach außen gelassen geben, obwohl er es nicht war. Beeindruckt gestand Joolie mit leiser, zittriger Stimme (obwohl sie genau wusste, dass sie abgehört wurde), sie wünschte, sie hätten sich besser kennen lernen können.

«Ja», antwortete Switters. «Ich kann mir genau vorstellen, wie wir beide in einer Zigeunerhöhle an einem verlassenen Strand hocken, mit nichts an außer einem Kurzwellenradio, und ein Sonnenstrahl die kupfernen Haarlöckchen auf deiner ...» Hier legte Joolie, eine echte Rothaarige, auf, weil sie Angst hatte, jeden Augenblick ohnmächtig zu werden.

Anschließend rief Switters bei einem Immobilienmakler an und bot seine Wohnung zum Verkauf an. Da sie mit einer Hypothek belastet war, würde nicht viel übrig bleiben, aber besser als nichts, sagte er sich. Es war ihm in diesem Augenblick nicht bewusst, aber die Tatsache, dass er gegen die Regeln verstieß, indem er sich weigerte, zu der Debriefing-Sitzung zu erscheinen, sollte ihn seine Abfindung kosten.

Da er zu kribbelig war, um auf den Zug zu warten, buchte er für denselben Abend einen Nachtflug über Los Angeles nach Seattle und zog sich den Zorn eines Taxifahrers zu, als er auf den Boden des Wagens spuckte, nachdem er dem Fahrer das Ziel genannt hatte: Dulles International Airport.

Zweifellos werden einige Leser geneigt sein, die Nase zu rümpfen und Switters vorzuwerfen, seine Worte und Taten hätten sich als unreif, ja sogar als frivol, und er selbst sich als Narr, Hanswurst oder Clown entpuppt, Begriffe, mit denen Einfaltspinsel gern diejenigen bedenken, die weniger schwerfällig und berechenbar sind als sie selbst oder ihre Freunde. Jene aber, die sich mit Psychoanalyse auskennen, könnten in Switters' Verhalten, vor allem in dem auf den vorangegangenen Seiten beschriebenen, ein klassisches und wohl auch heldenhaftes Beispiel für Verzweiflung erkennen, die sich ums Verrecken nicht ernst nehmen will. Na ja. Vielleicht.

Sigmund Freud hat einmal behauptet, Witz sei die Verneinung des Leidens, was nicht heißt, die Geistreichen und die Verspielten unter uns glaubten, das Leid existiere nicht – jeder leidet auf seine Art –, sondern nur, dass sie das Leiden nicht über das Leben selbst stellen, ihm keine vorrangige Bedeutung zubilligen und es mit Humor unter Kontrolle halten. Möglich, dass Freud Recht hatte. Gewiss ist ein Sinn für Humor notwendig, wenn man der allgegenwärtigen Ausbeutung entkommen und das Leben in einer Gesellschaft genießen will, die versucht, ihre Mitglieder zu kontrollieren (und abzuzocken), indem sie sie zwingt, ihre Symbole, Institutionen und Produkte ernst, ja, todernst zu nehmen.

Aber es ist auch durchaus möglich, dass Switters bloß die Ticks an den Tag legte, die sich in einem sprühenden Intellekt bemerkbar machen, wenn er nicht länger darauf zählen kann, bei den regelmäßigen Treffen des C.R.A.F.T.-Clubs Dampf abzulassen.

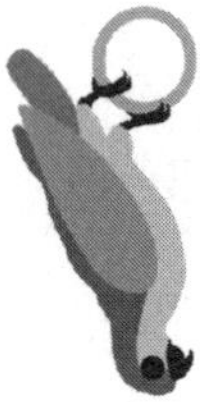

SWITTERS WAR IN Nordkalifornien, Colorado und Texas aufgewachsen, doch jedes Mal wenn es im Leben seiner Mutter drunter und drüber gegangen war, was in regelmäßigen Abständen vorkam, hatte man ihn ein paar Monate nach Seattle verbannt. So suchte er auch jetzt Zuflucht in dieser Stadt. Man hätte kaum behaupten können, dass Maestra ihn bemutterte, wenn er als Kind Asyl unter ihrem Dach fand. Sie hatte immer versucht, ihn als ebenbürtigen Freund zu behandeln, und davon würde sie auch jetzt nicht abweichen. Im Gegenteil, als er schließlich ihrem Drängen nachgab und sie über seine missliche Lage und die seltsamen Ereignisse am Amazonas, die sie herbeigeführt hatten, in Kenntnis setzte (dass er ihren guten Sailor Boy aufgefuttert hatte, unterschlug er), war klar, dass er nicht länger bei ihr wohnen konnte.

Maestra fühlte sich für sein Unglück in keinster Weise mitverantwortlich – im Übrigen war Schuldbewusstsein ihrer Ansicht nach eine der nutzlosesten menschlichen Empfindungen überhaupt – und schalt ihn wiederholt für das, was sie als «enttäuschende Zurschaustellung von Ignoranz und Aberglaube» bezeichnete.

Sie drosch mit ihrem Gehstock auf den Boden und die Möbel ein, bis ein unheilvoller Rhythmus erklang, der an die Tympani in einer griechischen Tragödie erinnerte, und bezichtigte ihn einer Reaktion, die eher zu primitiven Höhlenbewohnern oder, schlimmer noch, Evangelisten (denn die müssten es nun wirklich besser wissen) gepasst hätte. «Na, dann geh zu deiner Suzy und ermutige sie, die Märchen dieser dogmatisierten und dummen portugiesischen Bauernkinder als Tatsachen anzusehen ...»

«Ich habe sie nur ermutigt, dieser Sache, die sie so faszinierend fand, auf den Grund zu gehen. Ist das etwa ...»

«Ich war außer mir, als ich gehört habe, dass du die Flausen, die sie im Kopf hat, auch noch unterstützt. Ich war entsetzt. Ich konnte ja nicht ahnen, dass du selbst hirnloser Sklave einer Macht geworden bist, die noch viel lächerlicher und zerstörerischer ist. In meinem ganzen Leben habe ich nicht ... Wenn du mich fragst, ist das ganze Millenniumsgetue Schwachsinn, aber *irgendwas* muss wohl in der Luft liegen, sonst würdest nicht ausgerechnet du den Verstand verlieren, deine Karriere zerstören und dich selbst zum feigen Krüppel erklären ...»

«*Wilden* Krüppel», berichtigte er sie.

«Wahrscheinlich habe ich dich für einen der letzten Fackelträger gehalten, aber in Wirklichkeit kriegst du ja nicht mal ein Streichholz im Aufzug zum Brennen. Eine Schande ist das!»

Pikiert fragte er: «Willst du, dass ich aufstehe?»

«Was soll das heißen?»

«Jetzt, da du weißt, was mit Smithe, dem Anthropologen, passiert ist, willst du wirklich, dass ich das Risiko auf mich nehme und den Fuß auf den Boden setze? Ich würde es tun. Jetzt und hier. Sofort. Du brauchst es nur zu sagen.» Er war bereits halb aus dem Rollstuhl.

Maestra brachte es nicht fertig. Oder sie wollte nicht. Sie rauschte ab und kam nach zehn Minuten zurück, um ihm vorzuwerfen, er hätte widerstandslos seine Kündigung von der CIA akzeptiert und nicht mal eine Anhörung beantragt. «Du hättest wenigstens eine Rente für geistig Behinderte rausschlagen können. So geizig, wie du mit Geld umgehst, müssten sie noch jede Menge Schulden bei dir haben. Wie oft hast du dein Leben für die aufs Spiel gesetzt?»

«Niemals.»

«Hast du wohl!»

«Nein. Vielleicht habe ich mein Leben aufs Spiel gesetzt, aber nicht für sie. Es war für ... etwas anderes.»

«Könntest du dich wohl etwas präziser ausdrücken?»

«Präzision hat nichts damit zu tun.»

«Holla!»

Doch er machte weder Witze noch unnötige Ausflüchte. Er hatte sein berufliches Leben genauso geliebt, wie er Frauen liebte: aus vollem Herzen, romantisch, poetisch, mit rasender Sehnsucht nach dem Unerreichbaren, dem Unbekannten. Und gleichzeitig hatte er sich – und seine Partnerin oder seine Mission – mit jenem auf geheimnisvolle Weise gewonnenen Konzentrat von Erregung überhäuft, das er mitunter als seinen Wahoo-Sirup bezeichnete: eine Art Gefühlsextrakt, der entsteht, wenn man Schönheit, Risiko, Wildheit und Übermut gleichzeitig einkochen lässt. Inwiefern hier nun Einbildung eine Rolle spielte oder nicht – darauf kam es gar nicht so genau an.

Nachdem sich Switters ein Zimmer in einem alten Mietshaus neben dem Pike Place Market genommen hatte (er hatte mit dem Gedanken gespielt, in die Hütte am Snoqualmie zu ziehen, aber in den Bergen fiel bereits jede Menge Schnee), erkundigten sich Maestra und Bobby Case, was er dort vorhätte. «Vorerst will ich die Löcher stopfen, durch die der Sauerstoff aus meinem Leben entweicht», antwortete er. Doch diese Antwort fanden weder die beiden noch er selbst besonders befriedigend. Also deutete er an, dass er sich möglicherweise auf eine wissenschaftliche Exkursion begeben werde.

Die Mitarbeit an Suzys Referat hatte seine eingerosteten akademischen Reflexe so weit vom Staub befreit und frisch geölt, dass er überzeugt war, es könne nicht schwer sein, endlich die Dissertation zu schreiben, die ihn noch von seinem Doktortitel trennte – die dazu erforderlichen Scheine hatte er längst in der Tasche. «Wie würde es euch gefallen, mich Dr. Switters zu nennen?», fragte er. «Verdammt, wahrscheinlich würde ich was verwechseln und dich Dr. Seuss nennen», erwiderte Bobby. «Du kannst froh sein, wenn ich nicht kleiner Mops zu dir sage», erklärte Maestra.

Bei einem kurzen Besuch zu Thanksgiving lauschte Bobby höflich Switters' Tirade über die Zukunft des Wortes in der Cyberkultur. «Seit der Erfindung des Alphabets, wenn nicht schon vorher, hatten alle Technologien ihren Ursprung in der Sprache, doch im Cyberspace sehen oder hören wir Informationen nicht mehr, wir *fühlen* sie. Es könnte so weit kommen, dass die Technologie die Sprache nicht nur aussticht oder, anders ausgedrückt, nicht nur das Nest verlässt, sondern auch die Mutter tötet, wenn du so willst. Weißt du, in Wirklichkeit sehen wir Dunkelheit oder auch Licht gar nicht, sondern nehmen nur auf neurologischer Ebene ihre Wirkung auf den uns umgebenden Oberflächen wahr. Das binäre digitale System – Bruder eins und Schwester null –, das den Computer erst ermöglicht, ist im Grunde nichts anderes als eine Art von Hell/Dunkel-Beziehung, und wenn man anfängt, das Elektron anstelle des Worts als wichtigstes Element für den Informationsaustausch zwischen Gehirn und Außenwelt ...»

Und so weiter und so fort. Bobby kam zu dem Schluss, dass Switters nicht der Ansicht war, die Sprache sei *per se* zum Untergang verurteilt, sondern dass sie vielmehr eine Transformation erfahre, ähnlich wie einst bei der Erfindung des phönizischen Alphabets, eine Befreiung erfahre wie einst beim Aufkommen des griechischen Alphabets, um schließlich gefeiert zu werden wie seinerzeit, als das römische Alphabet in Gebrauch kam. Doch er vermutete, dass Switters die Worte trotzdem schützen wollte, je fremder, je archaischer, desto besser, weil er sie für Schlüssel zu irgendeinem verlorenen Schatz hielt. Das alles war im Grunde sehr interessant, doch leider neigte Switters dazu, wenn er erst in Fahrt gekommen war, vom Weg abzuweichen und im Graben zu landen. Etwa so: «Schließlich ist unsere Kosmologie auch nichts anderes als ein binäres System. Gott ist gleich eins, der

Satan gleich null. Oder ist es umgekehrt? Wie auch immer, wir benutzen diese Zahlen nur – und unterschlagen dabei die Zahlen zwei bis neun und deren unendliche Kombinationen –, um die Bedeutung des Lebens und unser letztendliches Schicksal zu berechnen. Aber am Anfang war das Wort. Noch vor der Teilung, noch vor ...»

«Yep, mein Alter, du wirst dir eine verdammt kluge Dissertation aus diesem Butterschmalz zurechtschmoren, zweifellos, aber du solltest deine grauen Zellen lieber anstrengen, um endlich wieder auf die Beine zu kommen, und das meine ich nicht unbedingt finanziell. Reich mir mal die Erbsen rüber.»

«Ihr Wort in Gottes Ohren!», krächzte Maestra dazwischen. «Nehmen Sie noch etwas Sauce, Captain Case. Tut mir Leid, wenn ich nicht mit *red-eye gravy* dienen kann. Mein Lieferant ist hinter dem Mond und hat noch nie davon gehört.»

Nach dem Nachtisch, als die beiden Männer im Wohnzimmer an ihren Zigarren nuckelten, unter dem aufmerksamen Blick von Matisse' Akt, der genauso blau war wie ihr Dunst, kam Bobby auf Suzy zu sprechen. «Vergiss mal einen Augenblick deinen Cyberspace. Bislang warst du verschwiegener als eine Bank, was die Ereignisse in Sacramento angeht. Also raus damit. Hast du das saftige Nymphchen nun defloriert, oder konnte ich es dir ausreden?»

«Ich hab's mir selbst ausgeredet, fürchte ich. Mit meiner gespaltenen Zunge.»

«Junge, Junge. Hat nicht mal jemand behauptet, bestimmte Dinge seien nicht der Rede wert?»

«Bestimmt ein Draufgänger, der der Sprache nicht mächtig war; einer von diesen starken, schweigsamen Kerlen, die von Männern bewundert werden, bei Frauen aber als Dummkopf oder Drogenheini durchfallen.» Er stieß einen durchsichtigen, in der Luft tanzenden Doughnut aus. Wie jeder Rauchring, der jemals ausgestoßen wurde – oder überhaupt Rauch –, schwebte er durch die Luft und erinnerte an einen unehelichen Spross von Chemie und Cartoon. «Ich bin nicht sicher, wie oder ob es auf diese Situation überhaupt anwendbar ist, aber der Dichter Andrei Codrescu hat mal geschrieben, körperliche Intimität sei nur ein Mittel, um die Schleusen für das aufzureißen, was wirklich zählt: die Worte.»

Bobby sah ihn skeptisch an. «Das stinkt nach Sublimierung. Ich habe immer daran geglaubt, dass all das Gerede nur dazu dient, den Ball *ins Rollen zu bringen*. Am verdammten Anfang war das verdammte Wort.»

«So zumindest steht es in der Heiligen Schrift. Was sie jedoch verschweigt, und das kann ich ihr einfach nicht verzeihen, ist, welches Wort zuerst da war: das für *Huhn* oder das für *Ei*.»

Weihnachten konnte Bobby nicht kommen – seine kleine geheime U2-Staffel befand sich in irgendeiner Art von Alarmzustand –, aber er rief am Heiligabend bei Maestra an. Nachdem er die Weihnachtsgans der Alten mit allerlei Süßholz gestopft hatte, bekam er endlich Switters an die Strippe. Der darauf folgenden Unterhaltung konnte er entnehmen, dass Switters die Idee einer Dissertation vorerst auf Eis gelegt hatte, was ihn allerdings nicht hinderte, das Thema bei jeder sich bietenden Gelegenheit ausführlich zur Sprache zu bringen.

«Die Rolle des Computers für die Literatur beschränkt sich auf die übliche Knochenarbeit und die Hausmeisteraufgaben. Er erleichtert das Recherchieren und Redigieren, ohne eins von beidem zu verbessern. Wo der Computer tatsächlich innovativ ist und etwas bringt, ist im Bereich der Graphik bei fotografischer Reproduktion, Design, Animation et cetera. Da hat es unerhörte Fortschritte gegeben. Aber was bringt das?»

«Interessantere Werbespots im Fernsehen.»

«*Exactement!* Marketing und Merchandising. Immer professioneller, immer verführerischer. Eine glänzende, moderne Version des uralten Brot-und-Spiele-Coups, nur dass die Bäckerei heutzutage ein multinationaler Konzern ist und die

Spiele frei Haus geliefert werden. Aber die Kultur ist ja bis zu einem Grad schon immer vom Kommerz beherrscht worden. Das ist nichts Neues. Nur hat der Markt heutzutage jede Nische und jeden Winkel unseres Privatlebens erobert und die Kultur verdrängt. Besser gesagt, der Kommerz ist zur Kultur *geworden*. Trotzdem ...»

«Klar doch», entgegnete Bobby, «und es könnte gut sein, dass wilde Jungs wie du und ich die letzten Bollwerke gegen den Totalitarismus der Konzerne und all den Scheiß sind. Deshalb ist es wichtig, dass du ... Ich weiß aus sicherer Quelle, dass die Firma dich wieder einstellen würde, wenn du ...»

«Hab ich dir schon erzählt, dass Mayflower ein paar grimmige Gorillas losgeschickt hat, um mir auf den Zahn zu fühlen? Am Tag nach Thanksgiving. Sie haben mich um sechs Uhr früh in meinem Schlafzimmer überrascht. Verdammt unsportlich von den Kerlen. Ich war noch ziemlich k.o. von dem anstrengenden Abend. Trotzdem habe ich ihnen die Leviten gelesen, ehe sie ihre kleinen Spielzeuge wieder mitnehmen durften. Den Computer, die Beretta und mein treues Krokodil konnte ich retten, auch wenn sie die Pistole nicht ganz abgeschrieben haben. Außerdem habe ich den Verdacht, dass sie einen ihrer Joes auf mich angesetzt haben.»

«Das kann ja heiter werden.»

«Schon möglich. Aber das ist alles mehr oder weniger irrelevant. Worauf ich gerade hinauswollte, ist, dass die echte Show wie üblich hinter dem Zelt stattfindet, und weder die Werbefritzen noch die Zirkusdirektoren haben eine Ahnung davon. Vergiss die graphischen Verrenkungen. In Wirklichkeit wird die Sprache in der Cyberkultur nicht geschrumpft, im Gegenteil, sie expandiert. Expandiert. Sie bewegt sich weg vom Körper. Weg von Zunge und Kehlkopf, weg von Hinterhauptslappen und Ammonshorn, weg von Papier und Bleistift, weg sogar von Bildschirm und Drucker. Raus ins Universum. Sie verbündet sich, sie durchsetzt, ach was, sie bemächtigt sich der physischen Realität. Ich werd's dir erklären.»

«Oje, Swit. Aber mach es kurz, bitte. Dein Brainstorming bringt mich trotz Feiertagstarif um meine Weihnachtszulage – und dich um den Rest deines Verstands, jedenfalls würde es mich nicht wundern. Ich meine, wenn du deine verdammte Dissertation sowieso nicht schreiben willst, was soll's dann? ... Was zählt, ist, dass du noch immer in deinem klapprigen Ferrari hockst, Alter, und das seit sieben oder acht Wochen. Liebe Güte! Damit musst du dich befassen und endlich eine Lösung finden, egal wie. Und wenn du dazu nochmal nach Peru musst, dann nichts wie los! Du oder ich, einer von uns oder wir beide. Könntest du dich endlich zusammenreißen und darauf konzentrieren, gesund zu werden, Herrgott nochmal? Dich von diesem verdammten Fluch zu befreien?»

Die Antwort ließ auf sich warten, und während dieser Stille konnten beide hören, wie der Zähler des Feiertagstarifs tickte. Schließlich fragte Switters: «Erinnerst du dich noch an die Geschichte, die uns der Mönch erzählt hat?»

«Welcher Mönch? Der Kerl, der uns vor der burmesischen Grenzpatrouille versteckt hat?»

«Nein, nicht der. Der, mit dem wir in Saigon Tee getrunken haben. Der ...»

«Du willst immer noch nicht Ho-Chi-Minh-Stadt sagen, was?»

«Das lehne ich ab. Nicht aus Respektlosigkeit gegen den tapferen und ehrenwerten Onkel Ho ...»

«Betrogen, verleumdet und in die Enge getrieben ...»

«Von diesem kaltherzigen, scheinheiligen christlichen Hornochsen mit dem Hirn einer Eidechse ...»

«John Foster Dulles!», fauchten beide Männer wie aus einem Munde. Und dann spuckten sie gleichzeitig verächtlich auf ihren jeweiligen Hörer.

«Glaub ja nicht, dass mir das entgangen ist!», rief Maestra, die, soweit Switters wusste, gerade ein Schwätzchen in einem Hacker-Chatroom hielt, bei einer Art cyberkryptischen Online-Weihnachtsparty. «Ekelhaft! Was bist du bloß für ein Flegel! Wischt das sofort ab.»

Beide gehorchten ihr und gluckten in sich hinein, während sie die Hörer sauberwischten, der eine mit dem Ärmel seines Jacketts, der andere mit seinem Halstuch. Anschließend kehrte Switters zu dem Mönch in Saigon zurück. «Erinnerst du dich? Er erzählte uns von einem großen spirituellen Meister, der gefragt wurde, wie es sei, wenn man die ganze Zeit erleuchtet ist. Und der Meister antwortete: ‹Ach, das ist wie jedes andere stinknormale Leben auch. Bloß dass man ein paar Zentimeter über dem Boden schwebt.›»

«Ach ja, jetzt weiß ich's wieder», antwortete Bobby.

«Tja, das ist mir vor ein oder zwei Wochen eingefallen. Genau an dem Punkt bin ich gerade. Ich sitze im Rollstuhl, und meine Füße schweben ein paar Zentimeter über dem Boden.»

«Komm schon. Das kann man doch überhaupt nicht vergleichen.»

«Nein, aber es *könnte* trotzdem so sein. Vielleicht war es das, worauf der olle Pyramidenkopf hinauswollte. Mehr oder weniger. Wahrscheinlich hatte er keine Ahnung, dass es so was wie Rollstühle gibt, trotzdem, vielleicht ... Jedenfalls bleibt mir nun nichts anderes übrig, als die Welt aus einer anderen Perspektive zu betrachten – du würdest dich wundern, was die paar Zentimeter ausmachen –, und vorerst habe ich keine Lust, diesen vorteilhaften Standpunkt aufzugeben. Möglich, dass es noch andere Winkel, Standpunkte und genmanipulierte grüne Existenzweisen gibt, die ich aus dieser heiligen Höhe beobachten kann. Also hab Geduld mit mir, Kumpel. Lass mich eine Weile so weitermachen. Ich würde gern rauskriegen, was aus mir geworden ist: ein synthetischer Krüppel oder ein synthetischer Bodhisattva.» Er hielt inne. «Fröhliche Weihnachten, Bobby.»

Vom Alaska-Ende der Leitung kam ein tiefer Seufzer: «Fröhliche Weihnachten, Swit. Ich wünsche dir eine volle Schlittenladung eierpunschgetränkter Jungfrauen mit Mistelzweigunterwäsche.»

Tatsächlich ließ Switters nicht von seinem vorteilhaften Standpunkt ab. Den ganzen Winter lang hockte er auf seinem «Starship im Schwebemodus», wie er es nannte, und kreiste in einer Höhe von fünf Zentimetern um die Erde.

Im November und Dezember war er mehrere Wochen lang in seinem Rollstuhl zuerst Richtung Osten zur Pike Street und dann südwärts Richtung Fourth Avenue zur Seattle Public Library getuckert, um dort seine bisherigen Online-Recherchen für die Dissertation zu vervollständigen, die den Titel «Reden in Dingen, Denken mit Licht» tragen sollte. Um die Weihnachtszeit jedoch nahmen diese akademischen Ausflüge ab, und als das neue Jahr anbrach, hatte er Papier und Elektronen gegen eine andere Art von Recherche eingetauscht.

Wie ein Bettler oder Straßenkünstler parkte er nun den Rollstuhl unter den alten Arkaden des labyrinthischen Pike Place Market. In ihrem düsteren Licht, geschützt vor dem Regen, der auf das Kopfsteinpflaster prasselte und unter den Reifen der Lastwagen zischte, nahm er schnurrbärtige Pastinaken und unbehaarte Äpfel ins Visier und badete in der Menge.

Der alte Markt, verschandelt von Feuchtigkeit und Fingerabdrücken, Schweißtropfen und Schuhabsätzen, Taubenkrallen und Tomatenkisten, besudelt vom Blut der Metzgerstände, übersät von Lachsschuppen, nach Rosen, rohen Garnelen und Urin duftend, den Winter über aber zum Glück erlöst von den gaffenden Touristenhorden, die auf ihrer Seattle-Tour nach Gratisspektakeln lechzten, platzte nun aus allen Nähten. Unzählige Fischhändler, vietnamesische Bauern, Blumen- und Obstverkäufer, berühmte Köche und ernährungsbewusste Hausfrauen, Feinschmecker und Ausreißer, Kriecher und Junkies, Kaffeeröster und Luftballonakrobaten, Büroangestellte und Ladengehilfinnen, Säufer aller Schattierungen, Pensionäre, Penner, Pöbel, Prostituierte und (um die P voll zu machen) Politpolemiker, Punks, Potdealer, Puppenspieler, Poeten und Polizisten gaben sich hier ein Stelldichein, ganz zu schweigen von Musikern, Gauklern, Feuerschluckern (Letztere nur an trockenen Tagen), Möchtegernmagiern und herumlungernden Müßiggängern, wie auch er einer zu sein schien.

Oder nicht? Keiner der regulären Belegschaft und der Stammgäste, egal, ob legal oder illegal, konnte ihn so recht einordnen oder kannte den Grund seiner täglichen Besuche. So wie die sporadischen Käufer einen flüchtigen Blick auf sein stationäres Gefährt warfen und sich automatisch nach einem Blechtopf, einem Akkordeon oder Ähnlichem umsahen, so suchten die Standbetreiber und Stammkunden noch aufmerksamer, aber genauso erfolglos nach einer Erklärung für seine *raison d'être*. Gelegentlich schrieb er auf einem Laptop-Computer, meist aber saß er einfach nur da, Tag für Tag, Woche für Woche, beobachtete das Gewimmel der Menschen ringsum oder starrte in den Regen. Rasch verbreitete sich das Gerücht, er sei ein Zivilbulle; als aber die Festnahmen nicht zunahmen und die Leute mitkriegten, dass auch er in regelmäßigen Abständen von den Marktsheriffs belästigt wurde (meistens deshalb, weil er zu viele Stunden oder Tage hintereinander den gleichen Parkplatz belegte), löste sich dieser Verdacht allmählich auf, vor allem, als er dann noch anfing, aus den Überresten kaputter Obstkisten Bötchen zu basteln, sie mit Segeln aus Salatblättern zu bestücken und im regenüberfluteten Bordstein auf die Reise zu schicken.

Trotzdem war niemand bereit, ihn als einen der vielen herumlungernden Müßiggänger abzutun: Dafür war seine Präsenz zu stark und sein Verhalten zu cool. Obwohl er nie mit Geldbündeln herumfuchtelte oder Goldschmuck zur Schau stellte, trug er Maßanzüge, hochwertige T-Shirts und einen schwarzen Kaschmirmantel, der theatralisch wie ein Operncape über den breiten Schultern hing. In seiner Satteltasche steckte ein Handy, das er aber nur selten benutzte (Maestra zog E-Mails vor, die Sacramento-Connection war *incomunicada* und Bobby Case war Ende Februar nach Okinawa versetzt worden). Wenn er wirklich mal telefonierte, wies nichts darauf hin, dass es um irgendwelche Geschäfte ging. Diskret, aber keineswegs schüchtern hatte er auf der Rückenlehne seines Rollstuhls ein sauber gelettertes Schild mit folgendem Text angebracht: ICH MÖCHTE WEDER ÜBER JESUS NOCH KRANKHEITEN SPRECHEN. Es richtete sich an die unzähligen wohlmeinenden und fürsorglichen Zeitgenossen, die überzeugt waren, dass ihr New-Age-Kräutersammler oder der Erlöser aus der Sonntagsschule Beistand leisten, wenn nicht gar Heilung für das Missgeschick verschaffen könnten, das ihn zu einem Dasein im Rollstuhl gezwungen hatte. Wenn er sein Wahoo behalten wollte, musste er sich solche Leute von vorneherein vom Hals halten.

Trotzdem gab es immer wieder welche, die ihn ansprachen, hauptsächlich Frauen. Offenbar fanden sie ihn unwiderstehlich. Switters hatte allerdings auch in seinem ganzen Leben nicht so gut ausgesehen. Er trug sein Haar länger als sonst, sodass es nun sein Gesicht mit den vielen romantischen Narben umspielte und es noch anziehender machte. Gefördert von dem feuchten Klima, einer vorwiegend vegetarischen Kost und der Freiheit, mit seinem Leben zu machen, was er wollte, strahlte sein Äußeres die satte Wärme eines Renaissancegemäldes aus, und seine Augen wirkten wie grüne Energieblitze. Wenn er sprach, betonte er jede Silbe einzeln, was jedoch von einer leicht gedehnten Aussprache gemäßigt und überspielt wurde. Er strahlte – ob zu Recht oder nicht – die Aura eines Gelehrten und eines Schurken aus, eines geborenen Exhibitionisten, der sich extrem zugeknöpft gab, eines Machtmenschen, der es gewohnt ist, die Nase über die Mächtigen zu rümpfen. So konnte er einen, wenn man seinem Charme erlag, durchaus dazu bringen, in die entgegengesetzte Richtung dessen zu steuern, was man als vernünftig, profitabel und heilig anzusehen konditioniert worden war. Jedermann fühlte sich von ihm angezogen. Jedermann, bis auf Missing Links.

Ob Margaret mit der frisch gebackenen Pirogge, die sie am Schreibtisch ihrer Anwaltskanzlei essen wollte, Melissa, die

Microsoft-Witwe, die mit ihrem Korb voller Gorgonzola und Winterbirnen auf dem Weg in die Vorstadt war, oder Dev, deren Brüste unter dem billigen, fusseligen Pullover so schwer waren wie die Kohlköpfe, die sie an ihrem Stand verkaufte – sie alle und auch andere, die ihnen ähnlich oder ganz anders waren, gingen zögernd neben seinem Rollstuhl in die Hocke, um auf gleicher Augenhöhe zu sein und damit er sie besser hörte, und bekundeten mit unterschiedlichen Graden an Verlegenheit: «Ich habe Sie schon oft hier gesehen.»

«Ja», antwortete er. «Sie sind mir auch aufgefallen», was zwar nicht immer der Wahrheit entsprach, doch trübte diese kleine Lüge sein Gewissen nicht im Geringsten, nicht mal, wenn er spürte, wie eine Vibration ein Rückgrat hinablief und mit einem fast hörbaren Kribbeln in einer Klitoris landete.

«Was sind Sie? Nein, ich meine, wer sind Sie? Was machen Sie?»

«Ich bin Switters, ein Freund von Gott und Teufel.» Und dann, wenn man ihn verwirrt ansah: «Meister des schwebenden Schritts» oder auch «Fünf-Zentimeter-Astronaut».

Für gewöhnlich schreckte sie das ab. Leicht verdattert warf die jeweilige Frau ihm einen langen, verwirrten, aber nicht gekränkten Blick zu, und genauso schüchtern und süß, wie sie in die Hocke gegangen war, erhob sie sich jetzt wieder und murmelte «Einen schönen Tag noch» oder «Bleiben Sie trocken» oder irgendeinen anderen freundlichen Schwachsinn. Dann suchte sie das Weite, und nicht selten warf sie ihm noch einen versonnenen Blick über die Schulter zu, während sie auf dem Kopfsteinpflaster stehen blieb, um ihren Schirm aufzuspannen. Hin und wieder sah er eine von ihnen auf dem Markt wieder, und sie wechselten eins dieser vergeblich begehrlichen Lächeln, die immer wirkten wie Inlandsporto auf einem Auslandsbrief. Ob sie ihn ein zweites Mal ansprachen? Keine, außer Dev, die zu unterbelichtet und überbeschäftigt war, um sich von kryptischen Epigrammen und unlogischen Sprüchen aus der Fassung bringen zu lassen, und die ihm schließlich in seine Bleibe folgte, wo sie ihn wider sein besseres Wissen gnadenlos beglückte. Offensichtlich beglückte er sie auch, denn anschließend behauptete sie, den Rollstuhl nötiger zu haben als er.

Und sie kam wieder. Zwei- oder dreimal in der Woche.

Meistens früh am Morgen, während ihre Brüder den Verkaufsstand herrichteten, den sie bis Einbruch der Dämmerung führte. Wenn sie den BH abnahm, war es so, als würde ein Farmer seinen Karren entladen, und wenn sie ihr Höschen abstreifte, glaubte Switters, wieder am Amazonas zu sein. Dev hatte einen vollen Mund, rissige rote Wangen, dichte dunkle Brauen und Lider, die an Walnussschalen erinnerten, und ihre Hüften waren so füllig wie ihre Intelligenz dünn gesät. Ein dralles östlich-orthodoxes Milchmädchen slawischer Abstammung, hübsch auf eine derbe, unkultivierte Art, unkompliziert und unverstellt in ihren Gedanken und Gefühlen und reich an durchdringenden Körpergerüchen. Gegen Viertel vor sechs verschwand sie, doch ihr Aroma blieb den ganzen Tag. Es dauerte nicht lange, bis er sie mit seinen Kleidern anzog und sie in seinem Brot und in seinen Zigarren schmeckte.

Die Tapeten kräuselten sich und blieben gekräuselt, die Scheiben beschlugen und blieben beschlagen von Devs Feuchtigkeit. Ihre Schreie verjagten die Tauben vom Fenstersims, obwohl es Stadtvögel waren, die an alle Arten menschlicher Erregung gewöhnt waren. Devs Schamhügel erinnerte an die Hütte eines Schamanen. Fruchtfliegen hielten Picknicks auf ihren Schenkeln ab.

Sie hatten so gut wie nichts gemein, nichts, worüber sie sich hätten unterhalten können. Abgesehen von der Erotik, erschien sie ihm wie ein unbeschriebenes Blatt. Mit neunundzwanzig Jahren war sie die älteste Frau, mit der er jemals geschlafen hatte, und so fatalistisch und dickbrüstig, dass nichts an ihr an Suzy erinnerte. Manchmal, wenn er sie aus seinen Laken schüttelte – ihren Geruch und ihre kurzen Härchen –, stiegen ihm Tränen der Dankbarkeit in die Augen. Mit der Zeit ging ihm auf, dass er eine dramatische und geheimnisvolle Gestalt für sie war und sie von diesem (realen oder irreführenden) Aspekt seines Wesens ebenso magnetisch angezogen wurde wie, sagen wir, Margaret oder Melissa, doch Dev genügte es, sich an diesem Geheimnis zu reiben, und verspürte klugerweise keinerlei Bedürfnis, es zu erforschen oder zu vertreiben, was die anderen bestimmt getan hätten. Als er sich dessen bewusst wurde, verwandelte sich seine Wertschätzung für sie in ein echtes Gefühl, und er gewöhnte sich an, schon vor fünf in freudiger Erwartung ihres Klopfens aufzuwachen – jenes Klopfzeichens, das er ihr beigebracht hatte, um sicher zu sein, dass es seine weichhäutige Gespielin war und nicht einer von Mayflower Fitzgeralds lästigen Cowboys.

O Dev, ungebildete Dev, du bist diejenige, die ein Geheimnis darstellt. Trotz der zahlreichen verräterischen Spuren, zumeist olfaktorischer Natur, die du in deinem Kielwasser zurücklässt.

Dev war die Dichtungsmanschette, die das Wahoo in seinem Körper versiegelte; sie verhinderte, dass sein durch die Entlassung, den Bruch mit Suzy und den Fluch des Kandakandero, der diesen beiden Ereignissen vorangegangen war, knapp gewordener emotionaler Sauerstoff vollends verpuffte, und die gleiche Aufgabe erfüllten die Art Girls. Keine dieser Kunststudentinnen, weder einzeln noch im Kollektiv, suchte ihn jemals in seinem Zimmer auf, und nicht mal alle von ihnen waren tatsächlich Mädchen, doch ihre Gegenwart auf dem Pike Place Market und in seinem Bekanntenkreis half ihm, durch diese seltsame Zeit zu segeln – im wörtlichen wie im übertragenen Sinn.

Von seiner fünf Zentimeter hohen Warte aus hatte er beobachtet, wie sie fast jeden Tag von der Kunstschule unten auf der Elliott Avenue zum Markt kamen, meistens paarweise, manchmal allein oder zu dritt, aber nie *en masse*, obwohl sie Klassenkameradinnen waren und gedresst wie Geschwister oder gar Klone: schwarze Baskenmützen, schwarze Rollkragenpullis, Jacketts aus dunkelblauem Wollstoff, Buttons, die unverhohlen gegen soziale Missstände protestierten (einer prangerte die Missetaten der CIA an und zollte Audubon Poe Respekt), sowie Ringe in Ohrläppchen, Lippen und Nase. Meistens hatten sie Kladden dabei, aber auch Malkästen, Kameras und gelegentlich sogar eine Staffelei. Alle konzentrierten sich darauf, je nach dem Medium, das sie bevorzugten – Bleistift, Tinte, Kreide, Wasserfarben oder Film –, ihre Lieblingsmotive auf dem Markt einzufangen: Menschen, Waren, Architektur. Sie gaben sich Mühe, lässig und cool zu erscheinen, konnten aber ihre Vitalität und ihre Neugier kaum verhehlen. Sosehr sie sich auch anstrengten, den Zynismus und Überdruss zu imitieren, mit denen ältere Künstler gern ihr Genie zur Schau stellen, es gelang ihnen bestenfalls mal, sich herausfordernd in Pose zu werfen oder verächtlich dreinzuschauen, wenn sie am Glimmstengel zogen. Switters fand die Art Girls süß und flirtete offen mit ihnen, selbst wenn sie sich manchmal als Jungs entpuppten. Zwar waren sie viel zu selbstbewusst und cool, um sich wie die Margarets und die Melissas neben seinen Rollstuhl zu hocken, doch zeigten ihr wissender Ausdruck und ihre Gesten unmissverständlich, dass er ihnen gefiel und sie ihn akzeptierten.

Diese Anerkennung wurde auf die Probe gestellt, erschüttert und eines Januarnachmittags schließlich zementiert, als ein Kunststudentinnen-Pärchen, das zumindest zwei Geschlechter vertrat, ihn mit einem Foto konfrontierte, das der anatomisch weibliche Teil von ihm geschossen hatte, und zwar im Glauben, Switters hätte es nicht bemerkt. Nachdem er sich das Foto kurz angeschaut und bewundert hatte, nannte Switters der erstaunten jungen Frau Tag, Uhrzeit sowie die herrschenden Wetterbedingungen vor, während und nach der Aufnahme und gab ihr eine detaillierte Beschreibung des Schokoriegels, an dem ihr Freund geknabbert hatte, während sie ihr Teleobjektiv auf ihn richtete – für einen CIA-Agenten reine Routine. Hatte eine blutige Anfängerin, obendrein eine so hübsche wie sie, etwa geglaubt, sie könne ihn – aus welcher Entfernung auch immer – fotografieren, ohne systematisch registriert und gespeichert zu werden?

Um sich wieder zu fangen, erzählte ihm die Studentin, ihr Dozent habe kritisiert, dass das Schild am Rollstuhl – das auf dem Foto deutlich zu sehen war – die Gefühle gläubiger und kranker Menschen gleichermaßen verletze, worauf Switters wie aus der Pistole geschossen antwortete, sie als angehende Fotografin habe diese moralische Aufforderung zur Selbstzensur doch wohl weit von sich gewiesen. Kein Künstler, der dieser Bezeichnung würdig sei, würde sich einen Furz darum scheren, ob irgendeine bestimmte Interessensgruppe – wie klein oder groß, gut- oder bösartig sie auch sei – sich von den mit seinem Herzblut geschaffenen Kreationen verletzt fühlen könnte. «Die Menschheit an sich ist eine Verletzung», erklärte er ihr fröhlich. «Das Leben ist eine grausame Angelegenheit, vom Anfang bis zum Ende. Vielleicht sollten die, die keine Kränkungen vertragen, sich einen Ruck geben und Schluss machen. Und vielleicht sollte man die, die für Verletzungen Schmerzensgeld kassieren wollen, gleich mit um die Ecke bringen.»

Wenn er seine Meinung etwas überspitzt zum Ausdruck hatte bringen wollen, um die Gemüter ein klein wenig zu schockieren, so war ihm das gelungen: Alle wichen einen Schritt zurück, als sei er ein scharfer Peperone, den sie fälschlicherweise bloß für einen exotischen Nelkenpfeffer gehalten hatten. Tatsächlich kann man sich an einem Zaubertrank durchaus die Zunge verbrennen, und die wirksamsten Aphrodisiaka schmecken zunächst einmal widerlich. Nach ein paar Tagen aber waren das Pärchen und sein Gefolge freundlicher als sonst, denn sie hatten im Klassenzimmer, im Atelier und im Coffeehouse (nur die wenigsten von ihnen hatten bereits das Kneipenalter erreicht) ausführlich und eingehend über sein Statement debattiert und waren zu dem Schluss gelangt, sein Mangel an Einfühlsamkeit werde durch Mut und Entschiedenheit wettgemacht. Zudem war es abgegeben worden, um ein eigenes Recht auf Ästhetik zu verteidigen. Und war sein Lächeln nicht echt *umwerfend*?

Doch erst in der Gosse fanden Switters und die Kunststudentinnen wirklich zueinander.

Wochenlang hatten sie mit unverhohlener Faszination beobachtet, wie er ein winziges Bötchen nach dem anderen im Strom der Gosse aussetzte. Häufig waren diese mit einer verwelkten Dahlie verziert, die als Zauberstab diente, um sie an Hindernissen vorbeizulotsen, wenn sie ihre Reise ins Ungewisse antraten. Tag für Tag drängelten sich die jungen Frauen mit schräg sitzender Baskenmütze näher heran, um den Stapellauf der Schiffchen zu verfolgen. Einmal brachte ihm eine eins zurück, das irgendwo auf Grund gelaufen war. «Dieses hat es bis in die Virgina Street geschafft», verkündete sie, während ihre Grübchen immer größer und tiefer wurden. Es war nur eine Frage der Zeit, bis die Kunststudentinnen begannen, ihre eigenen Spielzeugbötchen zu basteln.

Von Anfang an waren ihre Boote schöner als die seinen. Seine waren wirklich kümmerlich. Ob Switters zwei linke Hände hatte? Hätte er von Pilatus in Jerusalem den Auftrag bekommen, Kreuze zu schreinern, wäre Jesus an Altersschwäche gestorben. Die Kunststudentinnen hingegen bauten wunderschöne kleine Boote, vollkommen, schlank und wohl proportioniert. Seine waren das krasse Gegenteil. Doch als sie anfingen, Rennen zu veranstalten (so wie Menschen nun mal sind, waren Wettrennen wohl unvermeidlich), behielten seine schwerfälligen, klobigen Boote mit den krummen Masten (meist nicht mehr als eine dürre Karotte), die häufig leck waren und Schlagseite bekamen, stets die Oberhand. Sie gingen unweigerlich als Sieger durchs Ziel.

Die Art Girls fühlten sich herausgefordert und entwickelten mit der Zeit immer mehr Geschicklichkeit. Sie ließen von den ihrer Meinung nach minderwertigen Holzlatten der Zitrusfrüchtekisten ab, die ihnen bislang als Schiffsbaumaterial gedient hatten, nun aber rar geworden waren, und wandten sich der Kunstschule zu. Dort stibitzten sie Holz, das ursprünglich für Staffeleien, Bilderrahmen, Maquetten und derlei gedacht gewesen war, um den Rumpf und das Deck zu bauen, und ließen teures Reispapier, Pergament und Streifen belgischer Leinwand mitgehen, aus denen sich kleine Segel schneiden ließen. Beflügelt von ihrem künstlerischen Temperament, einer menschlichen Schwäche für Komplikationen und Switters' unerklärlichen und unverdienten Erfolgen, kamen sie von Catboats auf Schaluppen, Besankutter, Segeljollen und Schoner. Sie unterhielten sich über Klüver, Besansegel, zusätzliche Schlagwasserplatten, Längsträger und Steuerruder. Und weil sie Künstlerinnen waren, strichen sie ihre Schiffchen leuchtend blau, weiß oder golden an und malten ihnen sorgfältig ausgetüftelte Namen auf den Bug, beispielsweise *Shakti, Athena, Mermaid Lightning, Madame Picasso* oder *Madame Picasso's Revenge.*

Jedes einzelne von Switters gebaute Boot wurde auf den Namen *Little Blessed Virgin of the Starry Waters* getauft (den Namen kritzelte er mit einem Kugelschreiber auf das Vordeck), und alle hatten dasselbe primitive Design. Er machte keinerlei Fortschritte, bis auf die Tatsache, dass er das übliche Salatblatt durch ein Weißkohlblatt ersetzte, wenn die Brise besonders steif und sein Boot zufällig so groß geraten war wie eine Ratten- statt der üblichen Mausefalle. Hier zeigten sich seine Grenzen. Nicht dass Switters Schönheit und Anmut verachtet hätte. Nein, keineswegs. Im Gegenteil, er war ein Verfechter der Schönheit, obendrein in einem Zeitalter, in dem Philister aus dem rechten wie dem linken Lager die Schönheit aus dem Amt vertrieben hatten. Seine Boote blieben unfertig und unvollkommen, weil er sie nicht anders bauen konnte. Offenbar war das Gen für handwerkliches Geschick bei den männlichen Mitgliedern seiner Familie seit Generationen verkümmert (und das könnte erklären, warum sie dazu neigten, «geheimnisvolle Männer» zu werden, um auf Eunice' komischen Ausdruck zurückzukommen). Wie auch immer, trotzdem feierten seine dummen Dinger weiter Triumphe.

«Tut mir Leid, ihr Süßen», entschuldigte er sich, wenn sich die Mädels an der Ziellinie versammelten und dann im Gänsemarsch an seinem Rollstuhl vorbeidefilierten, um sein Siegesgrinsen mit einem Siegerkuss zu belohnen.

«Ich kapier das nicht.»

«Bestimmt schummelt er.»

«Vielleicht ist irgendwie ein … ein Trick dabei?»

«Mist!»

In die seichten Kanäle, die ihnen als Rennstrecke dienten – Ströme von Regenwasser, die Margeritenblüten, getrocknete Lavendelzweige, Samen, Gewürze, Krebsschalen und weggeworfene Milchkaffeepappbecher mit sich führten, Wasserläufe, in denen es von zerquetschten Äpfeln, faulen Zitronen, davongerollten Rosenköhlchen und gärenden Pferdeäpfeln wimmelte, Bäche, gespeist mit trübem Wasser, Tee, Limonade, Suppe, billigem Fusel und Speichel (von Vögeln, Pferden und Menschen) und fünfzig verschiedenen Kaffeesorten, Ströme, die Nacht für Nacht von der städtischen Müllabfuhr ausgebaggert wurden, nur um am nächsten Tag erneut von all dem schmutzig braunen organischen Müll, den die Aktivitäten des Pike Market, Magen und Herz von Seattle, ausschieden, in eine Collage verwandelt zu werden – auf diese von Kopfsteinpflaster eingefassten Gewässer ließen die Mädchen nun ihre Briggs, Brigantinen, Barken, Fregatten und Klipper los: Schiffe, die nicht für sportliche Zwecke, sondern als Fracht- oder Schlachtschiffe gedacht waren. Es schien, als versuchten sie, seine Flotte in Reichweite, Extravaganz und Anmut zu schlagen, nachdem es ihnen nicht gelungen war, seine plumpen *Virgins* in Geschwindigkeit und Ausdauer zu übertreffen.

Diese nautischen Zwerge waren in der Tat wahre Wunder, vor allem, wenn die Decks der Klipper bis zum Rand mit Holz, Rumbuddeln, Weinfässern, Baumwollballen oder Getreidesäcken beladen und die Fregatten mit Kanonen und rammspornartigen Galionsfiguren bestückt wurden, um feindliche Schiffe zu attackieren. Dann kam es vor, dass die

Rennen wegen Kriegsausbruchs unterbrochen, verschoben oder gar abgesagt werden mussten. In solchen verbissenen Seeschlachten – «Zum Teufel mit den Torpedos, volle Kraft voraus!» – schlingerte Switters' plumpe, aber verwegene *Virgin* mit ihrer improvisierten Piratenflagge vorbei und trieb mit voller Kraft auf den Gully am anderen Ende der Straße zu (wenn sie nicht vorher gegen einen halb gesunkenen Bagel prallte und auf Grund lief). Die Mädchen taten, als hätten sie ihn nicht bemerkt, und schmiedeten Pläne, um die Schlacht von Trafalgar nachzuspielen. Dabei kamen sie auf die Idee, dass es viel interessanter und authentischer wäre, die Kriegsschiffe zu bemannen.

«Fruchtfliegen», schlug Luna vor, eins der kreativsten Mädchen. «Wir könnten Traubensaft und so was auf das Deck und die Takelage schmieren, und schon haben wir eine Crew.»

«Hör mal!», entgegnete Brie, ihre glühendste Rivalin in der Talentabteilung. «Ist dir noch gar nicht aufgefallen, dass wir Winter haben? Jetzt gibt es keine Fruchtfliegen.»

«Gibt es doch! Die Brünette mit den rosigen Wangen an dem Stand da drüben wird ständig von einer Wolke von Fruchtfliegen umschwirrt.»

«Ja, stimmt», pflichtete ihr Twila zu. «Sie folgen ihr sogar auf der Straße.»

«Meint ihr etwa Dev?», fragte Switters arglos. Wie auf ein Stichwort drehten sich alle Mädels gleichzeitig zu ihm. Sie kniffen misstrauisch die Augen zusammen, aus einer telepathischen Ahnung heraus, die mehr war als nur ein Verdacht, eher ein beängstigender Ausdruck voll erblühter weiblicher Intuition. Und prompt lief Switters rot an.

Als sie genug davon hatten, ihn bis ins Mark unter ihrem sarkastischen Grinsen schmoren zu lassen, kehrten sie zu den Vorbereitungen von Trafalgar zurück. «Wollen wir nun Macker an Bord haben oder nicht?»

«Ihr Süßen, ich bitte euch!», flehte Switters und nahm seine alte Blässe wieder an. «*Macker?* Selten hat eine sprachliche Verfälschung so widerlich nach vorsätzlicher Vulgarisierung gestunken. Es ist die typische ungebildete und schlechte Ausdrucksweise von Witzen auf Grußkarten oder degenerierten Kindern des zwanzigsten Jahrhunderts, die nichts als Disco und Klamotten im Kopf haben. Noch grausamer, als geil zu sagen, wenn man aufregend meint.»

«Das Leben ist nun mal grausam. Gewöhn dich dran!» Das saß.

Da die Mädchen ebenso grundsätzlich gewaltlos wie künstlerisch ruhelos waren, verloren sie schnell ihre Begeisterung für Seeschlachten. Zu jedermanns Entzücken tauchte eines schönen Tages eine bescheidene Müllschute statt des üblichen Windjammers auf, und am nächsten Tag konnte man sehen, wie eine Arche vom Stapel lief. Ihnen folgten Fischkutter, Schlepper, Schaluppen, Flöße, Kajaks, Hausboote, Tanker und Ozeandampfer. Und wie jeder Kunsthistoriker vorausgesagt hätte, kam schließlich eine Blütezeit der Kunst um der Kunst willen, die in stilistischen Manierismus ausartete. Die Mädchen schleppten Boote an, die wenig oder gar keine Ähnlichkeit mit Booten hatten: impressionistische Boote, expressionistische Boote, kubistische Boote, welche, die mehr an Drehstühle, Toupets, Bowlingtrophäen oder Pudel erinnerten als etwas, das jemals die sieben Weltmeere durchpflügt hätte; Boote, die weder den Kurs noch sich selbst über Wasser halten konnten. Antiboote. Kamikazes. Nussschalen. Bangladescher Fährunternehmen. Dann stahl Lena allen die Show mit einem Miniaturjesus, der auf dem Wasser gehen konnte. Jedermann staunte, doch zwei Tage später, in denen sie weder aß noch schlief, wartete Brie mit einem Jesus auf, der nicht nur auf dem Wasser ging, sondern auch noch Wasserski fahren konnte. Unübersehbar war das Ende nah.

Ihre kleinen Regatten hatten eine zunehmende Anzahl von Kiebitzen angezogen. Kein Wunder also, dass eine Journalistin des *Post Intelligencer* sie eines Tages in ihrer Kolumne erwähnte. «Sehr bedauerlich», klagte Switters. «Jetzt müssen wir jeden Tag damit rechnen, dass uns die auf jede Neuheit geiernde TV-Meute auf die Pelle rückt.»

Als echte Kinder ihrer Kultur konnten die Kunststudentinnen diese Einstellung weder teilen noch nachvollziehen. Die Abneigung gegenüber Medien war ihnen genauso unverständlich, wie es zu früherer Zeit die Aversion gegen das Wohlwollen eines Königs oder den Segen der Kirche gewesen wäre.

Es hätte sogar zu einem ernsthaften Streit kommen können, doch dann hörte es plötzlich auf zu regnen (ganz normal, denn es war schon Mitte April). Der Himmel wölbte sich blau über ihnen, die Sonne sprang auf die Bühne wie eine Discount-Komödiantin, die gleichzeitig als ihr eigener Scheinwerfer fungiert, und innerhalb eines Tages waren die Straßen und Gullys auf dem Markt so trocken wie Stroh. Und trocken blieben sie. Als der Frühling an die Tür klopfte, wurde den Mädchen mit einem Schlag bewusst, dass das Ende des Semesters vor der Tür stand, Abschlussexamen fällig waren und Mappen zur Benotung vorbereitet werden mussten. Daher richteten sie, panisch durcheinander zwitschernd, ihre ganze Aufmerksamkeit auf die Zeichnungen, Gemälde, Skulpturen und Fotografien, die sie zur großen Verwirrung der Fakultät monatelang zugunsten von Schiffsmodellen und nautischem Firlefanz ignoriert hatten.

Während ihrer selten gewordenen Ausflüge zum Markt kamen sie trotzdem, einzeln oder in Paaren, um Switters ihre Aufwartung zu machen, und in ihrem forschen «Hallo» und «Wiedersehn» schwang nur noch ein kleiner Hauch von Verträumtheit. «Wie vertreibst du dir denn jetzt die Zeit?», fragten sie, als müsste sein Leben ohne sie einfach schrecklich sein.

«Das Haus steht in Flammen», antwortete er vergnügt. «Ich schau aus dem Fenster im zweiten Stock. In meinem Fall sind das fünf Zentimeter über dem Boden. Perfekt!»

In der Vergangenheit war es eine unausgesprochene Regel gewesen, keine neugierigen Fragen zu stellen, jetzt aber erkundigten sie sich: «Was machst du hier auf dem Markt eigentlich? Und was hast du vorher gemacht? Na, du weißt schon, *früher* eben?»

«Ach, ich habe meine Proktologiepraxis aufgegeben, um mich im Uralgebirge niederzulassen. Oder habe ich meine Praxis als Urologe aufgegeben, um für Procter & Gamble zu arbeiten?»

«Du kannst dich nicht erinnern, ob du Facharzt für Darmkrankheiten oder Urologie gewesen bist?»

«Tja, sieht so aus, leider! Ich weiß nur, dass ich mich für alles interessierte, was unterhalb der Gürtellinie liegt.»

Mindestens die Hälfte der Mädels gab ihm zu verstehen, hauptsächlich durch Körpersprache, dass alles, was bei ihnen unterhalb der Gürtellinie lag, ihm gehörte, wenn er nur wollte. Doch er wollte nicht. Er war dabei, auf irgendeine indirekte Art eine Schuld an Suzy abzutragen, die, wie er sich ständig klar machte, nur drei oder vier Jahre jünger war als sie. Er hatte das Gefühl, ihr mehr als nur ein Körnchen Wiedergutmachung zu schulden. Natürlich war er verdammt scharf auf die kleinen Kunstschülerinnen. Um ganz ehrlich zu sein, hätten ihn Gewissensbisse Suzy gegenüber wahrscheinlich nicht davon abgehalten, die Kleinen näher kennen zu lernen, hätten nicht die Sonnenaufgangsbesuche seiner Dev ihm alle fleischliche Energie ausgesaugt.

Der Frühling war gekommen. Daran gab es keinen Zweifel. Die Luft hatte sich in Zuckerwatte verwandelt, die nicht aus Zucker gesponnen war, sondern einem Sekret aus den Sexdrüsen der Drosseln und trockenem Weißwein. Auf dem Pike Place Market spross grünes Unkraut zwischen dem Kopfsteinpflaster. Wenn er morgens ausging, prangte Devs stinkende Unterschrift auf seinem Hemd wie das Etikett einer Wäscherei, obwohl er, wenn auch widerwillig, geduscht hatte. Den Mantel aber ließ er jetzt zu Hause.

Das blasse Sonnenlicht erwärmte das «Starship», das «Fenster im zweiten Stock», den «Thron der Erleuchtung», aus deren Höhe er die Welt überblickte. Da der Frühling wie jedes Jahr stille Sehnsuchtsanfälle mit sich brachte, die man durchaus als traurig bezeichnen könnte, ertappte er sich dabei, wie er an den traurigen kleinen *mercado* in Boquichicos dachte, dem es so jämmerlich an Waren und Käufern gefehlt hatte im Vergleich mit dem voll gestopften Markt, auf dem er nun sein «Ein-Mann-Sternenschiff» parkte. Die Orangen, Zwiebeln, Kartoffeln und so weiter in den Auslagen der Stände (darunter auch Devs) waren pyramidenförmig aufgestapelt, sodass ihm ständig der Schamane der Kandakandero durch den Kopf schwirrte. Ob Sailor Boys Federn ihre letzte Ruhestätte auf der Schädelspitze von Heute ist Morgen gefunden hatten? Und was war aus Fer-de-lance geworden? Der Bursche hatte das scheißlebendige Südamerika verlassen, aber das scheißlebendige Südamerika wollte ihn partout nicht loslassen.

Ohne die Yachtpartys mit den Kunstschülerinnen hatte Switters wieder genügend Zeit zum Nachdenken, und obwohl er oft an Suzy dachte und darüber grübelte, was er alles hätte tun können, um ihre Beziehung zu schützen, obwohl er an die CIA dachte und darüber grübelte, was er hätte tun können, um seinen Job zu behalten, konzentrierte er sich doch hauptsächlich auf sein Südamerika-Souvenir, vor allem auf die Frage, die Bobby aufgeworfen hatte: Welche kostbare Wahrheit hatte ihm das Ayahuasca des Hexenmeisters, sein Yopo, eigentlich offenbart, dass er nun mit der Aussicht bezahlte, für den Rest seines Lebens keinen Fuß mehr auf den Boden zu kriegen?

Hatte seine missliche Lage auch nur im Entferntesten etwas mit Adam und Eva zu tun? Hatte er den Gutschein, den ihm ein mieser Schwindler angedreht hatte, im Grillrestaurant «Zum Baum der Erkenntnis» eingelöst, wo nur die kosmische Elite verkehren durfte? Und falls ja, welche Information genau hatte er dort verdrückt? Dass jedes Gänseblümchen, jeder Spatz und jeder Wicht auf dem Planeten eine eigene Identität besitzt, genauso stark wie seine? Dass alles Fleisch verlangsamtes Licht ist und die physikalische Realität der verrückte Tanz eines elektrisierten Nichts? Dass ab einem bestimmten Bewusstseinsgrad der Tod nicht mehr von Bedeutung ist? So wie die Zeit? Heute *ist* morgen? Okay. Aber hatte er all das nicht schon längst gewusst?

In Genesis 3,22 soll eine übellaunige Stimme, die man Jahwe zuschreibt, von Adam (dem der Apfel vor Schreck im Hals stecken blieb) behauptet haben: «Seht, der Mensch ist geworden wie wir.» Wir? Dann gab es mehr als einen Gott? Göttinnen? Vielleicht eine Miss Jahwe? Hatte Jah in diesem Personalpronomen etwa seinen strahlenden Stellvertreter Luzifer mit einschließen wollen? Oder gar die Schlange? Und was war mit der Schar der Engel (von der sich eine unpolitische Fraktion möglicherweise bereits für die Neutralität entschieden hatte)? Oder hatte Gott womöglich – und das war sehr weit hergeholt – die Knollen gemeint? Jene kupferfarbenen Dinger, schimmernde, dummes Zeug schwafelnde Schoten, die damit geprahlt hatten, dass in Wirklichkeit sie den Laden schmissen? Lächerlich, vielleicht, aber wer *waren* diese verdammten Knollen? Waren sie mit den Pflanzen verwandt, aus denen Ayahuasca und Yopo gewonnen wurden, Beispiele für eine anhaltende botanische Intelligenz, die durch die Verbindung vegetativer Alkaloide mit menschlichen Neuronen verstärkt und verständlich gemacht wurde? Oder waren es eher projizierte Manifestationen seiner eigenen Psyche, halluzinierte Totems des kollektiven Unbewussten? Waren sie in Wirklichkeit unabhängige Wesen, eine Lebensform, die, sagen wir, eine physische Dimension jenseits der unseren bewohnt, eine Art komprimierte Website, die man eher durch chemische als elektronische Mittel erreicht?

Und wennschon! Er jedenfalls war nicht wie einer aus der Jahwe-Sippe geworden oder gar wie einer aus der des Hexenmeisters. Warum also war er bestraft worden? Instruiert? Initialisiert? Auf jeden Fall aber aus dem Garten der Vernunft gefeuert? Allein die Terminologie, zu der er jetzt notgedrungen Zuflucht nehmen musste, um diesen Sachverhalt zu beschreiben, war verdächtig. Fremd und abgenutzt zugleich, nachdem sie in den letzten Jahrzehnten aus ihrem ursprünglichen archaischen Kontext gerissen worden war und in den Wortschatz von Stammtischen, Scharlatanen und Dilettanten Eingang gefunden hatte. Pfui Teufel! Trotzdem, es waren doch Tatsachen, oder nicht? Themen, die die Wissenschaft, die sie lieber unter den Teppich kehrte, genauso herausforderten wie Switters, der sich aus aktuellen persönlichen Gründen einen solch furchtsamen Luxus gar nicht leisten konnte?

Durch die seltsamen Implikationen derartiger Fragen fasziniert und gleichzeitig in Verlegenheit gebracht, untersuchte er sie mehrfach, peinlich berührt, so wie ein Gerichtsmediziner die am Tatort eines Mordes aufgefundenen Dessous inspizieren würde. Diese privaten Grübeleien spielten sich zumeist in der Öffentlichkeit ab – an sonnenüberfluteten Ecken, unter schattigen Arkaden oder unter der großen Marktuhr, die aussah wie aus einem Comic-Heft. Das Murmeln der nichts ahnenden Menschen spülte über ihn hinweg; Grapefruits aus Florida und Melonen aus Arizona beobachteten ihn wie die Glupschaugen von VW-großen Fröschen, ohne mit der Wimper zu zucken.

An einem solchen Ort grübelte er gerade über einem dieser Rätsel, als ein junger Mann mit bläulichem Kinn und einer Nase, so spitz wie ein Dolch, auf ihn zukam – für seine Begriffe etwas zu forsch. Der Blick hinter der Brille war extrem finster und der Anzug extrem zerknittert.

Wenn der Kerl einer von Mayflowers Joes war, der aus dem Nichts hier auftauchte, dann musste es verdammt wichtig sein. Auf den zweiten Blick aber hätte Switters darauf wetten können, dass der mürrische Armleuchter nicht mal in der Lage gewesen wäre, die Freiheitsstatue zu beschatten. Er war kein Joe. Die Firma besaß immerhin gewisse Standards. Natürlich konnte er ein Meister der Tarnung sein. Derart herabhängende Mundwinkel waren gar nicht übel, vorausgesetzt, man stolperte nicht darüber.

«Sind Sie Switters?»

«Wer möchte das wissen, Kumpel?»

«Ich soll Sie zu Ihrer Großmutter bringen.»

«Ich habe meines Wissens kein Taxi gerufen. Mein Chauffeur heißt Abdulla und ist bekannt dafür, eine Reinigung zu frequentieren. Er nennt mich *Mr.* Switters, und wenn ich ihn nicht mit dem Gärtner verwechsle, hat er heute *nicht* seinen freien Tag.»

Der Mann wollte schon aufbrausen, doch jede Absicht, auf sein Repertoire rüder Retourkutschen zurückzugreifen, wurde durch Switters' hypnotisierenden, wilden Blick im Keim erstickt. Aus seiner Jackentasche mit zerfranstem Saum zog er eine Visitenkarte, die ihn als Angestellten einer Anwaltskanzlei in der City auswies. Switters erinnerte sich, dass seine Großmutter den Namen ein- oder zweimal erwähnt hatte.

«Ich fürchte, ich habe keine guten Neuigkeiten», sagte der Mann. «Mein Wagen steht dort drüben an der Ecke zur Pine.»

In Maestras Eingangshalle wurde Switters von einem Arzt und einer Anwältin empfangen. Konnte es noch dicker kommen? Da er davon ausging, dass kein anständiger Bürger einen Grundstücksmakler ins Haus lassen würde, fehlten nur noch ein Bulle und ein Priester (die vier Reiter der Apokalypse), um den Anwesenheitsappell für seine Verdammnis perfekt zu machen.

Der Arzt war höflich und freundlich. Er erklärte ihm, Maestra habe einen leichten Schlaganfall erlitten – leicht vor allem im Hinblick auf ihr Alter –, von dem sie sich dem Anschein nach schon bald vollständig erholt haben würde. Nichts deutete auf eine Lähmung hin, auch wenn sie im Augenblick hörbar nuschelte. Man habe sie leicht sediert und eine Krankenschwester beauftragt, die nächsten zweiundsiebzig Stunden bei ihr zu bleiben. Bis sie ihr Sprachvermögen ganz wiedergewonnen habe, wolle sie in Ruhe gelassen werden. «Switters würde meine Sprachschwierigkeiten bloß ausnutzen, um sich zum ersten Mal seit dreißig Jahren durchzusetzen.» Der Arzt zitierte sie mit einem leichten Glucksen.

Dann überreichte er Switters seine Telefonnummer und verließ das Haus.

Jetzt war die Anwältin an der Reihe. Auch sie war höflich, doch eher aus beruflichen Gründen als aus Mitgefühl. Sie war ungewöhnlich groß und ihre Hautfarbe so schwarz wie die Herzen vieler ihrer Berufskollegen. In ihrer Stimme machte sich ein Hauch von Passatwind bemerkbar. «Barbados», erklärte sie später. Die Würde, die sie ausstrahlte und die von ihrer Größe noch verstärkt wurde, hätte einen weniger ausgekochten Typen als Switters eingeschüchtert. Wie auch immer, da Miss Foxweather ein paar Bomben loslassen musste, war ihre Statur völlig angemessen.

«Ich vermute, Sie haben keine Ahnung, dass ein Prozess gegen Ihre Großmutter läuft.» So öffnete Foxweather die Klappe und warf ihre erste Bombe ab. «Nein? Das habe ich mir gedacht. Nun, sie wurde im Januar wegen illegalen Eindringens in fremde Computer angeklagt. Illegalen Eindringens in böswilliger Absicht. Und böswillig ist noch milde ausgedrückt. Man konnte ihr allerdings weder Diebstahl noch Unruhestiftung per se nachweisen. Trotzdem ist es eine schwer wiegende Anschuldigung zur falschen Zeit, da die Regierung gerade dabei ist, gegen solche Fälle härter vorzugehen, bevor sie überhand nehmen. Die Bundesbehörde will nämlich ein Exempel statuieren.»

Ob aus Ungläubigkeit (obwohl er nicht sonderlich überrascht hätte sein dürfen), Entsetzen oder so etwas wie Bewunderung, ja fast Entzücken – Switters hörte gar nicht mehr auf, den Kopf zu schütteln. Man konnte es Foxweather nicht verübeln, dass sie ihn für einen an den Rollstuhl gefesselten Spastiker hielt.

«Aufgrund des fortgeschrittenen Alters Ihrer Großmutter kam eine Gefängnisstrafe nie wirklich in Frage, und da es keinerlei Beweise dafür gibt, dass sie finanziellen Nutzen aus ihren Eskapaden ziehen konnte, gab es … Na ja, ob es nun mit Absicht geschah oder nicht: Sie hat mindestens ein Computernetz zum Absturz gebracht und dabei jede Menge geistiges

Eigentum zerstört. Ich habe zwar mein Bestes gegeben, aber die Quittung fiel deftig aus. Da die Forderung heute Morgen eingetrieben wurde, bin ich ziemlich sicher, dass der Schlaganfall darauf zurückzuführen ist.»

Schließlich nahm die Anwältin Platz – Switters' Nacken war schon ganz steif – und ließ die Katze aus dem Sack. Selbst wenn Maestra sich vollständig erholte und keine weiteren Anfälle bekam, würde sie von nun an pflegebedürftig sein. Sie habe bereits damit gedroht, den Geizkragen zu verprügeln, der versuchen würde, sie in eine behindertengerechte Wohnung zu verfrachten, und den Nazi, der sie in ein Pflegeheim stecken wolle, abzuknallen wie eine gemeine Kanalratte (Foxweather und Switters wechselten einen Blick; beiden war klar, dass die alte Frau durchaus meinte, was sie sagte). Sie zu Hause pflegen zu lassen war nicht gerade billig. Das Anwesen in Magnolia verschlang eine Menge Geld für Unterhaltskosten. Es gab ausstehende Forderungen des Finanzamts. Eine sechsstellige Summe war als Strafe zu zahlen, ganz zu schweigen von den Prozesskosten. Alles in allem lautete das Fazit: Maestra, die all die Jahre für lauter ziemlich spinnerte Zwecke Geld gespendet hatte, starrte jetzt in die gierigen Augenhöhlen des ausgemergelten weißen Bankrottköters.

«Wie auch immer, ich habe mich bereit erklärt, die alte Hütte Ihrer Großmutter am Snoqualmie-Pass als Entgelt für meine Dienste zu akzeptieren. Damit ist ihr ein wenig geholfen. Ähem. Abgesehen von diesem Haus besitzt Ihre Großmutter nur noch einen Gegenstand, der von Wert ist.»

«Den Matisse.»

«Genau. Er würde bei einer Versteigerung mehr als genug einbringen, sodass sie versorgt wäre. Aber Ihre Großmutter behauptet, dass sie das Gemälde praktisch Ihnen vermacht und daher eigentlich nicht das Recht habe, es zu verkaufen.»

Switters rollte mit dem Stuhl zur offenen Wohnzimmertür und warf einen Blick hinein. Dort über dem Kaminsims hing es in all seiner ausgebreiteten, lebensbejahenden Unverschämtheit. Wie konnte etwas so Flaches so kurvig, etwas so Stilles so herzerfrischend, etwas so Lustvolles dermaßen spirituell und kontemplativ, etwas so bewusst Missgestaltetes so ansprechend sein? Auf gemusterten Kissen, die Zick für Zack aus Ornette Colemans Horn hätten stammen können, bot die Odaliske ihr Fleisch einer Gesellschaft dar, die sich erneut vor dem Fleisch fürchtete. Frei von Angst oder Hemmungen, bar aller Selbstsucht oder Geldsucht und, wenn wir schon dabei sind, auch aller Lüsternheit oder Libido, räkelte sie sich, schwebte sie über ihnen – als sei sie die Skyline einer Metropole und die Ebene einer Wildnis zugleich: das Weib als Stadt, das Weib als Prärie, das Weib als die ganze weite Welt. Und doch, je länger er hinsah, desto mehr entfernte sie sich von Weiblichkeit und Weltlichkeit, denn im Grunde genommen war sie nichts anderes als ein in Farbe gesungenes Lied, eine wunderbar nutzlose Fläche aus befreiter Farbe. Da das Gemälde der Gesellschaft weder etwas schuldete noch etwas von ihr erwartete, prallte es gegen das Gehirn wie eine Wolke gegen einen Ölbohrturm. Es besaß die Unschuld und die rohe Gewalt eines Traums.

Switters drehte sich zu Foxweather um und sagte: «Matisse hatte wahrscheinlich keine Heizung in seinem Atelier. Die Frau ist ganz blau vor Kälte.»

«Oh, aber das ist die Art, wie er …»

«Verkaufen Sie das Bild!», fauchte er. «Ich habe es sowieso nie gemocht.»

Man darf Gott belügen, nicht aber den Teufel?

Aus mindestens zwei Gründen hatte Switters geplant, in die Hütte zu ziehen, sobald der Schnee geschmolzen war. Erstens brauchte er einen Forschungsurlaub vom Pike Place Market, auf dem bei dem warmen Frühlingswetter mit seinem lebendigen Treiben fast südamerikanische Verhältnisse herrschten. Zweitens starrte Maestra dem ausgemergelten Köter noch in die Nullen, er selbst dagegen befand sich schon längst in seinen Klauen. Sein Arbeitslosengeld ging zur Neige, seiner unverkauften Wohnung drohte die Zwangsvollstreckung, und er hatte ernsthaft mit dem Gedanken gespielt, Maestra um ein Darlehen zu bitten. Aber jetzt …

Jetzt wird in meiner Waldhütte eine Anwältin die Wochenenden verbringen, und ein skrupelloser Abzocker kann im Glanz meines geliebten Matisse demnächst die feindliche Übernahme eines pharmazeutischen Unternehmens aushecken, das für die Herstellung von stimmungsaufhellenden Abführmitteln bekannt ist. Die entsprechenden Einzelheiten und seine Sorge um Maestra teilte Switters in einer E-Mail Bobby Case mit. Als Bobby nicht sofort antwortete, folgerte Switters, dass er sich auf einem seiner riskanten Aufklärungsflüge über Nordkorea befand (genau das beinhaltete seine neue Mission) oder bis über beide Ohren in einer Pussy von Okinawa steckte (Bad Bob war begeistert, wieder in Asien zu sein, und das durfte man durchaus laut sagen!).

Nach etwa zwölf Stunden aber hatte er Post in seinem elektronischen Briefkasten. *Verdammt! Warum müssen sich die gelbbäuchigen Parzen immer gegen die Alten verbünden? Wie geht es ihr?*

Geistig und körperlich, und das ist das Wichtigste, erstaunlich gut, antwortete Switters, *obwohl ihre Stimme im Moment beunruhigend an ihren verblichenen Lieblingsvogel erinnert. Zumindest finanziell ist der Vogel wahrscheinlich besser dran als sie. Ich hatte keine Ahnung. Scheinbar hat sie riesige Summen an Organisationen gespendet, deren Namen und Ziele mehr als zwielichtig sind.*

Wahrscheinlich Strohmänner der CIA, schrieb Bobby zurück. *Aber dieser Matisse, den ein Herumtreiber wie du nie und nimmer verdient hat, müsste doch Millionen einbringen.*

Ja, Millionen. Wenn es nicht noch zu einem Eklat kommt. Man wird wahrscheinlich seine Echtheit anzweifeln, außerdem besteht die Möglichkeit, dass das Bild gestohlen ist. Maestras erster Ehemann hat es unter etwas dubiosen Umständen erstanden. Wie auch immer. Zurzeit lebe ich von der vorläufigen Gnade meiner Kreditkarte und brauche dringend eine einträgliche Beschäftigung. Ich muss, wenn es so weit kommt, Maestra vor dem Altersheim bewahren und dafür sorgen, dass sie in ihrem eigenen Haus zusammen mit ihren vermaledeiten Computern bleiben kann. Außerdem habe ich beschlossen, im Herbst nach Peru zu fliegen und mir Heute ist Morgen vorzuknöpfen. Ein Jahr ist genug für fünf Zentimeter Erleuchtung. Ich will es nicht übertreiben und meine Begrüßung im Nirwana überstrapazieren.

Endlich redest du Tacheles, Alter. Ich lass von mir hören, wenn mir etwas einfallen sollte. Mittlerweile bestelle der alten Hackerin meine Wertschätzung und Anerkennung.

Schon einen Tag später machte Bobby ihm per E-Mail einen verlockenden Vorschlag.

Wenn du Lust hast und reisetauglich bist, hat Du-weißt-schon-wer einen kleinen Job für einen ehemaligen Agenten mit deiner Erfahrung. 30. April, Hotel Gül, Antalya, Türkei. Setz dich unauffällig in die Lobby – kriegst du das hin? –, bis du jemanden «Zum Teufel mit den Dallas-Cowboys» sagen hörst. Wenig Kröten, großes Risiko. Aber du wirst nicht ablehnen, denn die Kicks sind praktisch grenzenlos. Und ich weiß, wie du danach schmachtest, wieder mitzumischen.

Tat er das wirklich? *Schmachtete* (ein aus mittel- und niederdeutschen Gebieten stammender Begriff mit der Bedeutung «körperlich verlangen», «sich verzehren») er danach, wieder mitzumischen? Gewiss, er hatte seine offiziellen und inoffiziellen Aktivitäten in der geopolitischen Arena immer als *Spiel* betrachtet (aus dem Germanischen stammendes deutsches Lehnwort für eine «Tätigkeit, die man nicht um eines Resultats oder eines praktischen Zweckes willen, sondern zum Zeitvertreib, zur Unterhaltung und zum Vergnügen ausübt»): eine Mischung aus Rugby, Schach und Liar's Poker mit einem wohldosierten Hauch von russischem Roulette. Zwar konnte man als Spieler keine entscheidenden Siege erringen, außer am Leben zu bleiben, doch landete man jedes Mal einen Treffer, wenn die eigenen subversiven Machenschaften die Machtkonzentration in einem anderen Lager störten oder sogar durchkreuzten. Man gewann, wenn man es den anderen schwer machte zu siegen oder auch bloß dafür sorgte, dass sie sich nicht auf ihren Lorbeeren ausruhen konnten.

Sechs Monate im Rollstuhl hatten seinen Überblick leicht, doch entscheidend verändert. Wenn man fünf Zentimeter über dem Boden schwebt, ist man immer noch nah genug an der Erde, um ihre Anziehungskraft zu spüren, ihrem Rhythmus zu folgen und sie als Heimat zu betrachten, statt in ätherische Ozonhöhen zu entschweben, wo man sich aufführt, als sei der Körper lästiges Übergepäck und der Geist ein Wetterballon. Auf der anderen Seite hat man gerade genug Höhe, um über ungestüme Sehnsüchte und kleine Enttäuschungen hinwegzugleiten, wie sie die Erdgebundenen beschäftigen, und dem schrecklichen Miasma auszuweichen, das ihre Herzen zu einem eintönigen Grau auszubleichen droht. Mit anderen Worten, man kann sich lebhaft für weltliche Dinge interessieren und trotzdem von ihrem Ausgang gänzlich unbeeindruckt bleiben.

Ehrlich gesagt war Switters von geopolitischen Universalschraubenschlüsseln genauso begeistert wie früher, doch jetzt, fünf Zentimeter über dem Boden, waren ihm die Endresultate ebenso gleichgültig wie der Ausgang der Bootsrennen in der Gosse mit den Kunststudentinnen. (Wenn er gewollt hätte, dann hätte er vermutlich mehrere Parallelen zwischen seinem Gang durchs Leben und dem Schlingern seiner unmöglichen kleinen Schiffe durch die schmutzigen Kanäle des Marktes ziehen können – doch er verzichtete darauf.) Tatsache ist, er war zu dem Schluss gelangt, dass die Trägheit der Massen und die Korruption ihrer Manipulatoren derart stark und tief verwurzelt waren, dass es schon eines handfesten Wunders bedurfte, wenn das planetarische Leben der Menschheit zu einem glücklichen Ende führen sollte, ganz zu schweigen von dem Spiel, auf dessen schrägem Feld er eine Rolle übernommen hatte. Trotzdem lohnte es sich mitzumachen. Wegen des Spielens an sich. Wegen des Wahoo, das darin steckte. Und wegen der Möglichkeit, seine Seele weiterzuentwickeln.

So gesehen, schmachtete er vielleicht nicht gerade danach, wieder mitzumischen, aber abgeneigt kann er auch nicht gewesen sein, denn er verlor keine Zeit, Mr. Plastik den Arm auf den Rücken zu drehen, bis die Kreditkarte wie ein in die Enge getriebener Verräter anfing zu flennen und einen Flug nach Istanbul für Switters sowie ein schweres silbernes Armband mit einem nordwestlich-indianischen Rabenmotiv für Maestra ausspuckte. In einer dunklen Sackgasse des Marktes genoss er eine flüchtige Abschiedsnummer mit Dev, die sich mit nacktem Hintern auf seinen Schoß setzte, während ein paar Meter weiter weg die Kunden vor ihrem verlassenen Stand die schmale Grenze zivilisierter Zurückhaltung überschritten, die normalerweise Einkaufen von Plünderei unterscheidet, und sich mit den ersten Erdbeeren aus Mexiko aus dem Staub machten. Switters ersetzte Devs Verluste aus seiner unterernährten Brieftasche, damit ihre Brüder sie nicht windelweich prügelten. Und dann machte er sich auf den Weg zu seinem allerersten Treffen mit dem Erzengel –

«Audubon Poe.» Der Mann mit dem Flanellhemd und der Baseballmütze von den Mariners, der den Namen aussprach, hatte auf dem Bürgersteig gestanden und den Busfahrplan studiert, während Switters ins Taxi stieg, seinen Rollstuhl zusammenklappte und neben sich auf den Rücksitz zog. Es war ein nach außen hin wie ein Klemmi wirkender, aber alerter junger Weißer, der eine gewisse Ähnlichkeit mit dem Peruaner Hector Sumac aufwies. Als das Taxi blinkte, um sich in den Verkehr einzufädeln, hatte der Fremde plötzlich den Kopf durchs Wagenfenster gesteckt und Poes Namen genannt. Dabei runzelte er missbilligend die Stirn, bis sie an ein kopfstehendes Grinsen erinnerte, und schüttelte den Kopf. «Wussten Sie, dass er ein Waffenschmuggler ist?», fragte er, und es klang mehr wie das neueste Gerücht in der Stadt als ein Vorwurf oder eine Warnung. Und dann war er genauso schnell verschwunden, wie er aufgetaucht war.

«Zum Flughafen», sagte Switters.

«Wohin fliegen Sie, Sir?», fragte der Taxifahrer.

«In die Türkei.»

«Ah? Türkei. Ganz schön weit. Machen Sie Urlaub?»

«Nein, ich schmuggle Waffen», antwortete Switters sachlich und fragte sich, wo bloß dieser Joe hergekommen war und in welchen Schlamassel Bobby ihn dieses Mal verwickelt hatte.

Teil 3

Bei der Wahl zwischen der Torheit und einem Sakrament sollten wir uns stets für die Torheit entscheiden – denn es ist wohl bekannt, dass ein Sakrament uns Gott nicht näher bringt, und es besteht immer die Möglichkeit, dass die Torheit es tut.
Erasmus

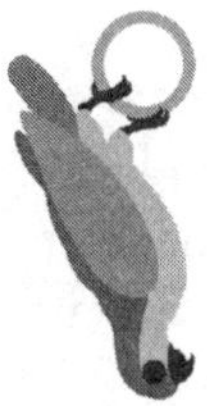

DAS LAND LAG vor ihm wie eine Pizza. Die Topographie war flach, die Beschaffenheit rau, das Klima heiß, die Grundfarbe rötlich gelb, es war übersät von peperonifarbenen Felsen, und im Moment glänzte es, als hätte man es mit Olivenöl beträufelt. Wasser wurde von dem knochentrockenen Boden nur langsam, sehr langsam absorbiert und rann stets in Richtung der nächsten Senke. Wäre sich die Erde dessen bewusst gewesen, dass sie in den nächsten sieben Monaten keinen Tropfen Feuchtigkeit mehr zu sehen bekam, hätte sie sich den unverhofften Regenguss auf der Zunge zergehen lassen.

Hinter ihm, da, wo er sich von der Gruppe der Shammar-Beduinen getrennt hatte, hatte der brutzelnde Pizzakäse Blasen geworfen und niedrige Hügel gebildet, die allmählich anstiegen, bis sie weiter westlich in einen ausgewachsenen Gebirgszug mit schneebedeckten Gipfeln übergingen. Ostwärts jedoch erstreckte sich die Pizza ohne jede Unterbrechung, so weit das Auge reichte. Das war die große Syrische Wüste, die sich bis in den Irak und nach Jordanien und über die arabische Halbinsel zog. Das war der Dreschboden, auf dem die menschliche Seele nach langem Reifeprozess von der Spreu getrennt worden war, nur um dann zu verkümmern, zu verknöchern unter den Dogmen, zu denen dieselben Ideen degeneriert waren, die sie einst genährt und in der endlosen Kornkammer der Wüste von ihrer dunklen, animalischen Hülle befreit hatten. Das physische Ich des Menschen hatte sich im Meer entwickelt, und noch heute folgen unser salziges Blut und die Wellen unseres Atems dem Rhythmus der

Ozeane, doch hier, im brennenden Sand des Nahen Ostens, wo Switters jetzt Halt machte, um zu rasten, war das spirituelle Ich zum Leben erwacht. Hier gab es nichts, was es hätte ablenken können.

Switters wurde fast schwindlig, als ihm aufging, dass er nicht nur allein, sondern auch unsichtbar war. Nichts und niemand sah ihn. Im Dschungel des Amazonas dagegen hatte er keine Bewegung machen können, ohne beobachtet zu werden. So tief man auch in ihn eindringen mochte, so weit man sich auch von seinen Kumpels oder dem gewohnten Ambiente entfernen mochte – immer bildete man einen Gegenstand größten Interesses für zahllose Augenpaare: Schlitz-, Glupsch- und Facettenaugen, tief eingesunkene, blutunterlaufene und schokoladenbraune Augen, und fast alle schauten sie, ohne gesehen zu werden. Ein Paradies für reinkarnierte Joes, die hier nach Herzenslust ausspähen, beobachten und spionieren konnten. In der Wüste aber beobachtete niemand das Geschehen – bis auf die Götter. Kein Wunder, dass die Religion in dieser Gegend entstanden war und sich, zum Guten oder Schlechten, in diesem Ambiente entwickelt hatte.

Die Kühle, die den Regen begleitet hatte, war jetzt nur noch eine süße Erinnerung. Switters kam fast um vor Hitze, aber er schwitzte nicht: Der Schweiß verdampfte, noch bevor er aus den Poren austreten konnte. Die Luft, die er keuchend einsog, denn es war anstrengend, den Rollstuhl über das steinige, unebene, von Dornensträuchern übersäte Gelände zu rollen, war so leicht und trocken, dass sie kaum Eindruck bei seinen Atemwegen hinterließ und seine Lungen nicht füllte, sondern als ein schwaches, angenehmes Prickeln in seinem Inneren spürbar war. Trotz ihrer Substanzlosigkeit wirkte die Luft jedoch ebenso lebendig wie die Erde tot. Switters massierte seine Handgelenke, kniff die Augen zusammen und spähte durch den Dunst der zunehmenden Hitze auf die Oase, die immer noch mehr als eine Meile entfernt war. Unwillkürlich musste er daran denken, wie sehr sich diese kahle, schroffe, Gottkontakt fördernde Umgebung von der türkischen Küste unterschied, in deren Gewässern er erst vor drei Wochen gekreuzt war und Dom Pérignon geschlürft hatte.

«Zum Teufel mit den Dallas Cowboys!»

Switters hatte dieses Statement erwartet und sich den ganzen Nachmittag lang nervös bemüht, es in einem Nebel aus Jetlag, Migräne und koffeinerhitztem türkischem Stimmengewirr herauszuhören, allerdings nicht damit gerechnet, dass es so unvermittelt und energisch von einem Schwarzen in Jeanskleidung geäußert wurde, der mit großen Schritten über schwere orientalische Teppiche hinweg auf ihn zukam und Englisch mit schwedischem Akzent sprach.

«Zum Teufel mit Notre-Dame», erwiderte Switters hoffnungsvoll. Bobby hatte ihn nicht mit einer Gegenparole ausgestattet. «Nicht zu vergessen die Los Angeles Lakers und die New –»

«Sachte, mein Freund», warnte ihn der Verbindungsmann. «Wenn Sie schlecht über die New York Yankees sprechen, kriegen Sie es mit mir zu tun. Ja, Mann, darauf können Sie Gift nehmen.»

«Oh, lieber nicht.» Nur ein Hauch seiner üblichen Wildheit stahl sich in Switters' Grinsen, als er den Mann musterte. Er schien gut in Form für einen Kerl in seinem Alter – Ende vierzig müsste hinkommen –, doch seine Schultern waren gebeugt, und die Hände mit den langen sensiblen Fingern, die an Lakritzstangen erinnerten, wirkten weich und alles andere als schwielig. «Allerdings ...»

«Da gibt's kein Allerdings. Haben Sie Gepäck im Zimmer? Gut. Bitten Sie den Hotelpagen, es zum Yachthafen zu bringen. Und folgen Sie mir.» Er zögerte. «Ich würde mich anbieten, Ihren Rollstuhl zu schieben, aber wenn Sie aus dieser Lobby nicht aus eigener Kraft rauskommen, schaffen Sie es nie von da weg, wo Mr. Poe Sie hinschicken wird.» Zum ersten Mal lächelte er. «Go Yankees», sagte er leise. «Go Knicks. Feiner Anzug übrigens.»

Der Kontaktmann hieß Skeeter Washington, war die rechte Hand des legendären Audubon Poe und galt in bestimmten Kreisen selbst als kleine Legende. Louis Mosquito Washington war Spross eines ziemlich bekannten Jazz-Duos aus Harlem (Mutter Sängerin, Vater Bassspieler). Kurz vor seiner Einberufung im Jahr 1969 hatte er sich freiwillig zum Militär gemeldet, nachdem ein Sergeant in der Rekrutierungsstelle ihm versichert hatte, man werde ihn in eine Militärkapelle stecken. Stattdessen hatten sie ihn der Infanterie zugeteilt und nach Vietnam verfrachtet. Er war verwundet worden und erhielt im Anschluss an seine Genesung den Befehl, nach der üblichen Woche Urlaub in Tokyo in den Krieg zurückzukehren. Da war er desertiert, hatte sich der Gnade einer Gruppe von radikalen japanischen Pazifisten ausgeliefert und war etwa einen Monat später in Schweden aufgetaucht, wo er das nächste Vierteljahrhundert verbrachte. Als Bebop-Pianist machte er sich einen Namen und verdiente seine Brötchen. Vor ein paar Jahren hatte er, nach wie vor kochend vor Wut über den Schrecken, den Amerika in seiner Sturheit und Brutalität über Südostasien gebracht hatte, und seine unfreiwillige Rolle in diesem Schlamassel, Audubon Poe aufgesucht und ihm seine Dienste angeboten. Weder Skeeter noch sonst wer schien genauer zu wissen, was Poe im Schilde führte, abgesehen davon, dass er die internationalen Nachrichtenmedien mit einer konstanten Flut von Informationen versorgte, die der Waffenindustrie und der CIA beträchtlichen Imageschaden zufügten. Es war allerdings ziemlich unwahrscheinlich, dass die Dienste eines Jazzpianisten von einem Mann, der in New Orleans geboren und aufgewachsen war, ausgeschlagen worden wären.

«Ich, äh, sollte Sie vielleicht darüber informieren, dass die Firma Bescheid weiß», hatte Switters gesagt, als sie am Kai auf den Pagen warteten, der das Gepäck bringen sollte.

«Bescheid weiß?»

«Dass ich hier bin. Um Poe zu treffen.»

«Ach, das macht nichts.»

«Aber ist nicht ein Kopfgeld auf ihn ausgesetzt?»

«Vielleicht, vielleicht auch nicht. Der alte Poe hat vor ein paar Jahren selbst das Gerücht gestreut, dass er auf der schwarzen Liste der CIA steht. Danach hat die Regierung es nicht gewagt, ihm auch nur ein Haar zu krümmen. Nicht auf die offensichtliche, gewalttätige Tour jedenfalls. Natürlich könnte man jederzeit versuchen, ihm eine Herzinfarktpille oder dergleichen unterzujubeln. Aber Anna passt auf und kostet sein Essen vor, bevor er den ersten Bissen zu sich nimmt.»

«Wer ist Anna?»

«Seine fünfzehnjährige Tochter.»

Switters' Adamsapfel zuckte in seiner Kehle wie ein Aal im Fischkorb. *Lieber Himmel!*, dachte er. *Wieso hat Bobby mich nicht gewarnt?*

Antalyas Yachthafen, einer der schönsten am ganzen Mittelmeer, war unweit eines restaurierten osmanischen Dorfes gebaut worden, dort, wo sich einst ein antiker römischer Hafen befunden hatte. Vom Hauptkai, der im Schatten zerfallender Ruinen lag, hatte ein Motorboot Washington und Switters hinaus zu der strahlend weißen dreißig Meter langen Yacht gebracht. Sie hieß *The Banality of Evil* und lag eine halbe Meile vor der Küste vor Anker. Das Schiff, das aus der Ferne schimmerte wie das Gebiss eines Millionärs, gehörte Sol Glissant, einem gebürtigen Franzosen, der in Beirut ansässig war. Er hatte einen Großteil seines Vermögens gemacht, indem er nach dem Krieg im Libanon die Swimmingpools wieder in Schuss brachte, und wurde allgemein als Pool-Pascha der Levante bezeichnet. Aus Gründen, die nur ihm selbst bekannt waren, hatte Glissant *The Banality of Evil* später Audubon Poe zur Verfügung gestellt, der so tat, als gehörte sie ihm, was praktisch auch stimmte.

Man hatte Switters in eine Einzelkabine geführt, ihm Zeit gelassen, «sich frisch zu machen» (Kodewort für *Wartung*), und ihn dann an Deck gerufen, wo niemand anderer als Poe persönlich ihm ein Glas Champagner reichte, so groß wie ein

Goldfischglas. Poe trug wie Washington Jeanskleidung, doch seine feinen, scharf geschnittenen Züge, die an einen Vogel erinnerten, das silbern glänzende Haar, der Duft seines Eau de Cologne, neben dem Switters' Jungle Desire genauso billig wirkte, wie sein Name es versprach, und die Ironie in seinem höflichen, selbstbewussten, nur angedeuteten Lächeln sorgten für eine aristokratische Ausstrahlung. Sie verwandelten selbst den egalitären blauen Jeansstoff in eine Freizeitkleidung, deren Design von einem Modezar an der Riviera hätte stammen können.

«Sie sind also Switters», begrüßte Poe ihn mit einem Akzent, der den Südstaatler verriet und trotzdem vornehm klang. «Als ich zum letzten Mal von Ihnen hörte, hingen Sie mit dem Kopf nach unten über Bagdad.»

Switters verschüttete seinen Champagner, als er protestierte. «Ich glaube, da verwechseln Sie mich mit meinem Freund Case. Ich habe zwar viele fröhliche Stunden im schönen Irak verbracht, doch meine peripatetischen Aktivitäten dort beschränkten sich auf die Erdoberfläche.»

Poe betrachtete ihn neugierig. «Verstehe. Bitte verzeihen Sie meinen Fauxpas. Aber dann sind Sie – oder irre ich mich? – der Gentleman, der das kostbarste Gut einer Dame in fünfundsiebzig verschiedenen Sprachen zu benennen weiß?»

«Einundsiebzig.» *Lieber Himmel*, dachte er, *soll das etwa mein alleiniger Anspruch auf Berühmtheit bleiben? Das Einzige, weshalb man sich an mich erinnert? Und meine übrigen – akademischen, sportlichen und politischen – Leistungen stehen für immer und ewig im Schatten dieser linguistischen Bagatellübung? Es wird noch so weit kommen, dass sie mir das auf den Grabstein meißeln, falls ich lange genug lebe, um einen zu kriegen.*

«Ich persönlich stehe auf der schwedischen Bezeichnung», mischte sich Skeeter Washington ein.

«O ja», stimmte Switters zu. «*Slida.* Eins meiner Lieblingswörter. Es ist so onomatopoetisch.»

Als Skeeter ein verwirrtes Gesicht machte, hatte Poe erklärt: «Sie müssen Mr. Washington verzeihen. Er ist schon lange nicht mehr mit der englischen Sprache vertraut. Ich musste ihm sogar Schwarzenslang beibringen, und wie Sie vielleicht bemerkt haben, spricht er ihn nicht besonders flüssig.» Lachend wandte er sich seinem Partner zu. «Skeet, onomatopoetisch meint ein Wort, das genauso klingt wie die Sache, die es bezeichnet.»

«Slida», nickte Switters. «Und die japanische Bezeichnung für das fragliche Teil ist fast genauso onomatopoetisch: *chitsu.*»

«Yeah, Mann, auch nicht übel.»

«Auf alle Fälle ist es dem japanischen Ausdruck für das männliche Gegenstück vorzuziehen: *chimpo*. Das klingt wie ein dressierter Affe im Wanderzirkus.»

«Ich weiß nicht, wie's bei Ihnen ist», sagte Skeeter, «aber mein Schwanz benimmt sich meistens ganz genauso wie ein dressierter Affe im Wanderzirkus.»

«Wechseln wir das Thema, wenn es Ihnen recht ist, meine Herren», sagte Poe. «Anna wird jeden Moment mit ein paar *hors-d'œuvres* an Deck kommen.»

Die Männer waren nicht gleich aufs Geschäft zu sprechen gekommen. Tatsächlich vergingen fast drei Tage, bevor Poe Switters unter Deck in den Frachtraum der Yacht führte, um ihm zu zeigen, welche Schmuggelware Washington und er an Bord hatten. Bis dahin segelten sie gemütlich an der berühmten türkisfarbenen Küste der Türkei entlang. Elegant zerschnitt die Yacht das Wasser, das die Farbe von Suzys Augen hatte und in dessen kristallklarer Tiefe märchenhafte Felsformationen und verspielte Delfine zu erkennen waren. Sie schlürften Sol Glissants Champagner, speisten frischen, in Traubenblättern pochierten Fisch mit Kapernsauce und beobachteten den Sonnenuntergang, während Skeeter im Salon am Piano saß und auf Switters' beschwipsten Wunsch hin erstaunliche Bebop-Versionen bekannter Broadway-Melodien zum Besten gab. Hin und wieder fachsimpelten sie, etwa wenn sie über die Arroganz und die untypische Blödheit des israelischen Mossad spekulierten, dessen jüngster Versuch, einen angesehenen Führer der Hammas auf jordanischem Territorium zu beseitigen, voll in die Hose gegangen war.

«Das beweist eigentlich nur», bemerkte Poe, «dass Cowboys nun mal Cowboys sind, egal, ob Juden oder –»

«Gojboys», schlug Switters vor.

«Cowgojs», offerierte Washington.

«Noch etwas Champagner, Daddy?», schlug Anna vor.

Anna hatte sich als graziles Ding mit einem elfenhaften Gesicht entpuppt, das von Sommersprossen so übersät war wie ein nächtlicher Himmel von Sternen, mit braunem Haar, das zu Affenschaukeln geflochten war, und Brüsten, die kaum größer waren als ihre Fäuste. Sie flirtete auf unschuldige Art, und wenn Switters nicht gerade mit den anderen trank, unternahm er entweder die absurdesten Anstrengungen, um nur ja keine Sekunde mit ihr allein zu sein, oder aber belauerte sie lüstern, wenn sie oben ohne auf dem Achterdeck lag, um sich zu sonnen.

Da er auf hoher See war, ging Switters davon aus, dass das dämliche Tabu außer Kraft gesetzt war und er sich zu Fuß frei auf der Yacht bewegen konnte. Andererseits hatte er keine große Lust, seinen Gastgebern die Situation zu erläutern, und daher blieb er in seinem Rollstuhl sitzen. Um das Schicksal gütig zu stimmen, blieb er sogar im Rollstuhl sitzen, wenn ihn keiner sah. Dennoch fühlte er sich ermutigt, denn, so sagte er sich, falls es ihm nicht gelingen sollte, den Fluch zu bannen, falls also sämtliche Stricke reißen sollten, könnte er möglicherweise den Rest seines Lebens auf einem Schiff verbringen, sei es auf einer Yacht von der Größe der *Banality of the Evil* oder einem Boot wie der *Little Blessed Virgin of the Starry Waters*. Letzteres, das musste er zugeben, wäre um einiges leichter zu kriegen, bot allerdings kaum mehr Beinfreiheit, als sein Doppelbett in Seattle es getan hatte.

Wie auch immer, am frühen Nachmittag des dritten Tages an Bord rief Poe ihn an die Reling und zeigte mit einem manikürten Finger auf den verhangenen makronenfarbenen Horizont. «Hatay», erklärte er. «An der Grenze zu Syrien. Eine trostlose, von Kamelen kahl gefressene Gegend, deren einzige Bedeutung – abgesehen davon, dass hier Alexander die Perser besiegte – darin liegt, dass an seiner unwirtlichen Küste angeblich Jonas vom Wal ausgespuckt wurde. Es ist keineswegs symbolisch gemeint, glauben Sie mir, aber ich muss Ihnen leider mitteilen, dass auch wir Sie an dieser Stelle absetzen werden. Heute Abend noch.»

«Hatay? Türkei? Was? ...»

«Wie Sie von Hatay in den Norden des Irak gelangen, ist Ihre Sache. Offen gestanden habe ich angesichts Ihrer körperlichen Behinderung Zweifel, ob Sie es überhaupt schaffen. Personen, auf deren Urteil ich vertraue, haben mir jedoch versichert, dass Sie ausgezeichnete Qualifikationen besitzen: die Sprachen, die Erfahrung, den Mut und die Gerissenheit. Für Ihre Bereitschaft konnten sie sich natürlich nicht verbürgen.»

«Nun, ich habe zwar nicht die geringste Ahnung von der Natur meiner Mission, aber ich kann Ihnen versichern, dass ich nicht auf einen Tanztee gehe, um an der Wand zu sitzen und Mauerblümchen zu spielen. Ich bin hier, um die Königin der High School abzuschleppen. Außerdem leide ich zufällig gerade an einem beschämenden Mangel an Bargeld, und meine Kreditkarte tut so, als hätte sie mich noch nie gesehen. Dieser Einsatz muss also mehr zu bieten haben als der Verkauf von gebrauchten Elektrolyseausrüstungen per Telefon.»

Wieder warf Poe ihm einen neugierigen Blick zu. Dann sagte er: «Na schön. Kommen Sie mit.»

Der silberhaarige *précieux* (selbst in Jeans ein Dandy) hatte den Frachtraum aufgeschlossen, die Kisten mit Champagner, die Stiegen mit Kapern und gaststättenübliche Großbehälter mit Oliven und eingelegten Artischocken beiseite geschoben, um zu enthüllen, was sich dahinter verbarg ... tonnenweise Minensuchgeräte, verschiedenste Geräte, um Landminen zu entschärfen oder zu sprengen, Tarnfarben, Gasmasken, Feuerlöscher, Störsender, um Funk- und Radaranlagen zu sabotieren, Leuchtkugeln, schusssichere Westen,

Wasseraufbereitungs-Sets sowie ein Kühlschrank voller Impfstoffe gegen Anthrax, Sarin und andere biologische und chemische Waffen.

«Meine Güte», sagte Switters und ließ den Blick über die Bestände schweifen. «Sie sind mir ja ein Spaßvogel!»

Poe zuckte zusammen. «Man hat mir schon schlimmere Etiketten angehängt. ‹Verräter› zum Beispiel. So haben mich der Präsident der Vereinigten Staaten und die Vorsitzenden der Geheimdienstausschüsse in beiden Häusern des Kongresses genannt.»

«Ganz zu schweigen von Mayflower Cabot Fitzgerald und Schwärmen organisierter Heuschrecken auf den Kanzeln und in der Presse. Herzlichen Glückwunsch! Wie heißt es noch? Viel Feind, viel Ehr! In Berkeley, wo ich Student war, als Ihr Buch herauskam, wurden Sie gefeiert und verehrt. Zwar muss ich zugeben, dass ich nur die Kritiken gelesen habe, nicht das Werk selbst, aber Tatsache ist, dass es Ihr Buch war, das mich veranlasst hat, in die Firma einzutreten.»

Wenn Poe ihn vorher neugierig betrachtet hatte, so waren seine Blicke nichts gewesen im Vergleich zu dem, den er Switters jetzt zuwarf. «Wie bitte? Sie haben sich der CIA angeschlossen, weil es ein Buch gab, das sie als gewissenlose, imperialistische, chaotische Bande von Geldverschwendern hinstellt, die außerhalb des Gesetzes operiert und sich über sämtliche Verbote hinwegsetzt?» Zum ersten Mal kam ihm der Verdacht, dass dieser Mann, den man ihm geschickt hatte, nicht nur körperlich, sondern auch geistig behindert war.

«Ja, warum nicht? Nach Ihrer Beschreibung wirkte sie einfach unwiderstehlich. Weil kein anderer Raum in dem brennenden Haus eine interessantere Aussicht versprach? Weil jeder Schmalspurkomiker davon träumt, einmal den Hamlet zu spielen? Weil eine große Kehrseite auch eine große Vorderfront hat? Weil ich glaubte, mein Wahoo-Sirup könnte ihren Schwefelhauch versüßen?» Switters zuckte die Achseln. «Es ist ein bisschen schwer, es zu erklären.»

«Offensichtlich.» Poes Miene verriet weder Befriedigung

noch Zuversicht, und er ließ einen langen, skeptischen Augenblick verstreichen, bevor er selbst die Achseln zuckte und sich wieder dem Geheimlager der – Gegenmittel zuwandte. «Sehen Sie diese Gasmasken? Es sind an die zweitausend Stück. Nicht ansatzweise genug, aber sie werden helfen. Ihre Aufgabe ist es, sie zu den Kurden unweit von Dahuk zu schaffen.»

«Welchen Kurden? KDP oder PUK?»

«Sollte eine solche Entscheidung nötig werden, ziehe ich die PUK vor, aus dem einfachen Grund, weil die KDP von der irakischen Regierung gesponsert wird und daher weniger Gefahr läuft, von ihr vergast zu werden. Wie alle politischen Parteien auf der Welt werden sie jedoch von Macht- und Eigeninteressen aufgezehrt, daher wäre es mir am liebsten, wenn Sie die Masken in die Hand jener unbewaffneten Zivilisten schmuggeln könnten, die beide Parteien *angeblich* vertreten.»

Mit einer theatralischen, überzogenen Geste schlug sich Switters die rechte Faust an die linke Brust und rief aus: «So steht es geschrieben, so soll es sein.»

Sie setzten sich früher als sonst zum Abendessen an Deck. Es war gemütlich, obwohl Switters sich mit einem Glas Champagner begnügen musste. Einerseits, weil er einen klaren Kopf brauchte, andererseits, weil er, als er sich letztes Mal mit dem Gesöff hatte voll laufen lassen, Anna ins Gesicht gesagt hatte, ihre Augen erinnerten ihn an Morgentau auf dem Fell eines Eichhörnchens. Oder so was in der Art.

Die Sonne stand schon tief, doch die Luft war noch mild, und das Meer schimmerte in einem Blauton, den das Schwarz eigentlich haben könnte, wenn es nicht sämtliche Grenzen überschritten hätte. Nachdem sie die Mission so gut es ging besprochen hatten – eine ziemlich heikle Operation, bei der er sich hauptsächlich auf seine Intuition würde verlassen müssen –, wandte sich das Gespräch den Themen Jazz, Kino und Literatur zu. Der Austausch wurde jedoch einigermaßen einseitig, als Switters anfing, das «mythologische und historische Echo» zu erläutern, das in den scheinbar sinnlosen und ganz sicher unübersetzbaren Sätzen von *Finnegans Wake* zutage trat. «Nigh him wigworms and nigh him tittlies and nigh him cheekadeekchimple» zum Beispiel.

Anschließend erzählte Audubon Poe von seiner Kindheit in der Oberschicht von New Orleans und wie er sich mit vierzehn Jahren selbst Russisch beigebracht hatte, um seinem Wunsch, professioneller Schachspieler zu werden, gerecht zu werden. Damals glaubte er, dass es ihm Vorteile einbringen würde, falls er sich je mit den Großmeistern messen müsste, die alle Söhne von Mütterchen Russland zu sein schienen. Mit siebzehn wurde er jüngster Spion der CIA, die ihn anheuerte, um mitten im Kalten Krieg auf internationalen Schachturnieren Informationen zu sammeln. Zwar flog er auf, als er eine Affäre mit der Frau eines sowjetischen Großmeisters begann, wurde später jedoch trotzdem als Geheimagent eingesetzt. In dieser Eigenschaft diente er der Firma jahrelang treu, bis er mehr und mehr seine Illusionen verlor. Vietnam, der geheime Krieg gegen Kuba, die ungerechtfertigte Täuschung der amerikanischen Öffentlichkeit, die Unterstützung grausamer Diktatoren, der Schmusekurs mit der Mafia und die übertrieben weit gefasste Auslegung des Abschnitts über die «übrigen Funktionen und Pflichten» in der Geheimdienst-Charta – das alles machte ihm Bauchschmerzen. Dabei gab Poe die Schuld weniger den Cowboys in der Firma als den diversen Präsidenten der Vereinigten Staaten, die sie – häufig illegal – als Instrumente einer Außenpolitik missbrauchten, deren Hauptziel darin bestand, die Waffenindustrie reich zu machen und ihnen – den Präsidenten – zur Wiederwahl zu verhelfen. Nichtsdestotrotz hatte seine Selbstentlarvung dem Schutzschild des Geheimdienstes schweren Schaden zugefügt – und ihn selbst gezwungen, in ein unsicheres Exil zu gehen.

«Die Firma hat sich seit Ihrem Ausscheiden verändert», sagte Switters.

«Ich hab gehört, sie lassen jetzt Schwarze als Agenten zu», meinte Washington.

«Sogar schwarze Frauen. Allerdings nennen wir sie neuerdings Afroamerikaner.»

«Ja, ja, stimmt. Ich komm einfach nicht mehr mit bei all den Namensänderungen, Mann. Früher in Harlem, da waren wir ‹Neger› oder ‹Farbige›. Dann wurden plötzlich ‹Schwarze› und ‹Menschen anderer Hautfarbe› daraus. Aber ‹Neger› *heißt* ‹Schwarzer›, hat schon immer ‹schwarz› bedeutet, wenn mich nicht alles täuscht. Vielleicht bin ich ein bisschen schwer von Kapee, nachdem ich die ganze Zeit unter Schweden gelebt habe – ich meine, Amerika ist ein dynamisches Land, während es den Schweden an Schwung eher mangelt, verstehn Sie? Aber mir ist einfach nicht klar, was für ein *Unterschied* zwischen den Begriffen ‹Farbige› und ‹Menschen unterschiedlicher Hautfarbe› sein soll. Oder zwischen ‹Afroamerikaner› und ‹Amerikaner afrikanischen Ursprungs›, wenn wir schon dabei sind.»

«Die Unterschiede sind äußerst fein, das stimmt», gab Switters zu. «Zu fein für das rationale Bewusstsein. Nur ein politisches Bewusstsein kann sie verstehen. Ich vermute, dass der Griff nach der Macht dahinter steckt. Die Macht geht an den, der sich das Recht herausnimmt, die Bezeichnungen zu prägen. In einer Realität, die auf Sprache basiert, haben Menschen, die Dinge benennen können, ein psychologisches Eigentum an diesen Dingen. Paare taufen ihre Tiere und Kinder; Madison Avenue erfindet Namen für Produkte, die unsere Wünsche beherrschen; Theologen benennen die Gottheiten, die unsere spirituelle Seele kontrollieren – ‹Jahwe› wurde zu ‹Jehova› und das wiederum zum guten alten Gattungsbegriff ‹Gott› –; Kids prägen Bezeichnungen für die neuesten kulturellen Trends oder benennen alte um, wenn sie sie sich zu Eigen machen; Politiker benennen Straßen, Schulen und Flughäfen nach sich selbst oder ihren Feinden, wenn sie sie erfolgreich aus dem Weg geräumt haben. So haben sie beispielsweise Martin Luther King ermordet und dann die

Erinnerung an ihn mit Beschlag belegt, indem sie ihre subventionierten Projekte nach ihm benennen. In gewisser Hinsicht sind wir wie linguistische Wölfe. Wir heben das Bein an bestimmten kulturellen Ecken, um eine verbale Duftmarke zu hinterlassen und unser Territorium zu kennzeichnen. Oder eben nicht.»

«Verbale Duftmarken von Wölfen?», erkundigte sich Audubon Poe ungläubig. Er hatte eine breite getüpfelte Krawatte um den Kragen seines Jeanshemds geschlungen, was die Eleganz, die von seinem Haar auszugehen schien, noch unterstrich. «Anna, du musst mir versprechen, dass du niemals einen Mann heiratest, der sich dermaßen blumig ausdrückt.»

Anna kicherte auf eine Art, die durchblicken ließ, dass sie es durchaus lustig fände, so einen Mann zu heiraten. Switters wandte den Blick ab, während Poe wehmütig lächelte und das Gespräch wieder auf die CIA zurückbrachte. «Sie sagen, die Firma hat sich verändert. Zum Besseren oder zum Schlechteren – was denken Sie?»

«Es ist noch zu früh, um das zu sagen. Was die Firma angeht, aber auch die Welt im Allgemeinen.» Bevor Switters weiter ausholen konnte – falls er überhaupt die Absicht gehabt haben sollte, mehr zu sagen –, erschien ein Mitglied der Crew und flüsterte Poe etwas ins Ohr.

«Ein Sturm kommt auf», verkündete Poe, als der Mann wieder gegangen war. «Laut Funkmeldungen kann der Wellengang heute Nacht drei bis vier Meter betragen. Ich fürchte, wir müssen Sie früher absetzen als geplant, Switters. Es ist ziemlich wahrscheinlich, dass sich überall Türken herumtreiben, obgleich sie in diesem Teil der Welt bekanntlich früh Feierabend machen. Aber wir können unmöglich bis morgen warten, da wir nächste Woche eine Ladung vor der Küste von Somalia löschen müssen, und das dürfen wir keinesfalls verpassen. Das Leben von Unschuldigen steht auf dem Spiel und so weiter. Wenn Sie also Ihr Gepäck an Deck holen könnten …»

«Mit Vergnügen», antwortete Switters und meinte es

ernst. Unklar blieb, ob er erfreut war über die Aussicht auf Action oder eher über die Tatsache, dass er vom Schiff kam, ohne sich wegen Anna zum Narren – oder Schlimmerem – gemacht zu haben.

Auf alle Fälle hatte er der Kleinen aus sicherer Entfernung zum Abschied gewinkt, schüttelte jetzt die gepflegte Hand, die dem amerikanischen Geheimdienst schon so manch herben Schlag versetzt hatte, und ließ sich von der Mannschaft samt Gepäck, Rollstuhl und zweitausend Gasmasken in Jutesäcken in ein Schlauchboot befördern. Skeeter Washington griff nach den Rudern (ein Motor hätte nur Aufmerksamkeit erregt) und legte sich ins Zeug. Der Wind hatte bereits aufgefrischt, und zwischen der verdunkelten Yacht und der felsigen Küste war die See einigermaßen rau, doch Skeeter glitt über die Kämme und ging die Wellentäler an, als hätte er eine schwierige Komposition von Thelonius Monk vor sich. Tatsächlich summte er beim Rudern vor sich hin.

«Was ist das für eine Melodie, Skeeter?»

«Wie? Ach, das? Bloß ein neues Stück, an dem ich gerade sitze. Ich hab dran gedacht, es ‹Slida› zu nennen, Ihnen zuliebe, Mann. Amerikaner werden nicht wissen, was es heißt, das steht fest, und die Schweden sind in solchen Sachen sehr tolerant. Falls meine Plattenfirma in Stockholm was dagegen hat, könnte ich es ja auch – wie war nochmal die japanische Bezeichnung? – *chitsu*? – nennen. Es sei denn, Sie haben noch was Besseres auf Lager.»

In diesem Moment legte sich das Schlauchboot auf die Seite und prallte gegen einen Felsen. Switters musste sich die Gischt aus den Augen reiben. «Tja, den walisischen Ausdruck würden Sie sicher nicht wollen. In Wales sagt man *llawes goch*.»

«Sagt man *was*? Wolln Sie mich verarschen? Das klingt ja scheußlich, Mann. Nee, also wirklich, so was würd ich im Traum nicht nehmen.»

«Was ist schon ein Name? Was uns Rose heißt, wie es auch hieße, würde lieblich duften», erinnerte ihn Switters. Dann zwängte er den linken Absatz unter eine Strebe, um nicht über Bord geschleudert zu werden. Sie hatten jetzt die Brandung erreicht, und trotz Skeeters geschickter Manöver schaukelte das Boot heftig auf und ab. «Vietnamesisch ist noch schlimmer. In Vietnam sagen sie *lo torcung am dao* oder *lo torcung am ba*, je nachdem, ob gerade ein Baby raus- oder ein Mann reinwill.»

«Und wie heißt es im Ruhezustand?»

Switters zuckte die Achseln. Er wollte schon sagen, dass der vietnamesische Begriff so lang war, dass allein ihn auszusprechen schon eine Art Vorspiel darstellte. Doch hätte er schreien müssen, um sich über dem Donnern der Wellen verständlich zu machen, und da sie mittlerweile nur noch dreißig Meter vom Strand trennten, wäre Schreien wahrscheinlich keine gute Idee.

«Ich geh davon aus, dass Sie den türkischen Begriff in Ihrem Repertoire haben, ja?», glaubte er Skeeter sagen zu hören, kurz bevor sie erneut zur Seite kippten und von einer Welle überrollt wurden. (Ein Glück, dass sein Computer und die Pistole in Plastiktüten verstaut waren.) Wenn er sich recht erinnerte, hieß der türkische Begriff für Vagina *dölyolu*, doch angesichts der Tatsache, dass sich Angehörige der Küstenwache oder einer Jonas-Sekte in unmittelbarer Nähe aufhalten konnten, wollte er *damit* das zahnlückige Maul der felsenfressenden Wellen lieber nicht stopfen.

Die Oase schien kein bisschen näher zu rücken. Einen Moment lang überlegte er ernsthaft, ob es eine Fata Morgana sein könnte, ein *faux tableau*, ausgelöst durch zu viel Hitze, die aus zu viel Sand in zu viel Himmel aufstieg.

Die Nomaden hatten sie auch gesehen, stimmt, aber für Beduinen besaß eine Fata Morgana eine ganz eigene greifbare Qualität. Könnte es eine gemeinsame Halluzination gewesen sein, wie der tanzende Feuerball der Heiligen Jungfrau Maria bei Fatima? Na, wie auch immer, im Moment gehörte sie ihm allein.

Er hatte aufgehört zu singen. Zwar war das Singbedürfnis immer noch da und das Wahoo auch – ein Anflug von Nervosität verstärkte es noch, und selten war es größer gewesen als in diesem Augenblick –, doch die Anstrengung, den Rollstuhl vorwärts zu bewegen, raubte ihm den Atem. Auf allen Seiten umgab ihn unermessliche Stille, und das Einzige, was er außer seinem stoßweisen Keuchen hörte, war der Sand, der unter den Reifen knirschte, und dorniges Gestrüpp, das über die Speichen strich wie eine unmusikalische Hexe, die versucht, Banjo zu spielen.

Dass die Euphorie eines Menschen scheinbar eng mit seiner Freiheit verknüpft ist, gehört zu den Kleinigkeiten, die von Psychologen im Allgemeinen übersehen werden (was nicht weiter verwunderlich ist, da Psychologen gewöhnlich dazu neigen, das Thema Euphorie völlig zu ignorieren, es sei denn, in der Beschreibung symptomatischen Verhaltens im manischen Extrem bei bipolaren Persönlichkeitsstörungen), doch Switters' Hochgefühl ließ sich hauptsächlich auf die Tatsache zurückführen, dass er … tja, der Begriff *auf freiem Fuß* traf eigentlich nicht zu, jedenfalls nicht wörtlich, wenn man an sein Gehverbot dachte, aber ungebunden bestimmt, frank und frei, unbelastet von Besitztümern oder Verpflichtungen, frei in einem wilden, völlig offenen Land, wo er bewusst gegen den Strom (der Vernunft, nicht der Natur) schwamm, absichtlich den Kürzeren zog und die Regel «Safety first» (zweifellos eine der unromantischsten Maximen der englischen Sprache) missachtete. Aber natürlich setzte es seine Birne zusätzlich unter Strom, dass die Operation im Irak wie geschmiert verlaufen war.

Der schlimmste Teil der Mission war die Landung an Jonas' Riviera gewesen. Nachdem es Skeeter gelungen war, das Schlauchboot auf den Strand zu ziehen und ihm in den Rollstuhl zu helfen – eine heikle, zeitaufwendige Aufgabe angesichts der Brandung, der Klippen und der Tatsache, dass Switters nicht in der Lage war, allein von Bord zu gehen oder sich sonst wie nützlich zu machen –, war alles ein Kinderspiel gewesen. Sie hatten die Gasmasken in den Ruinen einer ehemaligen Fischerhütte verstaut, wo Skeeter sich ausruhte, während Switters seinen durchgeweichten hefefarbenen Leinenanzug auszog und gegen einen trockenen dunkelblauen Zweireiher eintauschte, wie sie in der Türkei üblich sind. Sie wechselten noch ein paar Worte und verabschiedeten sich dann per Handschlag (wobei Switters sich einbildete, Skeeters Finger stünden unter Strom vor lauter angestauter Musik). Skeeter steuerte das Boot durch die aufgewühlte See zurück zur Yacht, und Switters rollte die vier Kilometer bis zur Ortschaft Samandagi, wo er in einem Hof unweit des Marktplatzes auf ein kleines Kontingent von Kurden stieß.

Kurden gehören aus mindestens zwei Gründen ins *Guinness-Buch der Rekorde*: Zum einen sind sie die größte ethnische Minderheit auf der Welt ohne eigenes Territorium, zum anderen wurden sie von mehr ausländischen Mächten belogen und betrogen als jedes andere Volk in der Geschichte. Allein aus diesem Grund hatte Switters erwartet, dass es Tage, wenn nicht Wochen dauern würde, ihr Vertrauen zu gewinnen. Schließlich hatten auch die Vereinigten Staaten zu jenen gehört, die die Kurden als Pfand missbrauchten. Nach dieser ersten Nacht jedoch, die sie mit Rauchen (billige von Switters gestiftete Zigarren), Trinken (Arrak, ein von den Kurden besorgter Dattelschnaps) und Reden (über Dichtung und Philosophie, auf Arabisch) um die Feuerstelle ihres Anführers verbracht hatten, fühlte er sich sicher genug, ihnen zu vertrauen, und sie hatten eingewilligt, bei seinem humanitären Streich mitzuspielen, soweit es ihnen möglich war.

Da die irakisch-türkische Grenze aufgrund der Kurdenproblematik äußerst gefährlich war und es dort von türkischen Truppen nur so wimmelte, hielt Switters es für das Beste, die Grenze zum Irak von Syrien aus zu überschreiten. Seine neuen Freunde pflichteten ihm bei. Wenn er für den Sprit aufkam, würden ein paar von ihren rastlosen jungen Männern ihn und seine Gasmasken (dreißig davon erbaten sie für sich, obgleich sie weit von der bedrohten Gegend entfernt lebten) in einem klapprigen alten Mercedes-Laster durch den Südosten der Türkei bringen. Irgendwo in der Nähe von Nusaybin wollten sie ihm Kontakt zu syrischen Kurden verschaffen, die ihm helfen könnten, die Grenze nach Syrien zu überschreiten. Und so geschah es.

Die zweite kurdische Gruppe, bunt gekleidet wie Zirkusclowns, mit bauschigen Hosen, bestickten Westen und tischdeckengroßen Turbanen um den Kopf, hatten ihn auf Kamelen zur nordöstlichen Spitze von Syrien geführt. Und während er auf einem der spuckenden, grunzenden, ausschlagenden Biester, deren Lippen so groß wie Brotlaibe waren, hin und her schaukelte, gelang es ihm, endlich wieder Kontakt mit Maestra aufzunehmen. Er hatte Angst gehabt, ihr zu mailen, seit die Firma, wie der Joe bewies, der ihn in Seattle verabschiedet hatte, sich in seinen Computer eingenistet hatte. Ans Telefon ging sie nicht, und er hoffte, dass der Grund dafür nichts weiter war als ihre typische Sturheit. Zum einen, um sich von dem unbequemen Ritt abzulenken, aber auch, um sich keine Sorgen mehr um sie zu machen, wählte er zum x-ten Mal die Magnolia-Nummer auf seinem Handy – und fuhr beinahe zusammen, als am anderen Ende abgenommen wurde und eine schroffe Stimme ihn anfuhr: «Hoffentlich was Ernstes!»

«Hat dir schon mal jemand gesagt, dass du das Temperament eines Kamels hast, Maestra?»

«Das habe ich in der Tat, mein Junge, also versuch gar nicht erst, mich zu melken oder mir deine Last auf den Höcker zu hieven. Wo steckst du, mein Junge?»

«Ist dir klar, dass der Höcker eines Kamels nichts weiter ist als ein Klumpen Fett?»

«Wirklich? Dann ist er dasselbe wie die Brust einer Frau.»

«O nein, da irrst du dich! Die Brust einer Frau … also hör mal, die Brust einer Frau ist ein Miniaturmond. Sie besteht aus Mondpaste, warmem Schnee und Honig.»

«Holla! Du bist ein romantischer Dummkopf! Wo, zum Teufel, steckst du?»

Er wagte es nicht, deutlich zu werden, aber sie bekam eine vage Vorstellung davon, dass er im Kamelland war, und, was noch wichtiger war, er hatte das Gefühl, dass sie sich von ihrem Schlaganfall vollkommen erholt hatte. Sie war sogar dabei, Vorbereitungen für eine Reise nach New York zu treffen, um bei der Versteigerung des Matisse Ende Juni persönlich anwesend zu sein. «Ich will nur sichergehen, dass die Schwuchteln bei Sotheby's nicht versuchen, mich übers Ohr zu hauen.»

Und so überschritt er zutiefst erleichtert die Grenze zum Irak, einem Land, wo man ebenso leicht geköpft werden kann, wie man ein schlechtes Essen vorgesetzt bekommt. Zum Glück überstand er Letzteres, ohne Ersteres zu riskieren. In einer zerfallenen Gebirgsstadt südwestlich von Dahuk hatte er die Masken (abzüglich der hundert, die er seiner letzten Eskorte abgetreten hatte) einem gerührten und dankbaren Bürgermeister übergeben, dessen Gemeinde vor kurzem durch Nervengas erheblich dezimiert worden war. Damit waren sie von derselben Regierung in Bagdad traktiert worden, die ihnen 1970 eine unabhängige Verwaltung versprochen hatte. Der Bürgermeister veranstaltete eine große Feier zu Switters' Ehren, mit Lammbraten am Spieß, Wasserpfeifen auf dem Teppich und Bauchtänzerinnen auf der Galerie. Da diese Kurden die Gebote Mohammeds strenger befolgten als die isolierte Gruppe in Samandagi, entpuppte sich die Angelegenheit als alkoholfreie Party, was Switters durchaus entgegenkam, denn sein Verdauungstrakt reagierte auf Arrak ähnlich empfindlich wie auf Pisco, und Nüchternheit konnte sich als nützlicher Verbündeter bei einem überstürzten Aufbruch erweisen.

Da er wusste, dass Bagdad seine Spitzel in der Stadt verteilt hatte (mindestens zwei oder drei mussten auf der Party gewesen sein) und diese keine Zeit verlieren würden, seine Anwesenheit der nächsten Militärgarnison zu melden, schlich Switters sich früh von den Festivitäten weg und verzog sich statt aufs Klo, wie er verkündet hatte, in das kleine

Zimmer, das ihm zugewiesen worden war, um seine Siebensachen zu holen. Dann rollte er durch den Hinterausgang hinaus, ratterte über einen benachbarten Hof voller Steine und angebundener Esel (wobei die Bauchtanzmusik das Rattern übertönte) und weiter durch ein Tor in eine dunkle Seitenstraße. Die Gegend war leer wie eine transsylvanische Blutbank, da die meisten Anwohner auf der Party waren, doch außerhalb des PUK-Hauptquartiers, einen Block die Straße hinunter, stieß er auf einen schlachterprobten alten Milizsoldaten, der an der verbeulten Haube seiner tschechischen Jeep-Version lehnte. Der Mann sprach kaum ein Wort Arabisch, und Switters' türkisches Vokabular beschränkte sich mehr oder weniger auf *döyolu*. Auf Kurdisch war ihm sogar das Wort für diese hoch geschätzte Öffnung – im Moment jedenfalls – nicht mehr geläufig; doch irgendwie machte er dem Mann klar, dass er zur syrischen Grenze gefahren werden wolle, die etwa hundert Meilen entfernt lag. Dieses Ansinnen wurde hartnäckig abgelehnt, obwohl Switters dem Mann ein Bündel Deutsche Mark unter die Nase hielt, die Poe ihm zur Sicherheit mitgegeben hatte. (Der Rest seines Honorars, etwa neuntausend Dollar plus Reisespesen, sollten auf seine Bank in Seattle überwiesen werden.) Daher zog er jetzt zum ersten und einzigen Mal bei dieser Operation seine Pistole. Er spannte mit einem Unheil verkündenden Klicken den Hahn und stieß dem Wachmann den Lauf in die falschen Rippen. «Zur Oper!», rief er. «Und fünf Guineen extra, wenn Ihr die königliche Kutsche einholt.»

Als Switters ihm sein Gewehr wegnahm und es aus dem fahrenden Jeep warf, brach der ausgemergelte PUK-Grenadier in hemmungsloses Schluchzen aus, worauf Switters ebenfalls die Tränen in die Augen stiegen und er sich dermaßen schämte, dass er den Krieger den Wagen wenden ließ, um zurückzufahren und die Waffe wieder einzusammeln. «Jessas, mein Freund! Deine Liebe zu diesem Symbol der Männlichkeit hätte mich Kopf und Kragen kosten können!» Als der Kurde jetzt grinste und dabei die Zähne bleckte, wirkten die seines Entführers im Vergleich wie ein Lehrbuchbeispiel über die Tugenden zahnärztlicher Sorgfalt. Sie packten sich auf islamische Art bei den Händen. Und –

Wham, bam, danke, Saddam! Nigh him wigworms and nigh him cheekadeekchimple! Sie hatten es geschafft!

Endlich begann die Entfernung zwischen Switters und der Oase zu schrumpfen. Tatsächlich schien die Anlage von einer Minute auf die andere zu wachsen, als hätte sie pünktlich auf das Stichwort des Regisseurs (ta-da!) die Bühne erobert. Es war keine Fata Morgana. Aber was war es dann? Hoffentlich was Ernsthaftes, denn im weiten Umkreis, nach allen Seiten, so weit das Auge reichte, war die Welt so leer und ausgedörrt wie das Kondom einer Mumie.

Er fragte sich, ob er nicht lieber bei den Beduinen hätte bleiben sollen. Sie waren ein wunderbares Volk, für das Reisen ein Geschenk und Gastfreundschaft ein Gesetz war. Auch die Kurden waren entgegenkommend gewesen, doch er zog die Beduinen vor, denn sie waren weniger religiös und daher lebendiger und freier. Die Kurden waren im Grunde sesshaft und zogen nur dann weiter, wenn sie durch irgendwelche Streitereien gezwungen waren, ihre Dörfer aufzugeben. Beduinen hingegen waren Nomaden bis ins Mark. Und während die Kurden aufgrund ihres nicht vorhandenen autonomen Gebiets in einem Zustand konstanter Verbitterung und Unruhe lebten, hatten Beduinen nichts übrig für solch lähmende Konzepte. Der Lichtkreis ums Lagerfeuer bedeutete für sie Heimat, und das strahlende Funkeln der Sterne Unabhängigkeit.

Fast alle Regierungen im Mittleren und Nahen Osten, aber auch in Afrika übten Druck auf die Nomaden aus, damit sie sich in befestigten Siedlungen niederließen. Was sie auch für sozialpolitische oder wirtschaftliche Gründe anführen mochten, im Grunde verbarg sich dahinter nur eine erbärmliche und total bescheuerte Unsicherheit. Sie brachte die Menschen dazu, sich auf die unterschiedlichsten Illusionen von

Sicherheit und Beständigkeit zu besinnen. Die Ironie lag natürlich darin, dass sie sich an solche Ideale klammerten, weil sie gewaltigen Bammel vor der Unausweichlichkeit und Gewissheit des Todes hatten. Für zivilisierte Völker stellten Nomaden eine höchst unwillkommene Erinnerung an unterdrückte Instinkte, bedrohte Freiheit und nicht ausgeübte Kontrolle dar.

Die Lagerfeuer dieser Gruppe von wandernden Herdenbesitzern hatte Switters nur wenige Kilometer hinter der Grenze auf syrischem Gebiet entdeckt, in einem abgeschiedenen, je nach Jahreszeit fruchtbaren oder ausgedörrten Wadi, das sie passierten. Sie hatten die Scheinwerfer ausgeschaltet, um die irakischen und syrischen Grenzkontrollen nicht auf sich aufmerksam zu machen. Er wusste, dass ihre Ehre sie dazu verpflichtete, ihn gastfreundlich aufzunehmen, daher ließ er den abkommandierten Jeep etwa dreihundert Meter von ihrem Lager entfernt halten, überreichte dem Fahrer eine Hand voll deutscher Mark und schickte ihn zurück zu den Kurden und ihren Problemen. «Vielen Dank fürs Mitnehmen, Kumpel. Alles Gute für dich und deine Brüder zu Hause. Und ich hoffe, du nimmst es mir nicht übel, aber du solltest unbedingt deine Zahnpasta wechseln. Versuch es mal mit *Aromic Flash* oder *Great White Shark.*»

Ursprünglich hatte er geplant, sich wieder in die Türkei durchzuschlagen, wo ein Amerikaner mit einem ordentlich abgestempelten Pass, wenn er nicht gerade Jutesäcke voller Gasmasken mit sich herumschleppte, nicht den geringsten Verdacht erregt hätte. Möglicherweise hätte er noch vor Ende der Woche den Flughafen von Istanbul erreichen können. Doch nach seinem kleinen Coup war er restlos begeistert von sich, und wenig später war er auch restlos begeistert von den Beduinen.

Trotz der Flöhe, die ihn durchlöcherten wie Kometen den Wüstenhimmel, fand er es herrlich, auf den muffigen Teppichen im Innern ihrer großen schwarzen Zelte zu schlafen. (*Das Universum ist organisierte Anarchie*, dachte er, *und ich liege in den Falten ihrer Flagge.*) Er liebte ihren sirupartigen Kaffee, ihre Töpfe aus Ton, ihren Silberschmuck, ihre geschwungenen Brauen und die Art, wie sie *dobqi* tanzten, mit bloßen Füßen, die so ausdrucksvoll waren wie das Gesicht eines Schmierenkomödianten. Ja, und er fand es unwiderstehlich, dass sie bärbeißig waren wie Petze und trotzdem tadellos sauber und höflich. Ihre guten Manieren hätten einen Newporter Vertreter der oberen Zehntausend beschämt. Jedes Land besitzt eine Seele, wenn man weiß, wo man danach suchen muss, doch für die staatenlosen Beduinen gilt: Ihre Seele *ist* ihr Land. Es ist groß, und sie füllen es vollständig aus. Außerdem ist es beweglich, und er hatte das Gefühl, dass er ihm eine Weile folgen sollte.

Hätte er nicht für immer bei ihnen bleiben und sich mit allen Kräften dafür einsetzen sollen, ihre Lebensweise zu erhalten? Immerhin hatte der Khan ihm eine seiner fünf Töchter angeboten. «Such dir eine aus», hatte er gesagt, stets der vollkommene Gastgeber, und Switters hatte beobachtet, wie sie unter ihren dünnen weißen Schleiern erröteten und die Goldmünzen, die sie als Kopfschmuck trugen, leicht klirrten, als erbebten sie unter einem verborgenen Schauer ehelicher Vorfreude. Alle waren vom Kinn bis zur Nasenwurzel tätowiert, und bei den Mahlzeiten spritzten sie die Milch vom Euter eines Schafs direkt in ihre Teetasse. Er versuchte sich vorzustellen, wie es wäre, mit einer solchen Frau verheiratet zu sein. Sein hypothetisches, wachstumshemmendes Serum wäre überflüssig, denn sie wären bereits mit einem uralten genetischen eurasischen Plasma geimpft, das sie bis an ihr Lebensende sanft und wild, neugierig und verspielt zugleich sein lassen würde. Er stellte sich vor, wie es wäre, sich in jeder mondhellen Nacht mit einem zweibeinigen, nach Patschouli duftenden Bärenjungen auf dem Teppich zu wälzen, den es für ihr eigenes schwarzes Zelt gewebt hätte! Wie naturnah, wie unheimlich, wie zeitlos, verrückt, rätselhaft und frei!

Aber …

Seine Frau würde ihm nie etwas anderes zum Frühstück servieren als Joghurt. Bier, Biskuits und *red-eye gravy* wären für immer von seinem Speiseplan gestrichen.

Sie würde nie mit ihm über *Finnegans Wake* diskutieren, nicht mal am Vorabend des Bloomsday.

Und weder sie noch ihr Stamm würden seine Witze verstehen. Bis ans Ende seiner Tage würden all seine Bonmots und geistreichen Bemerkungen auf taube Ohren stoßen.

Sie würden seine Witze nicht mal dann verstehen, wenn er sie auf Arabisch erzählte. Dabei waren die Beduinen keineswegs steif oder ernst. Sie lächelten, wenn ihnen etwas gefiel, was ziemlich häufig der Fall war, und sie lachten auch, aber es war ein harmloses, spöttisches Lachen, das fast immer einer bestimmten Aktion oder einem Gegenstand galt, die sie zum Lachen reizten – seine Unterhose zum Beispiel, die mit winzigen Pandas gemustert war. Unfreiwillige Komik konnte sie entzücken, bewusst witzige Bemerkungen jedoch waren ihrem Empfinden ebenso fremd wie festgelegte Hypothekenraten. Komik an sich war kein Aspekt im Bewusstsein von Beduinen oder anderen nichtwestlichen Völkern mit archaischen Traditionen.

Widerwillig musste Switters sich eingestehen, dass Heute ist Morgen womöglich gar nicht so Unrecht hatte. Dieser gottverdammte pyramidenköpfige, Schmutz fressende, Drogen schniefende, Flüche schleudernde Wilde aus dem Amazonas-Dschungel könnte den Nagel auf den Kopf getroffen haben, als er folgerte, dass die größte Stärke des Westlers, sein charakteristisches Talent, sein unverwechselbarer Beitrag zur zusammengestückelten Seele des Planeten der Sinn für Humor war – seine Neigung, herumzualbern, Witze zu machen, Sprüche loszulassen und mit Worten und Bildern zu spielen, um Gelächter zu provozieren.

Umgekehrt war die größte Schwäche des zivilisierten Menschen – sein Makel, möglicherweise gar sein Ruin – die durch Technologie und/oder Religion gekappte Beziehung zur Natur und zu jener umstrittenen Dimension der Realität, die gelegentlich als «Geisterwelt» bezeichnet wird. Beides waren Bereiche, zu denen die Beduinen, die Kandakandero und ihresgleichen problemlos und intuitiv Kontakt hielten, als sei ihnen die Begabung hierzu angeboren. Heute ist Morgen hatte angedeutet, dass, wenn es gelänge, den Humor des zivilisierten Menschen (und auch die Phantasie und den Individualismus, die ihn hervorgebracht hatten) irgendwie mit der organischen Weisheit des primitiven Wilden und seinem extradimensionalen Draht zur spirituellen Welt zu verbinden, etwas wirklich Wunderbares und unvorstellbar Reales herauskommen müsste – die endlich vollzogene Ehe von Licht und Schatten.

Eine interessante Idee, dieser Vorschlag des Schamanen, aber vermutlich noch unerreichbarer als eine glückliche Verbindung zwischen einem ehemaligen CIA-Agenten, der in Berkeley studiert hatte, und der tätowierten, schafmelkenden Tochter eines Beduinen-Khans.

Das waren die Gedanken, die Switters im Kopf herumgingen, als sich der Stamm der Nomaden tiefer und tiefer in den mählich steigenden Hügeln der Ferne verlor, während er, der sich in entgegengesetzter Richtung bewegte, den Lehmwänden der kleinen Oase näher und näher kam.

Drei der Khantöchter – ja, er dachte noch immer an sie – hatten blaue Augen, ein Hinweis auf ihre Ururahnen in den nördlichen Steppen Asiens. Es war nicht das Sol-Glissant-Swimmingpool-Blau von Suzys Augen, sondern ein Saphirblau, fast Anthrazitblau, wie unter enormem chthonischem Druck gehärtet. Auch das tiefschwarze Haar hatte diesen Blauschimmer. Und auch sonst waren sie in vielerlei Hinsicht das Gegenteil von Suzy. Doch die Älteste war nicht älter als siebzehn gewesen, also ... also was? Ernsthaft. Also was? Er hatte sich ganz sicher nicht wegen der jungen Mädchen mit den Nomaden zusammengetan, und sie waren auch nicht der Grund, weshalb er die Wüstensöhne nun wieder verlassen hatte, denn dies war weder aus einem Gefühl von Angst noch

Schuld heraus geschehen (Gefühle, die in diesem Milieu ohnehin nicht zählen), sondern vielmehr, weil er in dem mädchenhaften Lachen, das während des Regenschauers aus der Oase herübergeweht war, etwas Klebriges, Weiches, Warmes entdeckt hatte, als sei es mehrfach gepolstert, was man von dem eher spröden Kichern der Beduinen nicht behaupten konnte.

Inwieweit die kaskadierenden Lachsalven sein jähes Bedürfnis, den Ort zu erforschen, beeinflusst hatten, hätte er beim besten Willen nicht aufrichtig beantworten können. Wie schon erwähnt, sprühte er förmlich vor Euphorie nach der erfolgreich abgeschlossenen Mission im Irak – er hatte den Wahoo-Tiger im Tank, und diese Erklärung war in seinen Augen vermutlich logischer als die durch ein entferntes Gelächter ausgelöste Neugier.

Auf alle Fälle war es in der Oase mittlerweile totenstill.

Da lag sie, ragte vor ihm auf wie ein aus Schlamm gebautes Schiff, das blind an einem verrosteten Pier lag. Seine Umrisse, seine Silhouette waren schlicht und dennoch sinnlich, organisch, doch eindrucksvoll, auf elementare Weise zweckmäßig und doch merkwürdig phantastisch, als hätte Antoni Gaudí mit einer Termitenkolonie zusammengearbeitet. Die Mauern, die ein Gelände von etwa dreißigtausend Quadratmetern umgaben, waren oben sanft gerundet, und der einzige Turm, der sich über die Flachdächer der beiden Hauptgebäude erhob, war ebenfalls rund und bauchig, sodass die ganze Anlage den Eindruck erweckte, als sei sie, architektonisch zumindest, in einer Puddingform entstanden. Das Einzige, was ihr noch fehlte, war ein Sahnehäubchen aus Sand. Die Luft in der Umgebung flimmerte vor Hitze, und man hätte sie um ein Haar brodeln hören können, doch aus dem Gelände selbst drang nicht der kleinste Laut. Es wirkte wie ausgestorben.

Das Tor – es gab nur eins – war bogenförmig und bestand aus stabilem Holz. Ganz oben befand sich eine vergitterte Öffnung, aber selbst als er auf seinen Rollstuhl geklettert war, konnte Switters sie nicht erreichen, um einen Blick auf die andere Seite zu werfen. Von außen war das Ganze ebenso nichts sagend wie im Innern still. An einem Holzpflock neben dem Tor hing eine Eisenglocke, so groß wie ein Fußball, und daneben ein handgeschriebener Zettel auf Arabisch und Französisch. Er lautete: HÄNDLER: DREIMAL LÄUTEN / BEDÜRFTIGE: ZWEIMAL LÄUTEN / GOTTLOSE: GAR NICHT LÄUTEN.

Switters dachte ziemlich lange darüber nach, bevor er die Glocke ein einziges Mal anschlug. Es hallte laut und lange nach.

Als nach mehreren Minuten keine Reaktion erfolgt war, zog er als Nächstes *vier*mal kräftig an dem Glockenseil. Die Sonne grillte seinen Nacken, und seine Feldflasche war so gut wie leer. Was, wenn sie ihn nicht reinließen? Ihn der Hitze und Verzweiflung preisgaben? Die Quelle des Lachens konnte unmöglich in so kurzer Zeit versiegt sein. Ob sie ihn bewusst ignorierten? Sich vor ihm verbargen? Womöglich waren sie darauf trainiert, nur bei zwei- oder dreimaligem Läuten zu reagieren, und seine unorthodoxen Signale hatten sie verwirrt oder irgendeine präelektrische Sicherung im Innern durchbrennen lassen?

Switters kam immer ins Schwitzen, wenn er zwischen zwei Verhaltensmöglichkeiten, zwei politischen, sozialen oder theologischen Systemen, zwei Objekten oder zwei sich (angeblich) gegenseitig ausschließenden Vergnügen wählen musste – heiß und kalt, süß und sauer, lustig und ernst, heilig und profan, apollinisch und dionysisch, Äpfeln und Orangen, Papier und Plastik, Rauchen und Nichtrauchen, richtig und falsch. Warum musste man sich immer für eins von zweien entscheiden? Wieso konnte man nicht alle beide haben? Wer war der Schöpfer dieser Dichotomie? Jahwe, der darauf bestanden hatte, dass sich seine Engel zwischen ihm und seinem Partner Luzifer entschieden? Waren Händler, wie es hier impliziert schien, denn niemals Bedürftige? Sollten die Läutbestimmungen an dieser Pforte etwa darauf schließen lassen, dass jeder Besucher, der an Gott glaubte, entweder per se bedürftig war oder etwas zu verkaufen hatte?

Seinem Schädel, der jetzt im Innern des Panamahutes kochte, verschafften diese Überlegungen keineswegs Kühlung. Er war schon drauf und dran, sich an das Glockenseil zu hängen wie ein spastischer Tarzan, als er plötzlich ein kratzendes Geräusch vernahm. Es klang ungefähr so, wie wenn man versucht, Hundescheiße von einem Turnschuh zu entfernen. Er blickte auf und sah, dass sich das Gitter geöffnet hatte und ein menschliches Gesicht im Fenster erschienen war.

Soweit er sagen konnte, gehörte das Gesicht einer Frau. Außerdem erschien es ihm europäisch, freundlich und entweder mittleren Alters oder älter, denn es war leicht gerunzelt und ein paar graue Haarsträhnen stahlen sich über den Rand. Die Besitzerin des Gesichts stand auf einer Kiste, oder aber Switters war auf ein Nest von Amazonen gestoßen, über das man die Anwerber vom Basketballteam der University of California hätte verständigen müssen, denn sie starrte aus einer Höhe von mehr als zwei Metern auf ihn herab.

«Bonjour, Monsieur. Qu'est-ce que vous cherchez?»

«Was ich suche? Das International House of Pancakes. Wahrscheinlich habe ich die falsche Ausfahrt erwischt.»

«Pardon?»

«Hinter der alten Johnson-Farm ist mir der Sprit ausgegangen, und jetzt komme ich zu spät zu meiner Tupperware-Party. Darf ich mal Ihr Telefon benutzen, um Ross Perot anzurufen?»

«Mais, Monsieur ...»

«Ich suche nach genau diesem Etablissement», sagte er und wechselte in sein bestes Französisch, das aus Mangel an Übung so verschimmelt war wie ein Roquefort. «Wonach sollte ich wohl sonst suchen am ...» Er zögerte, weil ihm der französische Ausdruck für *Ende der Welt* nicht einfiel, obwohl der Ausdruck selbst in seiner Muttersprache hier völlig irrelevant war, da von Ende weder geographisch noch philosophisch die Rede sein konnte, nicht mal theoretisch. «Ich war zufällig in der Gegend und dachte, ich schaue mal vorbei. Darf ich wohl reinkommen?»

Die in diesem kargen Teil der Welt so sprichwörtliche Gastfreundschaft zeigte sich keineswegs auf Anhieb. Nach einer Weile sagte die Frau: «Da muss ich erst ...» Zuerst hörte es sich an wie «Verschleierte Schönheit fragen», doch dann verbesserte sie sich rasch: «... die Äbtissin fragen.» Damit zog sie sich zurück, und er blieb allein mit der Frage, ob es sich bei diesem Außenposten in der Wüste, zu dem es ihn verschlagen hatte, um eine Art Kloster handeln könnte.

Sein Verdacht sollte sich als gar nicht so falsch erweisen, doch was für eine Art Kloster es war – darauf wäre er nie gekommen.

Eine Viertelstunde verstrich, bevor sich das Gitter im Tor erneut auftat. Das Gesicht in der Öffnung meldete (auf Französisch), dass die Äbtissin Genaueres über die Natur seines Anliegens zu erfahren wünsche. «Ich habe kein spezifisches Anliegen», gab Switters zurück. Allmählich dämmerte ihm, dass es möglicherweise ein blöder Fehler gewesen war, herzukommen. «Ich bin ein einfacher Pilger auf der Suche nach vorübergehender Zuflucht vor der unbarmherzigen Hitze.»

«Verstehe.» Die Frau zog ihr Gesicht zurück und gab seine Antwort an eine oder mehrere unsichtbare Personen weiter. Hinter dem Tor hörte man jetzt ein leises Murmeln, die Stimmen schienen sowohl englisch als auch französisch zu sprechen. Dann tauchte das Gesicht wieder auf und fragte, ob er denn nicht Amerikaner sei. Er legte ein Geständnis ab. «Verstehe», sagte die Frau und verschwand.

Schließlich erschien ein neues Gesicht in der Öffnung. Es war erheblich jünger, rosig wie eine Schweinshaxe und strahlte über beide Backen. «Guten Tag, Sir», begrüßte es ihn in schwungvollem Englisch. «Ich weiß nicht, was Sie hier suchen, aber ich fürchte, dass wir Sie im Augenblick nicht einlassen können.» Ihr Akzent erschien ihm irisch. «Ich bin jetzt die Einzige hier, die Englisch spricht, und habe leider keinen gottverdammten Funken Autorität, wenn Sie meine derbe Ausdrucksweise entschuldigen wollen. Daher lässt Verschleierte Schönheit oder, besser gesagt, unsere Mutter Oberin Ihnen ausrichten, dass über Ihr Begehren erst dann angemessen entschieden werden kann, wenn Schwester Domino zurück ist. Es tut mir außerordentlich Leid, Sir. Sie sind nicht von der Kirche, nicht wahr, Sir? Das wäre natürlich eine andere Sache, aber Sie sind ja nicht von der Kirche, oder vielleicht doch?»

Switters zögerte einen Augenblick, bevor er in bester R.-Potney-Smithe-Manier zurückgab: «Das ist gottlob nicht mein Fall.» Er schöpfte Mut, als das neue Gesicht ein Kichern zu unterdrücken schien. «Ich heiße Switters, bin freiberuflicher Laufbursche – eine dumme Angewohnheit von mir – und durchaus willens, harte Währung gegen ein Nachtquartier einzutauschen. Und wie heißt du, mein Schätzchen?»

Das neue Gesicht errötete. Seine Besitzerin wandte sich ab, begann eine kurze Diskussion mit den unsichtbaren Stimmen und tauchte dann wieder auf. «Es tut mir Leid, Sir, Sie müssen auf sie warten.»

«Warten, wie lange?»

«Oh, nicht länger als ein oder zwei Tage, Sir. Sie ist auf dem Rückweg von Damaskus.»

Ein oder zwei Tage. «Wo warten?»

«Nun, da drüben gibt es etwas Schatten, Sir.» Ihr Blick schweifte zu einer Stelle, wo ein dichtes Gebüsch über die Mauer wucherte und einen violetten Schatten auf den Sand warf. «Scheißungemütlich, wie? Ich darf so reden, weil nur Gott und Sie mich verstehen, und ich glaube, weder Gott noch Ihnen macht es was aus. Ich würde gern wissen, wie Sie in diesem gottverdammten Rollstuhl gelandet sind, aber die anderen zerren schon an meinen Röcken. Auf Wiedersehen, Sir, und Gott schütze Sie!»

«Wasser!», rief Switters, als sich das Gitter schloss. *«De l'eau, s'il vous plaît.»*

«Un moment», gab eine Stimme zurück, und nach etwa zehn Minuten öffnete sich das Tor quietschend ein paar Zentimeter. Dahinter erschien nicht die Irin, sondern die Französin, mit der er zuerst gesprochen hatte.

Sie schob ihm einen Krug mit Wasser und einen Teller mit getrockneten Feigen durch den Spalt und schloss es dann eilig wieder.

«Jemine», seufzte er. Dann rollte er die fünf oder sechs Meter bis zum Schatten, breitete sein Laken aus und legte sich hin, wobei er die Fersen auf die Fußstützen hievte, die fünf Zentimeter Abstand zum Boden hatten. Das Wasser im Krug war kühl. Die Feigen schmeckten schwach nach *slida*. Er schlief ein und träumte wirres Zeug.

Als er erwachte, war es Nacht. Über ihm war der Himmel wie eine riesige Fläche aus schwarzem Samt, die auf das Porträt von Jesus oder Elvis wartete. Sie war von einem Ende bis zum anderen mit Sternen bedeckt, als hätte jemand Mondsamen ausgestreut. In einer fernen Ecke ging der Mond auf. Er sah aus wie der Kopf eines Götzen, ein goldenes Kalb, gemästet mit phosphoreszierendem Licht.

Wieso war die Luft so glühend heiß? Soweit er wusste, kühlte es in der Wüste rasch ab, wenn die Dunkelheit einsetzte. Und der Sommer begann erst in einem Monat. Nicht, dass es eine große Rolle gespielt hätte. Es war ebenso unwichtig wie die Tatsache, dass seine Muskeln sich scheinbar von den Knochen gelöst hatten und seine Knochen in Äther zu schwimmen schienen. Er kam sich vor wie die schlafende Zigeunerin auf Rousseaus herrlichem Gemälde, mit halb geschlossenen Augen träumend, in einer Nacht, die geheimnisvoll und fiebrig kochte.

Fiebrig?

Allmählich dämmerte ihm, dass er selbst so heiß war, nicht die Luft. Die Schweißtropfen auf seiner Stirn waren wie

Kaulquappen. Sie wanderten seinen Nacken hinab, als suchten sie nach einem Teich. Aber auch das machte ihm nichts aus. Eine solche Nacht war alles wert! Seine Qualen verstärkten ihre Schönheit nur.

Die Sterne hüpften durcheinander wie Herbstmilben. Der Mond rutschte langsam auf ihn zu. Einmal hatte er den Eindruck, dass er ihn mit einer großen, wunden Zunge ableckte. Es roch nach Orangenblüten. Ihm war schwindelig. Er hörte sich stöhnen.

Sein Hirn, das jetzt von einem überirdischen Glanz erfüllt war, schien zu akzeptieren, dass das Fieber ihn einerseits schwächte, zugleich aber beschützte. Es spann einen Kokon um ihn. *Ich bin die Larve des Neuen Menschen,* dachte er. Und als Nächstes: *So wie die Heftklammer die Larve des Kleiderbügels ist.*

Er kicherte laut und wünschte, Bobby Case wäre da.

Das Mondlicht hüllte ihn ein wie der Anzug eines Clowns – weit, kreidebleich, theatralisch –, mit flaumigen roten Fieberquasten als Knöpfen. In seinem Innern sang das Blut ein sentimentales Liebeslied, und es sang die ganze Nacht, während er zwischen Traum und Delirium schwebte, unfähig, das eine vom anderen zu unterscheiden. Als er sich übergab, kam eine sprudelnde Mischung von Galle und *dölyolu* zum Vorschein.

Irgendwann merkte er, dass die Sonne zwischen seinen Augen hämmerte wie ein Stock. Er schob sich den Hut über das Gesicht und sehnte sich nach dem Zauber der Nacht zurück. Ein anderes Mal war er sicher, weibliche Stimmen zu hören, leise, aber besorgt. Er spürte, dass sich Gestalten um ihn versammelt hatten wie die Geister toter Pfadfinderinnen um einen geisterhaften Würstchengrill. *Ich bin so heiß, dass man auf mir Marshmallows rösten könnte.* Er gluckste leise, denn er war mit sich zufrieden, ohne dass es einen vernünftigen Grund dafür gab. Die Stimmen verebbten, und später entdeckte er einen frischen Wasserkrug und ein Seidenkissen unter seinem Kopf.

Dann war es wieder Nacht. Er nahm den Hut gerade rechtzeitig vom Gesicht, um den Mond ins Blickfeld trudeln zu sehen wie ein riesiges salzverkrustetes Feuerrad. Zwar konnte er nicht erklären, warum, aber der nächtliche Himmel weckte in ihm das Verlangen zu miauen. Er versuchte es ein- oder zweimal, doch sein geschwollener Gaumen schmerzte und seine Kehle fühlte sich an wie eine Scheide, die zwei Nummern zu klein für das dazugehörige Schwert war.

Seltsamerweise kam es ihm nie in den Sinn, dass er vielleicht sterben würde. Seine Gelassenheit hatte er vermutlich dem Fieber zu verdanken, das von der Natur darauf programmiert worden war, die Illusion von Unbesiegbarkeit zu erzeugen, und natürlich Ende der Zeit, dessen Yopo die Grenzen zwischen Leben und seinem diametralen Gegenteil aufgelöst hatte (weniger extreme Alternativen waren Anpassung, Langeweile, Nüchternheit, kritische Verbraucherhaltung, Dogmatismus, Puritanismus, Legalismus und andere ähnlich öde Dinge). Ihm war nur bewusst, dass er in einem Schlamassel steckte, um den er keinesfalls gebeten hatte.

Es war am zweiten Nachmittag – vielleicht auch am dritten –, als er aus seiner tiefen Erstarrung erwachte und sich bewusst wurde, dass eine lebhafte Nonne mit runden Wangen ihm die Stirn mit einem feuchten Schwamm abtupfte. Er starrte sie ein paar Sekunden an und platzte dann schwach, aber voller Leidenschaft heraus: «Ich liebe Sie!»

«Ach ja?», antwortete sie in amerikanischem Englisch mit einem schwachen französischen Akzent. «Sie haben wohl nicht mehr alle Tassen im Schrank.»

Das stimmt, dachte er und schloss die Augen, nahm aber ihr Lächeln in seine Benommenheit mit. Als er das nächste Mal aufwachte, befand er sich im Innern der Oase.

Ob es eine Bakterienkolonie vom Amazonas war, die seit Boquichicos heimtückisch in seinen Schleimhäuten gebrütet hatte, oder eine offenkundigere, aber ebenso bösartige Familie von Mikroorganismen, die er während seines Aufenthalts bei den Beduinen oder Kurden an Bord genommen hatte, würde er nie mit Sicherheit wissen. Seine Pflegerin, die muntere Nonne, hatte keinen Namen für seine Krankheit, weder in Englisch noch in Französisch, aber sie wusste eine Kur: Abreibungen mit einem Schwamm, Sulfonamide und kannenweise Kräutertee. Im Übrigen ließ man der Krankheit einfach ihren Lauf. Jedenfalls klappten eines Morgens nach einer Woche Schmerzen, Fieber, Übelkeit, Koma und unvorstellbarem Entzücken seine Lider auf wie eine verkehrte Mausefalle, und er fand sich schwach, aber merkwürdig erfrischt, auf einer niedrigen Pritsche in dem winzigen, blau gestrichenen Zimmer wieder, das dem Kloster/der Oase als rudimentäre Krankenstation diente. Schwester Domino saß auf einem Hocker neben seinem Bett, wie sie es fast die ganze Zeit getan hatte.

Mittlerweile trug sie eins der typisch syrischen langen Baumwollkleider statt des Habits, in dem er sie das erste Mal gesehen hatte. In Wirklichkeit konnte er sich so gut wie gar nicht an ihre erste Begegnung erinnern, und als man ihm später von seiner spontanen Liebeserklärung berichtete, war sie ihm verständlicherweise peinlich, obgleich er keineswegs abstreiten wollte, dass er sie tatsächlich gemacht hatte.

Domino hatte die Lamellentür geöffnet und die Vorhänge vor dem glaslosen Fenster aufgezogen. Im harten Licht der Sonne sah er, dass sie älter war, als Stimme und Auftreten ihn hatten glauben lassen. Älter, aber keineswegs weniger ansehnlich. Ihre freche kleine Nase hätte das hübscheste Gesicht in einer Teenie-Milchbar zieren können. Ihr Mund (wie, zum Teufel, kam er bloß auf die Idee, ihren Mund beschreiben zu wollen?) war eine rosige Wölbung, die an eine halb aus der Schale gepresste Pflaume erinnerte, immer knapp davor, sich zu einem Schmollen oder Lächeln zu verziehen, aber nur knapp davor, denn es war ein starker Mund, es lag Festigkeit und Entschlossenheit darin, selbst wenn er beinahe schmollte oder zurückhaltend lächelte. Sie konnte bis ans Ende aller Zeiten lächeln, doch nie würde man einen Blick auf ihr Zahnfleisch erhaschen. Sie strahlte Wärme und Zärtlichkeit aus, aber nur zu ihren eigenen Bedingungen.

Ihr Teint hatte eine mediterrane Färbung und schien so gar nicht zu ihrer eher nordischen Nase zu passen. Um die Augen herum sah die Haut aus, als wären lauter Spatzen darüber spaziert, daher schätzte er sie auf vierzig. Sie war sechsundvierzig. Oder würde es im September werden.

Im Schatten war Dominos Haar dunkelbraun, in der Sonne schimmerten rötliche Streifen darin wie Krallenspuren auf einem feinen Möbelstück aus Palisander. Sie trug es glatt und mittellang, und immer wieder fiel es ihr ins Gesicht und verdeckte entweder das eine oder das andere Pausbäckchen. Ihre Wangen waren nicht unbedingt dick, doch in jeder hätte der Golfball des Bischofs Platz gehabt und ein paar Hostien obendrein. Auch ihre Brüste und das Hinterteil waren rund, aber darauf achtete Switters nicht. Das hätte er unter Eid geschworen. Warum hätte er darauf achten sollen? Erstens war sie Nonne und zweitens nicht mehr ganz jung.

«Ah, hallo», sagte sie aufmunternd. «Es scheint Ihnen besser zu gehen.»

«Zweifellos dank Ihrer Hilfe.»

«Sie müssen Gott danken, nicht mir.»

«Na schön, vielleicht mach ich das. Aber ich glaube keine Sekunde, dass eine himmlische Allmacht, die diesen Namen verdient, allen Ernstes strahlen wird, wenn ich es tue, oder schimpfen, wenn nicht.»

Zu seinem großen Erstaunen nickte sie zustimmend. «Ich fürchte, da haben Sie Recht.»

«Finden Sie es nicht etwas plemplem, wenn die Leute glauben, dass Gott, dieser absolute Inbegriff von Vollendung und Erleuchtung, von so kleingeistig-menschlicher Eitelkeit erfüllt ist, dass er allen Ernstes erwartet, dass wir ihn bei jeder Gelegenheit lobpreisen und sonntags sogar zweimal?»

Sie lächelte. «Sind Sie per Rollstuhl in die Syrische Wüste gereist, um theologische Fragen zu erörtern, Mr. –?»

«Switters», antwortete er, ohne den üblichen Quatsch hinzuzufügen. «Nein, bin ich nicht. Ganz sicher nicht.»

Sanft, aber entschieden legte sie eine Hand auf seine Stirn. «Natürlich müssen wir erfahren, warum – und wie – Sie hierher gekommen sind, aber ich möchte Sie mit meinem Verhör verschonen, bis Sie wieder zu Kräften gekommen sind, daher ...»

«Oh, vielen Dank! Bitte kein Verhör! Ich bin nur gegen Feuer und Diebstahl versichert!»

Sollte sie den ironischen Unterton bemerkt haben, so ließ sie es sich nicht anmerken. «Wir müssen dafür sorgen, dass Sie wieder zu Kräften kommen, damit wir Sie wieder nach Hause schicken können. Ihr Fieber hat nachgelassen» – sie zog die Hand zurück, was ihn ein klein wenig enttäuschte –, «aber Sie haben *la tête comme une pastèque*, wie wir in Frankreich sagen.»

«Sind Sie keine Amerikanerin?»

«Nein, nein. Ich bin Französin. Meine Eltern stammen aus dem französischen Elsass, deshalb ist mir die große gallische Nase erspart geblieben.»

«Aber –»

«Als ich vier war, zogen wir nach Philadelphia, wo mein Vater für eine berühmte Sammlung französischer Kunst in einem Privatmuseum verantwortlich war. Die nächsten zwölf Jahre verbrachte ich in den Vereinigten Staaten und wurde natürlich total amerikanisiert, was bei einem Kind auch kaum verwunderlich ist. Seitdem bin ich zwar nicht mehr drüben gewesen, habe mich jedoch bemüht, mein Englisch zu pflegen, damit es sich nicht so anhört wie Jacques Cousteau, wenn er über die errlischsten Geschöpfe spricht, die es gibt in die Määr.»

Sie lachte und Switters lachte mit, obwohl es alles andere als gut für seinen kränkelnden Magen war. «Dann sind Sie also eine Philly *fille*. Wie heißen Sie?»

Es folgte eine Pause. Eine lange Pause. Aus irgendwelchen Gründen dachte sie über die Frage nach, als gäbe es keine fertige oder endgültige Antwort darauf. «Hier werde ich Domino genannt», sagte sie dann. «*Schwester* Domino – aber ich bin nicht sicher, ob ich weiterhin so heißen kann.» Ein bekümmerter Ausdruck trübte den Glanz ihrer Augen. «Davor war ich Schwester Irgendwer-anders, und davor hatte ich meinen Taufnamen, und in nicht allzu ferner Zukunft werde ich möglicherweise wieder einen neuen Namen bekommen.» Sie zögerte und dachte noch einmal nach. «Ich glaube, es ist okay, wenn Sie mich Schwester nennen.»

«Es ist mir eine Ehre, Sie Schwester zu nennen, Schwester.» Dann fiel ihm Suzy ein, und er setzte hinzu: «Das Schicksal hat mich für die mangelnde Schwesternproduktion meiner Eltern entschädigt, indem es mir die süßesten und entzückendsten Ersatzschwestern auf der ganzen Welt beschert hat.»

«Sehr freundlich von Ihnen, Mr. Switters, aber ich hoffe, Sie bilden sich nicht ein, dass Sie mich mit Ihrer Schmeichelei einwickeln und dazu bringen können, Ihren Aufenthalt hier zu verlängern. Sie müssen diesen Ort verlassen, sobald Sie gesund genug sind, um weiterreisen zu können.»

Switters fuhr sich mit der Hand übers Gesicht. Der Stoppelbart einer Woche fühlte sich an wie Schmirgelpapier. *Vermutlich sehe ich aus wie der Bettvorleger eines Werwolfs*, dachte er. «Ich kann einfach nicht glauben, dass jemand wie Sie, die ihre Entwicklungsjahre in der Stadt brüderlicher Liebe verbracht hat, so hartherzig darauf besteht, mich der Grausamkeit der Welt zu überantworten.»

«Doch, aber das müssen Sie nicht persönlich nehmen. Oder gar an unserer christlichen Nächstenliebe zweifeln. Sie müssen verstehen … ach nein, das können Sie nicht verstehen, weil Sie sich hier noch nicht umgesehen haben, aber der pachomianische Orden hat sich hier ein kleines Paradies geschaffen. Allerdings ist es ein Paradies nur für Evas. Ich fürchte, wir können keinem einzigen Adam Zutritt gewähren.» Sie stand auf, um zu gehen.

«Hmmm? Ein Paradies ohne Adam? Darüber muss ich

erst mal nachdenken.» Er wälzte sich auf die Seite, um sie anzusehen, und hörte die Ponderosa-Musik, die seine Stoppeln auf dem Seidenkissen verursachten. «Wie steht's mit einer Schlange?»

«Eine Schlange?» Sie lachte. «Nein, eine Schlange gibt's hier auch nicht.»

«Oh? Aber es muss eine geben. Jedes Paradies hat eine Schlange. Sie ist im Preis inbegriffen.»

«Hier nicht», sagte sie, aber so, wie sie es abstritt, klang es ganz und gar nicht überzeugend.

Den ganzen Tag lag Switters auf seiner Pritsche und lauschte den Geräuschen der vielfältigen Aktivitäten in der Oase. Überall klang es nach Arbeit. Man hörte das Rieseln der Bewässerungsanlage, das Klirren von Gartengeräten, das Husch-Husch des Besens, das Klappern von Eimern und Töpfen, das der Baumsäge und das leise Seufzen der Arbeitenden (das sich erheblich vom lustvollen Stöhnen der Liebenden unterscheidet).

Ein paar Mal stellte er sich auf die Pritsche, um aus dem Fenster auf die Lehmgebäude, die Obstgärten und Gemüsebeete hinabzusehen, aber jedes Mal wurde ihm schnell schwindlig, und er legte sich wieder hin. Klagen (es war ein ungewöhnlich langer und kühler Winter gewesen, und die Orangenbäume hatten so spät geblüht, dass die Früchte jetzt an den Ästen verbrutzelten), Beschwerden (offensichtlich gab es Meinungsverschiedenheiten zwischen dem Kloster und der Mutterkirche) und Fetzen von französischem Gesang (keine Kirchenlieder darunter) trieben in den kleinen Raum, wo sie zusammen mit dem Arbeitslärm, dem Gackern des Geflügels und dem Blöken des Viehs einen bunt gemischten Klangsalat bildeten.

Etwa jede Stunde steckte Schwester Domino den Kopf zur Tür herein, um nach ihm zu sehen. Er winkte ihr kraftlos zu, und das war nicht mal gänzlich gespielt. Mittags brachte sie ihm eine heiße Gemüsebrühe, ging jedoch wieder, als sie sich davon überzeugt hatte, dass er den Löffel allein zu den vom Fieber aufgesprungenen Lippen führen konnte. Am Nachmittag kam sie vorbei, um zu seiner enormen Verlegenheit den Nachttopf zu leeren.

Gegen Abend brachte sie eine frische Kanne Tee, und er entschuldigte sich, dass er ihr solche Mühe machte. «Ich störe Sie bei Ihren Pflichten», sagte er aufrichtig, «und deshalb habe ich ein schlechtes Gewissen, ein Gefühl, vor dem meine Großmutter mich immer gewarnt hat.»

«Tja», seufzte sie. «Sie brauchen noch ein paar Tage aufmerksamer Pflege, und niemand sonst hier spricht gut Englisch. Außer Fannie, unserem irischen Wildfang, und die könnte man wohl kaum mit Ihnen allein lassen.»

«Tatsache? Wem von uns beiden würden Sie denn nicht trauen?»

Sie warf ihm einen langen Blick zu. Er war körperlich behindert, erholte sich gerade von einem Fieber, und doch … «Keinem von beiden, offen gesagt», antwortete sie.

«Aber was, glauben Sie, könnte passieren, wenn wir beide allein miteinander wären?»

Domino ging auf die Tür zu. «Ich beflecke meine Seele nicht mit solchen Einzelheiten.»

«Gut», beglückwünschte er sie. «Aber bitte, noch eine Frage, ehe Sie gehen.»

«Ja?»

«Wer hat mich ausgezogen?» Er deutete mit dem Kinn auf seine Kleider – Anzug, T-Shirt, gemusterte Unterhose und alles – die, an einem Haken an der Wand hingen.

Sie wurde so rot wie eine Tomate und rauschte aus dem Zimmer. Später kam die ältere Nonne, die als Erste auf sein Läuten am Tor reagiert hatte, mit dem Abendessentablett, holte es eine halbe Stunde später wieder ab und deckte ihn für die Nacht zu.

«Faites de beaux rêves, Monsieur», rief sie ihm zu, als sie das Licht ausmachte.

Switters hatte diesen Ausdruck immer geliebt. «Träum

schön» statt des englischen «Have sweet dreams». Der französische Ausdruck implizierte, dass der Schläfer kein passiver Zuschauer, kein gefesseltes Publikum war, sondern eine gewisse Kontrolle über seine Träume besaß und auch Verantwortung dafür übernehmen musste. Im Übrigen haben «schöne» Träume eine erheblich weitergehende Bedeutung als nur «süße».

Wie auch immer, seine Träume in dieser Nacht waren weder das eine noch das andere, denn er schlief unruhig. Es quälte ihn, dass er sich Schwester Domino gegenüber wie ein ungehobelter Kerl benommen hatte, dabei hatte er eigentlich nur einen Witz machen wollen.

Zu seiner großen Freude (die er jedoch zu verbergen versuchte) tauchte sie am nächsten Morgen mit seinem Frühstück auf! Und was für einem Frühstück: Rühreier, gegrillte Auberginen, Chèvre und Toast. Bevor er sich darüber hermachte, ertappte er sich schon wieder bei einer Entschuldigung. «Es tut mir Leid, wenn ich Sie in Verlegenheit gebracht habe. Ich komme nun mal aus einem Land, in dem es von prüden alten Jungfern und Tugendbolden rechts und links nur so wimmelt, und mittendrin thront ein Haufen Heuchler. Deshalb habe ich gelegentlich das Bedürfnis, das andere Extrem zu vertreten, damit auch alles im richtigen Lot bleibt.»

«Kein Problem», antwortete sie. «Was Sie nicht wissen können ... nun, in jedem Kloster gibt es eine tiefe sexuelle Strömung, die auf alles abfärbt. Und das trifft besonders auf den pachomianischen Orden zu, denn wir stehen nur knapp über einer Laienschwesternschaft. In der Hierarchie aller Schwesternschaften nehmen wir keine besonders hohe Stellung ein, und außerdem haben wir Mitglieder akzeptiert, die von einigen der höher eingeschätzten Orden vermutlich abgewiesen worden wären. Natürlich wird erwartet, dass eine pachomianische Schwester sich wie jede andere Nonne zur Keuschheit verpflichtet, aber vor ihrem Eintritt ins Kloster muss sie nicht unbedingt Jungfrau gewesen sein. So haben wir bei uns auch Frauen mit einschlägigen Erfahrungen, und daher sind Männer und fleischliche Gelüste vielleicht ein heikleres Thema als in bestimmten orthodoxen Klöstern. Aber dass ich in dieser Hinsicht so mordsmäßig *coincée* erscheine, liegt nur daran, dass ich selbst eine Heuchlerin bin.»

Natürlich musste Switters sich auf die Zunge beißen, um Domino nicht zu fragen, ob sie selbst zu den Schwestern «mit einschlägigen Erfahrungen» zählte. Stattdessen erkundigte er sich mit etwas falschem Zungenschlag nach Rolle und Programm des pachomianischen Ordens.

«Vielleicht können wir uns darüber zu einem späteren Zeitpunkt unterhalten», sagte sie. «Aber im Augenblick, bevor ich zu meiner Arbeit zurückkehre, müssen wir über Sie reden. Wer oder was sind Sie? Was machen Sie hier? Was hat Sie hierher verschlagen? Abseits von allen ausgetretenen Pfaden?»

«Gehe ich recht in der Annahme, dass mein Verhör bereits begonnen hat?»

Sie lächelte, und es war ein Lächeln, bei dem ein platt gefahrenes Eichhörnchen aufgesprungen und fröhlich zurück in den Wald gehüpft wäre; ein Lächeln, das eine Bleimine in ein mexikanisches Restaurant hätte verwandeln können – und doch war es ein Lächeln, das weniger vom Mund als von den Augen ausging. «Es scheint Ihnen viel besser zu gehen, Mr. Switters, obwohl Sie immer noch aussehen wie – wie sagt man noch? – ein Klumpen Elend. Ich möchte Sie nicht drängen. Wenn Sie sich nicht wohl genug fühlen …»

«Das ist schon in Ordnung», versicherte er ihr. «Aber wenn ich in Ihrer Obhut sterben sollte, kriegen Sie es mit Amnesty International zu tun.» Bevor sie Einwände erheben konnte, erinnerte er sich an seinen Schwur, nicht mehr zu schwindeln, und platzte mit der Wahrheit heraus, oder wenigstens einer gekürzten Version davon. «Bis vor sechs Monaten war ich Mitarbeiter der CIA. Des amerikanischen Geheimdienstes.»

«Wirklich? Ich habe natürlich von der CIA gehört. Sie hat einen unangenehmen Ruf.»

«Und größtenteils zu Recht, das können Sie mir glauben.» Er hätte hinzusetzen können: «Dank der gekauften Politiker und ihrer Möchtegern-Cowboys», aber das tat er nicht.

«Warum sind Sie dann …»

«Das Unangenehme – wie Sie es nannten – an der CIA hatte eine Reinheit, eine Schärfe und eine Anarchie, wie sie im akademischen oder militärischen Bereich und auch in der freien Wirtschaft einfach nicht existieren, und für Kunst oder Dichtung fehlte es mir an Begabung. Außerdem bot sie eine unvergleichliche, erstklassige Gelegenheit, allerlei korrektiven Unsinn anzustellen. Die Unterwanderer zu unterwandern, wenn Sie so wollen, obwohl ich nicht behaupten will, dass meine Motive rein altruistischer Natur waren. Aber das spielt jetzt alles keine Rolle mehr. Ich musste letzten November aus diesem Spiel aussteigen.»

Sie warf einen Blick auf seinen Rollstuhl, der zusammengeklappt in der Ecke stand, und er wusste, was sie dachte. Er beschloss, diesen Gedanken nicht zu korrigieren. Stattdessen erzählte er ihr, dass er vor kurzem an einer privaten humanitären Mission im Irak teilgenommen hatte, seinem ehemaligen Tummelplatz. Anschließend war er so abenteuerlustig gewesen, dass er sich einer Gruppe von Nomaden angeschlossen hatte, die mit ihrer Herde auf dem Weg zu den Sommerweiden in den Bergen war. «Da kamen wir an Ihrem Garten Eden hier vorbei, und aus irgendeinem dämlichen Grund fühlte ich mich davon angezogen wie von einem Magnet. Der Rest sind Gedichte, wie man sagen könnte.» Er zuckte die Achseln, als wollte er die offensichtliche Logik des Ganzen unterstreichen.

Ob sie ihm die Gedichte abkaufte oder nicht, hätte er nicht sagen können. Sie war still, fast nachdenklich, als schwankte sie zwischen Gelassenheit und Sorge. «Frühstücken Sie zu Ende», sagte sie schließlich. «Ich komme das Tablett später holen. In wenigen Tagen wird ein Versorgungslaster vorbeikommen und Sprit für unseren Generator liefern. Er kann Sie nach Deir ez-Zur mitnehmen, aber ich wüsste nicht, wie Sie Syrien ohne die geeigneten Papiere verlassen wollen.»

«Machen Sie sich darüber keine Sorgen, Schwester», rief er ihr nach. «Das Ungeeignete ist mein Metier.»

Gestärkt durch die erste richtige Mahlzeit seit mehr als einer Woche, versuchte Switters sich an ein paar Liegestützen und Sit-ups auf der Pritsche, doch dabei bot er einen jämmerlichen Anblick. Nach dem Mittagessen, das von einer französischen Nonne namens ZuZu serviert wurde (in Dominos Alter, doch ohne deren Ausstrahlung), probierte er es erneut, diesmal mit größerem Erfolg. Die meiste Zeit aber ruhte er sich aus. Er meditierte, döste, las und labte sich an den Geräuschen und Düften aus dem Garten der Oase. Einmal wanderte eine schwarze Ziege in sein Zimmer. Fast augenblicklich erschienen ZuZu und eine andere Nonne mittleren Alters und scheuchten sie wieder raus.

«Diese Fannie», sagte ZuZu und schnalzte mit der Zunge. «Sie sollte wirklich besser auf die Tiere achten.»

«Ja», antwortete ihre Gefährtin. «Statt auf das Tier in ihrem Innern.» Sie lachten und verließen das Zimmer. Auf Französisch war es vermutlich witziger.

Am späten Nachmittag versuchte er Maestra anzurufen. Als sie nicht abnahm, hievte er sich den Computer auf die Pritsche. Jetzt, da Audubon Poe weit weg war, spielte es keine Rolle mehr, ob die Firma seine elektronischen Mitteilungen las oder ihnen gar nachspürte. Mayflower hatte keinen besonderen Grund, sich per se für ihn zu interessieren, und selbst wenn er es tat, was konnten die Cowboys ihm schon anhaben? Den syrischen Behörden einen Tipp geben, weil er sich illegal in ihrem Land aufhielt? Durchblicken lassen, dass Switters ein Spitzel war? Ihn verhaften und womöglich gar exekutieren lassen? Für die alte, durchgeknallte CIA während des Kalten Krieges wären das durchaus akzeptable Optionen gewesen, doch Haltung und Methoden der Firma hatten sich seitdem geändert. Sie hatte Wichtigeres zu tun, und vor allem durfte sie sich keine Blöße geben. Solange sie nicht auf die Idee kamen, dass er ihnen helfen könnte, Poe zu schnappen, dessen Aufenthaltsort ihnen zweifellos bereits bekannt war, würden sie ihn als harmlosen Blindgänger ohne große Sprengkraft ansehen. Er schickte ein kurzes Stoßgebet zu den Satellitengöttern. Dann schickte er eine E-Mail an seine Großmutter.

In weniger als einer Stunde hatte er Antwort. Maestra ging es gut. Es gab irgendwelche nicht näher beschriebenen Probleme mit dem Matisse. Sie freue sich, dass er seine Ferien in der «Türkei» genieße, und sie habe gehört, dass die Türken besonders schöne Armbänder aus Silber herstellten. Und ob er jetzt endlich aus seinem verdammten Rollstuhl raus sei?

Es war Domino, die ihm das Abendessen brachte. «Es tut mir Leid, dass ich Sie vernachlässigt habe», sagte sie.

«Mir auch.»

Als sie ihm die Hand auf die Stirn legte, um zu sehen, ob er noch Fieber hatte, spürte er darin einen Strom, der eine gewisse Ähnlichkeit mit der aufgestauten Musik in Skeeter Washingtons Fingern hatte, bloß war das, was sich in Schwester Domino aufstaute, etwas ganz anderes: Es war etwas Spirituelles, etwas Physisches, etwas Emotionales, vielleicht auch eine Mischung aus allen dreien: Er hätte es nicht sagen können.

«Können wir reden?», fragte er.

«Später oder morgen», sagte sie und warf einen Blick durchs Fenster auf die purpurroten Schatten der Dämmerung. «Wir haben jetzt eine spezielle Abendandacht. Und, ach ja, wir werden eine Weile den Generator nicht anstellen, deshalb müssen Sie mit Kerzen vorlieb nehmen, wenn Sie lesen wollen. Tut mir Leid.» Sie griff nach dem Exemplar von *Finnegans Wake*, das auf dem Hocker neben dem Bett lag. «Das ist ein irisches Buch, nicht wahr? Fannie wäre bestimmt begeistert.»

«Höchstens ein Dutzend Leser in ganz Irland haben dieses Werk tatsächlich gelesen», sagte er, «und ich wette einen

Topf voll Gold und ein Fass Guinness, dass Ihre Fannie nicht dazugehört.»

Etwa eine Stunde nach Einbruch der Dunkelheit, als Switters noch dalag und den mageren Ziegenfleischeintopf verdaute, hörte er den Gesang. Dieses Mal waren es tatsächlich christliche Hymnen, und zwar vielstimmig. «Abendandacht», murmelte er vor sich hin. Fast im gleichen Augenblick registrierte er, dass ein unruhiges orangefarbenes Licht hinter dem geschlossenen Vorhang seines kleinen Fensters flackerte.

Neugierig stellte Switters sich aufs Fußende der Pritsche und schob das raue Baumwolltuch zur Seite. Die nächste halbe Stunde wurde er Zeuge eines höchst außergewöhnlichen Spektakels. Bis aufs psychedelische Bullauge hatte ihm kein Fenster, durch das er je gespäht hatte, einen denkwürdigeren Anblick geboten.

Die Klosterkapelle, die an ihrem verkrüppelten Turm und den schlichten Buntglasfenstern zu erkennen war, erhob sich am anderen Ende des Gebäudes, das den Schwestern offenbar als Wohnquartier diente, und schien auch auf irgendeine Art damit verbunden zu sein. Die Kapelle lag gut siebzig Meter, vielleicht auch mehr, von der Krankenstation entfernt, und die wiederum befand sich in unmittelbarer Nähe des großen Tores. Vor der Kapelle, aus deren offener Tür der Gesang drang, gab es einen kleinen Garten, und dort, zwischen Blumenbeeten, Mohn und Jasmin, brannte ein großes Feuer.

Während Switters zusah, kamen die singenden Nonnen – acht an der Zahl – nacheinander aus der Kapelle. Alle trugen die traditionelle Nonnentracht, nicht die syrischen Gewänder, in denen er sie normalerweise zu Gesicht bekam. Hand in Hand bildeten sie einen Kreis um das Feuer und umschritten es mehrmals, erst im Uhrzeigersinn, dann entgegengesetzt. Plötzlich brach das Singen ab, der Kreis löste sich auf, und die Nonnen fingen an, sich auszuziehen.

Zuerst kam der überraschte Switters zu dem Schluss, dass die Nonnen Hexerei praktizierten – dass er über eine geheime Sekte gestolpert war, die Katholizismus mit Hexenkult kombinierte. Doch als die Nonnen jetzt eine nach der anderen – manche eifrig, manche wütend, andere offenkundig widerwillig – ihre Nonnentracht ins Feuer schleuderten oder auch behutsam den Flammen übergaben, dämmerte ihm, dass hier etwas ganz anderes vor sich ging. Zwar hatte er keine Ahnung, wozu die Zeremonie da unten diente, aber mit Molchesaug und Unkenzehe hatte es nichts zu tun.

Als die schweren Gewänder anfingen zu qualmen und langsam Feuer fingen, sahen die Frauen, nur mit ihrer Unterwäsche bekleidet, zu. Fast alle trugen knielange Liebestöter, ultraweite Shorts, die zur Ausstattung eines drittklassigen Hiphop-Ghettogangster-Basketballteams gepasst hätten, und steife altmodische Büstenhalter, Modell 50er Jahre, die aussahen, als wollte man im Boudoir ein Ochsenpaar anschirren. Eine tanzte mit modernem BH und Schlüpfer aus der Reihe. Aus dieser Entfernung konnte er es nicht deutlich erkennen, aber er dachte (oder hoffte?), dass es Domino sein müsse. Die Letzte trug einen Slip und sonst nichts, und während das Licht des Feuers auf ihren fernen nackten Nippeln spielte, dachte er: *Fannie*?

Seine Aufmerksamkeit wurde von Fannies (?) Brüsten abgelenkt, als in der Tür des Wohngebäudes eine weitere Gestalt auftauchte, eine hoch gewachsene Frau, deren Silhouette eine gewisse Majestät ausstrahlte. Sie wurde sofort von zwei Schwestern begrüßt, die sie am Arm nahmen und vorsichtig, denn sie schien schon sehr alt zu sein, zum Feuer geleiteten. *Verschleierte Schönheit?*, fragte sich Switters, obwohl sie, soweit er das erkennen konnte, keinen Schleier trug.

Zwei andere Nonnen waren ins Wohnquartier gegangen und hatten eine Art Sitzbank aus Holz herausgetragen. Eine Dritte kam mit einem Stapel Kissen wieder. Verschleierte Schönheit – das musste sie sein – stand vor der Bank und entkleidete sich mit Hilfe der Wohlgeformten, die er für Domino hielt. Mit überraschender Kraft warf dann auch sie ihr Habit in die Flammen.

Nachdem Domino die Kissen für sie zurechtgerückt hatte,

ließ sie sich auf der Sitzbank nieder und stützte sich auf einen Ellbogen, um das Feuer besser beobachten zu können. Die Pose, die sie dabei einnahm, war Switters so seltsam vertraut, dass es ihn von oben bis unten durchfuhr wie ein Stromstoß.

Und als das abgelegte Gewand von Verschleierte Schönheit endlich in Flammen aufging, sah er – immer noch zitternd vor Erregung – im Feuerschein, dass das dünne Hemdchen, das sie am Leib trug, eine ebenso seltsame wie vertraute Farbe aufwies: ein seltsam vertrautes – Blau.

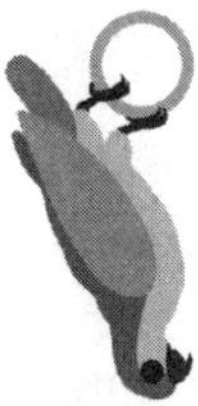

STILLE IST EIN SPIEGEL. So getreu und doch so unerwartet ist die Reflexion, die sie den Menschen widerspiegelt, dass sie alles Mögliche anstellen, um sich nicht darin betrachten zu müssen, und wenn das allgegenwärtige Stimmengewirr des modernen Lebens vorübergehend von seiner spiegelnden Oberfläche weggewischt wird, beeilen sie sich, diese wieder mit verzweifelt intimen Geräuschen, mit höflicher Konversation, mit Vor-sich-hin-Summen oder -Pfeifen, eingebildeten Unterhaltungen, schizophrenem Gebrabbel oder gar heimlichen Furzsalven zu vernebeln. Nur im Schlaf wird die Stille toleriert, und selbst da haben die meisten Träume einen Soundtrack. Deshalb wird Meditation, diese bewusste Versenkung in tiefe innere Ruhe, dieser stumme Blick in den ultimativen Spiegel, von den geschwätzigen Massen misstrauisch beäugt. Geschäftemacher stehen ihr feindselig gegenüber – Menschen, die still und heiter dasitzen, konsumieren nichts –, und der Klerus, dessen windige Autorität sie untergräbt, dessen bombastische Lebensführung sie angeblich bedroht, verachtet sie.

Doch als Domino in die Krankenstation zurückkehrte und Switters aufrecht im Bett sitzend fand, die Arme locker im Schoß verschränkt mit nach oben gerichteten Handflächen, eine dichte Aura von Ruhe ausstrahlend, schrieb sie das der Genesung von seiner Krankheit zu und wäre nie darauf gekommen, dass er eigentlich nur versuchte, sich wieder einzukriegen, nachdem er anderthalb Stunden zuvor miterlebt hatte, wie Verschleierte Schönheit auf erstaunliche Weise das Gemälde seiner Großmutter personifiziert hatte.

Vielleicht hatte Domino die meditative Stimmung ihres Patienten aber auch gar nicht richtig registriert, so sehr war sie mit ihren eigenen Sorgen beschäftigt. Ihre Augen erinnerten an eine Portion Lachs-Sushi. Zwar hätte man die gerötete Schwellung auch mit dem Rauch des Feuers erklären können, doch vermutete Switters eher, dass sie geweint hatte. Sie wusste, dass er gern reden wollte (ohne zu ahnen, wie sehr), erklärte jedoch, sie sei schrecklich müde. *«À demain»*, versprach sie und entschuldigte sich sogleich, dass sie vor lauter Erschöpfung ins Französische verfallen war.

«Morgen ist okay», sagte er.

«Es ist Sonntag, also werde ich nach der Messe den ganzen Tag Zeit haben.»

«Sie gehen trotzdem zur Messe?»

Einen Augenblick war sie verwirrt. «Oh, Sie meinen nach …? *Mais oui,* ja sicher gehen wir zur Messe.» Sie zögerte. «Sie haben unsere schamlose Zeremonie beobachtet, nicht wahr? Ich sah Ihren Schatten am Fenster.»

«Ich wollte nicht spionieren.»

«Ah, aber Sie konnten nicht anders, Sie gehören zur CIA.» Ihr Instinkt sagte ihr, dass sie möglicherweise schlafende Hunde weckte, deshalb machte sie einen Rückzieher. «Nein, bitte, das war nur ein Witz. Es wäre ganz unmöglich gewesen, nicht mitzukriegen, was wir … Wir hätten warten sollen, bis Sie abgereist sind. Sagen Sie, fanden Sie das nun geschmacklos?»

«Nein, im Gegenteil, eher anregend. Aber ich hatte schon immer was übrig für große Gesten und verbrannte Brücken.» Insgeheim setzte er *und Blaue Akte* hinzu. «Schmerz hingegen ist mir zuwider, und ich muss gestehen, dass mir der durchdringende Gestank einer Verletzung in den Schwaden, die von Ihrem kleinen Barbecue herüberwehten, nicht entgangen ist.»

Sie warf ihm einen langen Blick zu, als sähe sie ihn plötzlich in einem neuen Licht. «Sie sind gar nicht so dumm, wie Sie aussehen», sagte sie dann und lächelte.

«Danke, Schwester», gab er zurück. «Sie selbst sind auch nicht ohne. Trotzdem – am meisten haben es mir Ihre Augen angetan.»

«Ooooh, là, là», protestierte sie und rieb sich die Lider. «Heute Abend dürfen Sie nicht hinsehen. Aber normalerweise sind sie mein ganzer Stolz.»

Wie erfrischend, dachte er. *Endlich eine Frau, die weiß, wie man ein Kompliment akzeptiert.* «Im Augenblick sehen sie aus, als wären sie mit Nitroglyzerin und Muttermilch verklebt. Ich könnte Ihnen nicht sagen, ob sie mich laben oder meinen Safe knacken wollen. Obendrein hat Ihr Mund die hinterhältige Angewohnheit, ihnen einen Großteil des Lächelns aufzubürden.»

«Ja, stimmt. Mein Gesicht ist so rund, dass mein Vater immer gesagt hat, wenn ich übers ganze Gesicht grinse, sehe ich aus wie eine, wie heißt es noch bei Ihnen – eine Kürbislaterne.»

«Unsinn», protestierte er. «Ich kenne meine Pappenheimer, und Sie gehören nicht zur Gattung der Kürbisse. Ihre Bäckchen sind nur deshalb rund, weil sie voller Geheimnisse und Rätsel stecken, so wie der Mond.»

Domino schnaubte, und ihr Schnauben hatte eine erstaunliche Ähnlichkeit mit Maestras Holla! – einem Ausruf, der normalerweise andeutete, dass das, was er gerade von sich gegeben hatte, ein Haufen Schwachsinn war, allerdings nicht ganz so uninteressant, wie Haufen von Schwachsinn normalerweise sind. «Ich habe Sie gewarnt, Mr. Switters, versuchen Sie ja nicht, mich einzuwickeln.» Dann verließ sie den Raum so plötzlich, dass er sich fragte, ob er ihr tatsächlich auf den Schlips getreten hatte.

Doch am nächsten Morgen war sie wieder da, in einem gestärkten weißen Kleid, mit einem fröhlichen Gesicht – und einem Orangenblütenzweig hinterm Ohr.

Switters selbst war frisch rasiert, gekämmt und trug seinen hefefarbenen Leinenanzug (denjenigen, den er bei der Landung an Jonas' Küste ruiniert hatte) zum schwarzen T-Shirt mit einem diskreten C.R.A.F.T.-Club-Emblem auf der linken Brust. Im Übrigen hatte er sich großzügig mit Eau de Cologne eingedampft, das er gern als Jungle Desire ausgegeben hätte, obwohl es bloß Old Spice war. Zum ersten Mal seit einer Woche saß er in seinem Starship, und sie setzte sich auf den Hocker ihm gegenüber.

«Hmmm, Mr. Switters. Sie haben sich aber fein gemacht!»

«Versuchen Sie ja nicht, mich einzuwickeln.»

Sie nahm es ihm nicht übel, dass er sich über sie lustig machte, im Gegenteil, es schien sie zu amüsieren, obgleich sie einen Schmollmund zog. Es gefiel ihm, dass sie amüsiert war, und es gefiel ihm auch, dass sie so tat, als sei sie es nicht. Sie hatte etwas von Maestra an sich, und auch etwas von Suzy, aber über diese Ähnlichkeiten machte er sich keine weiteren Gedanken. Man hätte beim besten Willen nicht behaupten können, dass auf seinem Radarschirm ein herzförmiger Echoimpuls aufgetaucht war. Schwester Domino war charmant und freundlich, frisch und weise, aber sie war zu alt und zu religiös, und im Übrigen würde er in zwei oder drei Tagen abreisen, sobald der Versorgungslaster aufkreuzte. Bis dahin aber musste er seine riesige Neugier befriedigen.

«Diese Frau, die ihr Verschleierte Schönheit nennt –»

«Ja», unterbrach ihn Domino. «Mit ihr sollten wir anfangen, denn alles, was wir an diesem Ort aufgebaut haben, beginnt mit ihr. Ich bin nicht sicher, was Sie über Nonnen wissen –»

«Nun, *Nonne* stammt aus Ägypten, es ist ein alter koptisch-christlicher Begriff mit der Bedeutung ‹rein›.»

«Darüber streiten sich die Gelehrten, aber ich bin angenehm überrascht und beeindruckt, dass Sie Nonnen mit dem Nahen Osten und der Wüste in Verbindung bringen. Das ist sehr wichtig für uns hier. Doch lassen Sie mich auf Verschleierte Schönheit zurückkommen, unsere Begründerin und Anführerin, im weltlichen Leben zufälligerweise auch meine Tante. Bevor ich jedoch von ihr anfange, muss ich ein wenig über den berühmten französischen Maler Henri Matisse sprechen.»

Plötzlich hatte Switters am ganzen Körper eine Gänsehaut. Die kleinen Pünktchen sahen aus wie Bataillone winziger behelmter Köpfchen, die aus ihrem Schützengraben gesprungen waren. Sie marschierten jetzt auf der Stelle und bereiteten sich beutelüstern darauf vor, in sein Gehirn vorzustoßen.

Domino hätte eine solche Behauptung nur widerwillig unterschrieben, doch aus ihrer Schilderung folgerte Switters, dass Matisse seine Größe als Künstler und als Mensch hauptsächlich der Tatsache verdankte, dass er genusssüchtig und fromm, hedonistisch und religiös zugleich war. Er machte wenig oder gar keine Unterschiede zwischen seiner Liebe zu Wein, Weib, Gesang oder Gott – eine Haltung, die Switters äußerst vernünftig fand.

Auf alle Fälle hatte Matisse, so berichtete Domino, Anfang der vierziger Jahre mehrere großformatige Bilder von seiner damaligen Pflegerin gemalt, einer dominikanischen Novizin namens Schwester Jacques. Matisse liebte die Konturen des weiblichen Körpers, seine üppige, pulsierende Fülle, die ästhetisch am besten zur Geltung kam, wenn sie von keinem Kleidungsstück verdeckt war. Selbstverständlich konnte Schwester Jacques nicht nackt posieren. Da sie aber wusste, dass der Meister ein Ehrenmann war, kränklich und alt obendrein (1943 war Matisse vierundsiebzig Jahre alt), und sie ihn zu überreden hoffte, eine Kapelle auszumalen (eine Bitte, die er ihr dann 1948 in Vence tatsächlich erfüllte), fand sie nichts dabei, ein anderes junges Mädchen zu bitten, ihm Modell zu sitzen.

Seit Generationen hatte Dominos Familie eine bedeutende Rolle sowohl in der französischen Kunst als auch in der römisch-katholischen Kirche gespielt. Als Schwester Jacques also daranging, Matisse ein passendes Modell zu suchen, fiel ihre erste logische Wahl auf die üppig gebaute siebzehnjährige Croetine aus ebendieser Familie. Etwas weniger als ein Jahrzehnt später, bei Dominos Geburt, sollte sie deren Tante werden.

Switters pfiff durch die Zähne. «Da brat mir doch einer einen Storch!», rief er aus. «Das ist ja nicht zu fassen.»

«*Was* ist nicht zu fassen?»

«Dass ich mitten in dieser gottverlassenen Wüste über meinen Blauen Akt stolpere – und zwar das Original, wie es leibt und lebt!»

«Matisse hat eine ganze Reihe Blauer Akte gemalt», warnte sie, «sie gehen bis auf das Jahr 1907 zurück. Und was meinen Sie mit ‹Ihrem› Akt?»

«Nichts», sagte er. «Er gehört nicht mir. Aber sie ist es, hundertprozentig. Sie müssen unbedingt einfädeln, dass ich mit ihr sprechen kann.»

Domino wollte gar nichts einfädeln, bevor er ihr nicht erklärt hatte, warum. Und selbst dann erklärte sie ihm nur, dass Verschleierte Schönheit grundsätzlich keine Besucher empfange. Zwar fand auch sie die Koinzidenz mit dem Blauen Akt bemerkenswert – und staunte über die Tatsache, dass er ausgerechnet mit diesem Gemälde aufgewachsen war –, dennoch gab es ihrer Meinung nach keinen Grund, weshalb Switters so aus dem Häuschen sein sollte. Vielleicht hatte sie Recht. Mehr als ihr selbst bewusst war. Ein Mann, der mit dem Fluch eines pyramidenköpfigen Indios geschlagen war, sollte auf einen Schuss Synchronizität nicht überreagieren, selbst wenn es um einen Gegenstand von großem sentimentalem Wahoo ging.

«Okay», sagte er. «Vergessen Sie's. Ich war krank. Erzählen Sie weiter. Entschuldigen Sie. Ich meine, *bitte*, erzählen Sie weiter. *S'il vous plaît.*» Gleichzeitig aber schwor er sich, die Oase nicht zu verlassen, bevor er nicht Verschleierte Schönheit getroffen hatte, und dachte gleichzeitig, was für ein Kick es war, dazusitzen und der Nichte dieser blauen nackten Schönheit zu lauschen.

Croetine posierte mehr als zwei Jahre für Matisse, erst in Cimiez und später in Vence. Sie verliebte sich in die Bilder, Fotos und Souvenirs, die der Künstler aus Marokko mitgebracht hatte, und plante, ihn dorthin zu begleiten, sobald der Krieg vorbei war. Als der 8. Mai dann endlich kam, war Matisse jedoch nicht mehr in der Lage, die Reise auf sich zu nehmen. Daraufhin empfahl ihr, oder besser gesagt, drängte sie ihr Onkel, ein bekannter Erzbischof, den Schleier zu nehmen.

Aufgrund ihrer Vergangenheit als Aktmodell musste Croetine eine besonders lange Zeit als Novizin durchstehen, bevor ihr gestattet wurde, den endgültigen Eid abzulegen. Ihre körperliche Schönheit brachte die Kirchenväter dermaßen aus der Fassung, dass ihr Onkel ihr den Rat gab, einen Weg zu finden, um ihr Gesicht und ihre Figur gottgefälliger zu machen. Sie folgte diesem Rat und hätte sich, in der Annahme, dass Gott einen Hang zur Schlichtheit hat, um ein Haar auf groteske Weise verstümmelt. Als ihr dann endlich erlaubt wurde, sich offiziell mit Christus zu «vermählen», hatte sich der Keim der Rebellion bereits tief im Fundament ihrer Frömmigkeit eingenistet.

Kaum hatte sie den heiligen Eid geleistet, da reichte sie schon eine Petition ein, um in Marokko stationiert zu werden. Die Kirche wollte ihr jedoch nicht allzu weit entgegenkommen und schickte sie stattdessen nach Algerien. Dort betätigte sie sich in einer Mission und war begeistert – so begeistert, dass die Mutter Oberin fürchtete, sie könne allzu sehr unter den Einfluss der Einheimischen geraten. In einem Brief an die Mutterkirche zitierte sie beunruhigende Aktivitäten wie «lange, einsame Spaziergänge in der Wüste», worauf Croetine nach Frankreich zurückbeordert wurde. Mitte bis Ende der fünfziger Jahre formulierte sie in Paris ihre Vorstellungen von einem Orden des heiligen Pachomius und setzte sich für seine Gründung ein.

«Da ich Beispiele extremen menschlichen Verhaltens schon immer höchst faszinierend fand, hätte ich mich wirklich mehr mit dem Leben der Heiligen beschäftigen sollen», warf Switters ein. «Aber so muss ich zu meiner Schande gestehen, von dem guten alten Pachomius noch nie gehört zu haben.»

«Pachomius war ein christlicher Asket aus Ägypten. Etwa um 320 gründete er die erste religiöse Gemeinschaft für Frauen, das allererste Kloster. Er errichtete es draußen in der Wüste. Daher gilt Pachomius als Vater aller Nonnen, und die Nonnen hatten ihren Ursprung in der Wüste. Heute sind die Wüstenstaaten des Nahen Ostens alle vom Islam geprägt. Es gibt zwar versprengte christliche Minderheiten dort, doch die sind fast ausschließlich östlich-orthodox. Als Schwester Croetine kam meine Tante auf die Idee, einen Orden für Wüstennonnen zu gründen, der einerseits den heiligen Pachomius ehren und andererseits der römischen Kirche wenigstens eine Alibipräsenz in der Region verschaffen sollte. Ziemlich gewitzt, finden Sie nicht?»

Der Vatikan hatte zugestimmt. Bis zu einem bestimmten Punkt. Das heißt, er billigte die Idee im Allgemeinen, bedauerte jedoch, dass sie von Croetine stammte, die in früheren Zeiten nicht nur als Aktmodell gearbeitet, sondern bei mindestens zwei Gelegenheiten ihrer Meinung über die Einstellungen Roms zur Geburtenkontrolle öffentlich Ausdruck verliehen hatte. Die Kirche lehnte ihre Pachomius-Idee nicht grundsätzlich ab, ließ sich aber in ihren prächtig ausgestatteten Sitzungssälen ganz besonders viel Zeit, als es darum ging, sie in die Tat umzusetzen.

«Dann ist irgendwas passiert. Ich kann Ihnen nicht sagen, was. Nur dass es 1961 war und Croetines Onkel – mein Großonkel – zum Kardinal ernannt und in den Vatikan berufen wurde. Er war in Besitz eines Gegenstands gelangt – sagen wir, eines Dokuments –, das er so sicher wie möglich aufzubewahren wünschte. Also nutzte unser Kardinal seinen Einfluss bei Papst Johannes XXIII., um den Orden des heiligen Pachomius billigen zu lassen. Man erwarb ein geeignetes Domizil in Jordanien. Croetine wurde zur amtierenden Äbtissin ernannt. Als sie in die Wüste aufbrach, nahm sie das Geheimdokument des Kardinals mit, um es hier aufzubewahren.»

«Was für ein Dokument ist es?»

Domino schüttelte den Kopf, und ihre Bäckchen zitterten wie ein Wackelpudding im Einkaufswagen.

«Hat sie es noch? Kennen Sie es?»

«Sie sind mordsmäßig neugierig, Mr. Agent Man.»

Er berührte ihr Handgelenk. «Wissen Sie was, Domino» – es war wirklich schwer, sie Schwester zu nennen, wenn sie in weißer Spitze und Orangenblüten vor einem stand –, «ich muss Ihnen das einfach sagen. Sie versuchen so sehr, hip und amerikanisch und alles zu sein, aber der euphemistische Ausdruck *mordsmäßig* ist ungefähr um die Zeit aus der gesprochenen Sprache verschwunden, als Sie Philadelphia verlassen haben. Wenn nicht eher. Kein Mensch sagt heute noch *mordsmäßig*.»

Domino schaute drein, als hätte sie ein Skorpion gestochen, und Switters fühlte sich genauso hinterhältig und giftig wie eins dieser Spinnentiere. Sie gewann jedoch rasch ihre Fassung zurück. «Wenn *ich* es sage», erklärte sie hochmütig, «dann sagt es wenigstens einer.»

Und als sie einen Schluck Tee nahm, bevor sie mit ihrer Geschichte fortfuhr, dachte Switters: *Endlich eine Frau mit Mumm in den Knochen.*

Als vorgeschlagen wurde, dass man der Äbtissin Croetine gestatten solle, sich die Nonnen, die mit ihr zusammen in Jordanien dienen würden, selbst auszusuchen, widersetzte sich ein Prälat mit der Begründung, so könne sie den neuen Orden mit Nonnen ausstatten, die ihre radikalen Ansichten teilten. «Genau das wird sie tun», gab ein anderer zurück, «und was gäbe es für eine bessere Möglichkeit, sie sich vom Leib zu halten?» Die Gegend in Jordanien, wo das Kloster angesiedelt werden sollte, war nicht nur abgelegen, sondern auch gefährlich. Außerdem war es als *geschlossenes* Kloster geplant. Das heißt, man erwartete von den Schwestern, dass sie, vollständig von der Welt isoliert, ihr eigenes Heil und das der anderen in einer strengen Disziplin von Andacht, Gebet und Kontemplation suchten, statt sich um Gesundheitsvorsorge, Ausbildung oder soziale Aufgaben zu kümmern.

Mehrere Jahre lang, während sie sich an die Einsamkeit und das Klima gewöhnten, hielten sich die Pachomianerinnen an diese Vorgaben, doch am Ende setzten sich Croetine und ihre zweiundzwanzig handverlesenen Schwestern mit Hilfe von Briefkampagnen und Zeitungsartikeln öffentlich mit der unbeugsamen Haltung des Heiligen Stuhls bezüglich Geburtenkontrolle auseinander. Aus der Wüstenei östlich von Az-Zarqā erscholl ferner, doch anhaltender Protest – die Forderung, dem Strom des Samens Einhalt zu gebieten, die Sperma-Gangs, die sich ungehindert in den Laken tummelten, im Zaum zu halten, die zuckenden Zygoten zu zügeln, gegen die männliche Macht zu meutern, der geilen Gameten-Glorifizierung gegenzusteuern, das fatale Festhalten am Fruchtbarkeitskult zu verdammen und die Frau von der Spermatozoenboa um ihre Schultern zu befreien, die ihr von der Kirche auferlegt war wie ein schwerer Schal, der sie krank und unterwürfig machte, derweil die zahllosen Bälger an ihrem Rockzipfel verhungerten, verelendeten oder einfach verschwanden.

«Rom hat sich das eine ganze Weile angehört», erzählte Domino, «doch als ihr Onkel 1981 starb, fielen sie schließlich über sie her.»

«Kein Wunder», antwortete Switters. «Ist es nicht die heilige Pflicht der katholischen Massen, die Zahl der wahren Gläubigen auf der Welt zahlenmäßig zu vermehren, so wie es ihre weltliche Pflicht ist, die Wirtschaft mit immer mehr kleinen Konsumenten zu versorgen?»

«Pachomianerinnen haben keine Hintergedanken, das wäre ja geradezu zynisch. Wir treten ein für die Entscheidungsfreiheit des Individuums, gesunden Menschenverstand und Mitgefühl, ohne deshalb den Wächtern der Doktrin den schwarzen Peter zuzuschieben. Immerhin haben sie den himmlischen Befehl ‹Seid fruchtbar und mehret euch› erhalten.»

«Sie meinen, ihre Stammesvorfahren haben ihn erhalten. Vor viertausend Jahren. Bevor man anderthalb Stunden in der Schlange stehen musste, bloß um mal frische Luft zu schnappen. Es ist nicht leicht, zu sagen, wer die größere Bedrohung für die Welt darstellt: ehrgeizige Aufsichtsratsvorsitzende mit fetten Werbeetats oder geschickte Kleriker mit verstaubten Bibelversen.»

In dem folgenden Wortwechsel machte Domino klar, dass sie sich zwar der Kirche entfremdet hatte, Kritik an ihren Vermittlern jedoch ebenso wenig dulden würde wie Skeeter Washington im schwedischen Exil eine Beleidigung der New Yorker Yankees. Da er keinerlei dringende eigennützige Zwecke verfolgte, gab sich Switters damit zufrieden, den Mund zu halten und sie in ihrer Chronik der Ereignisse fortfahren zu lassen.

Die Väter des Vatikans hatten den Orden des heiligen Pachomius nicht offiziell verboten – das hätte nur für schlechte Publicity gesorgt –, sondern stillschweigend sein Budget um zwei Drittel gekürzt, in der Hoffnung, ihn auf diese Weise auszutrocknen. Unumgängliche Sparmaßnahmen, sagten sie. Dann verkauften sie das pachomianische Kloster ans jordanische Militär. Wenn die Schwesternschaft überleben wollte, musste sie private Geldgeber finden. Erstaunlicherweise gelang es ihnen. Doch bis Croetine den libanesischen Geschäftsmann gefunden hatte, der ihr eine kleine Oase im benachbarten Syrien anbot (er hatte sie als Teil eines Grundstücksdeals erworben, konnte selbst jedoch nichts damit anfangen, da sie ziemlich abgelegen und er ziemlich jüdisch war), hatten die meisten Schwestern sich andere Orte und andere Orden gesucht. Unverzagt kehrte sie nach Europa zurück, rekrutierte eine Hand voll neuer Mitglieder, darunter ihre Nichte, Simone Thiry, und brachte sie 1983 in die Syrische Wüste.

«Seitdem sind wir hier. Zu neunt insgesamt. Neun abtrünnige Schwestern. Nachdem wir uns hier eingelebt hatten, erklärte meine Tante, sie wolle in Zukunft ‹Verschleierte Schönheit› genannt werden, und auch wir sollten neue Namen bekommen. Sie forderte jede von uns auf, sich an einen Namen zu erinnern, den wir als Kind lieber gehabt hätten als den, den wir von unseren Eltern bekommen hatten. Die meisten Kinder haben so einen Wunschnamen, wissen Sie? Tja, am Schluss hatten wir fünf Marias und drei Theresas – und Verschleierte Schönheit rief: ‹Nein, nein, nein! Nicht der Name eurer Heldin, der Frau, die ihr bewundert, weil man es euch eingetrichtert hat, sondern euer Traumname, der heimliche, der, den ihr euch selbst gegeben habt, wenn ihr allein im Zimmer wart und so tatet, als wäret ihr jemand anders.› Okay, neuer Versuch, und es gab immer noch zwei Marias. Also haben wir jetzt Maria Une, die Sie am Tor empfangen hat, und Maria Deux. Außerdem haben wir Pippi, ZuZu, Mustang Sally, Fannie und Bob.»

«Bob?»

«Fragen Sie sie selbst.»

«Und was ist mit Domino?»

«Ich war faul und konnte mich nur an den Spitznamen erinnern, den sie mir auf der High School in Philadelphia gegeben hatten.»

«Domino Thiry. Verstehe, obwohl ich es lieber nicht täte. Dieser Ausdruck wurde benutzt, um die amerikanische Öffentlichkeit so hinters Licht zu führen, dass sie unseren verbrecherischen Krieg gegen Vietnam unterstützte. Popularisiert, wenn nicht sogar geprägt von John Foster Dulles, diesem schwachköpfigen Höllenhund.» Er zögerte und behielt den Batzen Spucke einen Augenblick im Mund, bevor er ihn so beiläufig wie möglich in den Zielbereich unter der Pritsche beförderte. Trotz seiner Diskretion bewirkte dieser Akt, dass Schwester Domino ihm einen schrägen Blick zuwarf.

Nachdem sie in einer feierlichen Zeremonie ihre neuen Namen angenommen hatten, zeigte Verschleierte Schönheit ihren Schwestern das Dokument, das sie für ihren verstorbenen Onkel, Kardinal Pierre Thiry, aufbewahrt hatte. Er hatte es nie zurückgefordert – vielleicht weil er es lieber als verschollen betrachtete. Doch so wie bestimmte Klöster um eine Reliquie herum aufgebaut sind – den Mittelfingerknochen eines Heiligen beispielsweise oder den versengten Hosenaufschlag eines Märtyrers –, so wuchs die kleine Gemeinde der Pachomianerinnen jetzt um das Dokument zusammen. Und das, obgleich der Text weder einen Bezug zum heiligen Pachomius noch zu irgendeinem speziellen Kanon hatte, den die Schwestern befolgten, abgesehen vielleicht von einer flüchtigen Verbindung zur Wüste, aber die Natur dieser Verbindung ging Switters nichts an. Jedenfalls betrachteten sich die Pachomianerinnen als Hüterinnen des Dokuments. Sie sahen es als ihre Aufgabe und Waffe zugleich, als Verpflichtung und Ehre, den symbolischen und doch fassbaren geheimen Angelpunkt ihrer unablässigen Schinderei für Gott und die Welt.

«Früher kamen hier Karawanen vorbei», sagte Domino. «Kamelkarawanen und auch Autokonvois, doch in den letzten zehn Jahren oder so haben wir nur hin und wieder eine Gruppe Nomaden zu Gesicht bekommen, solche wie die, die Sie vor unserer Haustür abgesetzt hat. Und dann gibt es noch einen Lastwagen, der alle paar Wochen hier durchkommt und Passagiere, Handelswaren und Post zwischen Damaskus und Deir ez-Zur befördert. Eine Straße gibt es natürlich nicht, nur das, was die Natur von der alten Karawanenpiste übrig gelassen hat.»

Aufgrund ihrer Isolation und der kärglichen kirchlichen Zuwendungen musste die Oase der pachomianischen Schwestern so weit wie möglich zur Selbstversorgung beitragen. Mindestens zehn Jahre lang war die Anlage als Ausbildungszentrum und Gefechtsstand für Offiziere der Drusenmiliz benutzt worden, und dementsprechend vernachlässigt waren ihre landwirtschaftlichen Aspekte. Es kostete die Nonnen mehrere Jahre harter Arbeit, ihre ursprüngliche Produktivität wiederherzustellen. Sie rissen Unkraut aus, gruben die Erde um, bewässerten, pflanzten, beschnitten und bebauten das Land, und zwischendurch verwandelten sie die drusische Moschee in ihre Kapelle. Während dieser Periode hörten weder die Kirche noch die Gesellschaft irgendeinen Mucks von ihnen, und sie wurden größtenteils vergessen.

Gegen Ende der Achtziger aber erschienen allmählich Briefe, Essays und Artikel, sowohl in theologischen als auch weltlichen Publikationen, die mit «Verschleierte Schönheit» gezeichnet waren. Zwar gerieten sie gelegentlich zu allgemein gültigen Episteln über die Grundfragen des Lebens, doch den Kern dieser Texte bildete die unerschrockene Forderung nach päpstlicher Sanktion der Geburtenkontrolle. Abgesehen von dem Elend, das die unkontrollierte Fortpflanzung für Frauen und Kinder mit sich brachte, so argumentierte die Autorin, wurzelten Armut, Gewalt, Abhängigkeit, Ignoranz, Geisteskrankheiten, Umweltverschmutzung und Klimaveränderungen, welche die Menschheit plagten, größtenteils in ihrer sorglosen – oder auch aufgezwungenen – Vermehrung. Nicht Massenvernichtungswaffen, Asteroiden, Erdbeben oder Außerirdische stellten die größte Gefahr für die Welt dar, sondern die Übervölkerung. Das prophetische «verzehrende Feuer» beziehe sich auf die Flamme der Wollust, die, wenn sie nicht in Schach gehalten werde, letzten Endes nur zu einer katastrophalen globalen Erwärmung führen könne.

«Ganz recht», nickte Switters, «wenn man sich sechs Milliarden hungriger Mäuler und dieselbe Anzahl von verschissenen Arschlöchern vorstellt. Aber religiöse Fundamentalisten – und New-Age-Wirrköpfe, sollte ich hinzufügen – können es kaum erwarten, dass ihre Luftschlösser vom Jenseits Gestalt annehmen. Der Jüngste Tag ist der Jackpot in ihrem goldenen Spielautomaten, da kriegen sie endlich den Himmel auf Erden, von dem sie die ganze Zeit gefaselt haben. Und haben Sie je bedacht, Schwester D., dass im Jenseits vermutlich eine noch schlimmere Übervölkerung herrschen wird, wenn dort sämtliche Christen, die je gelebt haben, unterkommen sollen ... nun, dann wird wohl kaum jeder sein

Stück vom Kuchen abkriegen, obgleich ich mir nicht vorstellen kann, dass es im Himmel verschissene Arschlöcher gibt. Sie? Würde Gott nicht für eine Alternative gesorgt haben?»

Statt zu antworten, warf Domino ihm einen raschen Blick voller Mitleid, Verachtung und Ekel zu. Zu Recht, wie er fand. Er hatte auf ihren Fußboden gespuckt und obszöne Reden gehalten; sie musste ihn für einen unglaublichen Rüpel halten. Wie sollte sie auch den Exorzismus verstehen, der sich hinter seinem Spuckritual verbarg, oder wissen, dass er einen Ausdruck wie «verschissene Arschlöcher» nur in seiner abstrakten Bedeutung verwendete? Müsste er sich so eine Öffnung bildlich vorstellen – ganz zu schweigen von Milliarden –, wie sie ihre elementare Funktion ausübe, wäre es ihm zehnmal schwerer gefallen als ihr. Sie konnte die Nachttöpfe von Kranken ausleeren, er hingegen sich das Rektum, wenn überhaupt, höchstens als Öffnung für das weiße Licht vorstellen, ein Einlassventil sozusagen, durch das jene mystische Energie, die Bobby Case' weise Kumpel Kundalini nannten, in den Körper eindringt und sich dann in strahlenden Wirbeln das Rückgrat hinaufschlängelt, wie die Schlange, die den ahnungslosen Tölpeln auf Erden göttliches Wissen bringt. Erleuchtung oder Ausscheidung: O Anus, was ist deine wahre Bestimmung?

«Ich entschuldige mich für den skatologischen Beigeschmack», sagte er. Es war das dritte Mal, dass er sich in den letzten drei Tagen bei ihr entschuldigt hatte. Weil sie merkte, dass das bei ihm sonst selten vorkam, beschloss sie, ihm zu verzeihen. «Nachgeschmack», korrigierte sie ihn mit tolerantem Lächeln und beendete ihre Geschichte.

Schließlich kam der Vatikan dahinter, dass Verschleierte Schönheit und ihre Äbtissin Croetine identisch waren. Er schickte ihr einen Unterlassungsbefehl. Sie weigerte sich. Andere Pachomianerinnen, darunter Domino, fingen an, ebenfalls Briefe zu veröffentlichen. Die Schwestern agitierten. Die Kirche beschwerte sich. Und drohte. Es war ein Streit, der sich jahrelang hochschaukelte. Dann, vor vierzehn Tagen, war es zum Eklat gekommen. Verschleierte Schönheit wurde nach Damaskus gerufen, um vor einem kirchlichen Gremium unter der Leitung von drei aus Rom entsandten Bischöfen zu den Anschuldigungen Stellung zu nehmen. Unter dem Vorwand ihrer angeschlagenen Gesundheit schickte die Äbtissin stattdessen Domino. Das Tribunal war immun gegenüber den Argumenten der Schwesternschaft und Dominos Charme. Es löste den Orden des heiligen Pachomius offiziell auf und beorderte seine Mitglieder nach Europa zurück, wo sie nach angemessenen Disziplinarmaßnahmen neuen Aufgaben zugeführt werden sollten. Im Namen von Pachomius, Vater aller Nonnen, und im Namen aller überbuchten Bäuche auf dieser Welt erklärte Domino den Bischöfen, sie sollten mordsmäßig schnell Leine ziehen.

«Rausschmeißen können sie uns hier nicht, schließlich sind sie nicht die Eigentümer. Wir haben abgestimmt und beschlossen, hier zu bleiben. Nur Fannie spielte mit dem Gedanken zu fliehen, aber dann gab auch sie nach. Vielleicht aus Angst vor Asmodeus, ihrem Inkubus. Gestern nach dem Mittagessen, als Sie Ihre Siesta hielten, erschien ein Kurier aus Damaskus am Tor. Er brachte die Nachricht, die wir am meisten gefürchtet haben. Es ist eingetroffen, was wir nie für möglich gehalten haben. Man hat uns exkommuniziert. Jede Einzelne von uns. Aus der Kirche ausgestoßen jetzt und in alle Ewigkeit.»

«Also sind Sie gar keine Nonne mehr?», fragte Switters, in der Hoffnung, dass man ihm sein Entzücken nicht allzu sehr anmerkte.

Sie presste die Lippen aufeinander. Der Trotz in ihren Augen sprühte wie die Funken einer Lunte. «Ich werde immer Nonne bleiben. Und wir werden mit unserer Andacht und unserer Arbeit genauso weitermachen wie bisher. Nur wird es jetzt keinen – wie nennt man das noch? – Mittelsmann mehr geben. Keinen Vermittler. Wir kommunizieren direkt mit Gott. Und nur Gott.»

«Nun», sagte Switters und suchte nach tröstenden oder aufmunternden Worten. «Vielleicht hatte es ja genau so immer schon sein sollen. Im Koran sagt Mohammed, der direkte, persönliche, unmittelbare Kontakt sei der *einzige* Weg zu Allah, allerdings haben Mullahs, Imams und Ayatollahs sich nie groß daran gehalten. Im Koran steht auch geschrieben, dass sich ‹die Pforten des Paradieses weit öffnen für denjenigen, der seine Gefährten zum Lachen bringen kann›, doch im ganzen Islam scheinen nur die Sufis diese Botschaft verstanden zu haben. Im christlichen System sind Komiker natürlich ein Fremdwort. Sollten sich die Lippen unseres Erlösers je zu einem Grinsen verzogen haben, so hat die Heilige Schrift vergessen, es zu erwähnen. Wahrscheinlich macht das Gen, das darüber entscheidet, ob ein Mensch das Zeug zu einem wahren Gläubigen hat, ihn unempfindlich für Humor.»

Er war schon drauf und dran, ihr Maestras Theorie von den Missing Links zu erklären und vielleicht noch ein paar Worte über Heute ist Morgen hinzuzusetzen, als er merkte, dass er abschweifte, was bei einer Diskussion im C.R.A.F.T.-Club akzeptiert, ja sogar erwartet wurde, in normaler Gesellschaft jedoch nicht allzu sehr geschätzt war. Er lächelte mitfühlend und hielt den Mund.

«Und was ist *Ihre* Überzeugung, Mr. Switters? Woran glauben *Sie*?»

«Hmm. Tja. Ich versuche, diesen Dingen aus dem Weg zu gehen.»

«Sie versuchen, dem Glauben aus dem Weg zu gehen?»

«Ja, genau. Ich bin auf der Flucht vor den grausigen G.»

«Pardon?»

«G wie Glaube. G wie Gewissheit. Die G, die für die größten Gemetzel auf der Welt verantwortlich sind. Wenn du nicht unser Glaubensbruder bist, dann bist du uns unterlegen, unser Feind oder beides und kannst nicht unser Bruder sein, es sei denn, du erkennst die Geborgenheit unserer Gemeinschaft an. Vielleicht nicht mal dann, aber helfen tut es bestimmt. Unsere Religion, unser Stamm, unsere Stadt, unsere Schule, unsere Rasse, unsere Nation. Glaube. Gewissheit. Geborgenheit. Gehör dazu oder geh zur Hölle.»

«Aber Menschen haben ...»

«– das Bedürfnis nach Geborgenheit und Gewissheit? Ja, Schwester – wenn ich Sie weiterhin so nennen darf –, es scheint so. Es liegt einem buchstäblich im Blut: Ich selbst bin ständig auf der Hut davor, und trotzdem holt es auch mich ein. Unser Problem ist, dass wir uns möglicherweise eines Tages selbst auslöschen, ohne uns je über diese Stufe hinaus entwickelt zu haben, ohne den Versuch einer Mutation. Doch selbst wenn wir überleben: Sie können sicher sein, dass es keinen Frieden und keine Freiheit geben wird, solange wir an Gewissheit und Geborgenheit glauben.»

«Oh, là, là! Das ist ja ganz schön verrückt. Ein Mensch, der zu keiner Gruppe gehört und an nichts glaubt? Was für ein Roboter, ein armes Tier! Er wäre kein Mensch mehr.»

«So wie ein Frosch keine Kaulquappe mehr ist? Da könnten Sie Recht haben. Und vielleicht kommt es ja nie so weit. Das muss es nicht unbedingt: Vielleicht lernen wir einfach, toleranter zu sein, und werfen dafür Angst und Ego über Bord. Die neutralen Engel könnten sich durchsetzen. Denken Sie nur an *neutralen Sieg*, was für ein faszinierendes Oxymoron. Doch bis dahin, Schwester – wenn ich Sie noch so nennen darf –, hören Sie sie nicht überall glucksen? Achten Sie mal darauf, was Glauben und Gewissheit in Gang gesetzt haben: G-Grenzen. G-Gewehre. G-Gesetze. G-Gehorsam. G-Glaubenskämpfe. G-Grauen. G-Genmanipulation. G-Gesinnung. G-Gewalt. G-Gewinn. G-Gewissensbisse. G-Geiz. G-Götzen. G-Gruppenzwang. G-Gräueltaten. G-Größenwahn. G-Geschäft. G-Grobheit. G-Granaten. G-Gleichschaltung. G-Gift und G-Galle. G-Groll. G-Gebühren. G-Gewohnheit. G-Geltungsbedürfnis. G-Geheimhaltung. G-Geldgier. G-Gemetzel. G-Gebrechen. G-Großmächte. G-Gewähr.»

«Gewehr? Hatten wir schon!»

«Uhh, sorry, ist mir nochmal reingeflutscht. Aber natürlich gibt es auch gute Dinge, die mit G anfangen. G-Guinness. G-Geistige G-Gesundheit. G-Gruyère. G-Grateful Dead. G-grutas –»

«Gru –?»

Er wollte nicht unbedingt erläutern, dass *gruta* ein spanischer Ausdruck für das kostbarste Gut einer Frau ist, wie Audubon Poe es ausgedrückt hatte. Deshalb sagte er jetzt triumphierend, als hätte er sich das bis zuletzt aufgespart:

«Die Zehn G-Gebote!»

«Dann halten Sie Gebote also für eine gute Sache?»

«Hmmm. Na ja. Um es mit einem G-Gleichnis zu sagen: Der Honig, der aus diesem geschäftigen Bienenstock gewonnen wird, kann süß und nahrhaft sein, aber auch Halluzinationen und Verderben bringen. Nur allzu oft wird das eine mit dem anderen verwechselt. Also Obacht bei Bienenstöcken, das ist das g-ganze G-Geheimnis.»

Domino musterte ihn, aber er hätte beim besten Willen nicht sagen können, ob anerkennend oder geringschätzig. Um das Schweigen zu brechen und sie möglicherweise einzuwickeln, verriet er ihr, dass er erst vor einem Jahr selbst daran gedacht hatte, in die katholische Kirche einzutreten. Suzy ließ er dabei aus dem Spiel.

«Was? Sind Sie noch bei Trost? Wie kann man denn Mitglied einer Kirche sein, ohne in ihr aufzugehen und an Gott zu glauben?»

«Ganz einfach. Das ist die beste Art. Eine Religion zu praktizieren kann schön sein, ihren Glauben anzunehmen ist fast immer verheerend.»

Sie verstand ihn dahingehend, dass es besser sei, Christi Lehren zu praktizieren, ohne an sie zu glauben, als glühend für sie einzutreten, ohne sie je in die Praxis umzusetzen, und nickte zustimmend, wenn auch zögernd. Offenbar stellte er die Heuchelei auf den Kopf. «Haben Sie so auch für die CIA gearbeitet?»

«Jetzt, wo Sie es erwähnen: ja, vermutlich schon. Es bedeutet teilnehmen ohne Bindung.»

«Aber ich ...»

«Da die CIA als extremistische Organisation die ungewöhnliche Möglichkeit hat, außerhalb aller einschränkenden Kanäle politischer und wirtschaftlicher Zwänge zu agieren, kann sie, wenn sie will, hier und da Steine aus dem Weg räumen und der Welt auf die Sprünge helfen. Die ursprünglichen Lehren der großen Religionen, egal, ob sie von Jesus Christus, dem Propheten Mohammed oder sonst wem stammen, sind genauso extremistisch. Wenn man sich in extremistischen Systemen engagieren kann, ohne sich mit all dem Humbug zu identifizieren, den sie in die Welt gesetzt haben, ohne sich, sagen wir, im Fall der CIA dem Patriotismus oder im Fall der Kirche dem moralischen Fanatismus zu verpflichten, dann lässt sich der pochende Nerv, der vom Hypothalamus zum Finger am Abzug führt, vielleicht sedieren, das Bewusstsein befreien und – wer weiß? – die durch Orthodoxie und Gewissheit verursachte Blockade sprengen, damit sich der – wie sollen wir das nennen? – Lauf des menschlichen Lebens frei und ungehindert entfalten kann. Ungefähr so. Cha-Cha-Cha.»

«Das ist also Ihr Glaube? Freiheit und Unberechenbarkeit?»

Er trank seinen Tee aus. «Mein Glaube ist alles, was mich glücklich darüber macht, am Leben zu sein. Wenn Ihre Religion Sie nicht glücklich macht, wozu, zum Teufel, soll sie dann gut sein?»

Einen Augenblick war sie anscheinend sprachlos. «Trost», fauchte sie dann.

«Holla!» Das klang dermaßen nach Maestra, dass er sich fast selbst ein Armband geschenkt hätte.

«Hoffnung.»

«Mit Mathematik stehe ich zwar auf Kriegsfuß, aber würde x mal Hoffnung x mal Glaube nicht kompensieren? Ich meine, wenn Sie den Glauben haben, dass morgen früh die Sonne aufgeht, brauchen Sie doch nicht zu hoffen, dass sie es tut.»

«Stärkung.»

«Stärkung? Dafür hat Gott das Bier und den Blues geschaffen.»

«Erlösung.»

«Wovon? Haben Sie da nicht eine Art langfristiger, prämienfreier Brandschutzversicherung für das Jenseits im Auge?»

Domino gab keine Antwort, und er fürchtete schon, den Bogen überspannt zu haben. «Na ja, dazu müssen Sie wissen, dass ich auch noch nie einsehen konnte, wozu Hühnerflügel gut sein sollen. Weder für das Huhn, das nicht fliegt, noch für den Esser, der nicht genügend Fleisch abkriegt, um das viele Fett zu rechtfertigen, das nötig ist, um sie halbwegs essbar zu machen.»

Ein plötzlicher Anflug von Wehmut ließ ihre Augen noch weicher erscheinen als sonst. «Sagen Sie, gibt es eigentlich noch Philly Cheese Steaks?»

«Und ob! Auf einiges in der Welt kann man sich noch verlassen!»

Sie lächelte und er fand, es sah aus wie eine Kreuzung zwischen Tadsch Mahal und Jukebox. «Sind Sie denn im Augenblick glücklich darüber, am Leben zu sein?», fragte sie.

«Und wie! Ich halte mich unerlaubt in einem fremden Land auf, lebe unpassenderweise in einem geheimnisvollen Kloster und unterhalte mich mit der Nichte des Blauen Akts – unglaublich! Wie sollte ich da nicht glücklich sein?»

Kurz, ganz flüchtig, umschlossen ihre Hände seine Fäuste, die auf den Armlehnen ruhten. «Und in einem Rollstuhl, unglücklicherweise.» Sie stand auf. «Okay. Ich muss jetzt gehen und mein Tantchen besuchen. Die Exkommunizierung hat Verschleierte Schönheit hart getroffen. Sie hat uns alle getroffen, offen gestanden. Aber wir machen weiter.» Sie rückte den süß duftenden Zweig hinter ihrem Ohr zurecht und wandte sich zum Gehen.

Doch dann blieb sie an der Tür noch einmal stehen.

«Jetzt, da die patriarchalische Obrigkeit unsere winzige Gruppe von Wüstennonnen ihrer Kirche für unwürdig hält, müssen wir die Beziehung zu unserer Kirche neu definieren. Abgesehen davon versuchen wir schon seit einigen Jahren, unsere Beziehung zu Christus, Maria und Gott neu zu definieren. Gott ist natürlich ein Fixpunkt, Gott ist ewig und absolut, Gott verändert sich nicht. Aber die menschliche Vorstellung von Gott, seine Auslegung durch die Menschen, die Art, wie wir ihn sehen, hat sich im Verlauf der Geschichte viele Male verändert. Manchmal stellen wir ihn uns als etwas sehr Intimes vor, andere Male als eher unpersönlich und vage. In manchen Jahrhunderten galt er vorrangig als zornig, vernichtend und rachsüchtig, in anderen eher als liebevoll und tolerant. Unser Bild von Gott entwickelt sich. Ja? Und wie sähen unsere Vorstellungen von Gott und Religion aus, wenn sie uns durch das Bewusstsein von Frauen vermittelt worden wären? Haben Sie je darüber nachgedacht? Mit solchen Dingen beschäftigen wir uns hier, und aus diesem Grund schätze ich die Gespräche mit Ihnen sehr. Zwar kann ich vielen Ihrer absurden Ideen nicht beipflichten, aber Sie zeigen mir, dass es möglich ist, frei zu denken, ohne Einschränkungen, Grenzen oder Vorurteile. Das ist äußerst hilfreich.»

«Wir Adepten des Absurden sind stets gern zu Diensten.»

«Außerdem weiß ich zu schätzen, dass ich auf diese Art dazu komme, Ihnen unsere Geschichte zu erzählen. Denn selbst wenn Sie unser Kloster ‹geheimnisvoll› finden, verstehen Sie jetzt sicher, dass die kleine Zeremonie am Feuer eine logische und pragmatische Sache war, wie alle unsere Aktivitäten. Wir sind so simpel wie eine Kerze, Mr. Switters. Keine Spur von Magie oder Geheimnis.»

«Nein, vermutlich nicht», pflichtete er bei. «Abgesehen von dem Dokument natürlich.»

Domino wurde blass. «Ah, ja», seufzte sie nach einer Weile. «Das Dokument. Die Schlange in unserem Paradies.»

Maria Une brachte ihm sein Mittagessen, und nachdem es von der Kugel mystischen weißen Lichts absorbiert worden war, die in seiner Phantasie den unteren Teil seines Körpers okkupierte, die Nährstoffe in Photone und die Ballaststoffe in das umgewandelt worden waren, was er als «dunkle Materie» bezeichnete, als seien körperliche Ausscheidungen dasselbe wie Asche von einem toten Stern, schickte er eine E-Mail an Maestra, um ihr von der seltsamen Koinzidenz des Blauen Akts zu berichten. Dann machte er eine ganze Stunde lang seine Übungen, obgleich er jede Minute davon hasste. Er verwandelte die Pritsche in eine Gymnastikmatte, auf der er Sit-ups, Liegestütze, Kniebeugen und andere Formen von Selbstquälerei absolvierte, wie von der Tyrannei der Wartung gefordert.

Dieses anstrengende Programm schlauchte ihn dermaßen, dass er nach weniger als einer Seite *Finnegans Wake* einschlief. Als er dann wieder aufwachte, war es dunkel. Jemand hatte das Tablett mit seinem Abendessen auf den Hocker neben das Bett gestellt. Neben dem überquellenden Pita-Sandwich entdeckte er ein großes Glas Rotwein (Tee, verzehr dich vor Gram!) und einen Zweig mit Orangenblüten.

Domino würde er erst am nächsten Morgen wieder sehen, doch als der Morgen schließlich kam (er hatte fast die ganze Nacht gelesen), wirkte er so gestärkt und fit (das Training hatte sich ausgezahlt), dass sie eine Spazierfahrt durch die Oase vorschlug. Und so schob sie die nächste Stunde seinen Rollstuhl durch das Gelände.

Vor den dicken Lehmwänden der verschiedenen Gebäude blühten gelbe Rosen, und aus den Weidenbäumen, die den großen Brunnen säumten, Mittelpunkt und Lebensader des Geländes, erscholl der Ruf der Kuckucke. Bewässerungsgräben versorgten die Gärten voller Tomaten, Gurken, Kichererbsen und Auberginen mit Wasser. In den zahlreichen, überall in der Oase verstreuten Hainen standen Bäume, die je nach Saison Feigen, Mandeln, Orangen, Granatäpfel, Walnüsse, Datteln und Zitronen lieferten. Hühner scharrten unter Jasminbüschen, als betrieben sie eine archaische Form von Arithmetik, ein einsamer Esel schlug so regelmäßig mit dem

Schwanz, dass er das Pendel einer Uhr hätte sein können, nach der sich die Weltzeit richtete, und ein paar lächerlich kleine schwarze Ziegen meckerten und kauten, meckerten und kauten, sodass man hätte meinen können, sie fräßen ihre eigene Stimme. Ein großer Friede und ein überwältigender Duft nach Blüten erfüllten die Luft: Das Ganze wirkte wie eine erschwingliche Version des Garten Eden.

«Und die syrische Regierung hat nichts gegen Ihren Aufenthalt hier?», fragte Switters, als ihm einfiel, dass kein Land auf der Welt, abgesehen höchstens von Israel, im Verlauf der Geschichte so viele religiöse Massaker erlebt hatte wie Syrien.

«*Au contraire.* Damaskus liebt uns. Es kann unser kleines Alibikloster als Beispiel für seine Toleranz und Offenheit anführen. Wir sind gute – wie sagt man noch? – PR für Syrien. In Damaskus schätzt man uns mehr als in Rom.»

Vor dem bogenförmigen und mit Gitterwerk verzierten Eingang des Speisesaals stellte Domino ihn feierlich allen übrigen Schwestern vor. Allen bis auf die eine, die ihn am allermeisten interessierte. Die zweitälteste nach Verschleierte Schönheit war Maria Une, und die jüngste war Fannie, vierunddreißig und von entwaffnender Freundlichkeit. Im Mittelfeld gab es Maria Deux, verschlossen und verhärmt, ZuZu, die an eine gewisse weinselige Kochshow-Moderatorin im Fernsehen erinnerte, Bob mit ihren Locken und den listigen Augen, die als Einsteins Schwester hätte durchgehen können, die sommersprossige Pippi mit zimtfarbenem Haar und Zimmermannsgürtel um die Hüfte und schließlich Mustang Sally mit der langen Nase – sie trug eine Schmachtlocke zur Schau, mit der sich keine Französin mehr hatte sehen lassen, seit Brassaï im Paris der dreißiger Jahre seine Barmädchen fotografiert hatte. In ihren knöchellangen syrischen Gewändern sahen sie aus, als hätten ein paar leicht exzentrische Hausfrauen mittleren Alters aus Ohio, die unter chronisch fehlgeleiteten ästhetischen Sehnsüchten litten, sich für eine Veranstaltung ihres Culture-Clubs als Mitglieder einer elitär-konservativen Studentenverbindung verkleidet. Andererseits machten sie einen ausgeglichenen, stillen und extrem fleißigen Eindruck. Sie nickten höflich, als Domino sie informierte, ihr Gast habe sich vollständig von seinem Fieber erholt, dank Gott und der pachomianischen Nächstenliebe, und werde sie am nächsten oder übernächsten Tag mit dem Versorgungslaster verlassen. Seine Anwesenheit im Kloster war mit Sicherheit ungewöhnlich, doch ob sie sich darüber freuten oder ärgerten, hätte er nicht sagen können. Mit der bemerkenswerten Ausnahme von Fannie schienen sie nur darauf bedacht, zu ihren Pflichten zurückzukehren.

Domino setzte die Besichtigungstour fort und schob ihn an der mit Wein bewachsenen Laube, der Hütte für den Generator, dem Verbrennungsfass und den Komposthaufen vorbei an der hohen stabilen Mauer entlang, die ihre sanfte grüne Insel von der unwirtlichen Sandwüste draußen trennte. Am Ende gelangten sie wieder zum großen Tor, und als sie langsamer wurde, um ihm dies oder jenes zu erläutern (es schien ihr Spaß zu machen, ihn herumzukutschieren: Frauen lieben nun mal wilde Krüppel aus heißen Gefilden), fielen ihm zwei hölzerne Stangen auf, die rechts vom Tor auf der Erde lagen. An jeder war etwa einen halben Meter vom Ende entfernt ein Keil befestigt.

Switters zeigte darauf. «Was ist das?»

«Das? Oh, auf Französisch heißen sie *les échasses.* An den englischen Ausdruck kann ich mich nicht erinnern. Die Nonnen benutzen sie, um sich größer zu machen, damit sie durch den Fensterschlitz im Tor sehen können.»

«Stelzen», flüsterte er. «Ich werd verrückt!» Er schlug sich heftig mit der Hand vor die Stirn. «Stelzen! Na klar! Wieso bin ich nicht selbst darauf gekommen?»

Zu Dominos Überraschung stellte er sich auf den Sitz seines Invacare 9000 XT und bat sie trotz ihres Protests, sich gegen die aufgerichteten Stelzen zu stemmen und sie festzuhalten, während er auf die Fußstützen kletterte. Auf sein Signal hin trat sie zur Seite, und er stakste los, zuerst mit der rechten

Stelze, dann mit der linken – und schon lag er der Länge nach auf der Nase. Er hatte weniger als einen Meter geschafft.

Doch er bestand darauf, es noch einmal zu versuchen. Und noch einmal. Und jedes Mal legte er eine größere Entfernung zurück, bevor er hinfiel. Domino war außer sich. «Sie werden sich den Arm brechen! Sie ruinieren sich Ihren schönen Anzug! Wie können Sie auf diesen mords- … gottverdammten Stelzen gehen, wenn Sie nicht mal auf zwei Beinen stehen können?»

«Machen Sie sich darüber keine Gedanken! Ich erklär es Ihnen später. Kommen Sie mit. Ich kann es. Ich hab es als kleiner Junge in Redwood City gelernt.»

Sie konnte ihn nicht zurückhalten. Er war wie ein Loch in einem voll aufgedrehten Wasserschlauch, spritzte in alle Richtungen gleichzeitig, sprudelte, als stünde er unter einem unwiderstehlichen inneren Druck. Je länger er sich aufrecht halten konnte, umso aufgeregter wurde er. Bald – na ja, ob es bald war oder nicht, kam auf den Standpunkt an: Domino erschien es länger als die Reise durchs Fegefeuer auf einem Rasenmäher – schaffte er zwei oder drei Minuten am Stück. Er schwankte, er schlingerte, er wackelte, torkelte und rannte. Er scheuchte Ziegen und Hühner auf, prallte gegen eine Dattelpalme, verfing sich in einer Wäscheleine (oh, diese altmodischen Schlüpfer!) und kicherte dabei die ganze Zeit wie ein Verrückter.

Die exkommunizierten Nonnen, die aus ihren gärtnerischen oder häuslichen Pflichten gerissen wurden, standen da und starrten ihm ungläubig, vielleicht auch etwas beunruhigt nach. Domino lief mit dem leeren Rollstuhl hinter ihm her und forderte sie atemlos auf, das Spektakel zu ignorieren. Aber wie sollten sie! Fannie zwinkerte ihm aufmunternd zu, und einmal, als er gewandt einer Geiß auswich, klatschte Schwester Pippi sogar in die Hände.

In der Gascogne, im Südwesten von Frankreich, wo Pippi aufgewachsen war, gehören Stelzen zur Tradition. Die Bauern der Gascogne hatten einst Stelzen benutzt, um durch die

Sümpfe zu waten und die zahllosen Flüsse zu überqueren. Sie standen im Ruf, sich erstaunlich rasch und geschickt auf Stelzen bewegen zu können. Als Pippi gefragt wurde, ob sie eine kleine Trittleiter zimmern könne, damit die Schwestern an den vergitterten Fensterschlitz im Tor kamen, hatte sie in einem Anflug von Übermut und Nostalgie stattdessen diese Stelzen gebaut.

Erstaunt von Switters' Hartnäckigkeit – er blieb buchstäblich stundenlang dabei – und entzückt von seinen Fortschritten – am späten Nachmittag stelzte er bereits lässig, ja, elegant –, winkte Pippi ihn zu dem überdachten, ansonsten nach allen Seiten offenen Platz hinter dem Lagerhaus, wo sich ihre kleine Schreinerei befand. «Die hier habe ich für eine besondere Gelegenheit aufgehoben», sagte sie in ihrem vom Gascogne-Dialekt gefärbten Französisch. Und während Domino *«Non, non, non»* kreischte, zerrte Pippi ein Paar Stelzen unter einem Holzhaufen hervor, die doppelt so groß waren wie die, die Switters zum Üben benutzt hatte.

«Wow!», sagte Switters.

«Non!», sagte Domino.

«Man muss sie an die Beine schnallen», erklärte Pippi. «Dann kann man auf die Hilfsstöcke verzichten. Aber man braucht ein gutes Gleichgewicht.»

«Mein Gleichgewicht ist unvergleichlich», prahlte Switters und benutzte die kleineren Stelzen, um sich auf das niedrige hintere Ende des schrägen Dachs über der Schreinerei zu schwingen. Während Pippi und Domino die Superstelzen festhielten, ließ Switters sich darauf nieder – und ein paar atemberaubende Sekunden lang schwankte er, neigte sich vorwärts und schaukelte im Zeitlupentempo hin und her wie ein in die Luft gesprengter Turm, der so in die Schwerkraft verliebt ist, dass er sich nicht entscheiden kann, in welche Richtung er fallen soll. Nach ein paar Schritten jedoch gewann er Stabilität, und Domino nahm die Hände von den Augen. Pippi hingegen rief Anweisungen und strahlte anerkennend, als er ein ums andere Mal die Schreinerei umkreiste.

Mittlerweile fühlte er sich so sicher, dass er Anstalten machte, die Oase auf eigene Faust zu erforschen, doch Pippi hielt ihn zurück. Offenbar hatte sie noch eine Überraschung.

Ein paar Jahre zuvor hatte Domino in Damaskus einen Ballen billigen rotweiß karierten Stoff gekauft. Eigentlich wollte sie Tischtücher für die «italienische Nacht» daraus machen. Einmal im Monat gönnten sich die Schwestern nämlich Spaghetti und Rotwein als festliche Abwechslung von ihrem einfachen nahöstlichen Speiseplan. Aus irgendeinem Grund war der Stoff verlegt und vergessen worden. Eines Tages hatte Pippi sich einen langen Streifen abgeschnitten und daraus eine lächerliche schmale Hose geschneidert, deren Beine gute zwei Meter maßen. *« Voilà! »*, rief sie aus. Switters durchschaute die Absicht auf der Stelle und nicht ohne Bewunderung.

Nachdem sie die karierte Hose über die Stelzen gezogen, an der Taille verschnürt und einen Blechtrichter zum Hut umfunktioniert hatten, marschierte er los. Sein Kopf schwebte höher in der Luft als eine Straßenlaterne. Das Ganze erinnerte dermaßen an einen Einmannzirkus, dass er unwillkürlich eine dröhnende und viel zu schnelle Version von «Send in the Clowns» anstimmte.

Die Schwestern unterbrachen ihre Arbeit, um sich in einer Reihe aufzustellen und dem lustigen Riesen zuzujubeln. Selbst die mürrische Maria Deux musste grinsen. Und jedes Mal wenn er an der Kapelle vorbeistelzte, warf er einen Blick nach unten und entdeckte ein Gesicht, das sich an eine unbemalte Scheibe der Buntglasfenster presste.

Switters stolzierte auf und ab. Er trieb seine Späße. Er schwankte. Er winkte. Er sang. Und alle waren hingerissen. Alle bis auf Domino Thiry.

Als Switters die Stelzen endlich ablegte, senkte sich die Dämmerung über die Oase wie ein purpurrotes Haarnetz, aus dem sich noch ein paar letzte Strähnen blonden Tageslichts stahlen. Pippi gratulierte ihm zu seiner Darbietung und eilte davon, um den Generator anzuwerfen. Domino schob ihn im archaisch-friedlichen Abendlicht zurück zu seinem Zimmer. In den Bäumen sangen sich die Kuckucke in den Schlaf, die Hühner marschierten stumm zurück zum Stall (nur eine junge Henne trödelte hinterher, als wollte sie über den Zapfenstreich hinaus aufbleiben und Hühnchen-MTV sehen). Es war tröstlich, ja ergreifend, die Menschen still bei der Verrichtung ihrer Aufgaben zu beobachten. In der stickigen Luft machte sich der belebende Kirmesduft geschmorter Zwiebeln bemerkbar, ansonsten war alles erfüllt von einem allmählichen Zur-Ruhe-Kommen, von Unschuld, Gleichmaß und Zeitlosigkeit, in Erwartung der Sterne, mit leiser Furcht vor der Geisterstunde.

Das Paar sprach kein Wort miteinander. Switters war zweifellos erschöpft, und Domino wirkte ein wenig verstimmt. Stumm ließen sie sich vom heilenden Schäfchenschwanz des bukolischen Zwielichts streifen. Wären sie ein normales Paar in einem solchen Ambiente gewesen, hätten sie sich vielleicht aufs Abendessen, auf Wein, die Kinder, Sex, Gebete und Träume gefreut. So aber dachte Switters an die Möglichkeiten, die die Stelzen ihm boten (zwischen jetzt und dem Herbst, wenn er zum Amazonas zurückkehren würde), und Domino fragte sich, wieso er überhaupt auf Stelzen gehen konnte.

Das war dann auch die erste Frage, die sie auf ihn abfeuerte – mit fest verschränkten Armen und glühenden Wangen –, nachdem sie seinen Rollstuhl mit einem solchen Schwung über die Schwelle befördert hatte, dass er die Bremse hatte ziehen müssen, um nicht gegen die Wand gegenüber zu prallen. Er drehte sich langsam um und starrte sie an. Müdigkeit und ein Hauch von Belustigung milderten die Wildheit, die sonst womöglich in seinen Augen geflackert hätte. *«Un moment»*, krächzte er so ausgetrocknet und hungrig, dass er kaum ein Wort herausbrachte. Er griff nach dem Wasserkrug und hörte erst auf zu trinken, als er leer war. Dann rollte er hinüber zu seinem Koffer aus Krokodilleder und suchte nach einem halb verschimmelten Energieriegel aus dem Bioladen,

den er mit vier großen Happen verschlang. Während dieser kurzen Erfrischung veränderte sie weder ihren Ausdruck noch ihre Haltung.

Schließlich wischte er sich den Mund am zerrissenen Ärmel seines Jacketts ab und wandte sich ihr wieder zu. «Okay, Schwester – wenn ich Sie noch so nennen darf ...»

«Oh, um Himmels willen! Können Sie nicht einfach Domino sagen?» Offenbar war sie über die Heftigkeit ihres Tons selbst erstaunt, denn gleich danach wurde ihre Miene sanfter, und sie fuhr mit leiser Stimme fort: «Im Mittelalter verstand man unter einem *domino* eine schwarzweiße Maske, die man zum Karneval trug. Sie sehen also, dass mein Name mich noch auf andere Art mit meiner Tante verbindet.»

«Okay. Cool. Haben Sie bemerkt, *Domino*, dass ich jedes Mal darauf geachtet habe, dass meine Füße nicht den Boden berühren, wenn ich von den Stelzen flog? Egal, wie hart ich aufkam oder in welcher Position? Nein? Oder doch? Sie wissen es nicht mehr? Nun, so war es, sie haben ihn kein einziges Mal berührt. Und jetzt werde ich Ihnen erklären, warum.»

Nach der schmerzlichen Erfahrung mit Suzy war es undenkbar, dass er Domino belog. (Vielleicht konnte er weder den Teufel *noch* Gott belügen.) Er wollte ihr aber auch nicht die verkürzte Version anbieten, die er Maestra und Mayflower Cabot Fitzgerald geliefert hatte. Nein, er erzählte ihr alles von A bis Z, einschließlich Sailor-Boy-Gulasch und Penis-Versuch. Sie stand wie angewurzelt in der Tür. Bevor er anfing, erklärte er ihr allerdings genau wie Bad Bobby zuvor, dass das, was sie hören würde, so unglaublich sei, dass er es selbst kaum glaubte. Und bewusst verlor er kein Wort über die genaue Form von Heute ist Morgens Kopf, denn selbst ihre Gutgläubigkeit musste ihre Grenzen haben.

Sein Bericht dauerte fast eine Stunde, und als er am Ende seine restlos verdreckten Hosenbeine abklopfte, so, als wolle er damit das Ende der Geschichte unterstreichen, wirkte Domino, nun ja, eher hypnotisiert als verwirrt, eher berauscht als verdutzt. Ihre gewohnte heitere Ausstrahlung war zurückgekehrt und hatte sich sogar verstärkt, wie bei der chronisch kranken Frau des Sultans, die durch die Märchen eines stinkenden Bettlers auf wundersame Weise genesen war. Sie sagte nicht viel, sie wirkte nur irgendwie verträumt, auf würdevolle Art. Dann entschuldigte sie sich und versuchte, die seltsame und vielleicht verderbliche Götterspeise, mit der er sie gerade gefüttert hatte, zu verdauen.

«Ich warte hier, gestiefelt und gespornt», rief er ihr nach. «Falls der Lastwagen nach Deir ez-Zur morgen früh kommt.» Zu sich selbst aber sagte er: *Ich will verdammt sein, wenn ich diesen Falafelstand verlasse, ohne einen Blick auf Verschleierte Schönheit erhascht zu haben.*

Wie sich jedoch herausstellte, als Domino um halb acht an die Tür klopfte, um ihm sein Frühstückstablett zu bringen, hatte sich inzwischen etwas ereignet, das seinem Verlangen, das Modell des Blauen Akts kennen zu lernen, eine neue Wendung gab – ob zum Guten oder zum Schlechten, hätte er in diesem Augenblick beim besten Willen nicht sagen können. Das Leben war wie *Finnegans Wake*, so viel stand fest, bis auf die Male, wo es ein *Marvel Comic* war.

«Sehen Sie sich das an», murmelte Switters, ohne von seinem Computer aufzublicken. Auf dem Bildschirm schimmerte eine Nachricht von Maestra in den virtuellen Farben ihres elektronischen Aggregatzustands – blutleer und flüchtig, irgendwie nicht sonderlich vertrauenerweckend. Mit zusammengekniffenen Augen beugte sich Domino über seine Schulter und begriff langsam, aber sicher die entscheidenden Fakten in Maestras altmodisch-nüchterner Prosa.

Wie es aussah, handelte es sich bei Matisse' Ölgemälde, das so viele Jahre über dem Kamin von Maestras Wohnzimmer gehangen hatte, dem Werk, das einen entscheidenden Einfluss auf Switters' jugendliche Phantasien ausgeübt hatte und für kurze Zeit dazu bestimmt schien, das seinige zu werden, dieses Ass im zerschlissenen Finanzärmel seiner Großmutter, dieser innovative Wirbel von gedämpften Farbpigmenten, den der nackte Körper von Dominos Tante inspiriert hatte, mit einem Wort – nein, mit zweien, um genau zu sein – um gestohlenes Eigentum.

Und als das Gemälde im Katalog des Auktionshauses abgedruckt wurde, hatte sich sein rechtmäßiger Besitzer gemeldet.

Im Januar 1944, fünf Monate bevor die alliierten Truppen in der Normandie landeten, war die letzte prominente jüdische Familie in Südfrankreich schließlich entdeckt und verhaftet worden. Sie hatte ihr Versteck, eine verlassene Mühle, gemütlich, ja elegant ausgestattet, und unter den Gegenständen, die dort von den Nazis konfisziert worden waren, befanden sich auch Kunstwerke, die die kultivierten Flüchtlinge selbst in der Zeit ihrer Verfolgung angehäuft hatten. Wenige Wochen später war Matisse' «Blauer Akt, 1943» auf einen Zug verladen worden, der von Nizza angeblich nach Berlin fuhr. Das war das Letzte, was die verhafteten und gefolterten Familienmitglieder und der alternde und vergessliche Matisse von dem Bild gehört hatten. Bis zum gegenwärtigen Zeitpunkt – als es bei Sotheby's aufgetaucht war, wo es die Aufmerksamkeit des einzigen Überlebenden aus besagter Familie erregte, der prompt Anspruch darauf erhob.

Die gute Nachricht für Maestra war, dass der dankbare Besitzer ihr auf der Stelle eine Belohnung in Höhe von zweihunderttausend Dollar (einen Bruchteil seines Wertes) anbot, dafür, dass sie das Bild so viele Jahre lang «beschützt» und ohne juristischen Kampf herausgerückt hatte. Die interessante Neuigkeit für Switters war, dass sich der Besitzer als Audubon Poes Förderer entpuppte, der in Beirut ansässige Geschäftsmann Sol Glissant.

«Das ist auch für mich interessant», sagte Domino. «Nicht nur wegen des Gemäldes und seiner Verbindung zu meiner Tante, sondern auch, weil Sol Glissant zufälligerweise der Wohltäter ist, der dem pachomianischen Orden diese Oase geschenkt hat!»

«Wollen Sie mich veräppeln? Jetzt reicht's aber! Wenn die

Welt noch kleiner wird, ende ich eines Tages noch als mein eigener Nachbar.»

«Oh, aber ich finde diese ... diese Zufälle, die Sie und Verschleierte Schönheit und das Gemälde und uns alle betreffen, immer aufregender und bedeutungsvoller. Nehmen wir an, es sind Omen? Handlungsanweisungen des Allmächtigen? Diese Nachricht von Ihrer Großmutter bestärkt mich nur noch mehr in meiner Überzeugung, dass das, was ich Ihnen jetzt vorschlagen werde, das Richtige ist.»

Damit konnte sie seiner vollen Aufmerksamkeit sicher sein. Er schaltete den Computer ab und blickte sie aufmerksam an. In diesem Augenblick erschien sie ihm noch lebhafter als sonst.

«Wir haben uns gestern Abend nach dem Essen über Sie unterhalten und heute Morgen erneut, wir alle, einschließlich Verschleierte Schönheit. Anschließend haben wir beschlossen, Sie zu bitten, hier bei uns zu bleiben – im Kloster. Wenn ich das noch so nennen darf.»

Switters hatte das Gefühl, dass sich etwas Zartes von seinem Unterleib ins Rückgrat emporschlängelte, hätte jedoch gezögert, es Kundalini zu nennen.

Noch bevor sie die Gründe für ihre überraschende Bitte darlegte, spürte er, wie seine Vision, die Kunststudentinnen von Seattle für Stelzen zu interessieren – Stelzenmachen, Stelzenrennen, Stelzen um der Stelzen willen –, sich in Luft auflöste.

Dominos Gründe waren sowohl praktischer wie philosophischer Natur.

Switters war ein Sprachgenie. Er besaß eine erstklassige Computerausrüstung und ein Handy. Er konnte damit umgehen. Da sie mehr als je zuvor vom Rest der Welt abgeschnitten waren, würden die Schwestern in vielfacher Hinsicht davon profitieren können, wenn sie elektronische und telekommunikative Verbindungen zu jenen knüpften, die sie beeinflussen, unterstützen, retten oder um Finanzmittel angehen wollten. Aufgrund seiner Erfahrung mit der CIA könnte er auch dabei behilflich sein, mit der politischen Situation im Nahen Osten und dem unerschöpflichen Whirlpool von Intrigen aus dem Vatikan fertig zu werden. Er würde ihr Kommunikationsexperte, Amtsvorsteher und Sicherheitschef werden. Er würde ihrer Rose den Stachel und ihrer Trommel das Fell liefern.

Davon abgesehen spielte auch sein Geschlecht eine Rolle. Die neun Evas hatten beschlossen, dass es letztendlich eine gute Idee sein könnte, einem Adam Zutritt zu ihrem kleinen Paradies zu gewähren. Da sie nicht länger an ihren Schwur gebunden waren, es sei denn aus freiem Willen, hatten einige von ihnen argumentiert, es sei nicht nur elitär, sondern geradezu feige, auf jeglichen Kontakt zum maskulinen Geschlecht zu verzichten. Wovor hatten sie denn Angst? Hatten sie etwa kein Vertrauen in ihre eigene Entscheidung? Sie waren so was Ähnliches wie Feministinnen, aber sie waren sich auch bewusst, dass es weder ein Zeichen für echten Feminismus war noch für christlichen Glauben, wenn sie die Hälfte der menschlichen Rasse verunglimpften. War Jesus denn nicht auch ein Mann? (Bei Gott waren sie sich nicht ganz sicher.) Hatten nicht Männer (der heilige Pachomius, ihre Väter) sie hervorgebracht – im buchstäblichen und im übertragenen Sinne des Wortes? Im Großen und Ganzen waren sie einer Meinung: Ein Schuss gesunde männliche Energie konnte ihnen nicht schaden. Es soll jedoch nicht verschwiegen werden, dass Domino als Einzige den leisen Verdacht hegte, dass Switters' männliche Energie zu *ungesunden* Eskapaden neigte – doch diese Frage würde sich mit der Zeit von selbst klären.

Abgesehen davon war sie persönlich von seinen amazonischen Abenteuern und dem so genannten Fluch, der auf ihm lastete, fasziniert. Sie zweifelte keine Sekunde, dass sie mit Hilfe von Gebeten, christlichen Ritualen und moderner Psychologie den Bann, unter dem er sich wähnte, brechen könnte. Jesus war berühmt dafür, dass er *beaucoup* Dämonen ausgetrieben hatte, und im Lauf der Jahrhunderte waren eine Menge Priester seinem Beispiel gefolgt. Sie sah keinen Grund für Switters' riskante Rückkehr in den dunklen, feuchten, brodelnden Dschungel – er war im tiefsten Innern ein Wüstentyp, genauso wie sie. Sie war überzeugt, dass sie ihm helfen konnte. Es war ihre Pflicht.

Switters zerrte mehrmals an einer seiner elastischen, weizenblonden Locken, als wäre sie eine billige Plastik-Reißleine mexikanischer Machart, während er im freien Fall auf die Erde zuraste. «Wie lange habe ich Bedenkzeit?»

«Oh, zwischen vierundzwanzig Stunden und vierundzwanzig Minuten. Das hängt von dem Lastwagen ab.»

Er zerrte weiter, er runzelte die Stirn. Die kleinen Narben in seinem Gesicht schienen sich zu Knötchen zu verdichten. «Meinen Sie, ich könnte meinen kognitiven Apparat mit ein paar Tropfen aus Ihrem ausgezeichneten Weingarten schmieren?»

«Aber Sie haben noch nicht gefrühstückt. Es ist nicht mal acht Uhr morgens.»

«Das ist dem Wein egal. Wein kennt nur zwei temporale Zustände: Gärungszeit und Partyzeit.»

«Ja, aber Sie müssen Ihr Omelett essen. Das Würstchen ist aus Hühnchenfleisch gemacht.»

«Gut. Ich mag Hühnchen. Schmeckt wie Papagei.»

Ohne weiteren Protest ging sie los, um eine Flasche Roten zu holen, während er über ihren unerwarteten Vorschlag und – denn sein Gehirn neigte, selbst wenn es nicht geschmiert war, zu extrapolatorischen Zickzackflügen – über einen Ratschlag nachdachte, den er Jahre zuvor bezüglich mittelalter Palmen erhalten hatte.

Es war in der Südsee, auf einer der himmlischen kleinen Kokosnussinseln gewesen, wo das Wort für Vagina eine absurde Zahl von Vokalen aufweist. (Genau genommen sind die Vokale vielleicht gar nicht so übermäßig viel, in Anbetracht dessen, dass Vokale eine entschieden yonische Qualität aufweisen, vor allem im Vergleich mit dem eher testosterongefärbten Beigeschmack der meisten Konsonanten.) Er saß am Ende eines Kais, in Gesellschaft eines aus Amerika gebürtigen professionellen Tauchers, der im Austausch für ein jährliches Langley-Gehalt ein Auge auf die französischen Aktivitäten in diesem Teil von Polynesien hatte. Switters war aus Bangkok gekommen, um ihn mit neuer Verschlüsselungs-Software zu versorgen. Nach erfolgreicher Übergabe tranken sie Rum und blickten aufs Meer hinaus.

«Mann», sagte Switters, «da kommen aber ein paar finstere Wolken auf uns zu, struppig, zerlumpt und abgerissen wie eine Horde von mittellosen Proleten, die aus ihren Wellblechhütten und Wohnwagen gekrochen sind, um den Winterschlussverkauf bei Wal-Mart zu stürmen.»

«Ein Sturm ist im Anzug», nickte der Taucher. «Und was für einer!»

«Hoffentlich kein Taifun», sagte Switters und warf einen Blick über die Schulter, auf die kleinen, nachlässig gebauten Holzhäuser, die vereinzelt an dem ungeschützten Strand standen. «Ich glaube nicht, dass ich Lust hätte, mich auf diesem paradiesischen Pokerchip zu vergnügen, wenn ein echter Taifun über uns hinwegfegt.»

«Heute nicht», versicherte ihm der Taucher. «Aber wissen Sie, was Sie machen müssen, wenn Sie je an so einem Strand festsitzen und ein Taifun oder ein Hurrikan im Anmarsch ist? Hat die Firma Ihnen das nicht beigebracht? Nun, Sie ketten sich ungefähr auf halber Höhe an den Stamm einer mittelalten Palme.»

«Wie meinen Sie das, Kumpel?»

«Ganz einfach. Eine ältere Palme ist innendrin trocken und steif und spröde. Beim ersten kräftigen Ansturm knickt sie um und schleudert Sie mit ein paar hundert Kilo Stammholz auf dem Buckel ins tosende Meer. Ein jüngerer Baum ist zwar ansehnlich, schlank und leicht zu besteigen, aber letztendlich zu elastisch, zu geschmeidig, zu biegsam. Der Stamm wird sich unter der Wucht des Sturms dermaßen biegen, dass er Sie unter Wasser taucht und ertränkt. Eine Palme mittleren Alters dagegen ist genau richtig. Der Stamm ist stabil, hat aber trotzdem noch genug Saft, um geschmeidig zu sein. Er wird weder brechen noch heftig schwanken. Er ist genau die starke, flexible Stütze, die Sie brauchen, um nicht fortgerissen oder weggeblasen zu werden.»

«Ich werd's mir merken», versprach Switters und zerkleinerte eine frische Limone für ihre Drinks. In Wirklichkeit hatte er keinen weiteren Gedanken daran verschwendet bis zu diesem Morgen in der Syrischen Wüste, weitab von sämtlichen sieben Weltmeeren, während er auf die Rückkehr seiner Gastgeberin aus dem Weinkeller des Klosters wartete. Und er meinte es auch nur halbwegs ernst, als er sich fragte, ob eine Frau wie Domino nicht das menschliche Äquivalent für eine mittelalte Palme sein könnte, ein personifizierter Baum, an dem sich eine vom Sturm gebeutelte Kreatur festhalten konnte, ohne die Angst, zwischen, na, sagen wir, Suzys naiven Launen und Maestras absonderlichen Marotten zerrieben zu werden. Nicht dass er sich unbedingt verloren vorkam, doch eigentlich wusste er nicht so recht, was er bis zu seiner im Herbst geplanten Rückkehr nach Peru mit sich anfangen sollte. Solange kein neuer Auftrag von Poe in Sicht war, bot Dominos Angebot vielleicht die interessantesten Aussichten, ganz sicher aber die greifbarsten.

Auf alle Fälle tat Domino nach ihrer Rückkehr mit der Flasche nichts, um den Vergleich mit einem Baum zu entkräften, sodass er über ihren Vorschlag in aller Ruhe nachdenken konnte. Zumindest aber begriff er in diesem Augenblick, dass für manche Frauen aus dem Westen – selbst wenn sie gläubig waren – mittleres Alter nicht notgedrungen Unansehnlichkeit, Apathie oder Kapitulation bedeutet.

«Glauben Sie bitte nicht, dass ich ein Säufer bin», sagte Switters, nachdem er sich genüsslich den ersten Schluck Wein hatte munden lassen. «Sich bewusst voll laufen zu lassen, halte ich für pathologisch. Ich trinke nur so viel, dass sich die Temperatur in meinem Hirnstübchen verändert. Wenn ich die Möbel umräumen will, greife ich zu weniger verbreiteten Substanzen.»

Da der Weinvorrat vor Ort begrenzt und das nächste Spirituosengeschäft mehrere Tagesreisen entfernt war, machte sich Domino keine großen Gedanken über seine Trinkgewohnheiten. Sie hatte andere Sorgen.

«Sollten Sie sich dafür entscheiden, bei uns zu bleiben, werden Sie vielleicht Heimweh nach Amerika bekommen.»

«Ach, ich weiß nicht. In den letzten zehn Jahren war ich ohnehin nicht viel dort.» Er nahm einen langen, kräftigen Schluck. «Amerika», sinnierte er, «Amerika ist ziemlich gewalttätig und repressiv geworden. Aber, wie mein alter Kumpel Skeeter Washington sagen würde, es ist eine ‹dynamische Gewalt› und eine ‹dynamische Repression›, nicht selten begleitet von ausgelassenem Übermut. Ob Sie es glauben oder nicht, Amerika ist ein ziemlich unsicheres Land. Es hat sich aus lauter Angst zu einer Art selbst auferlegter Unterwerfung treiben lassen, zuerst von der imaginären Bedrohung durch den Kommunismus und dann von der ebenso imaginären Bedrohung durch Rauschgift. Maestra vertritt die Ansicht, es sei eine Demokratie, die anfällig ist für Missbrauch, eine Gesellschaft, in der jeder jeden kontrollieren will. In letzter Zeit wurde sogar die Toleranz von scheinheiligen und opportunistischen Kräften instrumentalisiert, um Gegner einzuschüchtern, zu erpressen und zu tyrannisieren. Trotzdem schlagen sich die Vereinigten Staaten nach wie vor an die Brust und behaupten, die Heimat der Tapferen und das Land der Freien zu sein. Wenn das einfach nur Chuzpe ist und nicht blinde Blauäugigkeit, dann muss ich es wohl oder übel bewundern, schätze ich.»

Der Wein hatte in null Komma nichts die Kolben seines Kiefers geschmiert, und sicher hätte er von A bis Z erläutert, wie Ende der sechziger Jahre alles in Amerika – Kunst, Sport, Film, Journalismus, Politik, Religion, Erziehung, Justiz, Gesetzesvollzug, Gesundheitssystem, Kleidung, Essen, Liebe, sogar die Natur: einfach *alles* – zu der einen oder anderen Form von Entertainment verkam und wie es in der Entertainmentbranche der Neunziger fast nur noch ums Merchandising ging. Domino aber unterbrach seinen Redeschwall, indem sie leicht vorwurfsvoll bemerkte: «Aber Sie haben für die berüchtigtste und furchteinflößendste Institution in Ihrem furchtsamen Amerika gearbeitet.»

«Hmmm. Stimmt, hab ich tatsächlich. Ich nannte das ‹den Drachen reiten›.»

«Man könnte auch ‹den Kitzel suchen› sagen. Ich glaube, Sie brauchen das, Stimulanz und *action*. Wie heißt das nochmal? Sie sind ein *Spieler*. Ja?»

«Nur ein Laufbursche», protestierte er und schenkte sich nach. Der Wein war so dunkel wie das Blut eines Monsters. «Nur ein Laufbursche.»

«Sie können es nennen, wie Sie wollen, ich bleibe dabei, dass Sie dem Stier ins Auge sehen wollen. Oder dem Drachen, wenn Sie das lieber hören. Doch in Spanien heißt es, dass der Matador mit der Zeit selbst zum Stier wird. Ist nicht derjenige, der den Drachen reitet, Teil des Drachen?»

«Nicht, wenn er bei vollem Bewusstsein ist.»

«Vielleicht nicht. Aber ich glaube, dass einiges für aktiven Rückzug spricht. Nicht Apathie, verstehen Sie mich recht, auch nicht Ergeben- oder Trägheit. Ah! Meine englischen Vokabeln kommen zurück wie die Schwalben nach dem Winter. Nein, ich spreche von der Weigerung mitzumachen. Der Entscheidung, in einer Art freiwilligem Exil zu leben. Den Drachen aus der Distanz zu beobachten, seine Stärken und Schwächen zu studieren, aber ihn zurückzuweisen, ihm zu widerstehen, indem man sich weigert, ihn einzuspannen oder mit Energie zu versorgen. Wir Pachomianerinnen zum Beispiel haben nach unserer Exkommunizierung erwogen, eine nach der anderen von hier fortzugehen, in Dörfer der Dritten Welt, um dort einheimische Frauen davon zu überzeugen, dass es klug und notwendig ist, die Fortpflanzung einzuschränken. Unser Erfolg wäre wahrscheinlich gering gewesen, unser psychischer Aufwand dagegen sehr hoch. Stattdessen haben wir beschlossen, hier in der Wüste zu bleiben, abgeschieden im heiligen Schatten, und aus unserem Versteck heraus gelegentlich kleine Pfeile abzuschießen, hauptsächlich aber daran zu arbeiten, unsere Seele zu entwickeln und das zu hüten … was uns anvertraut wurde. Also, Mr. Switters, was halten Sie von aktivem Rückzug? Ist er selbstsüchtig? Ist er feige? Gar unverantwortlich?»

«Keineswegs», sagte er und nahm einen Schluck Wein. «Nicht, wenn man bei vollem Bewusstsein ist.»

Aus der Art, wie sie den Kopf auf die Seite legte und sich unmerklich zu ihm vorbeugte, während zugleich das stumpfe Rasiermesser des Unverständnisses eine kleine Kerbe auf ihre Stirn zeichnete, wurde deutlich, dass Domino nicht sicher war, was genau er mit «vollem Bewusstsein» meinte. Wenn er ihr doch hätte erklären können, dass sich *volles Bewusstsein* weniger auf den Zustand bezieht, in dem ein Mensch sich immer so benimmt, wie er es für richtig hält, ganz egal, was andere davon denken, obgleich das wichtig ist. Es hatte auch nichts damit zu tun, ein so waches Bewusstsein zu haben, dass man sich nie von Angst, Ego, Verlangen oder Bequemlichkeit verleiten lässt zu glauben, das eigene Verhalten sei richtiger, als es tatsächlich ist, obgleich das der Sache schon näher kommt. Es ging allein um die klare und nachhaltige Einsicht, dass letzten Endes alle menschlichen Aktivitäten kosmisches Theater sind: eine große, verrückte, epische und zugleich flüchtige Show, in der das Verhalten des Einzelnen, egal, ob gut oder schlecht, nur die Interpretation einer Rolle darstellt. Es kommt darauf an, einen Schritt zurückzutreten und die eigene Vorstellung zu beobachten, sogar dann, wenn man mittendrin steckt. Switters hätte in der Lage sein müssen, all das zu erläutern, aus dem einfachen Grund, dass seine Definition von «vollem Bewusstsein» starke Ähnlichkeit mit der ungeschriebenen und unausgesprochenen Überzeugung der CIA-Engel hatte. Bobby Case hatte ihn jedoch gewarnt, dass es unweigerlich ein Fehler ist, Begriffe wie «Volles Bewusstsein» definieren zu wollen. «Selbst wenn du es einigermaßen gut machen würdest», hatte Bobby gesagt, «am Ende hörst du dich an wie ein professioneller Mystiker oder New-Age-Schwätzer, und die meisten Leute kapieren es ohnehin nicht.» Laut Bobby begriff man es – Bingo! –, oder man begriff es eben nicht. Egal, wie viel man redete oder wie gelehrt man darüber dozierte, nichts würde einem diese Erkenntnis abnehmen. Und hatte etwa Sailor Boy nach seinem präzisen Ratschlag an die Welt je das Bedürfnis gehabt, ihm noch etwas hinzuzufügen? Nicht ein einziges Mal. Damit war die Sache entschieden. Switters schloss die Augen und blendete damit Dominos Blick aus. Dann leckte er sich die Lippen. «Hmmm. Ein vorzüglicher Jahrgang. Mein Gaumen fühlt sich an wie der berühmte Edelstein in der Lotosblüte, wie eine steuerfreie Anlage, wie eine Straßenkarte von Hollywood im Taschenformat, wie der Köter von Lincolns Arzt, wie –»

«Ein mittelmäßiger Wein, das wissen Sie ganz genau», korrigierte sie ihn, obgleich ein gewisses Funkeln in ihrem Blick darauf hinwies, dass sie, unter seinem Einfluss, ebenfalls einen gewissen Appetit entwickeln könnte. «Nun», sagte sie, «selbst wenn Sie philosophisch nichts gegen aktiven Rückzug einzuwenden haben, heißt das noch lange nicht, dass Sie sich persönlich dazu eignen. Wir sind hier zum Beispiel ziemlich ordentlich.»

«Ach ja? Nichts dagegen einzuwenden, solange Sie sich nicht einreden, dass Ihre Ordnung der Unordnung eines anderen überlegen ist.»

«Aber Unordnung ist –»

«– häufig der Preis, den man für die Freiheit zahlen muss. Die so genannte Ordnung hat historisch gesehen mehr Opfer gefordert als die so genannte Unordnung, und im Übrigen kann Sprache, wenn sie richtig benutzt wird, für all die Ordnung sorgen, die ein Mensch in seinem Leben braucht. Sprache –»

«Sie lenken mich ab. Heben Sie sich das mit der Sprache für später auf.» Sie deutete mit dem Kinn auf den Wein. «Also gut, ich möchte auch einen Schluck.» Sie nahm das Glas, das er ihr reichte (es gab nur eins), und fuhr fort. «Was ich sagen will, ist, dass ich mir Gedanken mache – alle Schwestern machen sich darüber Gedanken –, ob Sie die zwangsläufige Routine in der pachomianischen Oase nicht zu langweilig und öde finden würden, falls Sie sich entscheiden, unsere Einladung anzunehmen.» Ziemlich abrupt hob sie das Glas an die Lippen und leerte es in einem Zug.

Ein rubinroter Tropfen, so echt wie Blut und so künstlich wie Karnevalsschminke, glitzerte auf ihrer Oberlippe. Er sah aus wie ein aphroditisches Liebesbläschen, und Switters hatte das verwirrende Bedürfnis, ihn mit seiner Zunge zu entfernen. *Sachte, mein Freund.* «Die Sorge ist berechtigt», nickte er, «obwohl es mir im Allgemeinen stets gelungen ist, ein Quäntchen von dem zu finden, was wir kindischen Amerikaner unter ‹Spaß› verstehen und ihr kultivierteren Europäer unter ‹Vergnügen› – egal, in welchem gottverlassenen Winkel der Welt der Bus mich ausgespuckt hat.»

«Das ist ein Talent», sagte sie und seufzte. «Mal abgesehen von den italienischen Abenden im Refektorium oder spontanen Badeorgien im vatikanischen Bikini bei Regen – genau damit waren die Schwestern nämlich in dem Augenblick beschäftigt, als Sie mit Ihren Nomaden vorbeikamen und sie lachen hörten – haben wir Nonnen nie besonders viel Wert auf Vergnügen gelegt. Freude vielleicht, aber ganz bestimmt nicht Spaß. Da ist also noch etwas, das Sie für uns hier tun könnten: uns beibringen, wie man sensibel und feinfühlig bleiben und sich trotzdem in einer so unmoralischen und zerstörerischen Zeit wie der unseren amüsieren kann.»

«Oh, ich weiß nicht ...»

«Aber sehen Sie, wir dürfen nicht nur an uns denken, wir dürfen nicht unfair sein. Sie, Mr. Switters, müssen sich in unserem Garten Eden auch amüsieren, sonst werden Sie sich hier nicht wohl fühlen. Ja. Und da kommt Fannie ins Spiel.» Sie goss den Rest aus der Flasche in sein Glas und reichte es ihm zurück.

Er runzelte die Stirn. «Fannie?»

«Ja, natürlich.» An diesem Punkt ließ die mittelalte Palme, ohne mit den Wedeln zu flattern, eine Kokosnuss direkt auf seinen Schädel fallen. «Fannie will Sie ficken, was das Zeug hält.»

Er verschüttete einen Spritzer *vin rouge* auf das Knie seiner letzten sauberen Hose. Und als sei das nicht peinlich genug, lief er obendrein rot an. Und wenn er merkte, dass er rot wurde, dann errötete er umso mehr. Rotwerden passte genauso wenig zu einem Kerl wie Switters wie die wollene Unterwäsche eines Schafs zu einem Wolf. Domino wunderte sich darüber, wie schockiert er war, fand es aber auch über alle Maßen komisch.

«Was ist los?», stichelte sie. «Habe ich schon wieder einen altmodischen Begriff benutzt? Sagt man ‹ficken, was das Zeug hält› nicht mehr? Ist es auf derselben sprachlichen Müllkippe gelandet wie ‹mordsmäßig›?»

«Sie haben mich kalt erwischt, das ist alles», murmelte Switters. «Ich hätte mir nur nicht – ich hätte einfach nicht erwartet –»

«Mit Recht dürften Sie eine solche Ausdrucksweise von mir nicht erwarten. Ich denke nicht mal gern an solche Sachen. Also bringen wir es so schnell wie möglich hinter uns.» Sie nahm ihm das Glas ab und wischte es mit einem Taschentuch trocken, ehe sie trank. «Es ist nicht ungewöhnlich, dass Novizinnen in einem Kloster dem frönen, was die Kirche als ‹Selbstbefleckung› bezeichnet. Sie wissen, was ich meine. Es wird getadelt, ja, sogar bestraft, im Großen und Ganzen jedoch geduldet, solange es einen gewissen Rahmen nicht übersteigt. Fannie hingegen war unverbesserlich. Sie fummelte in der Kapelle an sich herum und bei der heiligen Kommunion. Sie wippte im Beichtstuhl auf und ab und bat gleichzeitig um die Absolution fürs Fummeln. Es heißt, sie masturbierte mit einer Hand, während die andere die Perlen des Rosenkranzes zählte. In jeder sonstigen Hinsicht war sie eine vorbildliche Novizin, fleißig und fromm. Deshalb glaubte die Mutter

Oberin, dass sie von Asmodeus besessen sein müsse, einem Dämon, der angeblich in junge Nonnen fährt, um ihre wollüstigen Instinkte zu wecken. Sämtliche Exorzistenpriester von Irland versuchten sich an ihr, und als das fehlschlug, schickten die Iren sie in ein Kloster in Frankreich, wo man ihr Verhalten vielleicht besser verstehen würde. Warum glauben die Leute eigentlich immer, die Franzosen seien die absoluten Sex-Experten, international führend, was Erotik angeht?»

«Weil sie noch nie in Thailand waren.»

«Wirklich? Sie meinen, die Thai sind besser beim Sex als wir?» Switters hatte den Eindruck, einen *soupçon* verletzten Nationalstolzes in ihrer Stimme entdeckt zu haben. «Wie auch immer, Fannie landete bei den Pachomianerinnen, aber mittlerweile ist sie von ihrem Gelöbnis entbunden und spitz wie Nachbars Lumpi: noch so ein überholter Ausdruck, schätze ich. Sie gefallen ihr. Sie ist immer noch jung und attraktiv. Ich finde es entwürdigend, die Kupplerin zu spielen, da es aber vielleicht die einzige Möglichkeit ist, Sie beide hier in der Oase zu halten …»

«Nun, Sie können jetzt ruhig aufhören damit. Was mich betrifft, so soll Fannie sich lieber weiter auf ihren Finger verlassen.»

«Warum? Finden Sie sie nicht attraktiv?»

«Sie ist nicht übel.» Er wollte schon hinzufügen: «Für eine Frau in ihrem Alter», doch dann fiel ihm ein, dass eine solche Äußerung einerseits nicht sehr diplomatisch und andererseits verräterisch sein könnte. Was er stattdessen sagte, war jedoch noch schlimmer. Er hatte nicht vorgehabt, es zu sagen, war nicht mal sicher, dass er es wirklich meinte. Es widersprach sogar dem Kommentar, den er klugerweise unterdrückt hatte, einer Bemerkung, die trotz ihrer fehlenden Sensibilität zumindest ehrlich gewesen wäre. Er hatte das Gefühl, als sei er seine eigene Bauchrednerpuppe, als melde sich da – aus Gründen, die nur ihm allein bekannt waren – ein Kobold zu Wort: «Vermutlich habe ich gedacht, dass vielleicht Sie und ich …»

«Oh, là là! Nein, nein, nein. Sie und ich? Das ist ja lächerlich.»

«Warum? Finden Sie mich nicht attraktiv?»

«Sie sind nicht übel», sagte sie und revanchierte sich bei ihm (oder dem Unruhestifter, der seine Stimmbänder als Geiseln hielt). «Für einen Mann in Ihrem Alter.» Hatte sie seine Gedanken gelesen? Ihr Ton wurde wieder ernst. «Ich habe meine Jungfräulichkeit mit sechzehn verloren.» (Suzys Bild schwirrte durch sein Gehirn wie ein heißes rosa Geschoss.) «Es hat Jahre gedauert, bis ich sie wiederhatte. Wenn ich sie je wieder verliere, was ziemlich unwahrscheinlich ist, dann soll es mit einem Mann sein, der sich in Christus mit mir vereint. Und das wären nicht Sie, nicht wahr, Mr. Switters?»

«Aus dem Stegreif würde ich sagen, es spricht einiges dagegen. Aber es sind schon verrücktere Sachen passiert.» *(Halt den Mund, du kleiner Frechdachs!)*

«Nein. Ich bezweifle, dass Sie meinen Ansprüchen genügen könnten. Sie haben weder die nötige innere Reife noch den entsprechenden inneren Frieden.»

Am liebsten hätte er geantwortet: «Falls Sie die präsenile Stagnation meinen, die heutzutage als Reife gilt, und die scheinheilige Unterwürfigkeit, die als Frieden durchgeht, dann scheiße ich auf alle beide.» Stattdessen hörte er sich antworten: «Verdammt! Jedenfalls wissen Sie sehr gut, wie Sie einem Mann das Herz brechen können.»

«Unsinn. Obwohl Sie mir eine Liebeserklärung gemacht haben, als Sie mich zum ersten Mal erblickten …»

«Hab ich das?» Um ein Haar wäre er schon wieder rot geworden. (Während er im hilflosen Delirium lag, musste sein böser Geist einen Heidenspaß gehabt haben.)

«… wissen wir beide, dass Sie mich nicht wirklich lieben. Es war nur Ihr üblicher – wie sagt man noch?»

«Mumpitz?», schlug er hilfsbereit vor und riss sich einigermaßen zusammen.

«Außerdem bricht einem Liebeskummer nicht das Herz, er lässt es nur wachsen. Das enttäuschte Herz erwacht von selbst wieder zum Leben; es wird weiter und offener. Kummer sorgt dafür, dass es groß und stark wird. Die Seele dagegen kann zerspringen wie ein Knochen und wächst vielleicht nie wieder zusammen. Im Orden des heiligen Pachomius haben wir uns immer bemüht, die Seele zu stärken, damit sie nicht zerbrechen kann. Nicht einmal an Dingen, die noch in weiter Zukunft liegen.»

«Welchen Dingen?»

Domino erhob sich. Sie war leichtfüßig und stand doch mit beiden Beinen auf der Erde. (Wie eine Palme in einem gewissen Alter?) «Ihre Seele, Mr. Switters, ist trotz Ihres – Mumpitzes? – sehr robust, glaube ich, und würde sich hier ganz gut einfügen. Vielleicht würde man sie sogar brauchen. Aber Sie sollen sich nicht unter Druck fühlen. Wir schaffen es auch ohne Sie. Sogar Fannie wird es schaffen. Und so verflucht und irregeleitet und verloren für Christus, wie Sie nun mal sind, könnte es sein, dass Sie uns tatsächlich mehr brauchen als wir Sie. Also, entscheiden Sie sich. Ich gehe jetzt und lasse Sie nachdenken. Aber vergessen Sie nicht, dass der Versorgungslastwagen aus Deir ez-Zur jeden Augenblick hier sein kann.»

«Warten Sie.» Er fasste nach ihrem Handgelenk. Es fühlte sich an wie der Hals eines Schwans.

«Der Lastwagen. Wird er von Deir ez-Zur nach Damaskus zurückkehren?»

«Letztendlich ja, aber über eine andere Route. Er fährt über Palmyra, eine Oase etwa hundert Kilometer südlich von hier.»

Ein wenig widerstrebend gab er ihren Arm frei. Schwester Dominos Fleisch war genauso rein und damit für ihn genauso verboten, wie Suzy es immer gewesen war; nur deshalb konnte es ihn so schwindlig machen. «Hmm. Nun gut. Welches Datum ist heute? Irgendwas um den ersten Juni, nicht wahr? Ich sage Ihnen was. Wir schließen einen Pakt. Im Herbst muss ich nach Peru, um einen Mann zu treffen, wegen des Tabus. Aber bis dahin bleibe ich hier. Wie wäre das? Ich bleibe bis Ende September, vorausgesetzt, die Gesundheit meiner Großmutter spielt mit, und in diesen – wie viel sind es? – vier Monaten gebe ich mein Allerbestes, obgleich ich bezüglich Fannie nichts versprechen kann. Ich bleibe – aber nur unter bestimmten Bedingungen.»

Sie kniff die Augen zusammen, und ihre Haltung wurde starr. Die Wangen bliesen sich auf, bis sie an Spielzeug-Iglus für Eskimopuppen erinnerten. Sie glaubte, Switters würde darauf bestehen, Kardinal Thirys geheimes Dokument zu sehen. Er wusste, dass sie genau das glaubte, und darüber musste er lächeln. Wenn das verstaubte alte Papier wirklich die Schlange in ihrem Paradies sein sollte, dann würde sie sich ihm mit Sicherheit eines Tages von selbst offenbaren. Und wenn nicht, interessierte es ihn nicht die Bohne. Er hatte andere Bedürfnisse.

«Als Erstes möchte ich Verschleierte Schönheit kennen lernen.»

«*Mais oui.* Natürlich werden Sie sie kennen lernen, das versteht sich von selbst.»

«Und zweitens möchte ich, dass Schwester Pippi mir neue Stelzen baut. Und zwar welche, deren Fußstützen – das ist wichtig, also passen Sie gut auf –, deren Fußstützen sich genau fünf Zentimeter über dem Erdboden befinden.»

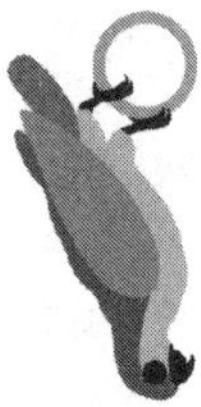

BOBBY CASE FAND es zum Totlachen. Zum Totlachen. Switters, die Geißel Iraks, der unerschrockene Widersacher der Gurkenfabrik, der Gedichte rezitierende Freigeist, der sogar im C.R.A.F.T.-Club Missfallen erregt hatte, Switters, der Schnüffelexperte der Schnüffler und einstige beherzte Verfechter der Rechte der Jugend auf Erotik, war zum Handlanger eines Klosters geworden, wo er die weltlichen Büroangelegenheiten für eine Schar von schnatternden, leicht überdrehten Nonnen erledigte! Zum Totlachen.

Als Bobby hörte, dass die Nonnen vor kurzem exkommuniziert worden waren, sich in einer privaten Oase in der Syrischen Wüste verkrochen hatten und einer Äbtissin folgten, die 1943 Modell für einen Akt von Matisse gesessen hatte, der jahrelang Maestras Wohnzimmerwand geschmückt hatte, musste er zugeben, dass die Situation ungewöhnlich war und gewissermaßen Stil hatte. Dennoch war sie ziemlich komisch. Bobby musste lachten, trotz der Tatsache, dass Switters jetzt nicht die Mission im Kosovo übernehmen konnte, die Audubon Poe ihm hatte anbieten wollen. Und bestimmt hätte er noch lauter gelacht, wenn er – wie die Kuckucke in den Weiden – aus der Vogelperspektive hätte beobachten können, wie Switters auf einem Paar winziger Stelzen durch die Klosteranlage hopste.

Die neuen Stelzen hatten nicht lange auf sich warten lassen und waren wie bestellt auch nicht besonders lang ausgefallen. Seine Fußsohlen – so glatt und rosig wie die eines Babys – wurden in einer kaum wahrnehmbaren Höhe von fünf Zentimetern, nicht mehr und nicht weniger, über dem Erdboden gehalten. Aus dieser bescheidenen Höhe suchte er Himmel und Erde ab und inspizierte das Allgemeine und das Besondere, als drehte er sich auf einer Achse, die das Rad aller Dinge antrieb. Welche kosmischen Einsichten konnte eine Fünf-Zentimeter-Perspektive vermitteln? Der einzige Vorteil, soweit er das beurteilen konnte – vielleicht weil er klobig stapfte, statt mystisch zu schweben –, lag darin, dass alles etwas weniger ernst erschien, wenn man es von einer ambulanten Warte aus sah. Das hätte natürlich genau der – springende – Punkt des Meisters sein können. Wie auch der von Heute ist Morgen. Ein ähnlicher Gedanke war ihm schon in seinem Invacare 9000 gekommen. Jedenfalls sah er nicht gerade erleuchtet aus, wenn er so plump und steifbeinig die schattigen Pfade der Oase entlangstelzte. Er bewegte sich ungefähr so, wie sich ein Möbelstück bewegen würde. Oder wie eine Gespenstheuschrecke, die einen Zweig entlangmarschiert.

Nicht dass er langsam gewesen wäre. Nach acht bis zehn Tagen Praxis hätte Switters bei einem Wettlauf auf Stelzen jede Nonne geschlagen. Zudem waren seine Manöver gänzlich frei von der Anstrengung, Vorsicht und selbstmitleidtriefenden Unbeholfenheit, die man bei körperlich behinderten Menschen gelegentlich beobachten kann. Im Gegenteil, er stakste mit überschwänglicher Leidenschaft, so froh war er, dem Rollstuhl und seinen Assoziationen von Kranksein entronnen zu sein. Dennoch entbehrte es nicht einer gewissen Komik. Er erinnerte an eine Krähe, die über einen Gullydeckel stakst, oder einen kleinen Jungen, der die hochhackigen Pumps seiner Mutter ausprobiert. (Domino fragte sich tatsächlich, warum er nicht einfach Holzschuhe trug, worauf er erklärte, sein Überleben hinge davon ab, dass sich zwischen seinen Füßen und der Erde eine gewisse Distanz befand, nichts als Luft – die bekannte Mischung aus Sauerstoff, Stickstoff, Argon sowie Spuren von Helium, Wasserstoff, Ozon, Krypton, Xenon, Neon, Kohlenmonoxid und Methan.) Die Schwestern beobachteten ihn mit Vergnügen, ohne dass es ihnen je langweilig wurde. Bobby blieb dieser Anblick wohl oder übel verwehrt, doch fand er, wie gesagt, die ganze Angelegenheit in Syrien ziemlich komisch, auch den Fall Fannie, nachdem er eingeweiht worden war. Seine Belustigung hielt ihn jedoch nicht davon ab, Switters einen aufrichtigen und wohl begründeten Rat anzubieten. Die entsprechende E-Mail lautete folgendermaßen:

Ob du Manns genug bist, es zuzugeben, oder nicht, Alter, die Unschuld zieht dich an wie Erdbeeren den Schimmel. Doch die Tatsache, dass die kleine Rosenkranzhüterin rein technisch gesehen noch Jungfrau ist, bedeutet keineswegs, dass sie auch sonst rein ist. Von dem, was du mir erzählst, ist Fannie weniger unschuldig als ein stinknormales Dienstmädchen aus Patpong, trotz intakter Jungfernschaft und einer Million verdammter Gegrüßet-seist-du-Maria. Das heißt gar nichts, es sei denn, man will, dass es was heißt. Jedenfalls würde ich meine Pflichten vernachlässigen, wenn ich dich nicht darauf hinwiese.

Ich habe den Eindruck, dass diejenige, die es dir angetan hat, die Ältere ist (als ob nicht schon Fannie nach deinen und meinen üblichen Maßstäben als Methusalems älteste Tochter durchgehen könnte), und ich muss sagen, dass ich das einerseits bewegend, andererseits aber auch problematisch finde. Es erinnert mich an meine Kindheit, als meine nette Tante aus Hondo mir immer Plätzchen gebacken hat, die allerdings nach Form und Farbe Ähnlichkeit mit Marienkäfern hatten. Mit anderen Worten, ich traute mich die Dinger nur zu futtern, wenn ich mich in den Keller oder hinter die Garage hockte. Na ja, vielleicht ist das ein unglücklicher Vergleich. Aber hör auf Case, hier spricht dein Kapitän: Wenn du dich wirklich in die Ältere verguckt hast, die, deren Name mich unweigerlich an Antoine erinnert, besser bekannt als Fats, dessen Version von «Blueberry Hill» so verdammt cool und endgültig war, dass in fast fünfzig Jahren kaum ein anderer Sänger den Mumm hatte, sie zu covern, dann solltest du Fannie nicht anrühren, egal, wie schmackhaft Domino dir die Sache machen will, indem sie die ganze Geschichte absegnet. Denn wenn du es erst mit Fannie getrieben hast, wird jede Chance für eine Romanze mit Domino dahin sein, aus dem Fenster entwischt

wie eine Taube, die gerade gesehen hat, dass der Grill angeschmissen wurde.
Objektiv gesehen fährst du möglicherweise besser mit der Älteren (sechsundvierzig? Machst du Witze? Lieber Himmel!), schon aus dem Grund, dass es höchstwahrscheinlich nicht zu KOMPLIKATIONEN führen würde, die deine Pläne bezüglich der Urwaldrazzia im nächsten Oktober durchkreuzen könnten.

Wie reagierte Switters auf Bobbys Rat? Nun, er sagte sich: *Ich würde Marienkäfer am helllichten Tag essen, mitten auf dem Marktplatz von Hondo oder Dallas oder jedem anderen heiligen Ort der Welt, sogar auf dem besten Tribünenplatz beim Football-Finale zwischen Oklahoma und Texas, und jeder stiernackige, hinterwäldlerische Kotzbrocken, jeder Hooligan, der mit einem dämlichen Grinsen in der Fresse ankäme und mich deswegen anmachen wollte, würde sein blaues* ... Doch dann fiel ihm plötzlich das Album mit den Broadway-Melodien ein, das er so sorgfältig im Geheimfach seines Krokodillederkoffers versteckt hatte, und seine prahlerische Überheblichkeit verdampfte in einem Schwall heißer Scham.

An diesem Abend stellte er den Computer im Refektorium auf und spielte die CD während des ganzen Abendessens. Es dämpfte sein heimliches Schuldgefühl nur unwesentlich: Immerhin waren sie französische Nonnen mittleren Alters, keine Gang von testosterongeschüttelten Halbstarken, und davon abgesehen genossen sie das Konzert vom ersten bis zum letzten Track, wenngleich Mustang Sally beim Kaffee anmerkte, ihr sei Rock 'n' Roll lieber.

Nachdem der letzte romantische Ton verklungen war, nahm er Fannie an ihrer kleinen schwieligen Hand, führte sie in sein Zimmer, zog sie aus und legte sich mit ihr vor den konjunktionalen Güterzug.

Warum?

Weil «Stranger in Paradise» von *Kismet* ihn immer so ... libidinös machte.

Weil er nicht wahrhaben wollte, dass Schwester Domino es ihm tatsächlich «angetan» hatte.

Weil er nicht zu der Sorte Männer gehörte, die sich durch vernünftige Ratschläge von etwas abhalten lassen.

Weil er Switters war.

Nachdem er am nächsten Morgen das Frühstück verschlafen hatte, kam er gähnend und muffelnd in das Büro, das sie im Hauptgebäude für ihn eingerichtet hatten, wo er eine auf seinen Bildschirm geklebte Nachricht vorfand. Sie zitierte ihn zu einer sofortigen Konferenz mit Verschleierte Schönheit.

Er war der Äbtissin bereits vor mehr als zwei Wochen vorgestellt worden, als Domino ihn zu ihrem Quartier gebracht hatte. Danach hatte er nur hin und wieder einen flüchtigen Blick auf sie erhascht. Dieses erste Treffen jedoch war durchaus bemerkenswert gewesen.

Ihr Quartier war klein, höchstens doppelt so groß wie sein eigenes Zimmer, und sparsam, aber kostbar eingerichtet. Genauer gesagt, es enthielt nur einen winzigen Tisch, einen Bambusstuhl, ein Sofa, eine Kommode und in der Ecke einen Schrein, der von Kerzenhaltern aus Holz umgeben war. Doch die Teppiche zu ihren Füßen waren herrlich weich, und die bunt gemusterten Kissen auf dem Sofa (das ihr offensichtlich auch als Bett diente) hätten aus einem orientalischen Harem geklaut sein können, so wie Matisse ihn sich vorgestellt (oder in Marokko tatsächlich besucht) hatte. Und die mit Troddeln verzierten Vorhänge vor den Fenstern und Türen waren aus so schwerem Brokat, dass sie den Höcker des stärksten Kamels verbogen und den Krallen der wildesten Hauskatze widerstanden hätten. Verschleierte Schönheit hatte mit dem Rücken zu ihm an einem der Fenster gestanden und durch einen schmalen Schlitz zwischen den Vorhängen gespäht. Die Kerzen flackerten, und aus dem Räucherwerk kräuselte sich eine Duftwolke empor, die jedes einzelne Molekül im Raum mit ihrem schweren Parfum umhüllte.

Als sich die hohe, aufrechte Gestalt langsam umdrehte, um

ihn anzusehen, entdeckte er, dass sie verschleiert war. Er hatte das Gefühl, von einer beduinischen Stammesmutter empfangen zu werden (falls es so etwas gegeben hätte) oder von der Frau eines unbedeutenden Paschas (falls sie ihn hätte empfangen dürfen). Trotz des Kruzifixes, das über dem Schrein hing, und einer Gipsmadonna in dessen Innerem wirkte die Atmosphäre im Raum zweifellos eher levantinisch als katholisch. Ein paar Zeilen aus Baudelaires «L'Invitation au Voyage», dem ersten Gedicht, mit dem Switters sich in Berkeley herumgeschlagen hatte, schwirrten ihm durch den Kopf: «In dieser amberduftenden Stille» oder «Mauern, behängt mit östlicher Pracht». Und während er noch darauf wartete, ihr vorgestellt zu werden, platzte er spontan mit dem Refrain dieses Gedichts heraus, obendrein auf Französisch: *«Là, tout n'est qu'ordre et beauté / Luxe, calme et volupté.»*

Domino und Verschleierte Schönheit wechselten einen Blick. Beider Augen schienen zu lächeln. Die Äbtissin bat Switters mit ausdrucksloser kindlicher Stimme, neben ihr auf dem Sofa Platz zu nehmen, während Domino sich um den Tee kümmerte. Dann verwickelte sie ihn ohne lange Umschweife und nach wie vor verschleiert in eine Diskussion über *beauté*. Er erzählte ihr, dass in Amerika irgendwann Ende der achtziger Jahre sozialpolitische Schwachköpfe die Schönheit gemetzelt und den Hunden zum Fraß vorgeworfen hatten, aus Gründen, die vom Mangel an praktischen sozialen Anwendungsmöglichkeiten bis zu der Überlegung reichten, sie sei denen gegenüber, die im Vergleich zu normalen Schönheitsmaßstäben als hässlich gelten mussten, irgendwie unfair.

Dann fragte die Äbtissin, ob Schönheit nicht tatsächlich nutzlos sei, worauf er *«Mais oui!»* rief und fortfuhr, das sei ja gerade der Sinn der Schönheit: sinnlos zu sein. Ihr Nutzen für die Gesellschaft liege tatsächlich in ihrer Nutzlosigkeit, ihre mangelnde Funktion sei genau das, was ihr die Macht verleihe, uns aus unseren jeweiligen Umständen herauszuholen, insbesondere gesellschaftlichen und finanziellen Umständen, und uns Erfahrungen zu vermitteln, die uns in keinem anderen Bereich unseres Lebens zur Verfügung stünden, nicht mal im spirituellen. Er stellte die Heuchler, die Schönheit aus Kunst, Architektur, Mode und Sprache verbannen wollen, um uns von jeglichen trivialen und kostspieligen Ablenkungen zu befreien, mit jenen Wissenschaftlern gleich, die vorgeschlagen haben, den Mond zu sprengen, um uns – psychologisch und kommerziell – vom Einfluss der Gezeiten zu erlösen.

Die Äbtissin pflichtete ihm bei, dass eine Welt *sans lune* in der Tat eine ärmere Welt wäre. Insbesondere in der Wüste war der Mondschein wie ein magischer Zuckerguss, unter dem der verbrannte, harte Tortenboden der Erde verschwand, aber sicher hatten auch die Kritiker Recht, wenn sie darauf hinwiesen, dass Ideen und Ideale von körperlicher Schönheit unscheinbare Mitmenschen schlimmstenfalls unterdrückten und ihnen bestenfalls das Gefühl vermittelten, nicht zu genügen. Zugleich flößten sie denen, die ohne eigenes Zutun mit äußerlichen Vorzügen ausgestattet waren, ein falsches Gefühl von Überheblichkeit ein. «Yeah», platzte Switters auf Englisch heraus, «und warum auch nicht?» Dann vertrat er in seinem stockenden Französisch die Ansicht, dass beide Standpunkte gleichermaßen egozentrisch und daher gleichermaßen albern seien. Im Übrigen würde er, wenn er vor der heiklen Wahl stünde, sich auf die Seite der selbstzufriedenen Schönen oder des selbstzweiflerischen Durchschnitts zu schlagen, stets Erstere vorziehen. Schönheit könne nämlich Selbstgefälligkeit transzendieren, während Selbstmitleid das Hässliche nur noch schlimmer mache. Er räume jedoch ein, dass die Plastikkrone falschen Glanzes für ihre Träger ebenso schwer wiegen könne wie der aus Stallmist gewundene Siegerkranz für den Mann von der Straße. Der Unterschied sei häufig nur eine Frage der jeweils herrschenden Mode, nicht objektive, allgemein gültige Maßstäbe der Ästhetik.

Während dieses Geplänkels, das fast eine halbe Stunde andauerte, hörte Domino schweigend, aber aufmerksam zu. Sie beschäftigte sich damit, Tee nachzuschenken, und reagierte nur zweimal auf eine seiner Äußerungen. Einmal, als er auf die Gipsmadonna deutete und darüber nachsann, warum wohl diejenigen, denen die Jungfrau Maria angeblich in Fatima und Lourdes erschienen war (einfache junge Mädchen in beiden Fällen), sich bemüßigt gefühlt haben mochten, so viel Wert auf ihre äußerliche Schönheit zu legen. Sie hatten sie mit Filmstars oder aufgeputzten Königinnen verglichen, dabei war sie historisch höchstwahrscheinlich ein ganz normales junges Ding aus irgendeinem staubigen *Schtetl* in der Provinz gewesen. Sowohl Domino als auch ihre Tante waren bei dieser Frage ein wenig zusammengefahren und hatten sich bedeutungsvoll zugezwinkert. Dann hatte die Äbtissin eingewandt, dass die Mädchen damals natürlich nur über einen beschränkten Bezugsrahmen verfügt hatten, um die heilige Aura Marias zu beschreiben.

Ein anderes Mal hatte Domino sich vorgebeugt, um seine Teetasse nachzufüllen, und ihr kastanienbraunes Haar war ihr übers Gesicht gefallen. Die lässige Anmut, mit der sie es zurückgestrichen hatte, bewog Switters zu der Äußerung, dass eine Geste wie diese ein unbewusst choreographierter Akt von unbeschreiblicher Schönheit sei und letztlich von höherem Wert für die menschliche Rasse als, sagen wir, die sechzig neuen Arbeitsplätze, die durch die Eröffnung einer neuen Wal-Mart-Filiale in einer schäbigen Vorstadtgegend geschaffen wurden. Als sie sich wieder aufrichtete, hatte Domino ihm ins Ohr geflüstert: «Sie haben wirklich einen mordsmäßigen Knall.»

Verschleierte Schönheit hingegen hatte gekichert und Switters mit Matisse verglichen. Henri, so gestand sie, hatte die Form des weiblichen Körpers dermaßen mit Schönheit gleichgesetzt, dass sie für ihn zum Inbegriff von Liebe, Wahrheit und Mildtätigkeit geworden war, ein Garten sinnlicher Lüste und eine direkte Verbindung (mehr noch als das Gebet) zu Gott. «Es ist sehr schmeichelhaft, so bewundert zu werden, nehme ich an, aber man bürdet den Frauen damit auch eine schreckliche Last auf.» Sie kicherte erneut. «Henri war ein alter Spinner, und wenn Sie nicht aufpassen, werden Sie noch genauso enden.» Sie lachte. «Aber Domino hatte Recht. Sie sind ein *interessanter Spinner.*»

Nun, da das Thema Matisse endlich zur Sprache gekommen war, wollte Switters die Äbtissin nach den Umständen fragen, die bei der Entstehung des «Blauen Akts, 1943» ausschlaggebend gewesen waren. Doch bevor er den Übergang herstellen konnte, war seine Gastgeberin bereits aufgestanden. Offenbar war die Audienz beendet. Switters stand ebenfalls auf und wandte sich ihr zu. Sie wäre nur ein paar Zentimeter kleiner als er gewesen, hätte er nicht wieder auf seinen Stelzen gestanden. Er ertappte sich dabei, wie er einen Blick auf ihre Füße warf, um zu sehen, ob sie Schuhe mit Plateauabsätzen trug. Nein. Als er den Blick von ihren Sandalen hob, sah er zu seinem Entzücken, dass sie dabei war, ihren Schleier zu lösen. Er hatte geglaubt, auf alles gefasst zu sein, aber da hatte er sich getäuscht.

Als der Schleier fiel, entpuppte sich das Gesicht der Siebzigjährigen als fast genauso rund wie das ihrer Nichte, doch ohne das geringste Anzeichen eines Doppelkinns. Sie hatte große, elegante Ohren, volle, sinnliche Lippen mit unverblümt ungeduldigen Mundwinkeln und eine längere, knochigere Nase als Domino, die jedoch keineswegs weniger perfekt geformt war. Die Augen hatten dieselbe verwirrende Mischung von Grau, Grün und Braun. Doch die von Domino forderten Vergleiche mit, nun … diamantbestäubtem Napalm, gedopten Glühwürmchen oder einem Gespritzten mit Jalapeño und Ginseng heraus, und die ihrer Tante wirkten jetzt, da der Schleier sie nicht länger vom Rest des Gesichts abtrennte, eher blass und von wächserner Transparenz, ungefähr so, wie wenn Achatschlacke zu farbloser Asche erkaltet. Im Gegensatz zu ihrem dichten, elefantengrauen Haar war ihr Teint rosig und jugendlich, ja, so glatt, dass man die Haut als ihr eindrucksvollstes Attribut hätte bezeichnen können – wäre da nicht dieses Ding gewesen.

Dieses Ding – diese andere Sache, die jeden Ausruf der Bewunderung («Mein Gott, sie muss in ihrer Jugend atemberaubend gewesen sein!») schon im Keim erstickte – war eine Warze. Auf der Nase. Nahe der Nasenspitze. Und nicht etwa eine stinknormale Warze. Die Äbtissin besaß ein einzigartiges Exemplar, die Warze aller Warzen, den zerkratzten Edelstein in der Krone des Warzenreichs, die böse Hexe, die falsche Kaiserin, die tragische Diva der Warzenwelt.

Das Ding war etwa so groß wie ein Pfennigstück und rötlich braun gefärbt. Seine Struktur wirkte schwammig, die Konturen waren unregelmäßig und erinnerten am ehesten an ein Stück Hamburger oder einen Krümel rosiges Hackfleisch, der aus einem Taco geflutscht war. Selbst wenn sie reglos dastand, schien die Warze zu beben wie das winzige Herz einer Spitzmaus. Obendrein strahlte sie wie ein Pilz, der auf einem Stück reinen Uran dic Kernspaltung probt. Flaumig und klumpig zugleich, eine zerquetschte Himbeere, eine Prise trockener Schnupftabak, ein Mooskissen, auf dem ein verletztes Rotkehlchen verblutet war, oder das dicke Ende eines explodierten Knallfroschs. Und während sie das Licht der Kerzen auf sich zog, schien sie vor seinen Augen zu wachsen.

Das wirklich erstaunliche Merkmal der Wucherung war jedoch weder Größe noch Farbe, weder Rand noch Gewebe, sondern die nicht sofort erkennbare Tatsache, dass sie aus zwei Teilen bestand: Eine zweite, kleinere Warze saß auf der ersten, Huckepack sozusagen, wie ein Bleistiftradierer mit Höcker oder wie eine winzige Schaumstoffpagode.

Switters wusste nicht, was er sagen sollte. So erging es fast allen Leuten. Und deshalb, so erzählte ihm Domino später, hatte ihre Tante schließlich den Schleier genommen, und deshalb war es jetzt auch die Tante selbst, die das Schweigen schließlich brach. «Es ist ein Geschenk Gottes», erläuterte sie ihm.

«Sind Sie sicher?», fragte Switters.

«Ganz sicher. Mein Onkel, Kardinal Thiry, ließ mir keine Ruhe, weil ich so aufreizend war. Wohin ich auch kam, überall starrten mich die Männer an, sogar Geistliche, und machten ihre Bemerkungen. Selbst Novizinnen, andere Nonnen warfen ein lüsternes Auge auf mich. Meine Schönheit war eine Belästigung für die anderen und eine Belastung für mich selbst. Ich rasierte mir den Schädel und trug nur noch weite Gewänder, aber das machte kaum einen Unterschied. Und so fing ich an, zum Allmächtigen zu beten. Wenn er wirklich wollte, dass ich für ihn tätig wurde, sollte er mir einen Makel gewähren, irgendeine körperliche Behinderung, die so abstoßend wäre, dass sich andere Menschen allein durch mein Wirken und nicht durch mein Äußeres beeinflussen ließen. Ich betete und betete, häufig ganz allein in der algerischen Wüste, und – *voilà!* – eines Morgens wachte ich auf mit einem wabenartig gemusterten Fleck auf der Nase. Je mehr ich betete – ich war das Gegenteil von Lady Macbeth –, umso auffälliger wurde der Fleck, aber ich hörte nicht auf, und in meiner unbedachten Gier ging ich dann ganz offensichtlich zu weit. Meine Warze produzierte einen Warzenableger. Man muss sehr darauf aufpassen, worum man betet. In meinem Alter frage ich mich nun also, ob Gott mich je dazu bestimmt hatte, Modell zu sitzen. Er hat mir das Geschenk der Schönheit in die Wiege gelegt – das Ihrer Meinung nach die Welt zu einem besseren Ort macht –, und ich habe es abgelehnt und es gegen ein anderes Geschenk eingetauscht, diesen organischen Fleck, der effektiver ist als jede künstliche Maske. Heutzutage verstecke ich die eine unter einer anderen Maske und bilde mir ein, Gott im Wind lachen zu hören.»

«Es gibt immer noch die kosmetische Chirurgie», schlug Switters aufmunternd vor.

Sie schüttelte den Kopf. Die Warze wackelte wie ein Klümpchen haariger Gelatine mit. «Ich habe schon ein himmlisches Geschenk abgelehnt, das wird mir nicht noch einmal passieren.»

Nachdem sie sich von ihr verabschiedet hatten, sagte Domino: «Armes Tantchen. Aber da sehen Sie, Mr. Switters, was Gebete vermögen.» Seit Tagen hatte Domino ihm in den Ohren gelegen, er solle mit ihr beten, damit er vom Fluch des Schamanen erlöst werde.

«Genau. Wenn dieser Fluch aufgehoben wird, könnte es noch schlimmer kommen.»

«Oh, aber Ihre Behinderung ist kein Geschenk Gottes. Sie ist das Werk des Teufels.»

Er grinste. «Da wäre ich mir nicht so sicher», sagte er und änderte seine Gangart auf den Stelzen, damit sie Schritt halten konnte. Aus weiter Ferne glaubte er das Rascheln übersinnlicher Blätter zu hören.

All das hatte sich vor zwei Wochen abgespielt. Jetzt klopfte er an die Tür, um die zweite Audienz bei der doppelt verschleierten Schönheit einzuhalten. Doch nach seinem Techtelmechtel mit Fannie fand sie unter völlig anderen Vorzeichen statt.

Switters war ebenso erleichtert, Verschleierte Schönheit allein anzutreffen, wie dass sie einen Schleier trug (denn die Warze erschien ihm einfach nur krank) und der Raum wiederum mit Schwaden von Räucherwerk erfüllt war. Er war nämlich zu spät aufgewacht, um ein Bad nehmen zu können, und Amors aufdringlicher Fischgestank klebte an ihm wie ein Beinkleid aus Muschelhaut. Kaum war er von seinen Stelzen auf das Sofa gehüpft, fegte allerdings auch Domino herein, mit blitzenden hellen Augen und rosigen Wangen. Dann standen Nichte und Tante in ihren langen Baumwollgewändern vor ihm – offenbar gab es heute keinen Tee. Er setzte sein albernstes Grinsen auf, obwohl er spürte, dass die Wattleistung zu wünschen übrig ließ.

«Was ist letzte Nacht passiert?», fragte die Äbtissin unvermittelt.

«Letzte Nacht? Passiert?» Wäre Unschuld Klopapier gewesen, hätte Godzilla sich den Arsch mit Switters' Grinsen abwischen können. «Ja, also, ich habe mir die Freiheit erlaubt, ein wenig Musik zum Abendessen beizusteuern. Ich hoffe, es hat niemanden bei der Verdauung gestört oder –»

«Mit Fannie.»

«Oh? Mit Fannie?» Er zuckte die Achseln. «Das Übliche.»

Domino verdrehte die Augen, eine wunderschöne, halb komische Geste, die weder Matisse noch sein Rivale Picasso, weder Modigliani noch Andrew Wyeth je eingefangen hatten. «Üblich für Sie vielleicht. Wie war es für Fannie?»

Switters sah sich im Zimmer um, als suchte er nach Beistand oder Inspiration. Stumm und reglos, wie diese Schickse nun mal war, bot Maria in ihrem Schrein weder das eine noch das andere an. «Warum fragen Sie nicht Fannie?», sagte er am Ende ein ganz klein wenig trotzig. Was sollte das alles?

«Das können wir nicht», antwortete Domino, nachdem sie der Äbtissin seine Bemerkung übersetzt hatte. «Sie ist weg.»

«Weg? Was soll das heißen?»

«Ein syrisches Landvermessungsteam kam heute in aller Frühe hier vorbei. Wären Sie zu einer gottesfürchtigen Zeit aufgestanden, hätten Sie es vielleicht bemerkt. Wir hatten schon Angst, die Männer seien auf der Suche nach Ihnen, aber sie wollten bloß ihre Wasservorräte auffüllen. Als sie weiterfuhren, war Fannie dabei.»

Er machte ein finsteres Gesicht. «Freiwillig?»

«Scheint so. Sie hat ihre Sachen mitgenommen.»

«Und keine Nachricht hinterlassen?»

«Rien», sagte Verschleierte Schönheit.

«Nun brat mir doch einer einen Storch», sagte Switters.

Die nächste halbe Stunde gehörte zu den unangenehmsten seines Lebens. Sie erweckte in ihm Sehnsucht nach den Minenfeldern entlang der iranisch-irakischen Grenze. So diskret wie möglich angesichts der Aktivitäten der vergangenen Nacht, hin und wieder sogar poetisch, wenn Umstände und Elan es erlaubten, versuchte er den Frauen aus seiner Warte einen Überblick darüber zu verschaffen, wie es für Schwester Fannie gewesen war.

Er hätte erwartet, dass Fannie kratzen, beißen und schreien würde, dass sie einer von jenen Schlafzimmervamps war, denen Eros mit seinen Krallen unweigerlich die zivilisierte Fassade herunterriss. Zu seiner Überraschung blieb sie still wie ein schlafender Vulkan, und kein Verschieben der Platten seitens seiner geübten Hüften vermochten eine messbare Eruption herbeizuführen. Beim ersten Mal verzog sie das Gesicht und wimmerte ein bisschen, denn so behutsam er auch war, er hatte ihr wehgetan. Beim zweiten Mal war sie entspannter, und beim dritten Mal, im frühen Morgengrauen, hatte sie tatsächlich ein paar Mal lustvoll geseufzt. Die meiste Zeit aber hatte sie ruhig, interessiert, neugierig und fast eifrig mitgemacht – beflissen, aber alles andere als überschwänglich.

Und jetzt hatte sie also ihre Zelte abgebrochen und ihn mit der Frage zurückgelassen, ob der Verlust ihrer Jungfräulichkeit mit vierunddreißig Jahren etwa eine Antiklimax gewesen war, eine Riesenenttäuschung. Hatte sie sich, in der Annahme, es sei seine Schuld (was leider durchaus stimmen könnte), und angespornt von ihrem Asmodeus auf die Suche nach einem oder mehreren Männern begeben, die ihre lange unterdrückten Erwartungen besser erfüllen würden? Er konnte sich aber auch in ein vorteilhafteres Licht setzen: Immerhin war es möglich, dass es eine so überwältigende und beglückende Erfahrung gewesen war, dass sie einfach keinen Ton herausbekommen und sich nicht gerührt hatte, aus lauter Ehrfurcht. Und dann war sie losgezogen, um sich neue Partner zu suchen und Vergleiche anzustellen. (Irgendwie erschien ihm das weniger plausibel.) Andererseits war es auch denkbar, dass die Erfahrung – ob gut, schlecht oder mittelmäßig – sie unter einer unerwarteten Lawine von konditioniertem katholischem Müll begraben hatte, worauf sie vor lauter Gewissensbissen nach Irland geflohen war, um dort als Laienschwester in einem orthodoxen Nonnenkloster Unterschlupf zu suchen.

«Je ne comprends pas.» Er zuckte die Achseln. «Das begreife ich nicht.» Er begriff es wirklich nicht, und es sollte sei-

nem männlichen Selbstverständnis noch monatelang zusetzen, denn Fannie kam weder zurück, noch ließ sie ein Wort von sich hören.

Nachdem er seinen Bericht über die nächtlichen Vorkommnisse, unter denen die schmale Pritsche um ein Haar zusammengebrochen wäre, abgeschlossen hatte, seufzte Domino seltsamerweise, lächelte mitfühlend und sagte, dass dieser Exodus für Fannie wahrscheinlich das Beste sei. Hauptsache, sie kam nicht zu Schaden. Verschleierte Schönheit hingegen verlor kein weiteres Wort über das Thema, sondern erkundigte sich stattdessen, ob es Switters etwas ausmachen würde, ihr beizubringen, wie man mit einem Computer umgeht.

Morgen früh geht's los, mailte er an Bobby Case, *dann sitzt Matisse' Blauer Akt an dieser Tastatur hier neben mir.*

Na bestens, antwortete Bobby, *demnächst wirst du noch mit «Whistlers Mutter» Socken stricken.*

Vermutlich hast du Recht: Ich fange tatsächlich an, ältere Frauen zu schätzen, mit denen ich nicht verwandt bin. Aber du brauchst Whistler's Mutter nicht in Anführungszeichen zu setzen. Der richtige Titel des Gemäldes, das du meinst, heißt: «Arrangement in Grau und Schwarz».

Vielen Dank für die Korrektur. Du bist ein wahrer Freund. Ich hätte mich bei einer Menge grandioser Soireen zu Tode blamieren können.

«Ich wünschte, es müsste nicht sein», erklärte Switters seiner Schülerin, «aber wenn ich Ende September abreise, muss ich meinen kleinen Vampir leider mitnehmen.»

Verschleierte Schönheit sagte, das sei ihr selbstverständlich klar, sie habe allerdings Grund zu der Annahme, dass Gott die Pachomianerinnen eines schönen Tages mit einem eigenen Computer ausstatten werde.

Genau, dachte Switters. *Gott alias Sol Glissant.* Laut erklärte er, dass es nicht ganz dasselbe wäre, denn die Schwestern würden einen Server brauchen, einen mit Satelliten-Verbindung, denn es gab keine Telefonleitungen in der Oase, und sollten sie einen kriegen, müssten sie erstens mit Einrichtungs- und zweitens mit monatlichen Grundgebühren rechnen. Als die alte Äbtissin fragte, wer sein Server sei, antwortete er zu ihrer Überraschung: «Die CIA.» Sie hatte geglaubt, dass er seine Verbindungen zu dieser Organisation gekappt hatte. Er erwiderte, offiziell ja, doch er habe immer noch Freunde in Langley, kluge Engel, die dafür sorgten, dass er online blieb.

«Alle Recherchen, die Sie unternehmen werden – und die Langley-Suchmaschine ist die beste, die es gibt –, werden von der CIA bezahlt. Nein, nein, das ist kein Problem. Selbst wenn sie nicht gerade Diktatoren schmiert oder rechtsradikale Umstürze finanziert, hat die Firma so viel Geld unter der Matratze gebunkert, dass sie nachts vor lauter Höckern nicht schlafen kann. Die CIA offenbart ihre Konten nicht dem Kongress, wie es ausdrücklich von unserer Verfassung verlangt wird. Mit anderen Worten, sie ist von vorneherein ein illegaler Arm der Regierung. Sollten wir also jemanden beklauen, dann beklauen wir Verbrecher.»

«Ich bin nicht sicher, dass das tugendhafter ist.»

«Das vielleicht nicht, aber es macht sicher mehr Spaß.» Domino, die vorbeigeschaut hatte, um zu sehen, wie die Lektion verlief und ob Switters' Französisch der Aufgabe gewachsen war, musste lachen. Er grinste zurück und dachte nicht daran, eine von beiden darüber aufzuklären, dass Langley ihm höchstwahrscheinlich nur deswegen erlaubte, online zu bleiben, damit es ein Auge auf seine Aktivitäten haben konnte – zumindest diejenigen, denen er eine elektronische Stimme gab.

Als Nächstes warnte er Verschleierte Schönheit, dass der Computer ihre christliche Geduld auf eine harte Probe stellen würde. Zwar war die Maschine als Möglichkeit konzipiert worden, Zeit zu sparen, häufig aber verschlang sie viel mehr Zeit als ein Telefongespräch oder der Weg in die nächste Bibliothek. «Manche Websites, die Sie aufsuchen wollen, werden so stark frequentiert, dass Sie Schlange stehen müssen wie ein Chihuahua vor dem letzten Knochen auf der Welt. Eigentlich ist nichts wirklich falsch am Internet, es gibt nur viel zu viele Leute, die es nutzen. Zu viele Leute auf der Autobahn, die Energie verbrauchen, Parks und Bäume, Strände, Kühe, Abwasserkanäle und Flugzeuge benutzen und sich alles zu Eigen machen, bis auf guten Geschmack und Verhütungsmittel, wobei die letzten beiden auf dasselbe hinauslaufen, schätze ich. Haben Sie schon mal einen Blick auf die Eltern der amerikanischen Siebenlinge geworfen und dabei an die geometrische Progression gedacht? Ist Ihnen nicht ein Schauer des Entsetzens über den Rücken gelaufen? Weil der geschmacklose Reagenzglas-Wurf dieses einen Paares die Erbmasse der ganzen Menschheit schädigen könnte?»

Keine der beiden Französinnen hatte von dem «kleinen Wunder in Iowa» gehört, doch wie er wohl wusste, waren Überbevölkerung und ihre mannigfachen schädlichen Auswirkungen auch ihr Thema; daher stieß sein Wortschwall auf eine positive Resonanz. Er irrte allerdings in seiner Vermutung, dass das Surfen von Verschleierte Schönheit im Internet auf Websites beschränkt sein würde, die entweder direkt mit Familienplanung zu tun hatten oder Foren betrieben für diejenigen, die sich damit beschäftigten. Zwar rief sie hin und wieder mit seiner Hilfe solche Sites auf, doch im Wesentlichen konzentrierten sich die Ermittlungen der pachomianischen Äbtissin auf ein ganz anderes Thema. Zufällig war es eins, dem Switters im vergangenen Jahr bereits einige Aufmerksamkeit gewidmet hatte.

Juni. Juli. August. September. Sommer in der nördlichen Hemisphäre – die selbstverständlich und übrigens auch ausdrücklich die Syrische Wüste einschloss. Die Sonne war rot wie der Hintern eines Pavians. Unbarmherzig ging sie Morgen für Morgen auf und bot wie ein mutwilliger Vertreter dieser Spezies, der eine Leiter hinaufklettert, den Untenstehenden einen ziemlich vulgären Anblick.

Außerhalb der Klosteranlage glich die Luft – von Hitze gezackt, vom Wind gepeitscht und sirrend im aufgewirbelten Sand – einem Bündel Eisensägen. Im Innern der Mauern machten viele schattige Plätzchen das Leben erträglich, obwohl es auch hier alles andere als kühl war. Hin und wieder fuhren die Bäume im Obstgarten zusammen, als wollten sie die Hitze abschütteln, oder neigten sich unmerklich der Erde zu, als verlangten sie danach, sich in ihren eigenen Schatten zu legen. Dann versank alles wieder in Reglosigkeit, bis hartnäckig und verstockt die nächste infernalische Brise aus der großen Ofentür drang. Es war ein Ofen, der sich nur auf Knäckebrot verstand; mit fröhlich gärendem Hefeteig konnte er nichts anfangen.

Das Leben im Innern der Oase verlief gemächlich, und der Sommer schleppte sich im Schneckentempo dahin, sogar für Switters, der glaubte, dass die Zeit im Großen und Ganzen immer schneller vergeht. Wenn er nicht auf der von Fannie ruinierten Pritsche schlief, einen Abschnitt aus *Finnegans Wake* studierte oder sich seiner unregelmäßigen Korrespondenz mit Bobby oder Maestra widmete, pflegte er einen vielfältigen, ungewöhnlichen und größtenteils lockeren Umgang mit den acht rechtgläubigen Parias, die mit ihm den Außenposten hielten.

Sein Umgang mit den meisten der Exnonnen beschränkte sich auf ein Minimum. Zur Essenszeit nahm er zwischen ihnen Platz, wenn sie an den beiden rustikalen Holztischen ihre einfachen Mahlzeiten einnahmen. Zuerst beschwerte er sich, dass die «italienischen Nächte» viel zu selten und in viel zu großen Abständen stattfanden, dann schlug er einen «musikalischen Abend» vor, der dreimal pro Woche über die Bühne gehen sollte. So schleppte er jetzt dienstags, donnerstags und samstags (der Sonntag war ein Fastentag, an dem Switters nichts anderes übrig blieb, als in den Garten zu schleichen und die Gurken direkt vom Strauch zu stibitzen) seine Anlage in den Speisesaal und spielte zum Abendessen eine CD aus seiner limitierten Kollektion. Es versteht sich von selbst, dass bei diesen Gesellschaften der Wein in Strömen fließen sollte («Nach uns die Sintflut!», rief er oder «Haut auf die Pauke!»), letztlich konnte er aber nur durchsetzen, dass es fortan jeden Samstag Wein gab. Dieser Abend wurde zur «Blues Night» erklärt, denn die beiden Big-Mama-Thornton-Scheiben gefielen den Schwestern sehr. Donnerstags setzte er ihnen die Mekons vor (lauwarme Reaktion), Frank Zappa (den sie nicht ausstehen konnten) oder Laurie Anderson (die sie verblüffte, aber auch faszinierte). An den Dienstagabenden spielte er – nie ohne einen Anflug heimlicher Verlegenheit – Broadway-Melodien (die für fast alle das Größte waren).

In seiner selbst gewählten Rolle als Freizeitanimator versuchte er sie zu überreden, Papierbötchen zu bauen und sie in den Bewässerungsgräben gegeneinander antreten zu lassen, doch die Pachomianerinnen waren keine Kunststudentinnen. Nur Pippi zeigte so etwas Ähnliches wie Begabung oder Geschicklichkeit. Das Interesse an den Wettrennen ließ rasch nach, vor allem, nachdem Maria Deux ihn vor allen anderen zur Schnecke machte, weil er sein blödes Stück Holz auf den Namen *The Little Blessed Virgin* getauft hatte.

Da wir gerade bei Pippis Fähigkeiten sind – die Tatsache, dass ihre Rolle im Kloster als Mädchen für alles von Switters niemals in Frage gestellt wurde, enttäuschte diejenigen, die geglaubt hatten, dass sie mit ihm nun einen «Mann im Haus» haben würden, das heißt einen mit handwerklichem Geschick – nur Pippi war es völlig piepe, dass er damit überhaupt nicht dienen konnte. Sie war stolz auf ihre bescheidenen Kenntnisse als Schreinerin und Mechanikerin und verteidigte ihr Territorium. Die Marias hingehen waren entsetzt, und Bob murmelte einmal, es sei kein Wunder, dass Fannie abgehauen sei. Nicht alle verstanden, was Bob damit meinte.

Bob hatte Fannies Pflichten übernommen und wachte nun über die Ziegen und das Federvieh, sodass Maria Une in der Küche neuerdings ein wenig über Personalmangel klagte. ZuZu wischte einmal in der Woche sein Zimmer und schaffte abwechselnd mit Mustang Sally Krüge mit Wasser heran, damit der heiße syrische Sommer ihn nicht ausdörrte, und ganze Eimer voll, die er zum Waschen benutzte. Da er beschlossen hatte, nicht an den Andachten teilzunehmen, sah er die sechs Unternonnen hauptsächlich während der Mahlzeiten. Ab und zu erhaschte er natürlich einen Blick auf sie, wenn sie ihren diversen Pflichten nachgingen und er zwischen seinem Zimmer und dem Büro hin- und herstakste. Mit der Zeit entdeckte er, dass sich hinter ihrer ruhigen, ehrfürchtigen, fleißigen Fassade eine nervöse Unruhe verbarg, fast so was wie kontrollierte Hysterie, sagte sich jedoch – und zu Recht, wie sich später erwies –, dass sie nichts mit ihm zu tun hatte.

Trotz seiner Unzulänglichkeiten in den Bereichen Wartung und Religion schienen sie im Großen und Ganzen nichts gegen seine Anwesenheit zu haben und fanden ihn, nun ja, zumindest ungewöhnlich, wenn nicht sogar unterhaltsam. Keinesfalls verstärkte er ihre tief verwurzelte Angst vor allem, was männlich ist. (War es denn nicht gerade diese Angst, die sie bewogen hatte, sich mit dem sanftmütigen, distanzierten Christus zu vermählen, der einzigen männlichen Figur, die sie niemals mit brutaler Kraft oder roher Sexualität bedrohen würde?) Verschleierte Schönheit bezeichnete Switters einmal als ihr *monstre sacré*, und das war der heimliche Kosename der Schwestern für ihn geworden. Als Mustang Sally bemerkte, dass er, soweit sie sehen könne, weder ein Ungeheuer noch ein Heiliger sei, hatte Domino gegrinst und in perfekter Imitation seines Tonfalls und seines Ausdrucks geantwortet: «Da wäre ich mir nicht so sicher.»

Switters' Verhältnis zu Domino hatte sich seit der Affäre mit Fannie verändert, aber es war eine subtile Veränderung. Wäre Fannie nicht geflüchtet, hätten sich die Dinge vielleicht mehr so entwickelt, wie Bobby prophezeit hatte. Womöglich hätte sich ein deutliches Zeichen von Eifersucht oder Verachtung in ihrer Haltung gezeigt. So aber war sie ihm gegenüber nur so unmerklich reserviert, dass er sich in regelmäßigen Abständen fragen musste, ob er sich das etwa bloß einbildete.

Nie wurde sie unfreundlich. Andererseits stand sie auch nie wieder mit einer Blume hinter dem Ohr vor seiner Tür.

Im ersten Monat seines Aufenthalts hatte Domino ziemlich häufig für ihn gebetet. Ein paar Mal hatte sie ihn sogar dazu gebracht mitzumachen. Er war bei diesen andächtigen Duetten mit ihr aufrichtig und respektvoll, aber auch unübersehbar befangen. Ende Juni waren die Exorzismus-Instruktionen, die sie von katholischen Quellen in Sizilien erbeten hatte, per E-Mail eingetroffen. An drei aufeinander folgenden Sonntagabenden, jeweils am Ende eines Fastentages, hatte sie die vorgeschriebene Zahl von Kerzen aufgestellt und angezündet, die Hände in der vorgeschriebenen Art auf seinen Kopf gelegt und die vorgeschriebenen Beschwörungen rezitiert. Es waren eindrucksvolle kleine Zeremonien gewesen (am besten gefiel ihm der Teil, wo sie seinen Kopf in die Hände nahm), da er sich am Schluss jedoch jedes Mal geweigert hatte, das Ergebnis zu testen, führten sie zu nichts. Der Himmel weiß, wie gern er ihr den Gefallen getan hätte – beinahe genauso gern, wie er das Tabu losgeworden wäre. Doch er brauchte nur einen zitternden Zeh in Richtung Fußboden zu bewegen, schon sah er wieder den wie vom Schlag gerührten R. Potney Smithe vor sich, was ihn zu einem hastigen, kleinlauten Rückzug zwang. Frustriert, aber mitfühlend sagte Domino alle weiteren Exorzismen ab und strich auch die gemeinsamen Andachten. Von da an bekam er sie seltener zu Gesicht.

Den Sommer verbrachte er zum großen Teil in Gesellschaft von Verschleierte Schönheit. Jeden Morgen saß die Äbtissin stundenlang in seinem stickigen kleinen Büro, wo sie sich mit Tee erfrischten und mit Palmwedeln Luft zufächelten, wo er sein fließendes Französisch zurückgewann und beide sich langsam mit der Maske unter dem Schleier arrangierten. Es war so lästig, jedes Mal wenn sie einen Schluck Tee nahm, den Schleier zu lüften, dass sie ihn nach einer Woche um Erlaubnis bat, das Gesicht nicht länger verhüllen zu müssen. Natürlich versicherte er ihr, dass das in Ordnung sei, doch falls «in Ordnung» bedeutete, dass die Warze ihn nicht ablenken konnte, dass sie ihm nicht weiter auffiel oder er sich je richtig daran gewöhnen würde, dann war es der falsche Ausdruck. Jeden Dienstagabend, wenn der Song «I've Grown Accustomed to Your Face» aus *My Fair Lady* im Speisesaal erklang, musste er unwillkürlich daran denken, dass Henry Higgins wahrscheinlich ein ganz anderes Lied gesungen hätte, wäre er mit Verschleierte Schönheit zusammen gewesen.

Angesichts der Tatsache, dass sie in jeder anderen Hinsicht so anziehend war, wie man es sich in ihrem fortgeschrittenen Alter nur wünschen konnte, hätte man über das kleine Geschenk des Himmels vielleicht hinwegsehen können. Doch das war unmöglich. Die Warze war das eigentliche *monstre sacré*, ein magisches Monster. Er versuchte sie mit dem dritten Auge eines asiatischen Heiligen zu vergleichen, doch der Knubbel war so blind wie eine Maulwurfsratte und doppelt so hässlich. Abstoßend und unwiderstehlich zugleich, besaß er das unheimliche Charisma eines Serienmörders. Ein buckliger Wackelpeter, ein scharlachroter Buchstabe, von einem besessenen Triebtäter gestickt. Und außerdem zu scheißlebendig.

Dennoch schlossen beide so etwas wie Frieden mit dieser ihnen auferlegten Bürde. Er ließ es nicht dazu kommen, dass die Warze ihn verunsicherte, und sie weigerte sich, darüber nachzudenken, ob sie es möglicherweise tat. So wandten sie sich wieder ihren eigentlichen Zielen zu.

«Dieses kleine Wunderding funktioniert mit Solarbatterien, von denen die Zivilbevölkerung keine Ahnung hat. Wenn Sie Ihren konventionellen PC bekommen – und ich wünschte, wir hätten jetzt schon einen, dann wäre es nämlich viel leichter, Ihnen etwas beizubringen –, müssen Sie entweder Ihren Generator auch tagsüber laufen lassen oder, falls Sie mit Akku arbeiten wollen, diesen fast jeden Abend aufladen. So oder so werden Sie mehr fossilen Brennstoff verbrauchen, fürchte ich. Die Dinosaurier sind gestorben, damit wir uns in Chat-Rooms unterhalten können.»

Verschleierte Schönheit nickte. Sie fühlte sich im Cyberspace keineswegs so wohl wie die abgedroschene Ente in Orangensauce. Switters schrieb das mehr ihrem Hintergrund als ihrem Alter zu. Man denke nur an Maestra. Während die Wochen knochentrocken vergingen, lernte die Äbtissin gerade mal, wie man den Computer bootet und herunterfährt. Ein Problem war, dass sie kaum tippen konnte. Wenn eine längere E-Mail verschickt werden musste, fungierte Switters als Stenotypist, der ihr Diktat direkt in die Tastatur hämmerte. Zwei Dinge verhinderten, dass er sich langweilte und der Kobold in seinem Innern die Oberhand gewann: zum einen die Erinnerung daran, dass er immerhin für Matisse' Blauen Akt arbeitete, und zum anderen das klammheimliche Vergnügen, wenn er sich den Ausdruck auf Mayflower Cabot Fitzgeralds stählernem Gesicht vorstellte, nachdem Langley wieder mal eine seiner Nachrichten abgefangen hatte, in denen er päpstliche Reformen forderte und für globale Geburtenkontrolle eintrat. Ganz zu schweigen von den Exorzismus-Instruktionen – haha.

Bald aber schien es so, als verbrächten sie immer weniger Zeit damit, E-Mails zu verschicken. Stattdessen surften sie im Internet. Gegenstand ihrer Suche war Maria alias Miriam alias Mary alias Marian alias die Gesegnete Heilige Jungfrau und Muttergottes, jene legendäre jüdische Frau, deren Jungfräulichkeit angeblich vollkommen intakt und so stabil wie ein Dollar war, selbst als sie einem Baby von sieben Pfund das Leben geschenkt hatte.

In einem ihrer ersten Gespräche hatte Domino Switters verraten, dass die Pachomianerinnen eifrig dabei waren, die Beziehung zu ihrer Religion, zu Jesus, Maria und zu Gott neu zu definieren. Jetzt, da er mit Verschleierte Schönheit arbeitete, wurde ihm klar, dass sie sich im Augenblick hauptsächlich auf Maria konzentrierten. Da Maria in der Bibel kaum ein

Dutzend Mal, und wenn, dann nur flüchtig erwähnt wurde und man ihr in den ersten vierhundert Jahren der Existenz der Kirche wenig oder gar keine Beachtung geschenkt hatte, war das Material, auf das sich eine Neubewertung stützen könnte, relativ jung. Das bedeutete nicht, dass es wenig war. O nein. Es war so viel über sie geschrieben worden – erstaunlich viel übrigens im späten zwanzigsten Jahrhundert, dass man sämtliche Güterwaggons auf der Strecke Bethlehem–Golgatha–Santa Fe damit hätte voll stopfen können. Sollte es einen Aspekt in diesem Wust von Material geben, der die Äbtissin mehr interessierte als andere, so ließ sie es sich nicht anmerken.

Sie kamen nur langsam voran. Um Gewicht und Abmessungen des Laptops möglichst gering zu halten – und auch aus Sicherheitsgründen –, hatte man darauf verzichtet, ihn mit einem Drucker auszustatten. Switters las also laut vor, was auf dem Bildschirm stand, wobei er oft den Text (die meisten Quellen waren in Englisch oder Italienisch) zugleich ins Französische übersetzte. Verschleierte Schönheit schrieb alles mit, und nach der nachmittäglichen Siesta setzte sie sich mit Domino zusammen, um die handschriftlichen «Ausdrucke» ausführlich zu erörtern. An mehreren Abenden in der Woche versammelte sich die gesamte Schwesternschaft zu Gruppendiskussionen, die um die zusammengetragenen Informationen kreisten. Switters hätte gern an diesen Gesprächen teilgenommen, und sei es nur, um den Dreck aus seinem intellektuellen Vergaser zu pusten und seine diskursiven Zündkerzen zu säubern. Die Diskussionen waren weit, weit entfernt vom C.R.A.F.T.-Club, aber ein voll bewusster Mensch ist nun mal anpassungsfähig.

Wenn das Maria-Material, so wie es zunehmend der Fall war, eine oder mehrere der angeblichen Erscheinungen der Jungfrau in jüngster Zeit betraf, war er besonders scharf drauf, bei den Gesprächen dabei zu sein. Wie dem auch sei, den elektronischen Pfad nach Fatima hatte er ja früher schon mal eingeschlagen und hätte vielleicht etwas beitragen können. (Bei der Erinnerung daran, dass Suzy ihm nicht einmal eine Kopie ihrer Arbeit geschickt hatte, trübte ein feiner Schleier von Gekränktheit seine so genannten wilden, hypnotisch grünen Augen, der sich in der trockenen Luft jedoch sogleich wieder auflöste. Er konnte es ihr nicht verdenken. Suzys Generation konnte Unaufrichtigkeit nicht verzeihen, und das mit Recht. Bedauerlicherweise blieb diese Generation völlig unberührt von der Tatsache, dass sie hundertmal am Tag von den Medienkonzernen Amerikas belogen wurde – in all den Filmen, TV-Shows und Magazinen, die sie so liebte –, aber das ist eine ganz andere Geschichte.) Ebenso bedauerlich war die Tatsache, dass man offenbar nicht vorhatte, ihn zu diesen Gesprächen einzuladen. Vielleicht aus einem Gefühl von Exklusivität heraus, vielleicht aber auch aus Rücksicht auf seine Privatsphäre blieben die Türen zu ihren Versammlungen für ihn verschlossen.

Doch eines späten Abends am verbrannten Ende des Monats August, als der unerbittliche Wüstenwind die glücklichen Geister längst verstorbener Beduinen mitbrachte (Nomaden verkörpern im Leben die Weisheit physikalischer Unabhängigkeit und erfreuen sich daher eines ungewöhnlich sanften Übergangs in den Tod, was sie zu den zufriedensten Geistern der Welt macht), kam es zu einer unerwarteten und ungewohnten Debatte, die höchst bemerkenswerte Konsequenzen haben sollte.

Es war schon lange nach Mitternacht, als er die Glocke hörte. Sie riss ihn – dingdong – aus einem Traum, in dem *red-eye gravy* eine entscheidende Rolle spielte. (War es möglich, dass er eine Gurke, ein paar Kichererbsen zu viel verdrückt hatte?) Nach den ersten vier oder fünf Glockenschlägen war er auf den Stelzen. Er stand an der Tür, die er einen Spalt offen gelassen hatte, damit die vom Tag ausgetrocknete Luft wenigstens nachts zirkulieren konnte. Das Dingdong hielt an, gefolgt von männlichen Stimmen außerhalb des Geländes, gefolgt von weiblichen Stimmen aus dem Innern. Die männlichen Stimmen klangen wütend, die weiblichen beunruhigt. Switters öffnete seinen Krokodillederkoffer. *Mr. Beretta! Raus aus den Federn!*

Noch bevor er seine Hose überstreifen konnte, erklang draußen das Knattern von Automatikwaffen. Wie der Blitz war er durch die Tür und rannte in Unterhose – der mit dem Entchenmuster – und auf Stelzen einen mondbeschienenen Pfad entlang.

In seinen Adern sang etwas, das heller war als Blut. Es kroch sein Rückgrat hinauf wie die hohen Noten einer Hymne, reinigte seine Lungen und forderte seine Muskeln heraus, bis sie sich spannten. Kein Wahoo-Sirup: Dazu war es nicht rein genug. In der Hauptsache war es das gute alte Adrenalin aus der Steinzeit, gebraut in der Angriff-oder-Flucht-Küche, dem Reptilienkäfig des Gehirns. Aber es enthielt ein paar Tropfen Wahoo. Hätte er was anderes behauptet, es wäre gelogen gewesen.

Er war noch nicht weit gekommen, da begegnete er Domino, die zu seinem Zimmer gelaufen kam, um ihn zu holen. «Zum Tor», keuchte sie. «Sie fordern unser Aufmachen.»

«Yeah, das ist nicht zu überhören. Obgleich ihr Französisch zum Himmel stinkt.» Er lief weiter. «Und ich muss sagen, Ihr Englisch ist nicht viel besser.»

«Switters! …» Sie versuchte mit ihm Schritt zu halten.

«Macht gar nichts, Darling. Das liegt nur daran, dass Sie so aufgeregt sind.»

Domino sah ihn an, als sei er komplett verrückt. «Es ist ernst!», rief sie.

«Und ob», pflichtete er ihr bei. Sie hätte schwören können, dass sein Ton sarkastisch war, zumindest aber ironisch.

Mittlerweile hatten sie das Tor erreicht. Alle Schwestern mit Ausnahme von Verschleierte Schönheit hatten sich dort versammelt. Einige rangen die Hände, offenbar beteten sie, doch alle waren bemerkenswert ruhig und gefasst. Auf der anderen Seite der dicken Lehmmauer riefen Männer etwas in gebrochenem Französisch. Sie behaupteten, die Oase sei ein heiliger Garten Allahs, der von den Dienerinnen des großen westlichen Satans entweiht worden war. «Und ob», murmelte Switters erneut. Diesmal schwangen in seiner Stimme Langeweile und Überdruss mit. «Ungläubige!», schrien die Männer immer wieder. Dann hörte man erneut eine Gewehrsalve. Switters rief den Frauen zu, in Deckung zu gehen, obwohl er mitbekam, dass im Augenblick bloß in die Luft geschossen wurde.

«Sie sind betrunken», murmelte Domino, die an seiner Seite kauerte.

«Ja, aber nicht von Arrak. Helfen Sie mir auf die Stelzen.» Er stieg um auf das größere Paar, das Pippi am Tor aufbewahrte.

«Die grausigen G?», fragte sie und hielt seine Stelzen fest.

Er grinste anerkennend und nickte ihr zu. «G-göttlich g-giftig. Sie können einen blenden und komplett verrückt machen.»

«Seien Sie bloß vorsichtig.»

Er lehnte die Stelzen und seinen Körper gegen das Tor, sodass er die Hände frei hatte, dann schob er das Gitter auf und blickte auf die Männer herab, die ihre Gewehre hoben und ein paar Schritte zurücktraten, um zu ihm hinaufzustarren. Es waren nur drei. Hatte sich nach mehr angehört. Sie trugen billige Zivilklamotten aus Khaki, jenen rotweiß karierten Kopfschmuck, der immer aussah, als hätte man ihn direkt vom Tisch eines Vorstadtitalieners gezerrt («Sie haben unsere italienische Nacht abgekupfert!», hätte er Pippi am liebsten zugerufen), und waren offenbar in einer zerbeulten alten Peugeot-Limousine gekommen.

Er grüßte sie höflich auf Arabisch, und man hätte kaum sagen können, was sie mehr überraschte: seine Worte (eine weitschweifige Begrüßung, so blumig, wie nur feinstes Arabisch sein kann) oder sein Geschlecht. Die Tatsache, dass im Schein des Mondes – und im Rahmen des Gitterfensters – ein Grinsen, gespickt von kampferprobten Zähnen, ein Paar glitzernde Augen und der Lauf einer höchst bedrohlich wirkenden Pistole sichtbar wurden, trug sicher ebenfalls zu ihrer Verblüffung bei.

Nach einem ziemlich verdutzten Schweigen redeten alle drei Männer auf einmal, nun auf Arabisch. Einer fragte, was das für ein Mann sein müsse, der in einem Nest unreiner Frauen lebte, ein anderer, wie ein Fremder dazu käme, sich der Sprache des großen Allahs zu bedienen, und der Dritte wollte wissen, ob Switters bereit sei, dem Tod ins Auge zu blicken.

Auf die erste Frage antwortete er: «Ein glücklicher Mann», auf die zweite: «Es ist genauso dumm und ethnozentrisch, sich einzubilden, Gottes Sprache sei das Arabische, wie zu glauben, dass Jesus das Englisch von King James gesprochen hat», und auf die dritte: «Unglücklicherweise ist jedermann auf der Welt darauf gefasst, dem Tod ins Auge zu blicken, doch verdammt wenige sind auf das Leben vorbereitet.» Sein flüssiges Arabisch überraschte ihn selbst. Wahrscheinlich hatte er es vor dem Einrosten bewahrt, als er mit den Kurden und Beduinen unterwegs war. Während die Angreifer untereinander noch leise über seine Antworten debattierten, unterbrach er sie, um zu fragen, ob sie ihm einen Witz erzählen könnten.

Seine Bitte verwirrte sie – und entfachte zugleich ihre Feindseligkeit aufs Neue. «Dir einen Witz erzählen? Findest du das etwa komisch?»

«Hey, im Koran steht geschrieben, dass sich die Tore des Paradieses weit öffnen für den, der seine Gefährten zum Lachen bringen kann.» Er zitierte ihnen Kapitel und Vers, damit sie die Stelle nachschlagen konnten. «Ich frage mich, ob ihr zu den Typen gehört, die im Himmelreich willkommen sind.»

Das brachte sie einigermaßen aus der Fassung. Gute drei oder vier Minuten konferierten sie untereinander. Hin und wieder kratzten sie mit den Gewehren ihre *kaffiyehs*, als versuchten sie, sich an eine Pointe zu erinnern. Schließlich trat der Älteste aus dem Trio (alle unter dreißig) vor und erklärte:

«Für den Himmel spielt es keine Rolle, ob wir dich zum Lachen bringen können oder nicht, denn du bist nicht unser Gefährte.»

Nun, das war allerdings einleuchtend, und das sagte er ihnen auch. «Ihr Burschen seid gar nicht so dumm, wie ich anfangs glaubte.» Das schien ihnen seltsamerweise zu gefallen. Dann brachte er, wiederum unter Angabe des entsprechenden Kapitels und Verses, Mohammeds Verbot von Priestern zur Sprache. Wenn doch der Koran deutlich festgelegt habe, dass jedes Individuum einzeln und selbständig mit Gott kommunizieren solle, so seine Frage, wie kam es dann, dass der moderne Islam eine solch autoritäre Hierarchie von Ayatollas, Imams und Mullahs hervorgebracht hatte?

Dieses Mal fiel ihre Beratung kürzer aus. «Die hohen Autoritäten, die du erwähnst», sagte ihr Sprecher, «sind keine Priester, sondern Gelehrte.» Dann trat er einigermaßen zufrieden mit sich zurück, im festen Glauben, das letzte Wort gehabt zu haben. Er hatte keine Ahnung, dass er es mit Switters zu tun hatte.

Zwar wusste Switters nicht, was *Semantik* auf Arabisch heißt, trotzdem konnte er ihnen seinen Standpunkt klar machen. «Von mir aus können sie sich ‹Gelehrte› nennen, bis sie schwarz werden», sagte er, «aber die Wahrheit ist, dass sie als Priester, Bischöfe und Kardinäle fungieren, und das wisst ihr ganz genau. Sie stehen zwischen den Menschen und Allah.»

Darüber entbrannte ein längerer Wortwechsel unter den vieren. Offenbar war es viel Lärm um nichts, denn schließlich unterbrach sie Switters mit den Worten: «Zeigt mir, wenn ihr das könnt, die Stelle im Koran, wo es heißt, dass ein gläubiger Moslem die Pflicht oder das Recht hat, diejenigen zu töten, die nicht dieselbe Überzeugung haben wie er. Zeigt mir, wo Mohammed den Mord an den Anhängern eines anderen – oder auch gar keinen – Glaubens befiehlt, und ich werde unverzüglich dieses Tor öffnen und euch einlassen, damit ihr diese unbewaffneten Frauen wacker niedermetzeln könnt.» Als keine unmittelbare Reaktion erfolgte, setzte er hinzu: «Es ist nicht der Prophet, der für die Gewalt eintritt – es sind ehrgeizige Ayatollahs und Politiker, die persönliche Interessen vertreten.»

Natürlich konnten ihn die Männer mit Hilfe der Heiligen Schrift nicht widerlegen, da der Koran auf Switters' Seite war, dennoch fingen sie einen Streit mit ihm an und brachten Dinge wie die Vertreibung der Palästinenser durch Israel aufs Tapet oder das blutige Erbe der christlichen Kreuzfahrer, was er beides in keiner Weise zu verteidigen gedachte. Im Gegenteil, er pflichtete ihnen in allem bei, was sie über die Kreuzzüge sagten, und machte aus seinem Abscheu und Ekel keinen Hehl, lehnte jedoch jegliche Verantwortung ab und behauptete, dass all dies weder etwas mit ihm noch mit ihnen zu tun habe. Er akzeptiere jedoch, dass arabische Völker ein anderes Bewusstsein von Zeit oder Geschichte und wie die Kandakandero eine andere Beziehung zu Vergangenheit und zu ihren Vorfahren hätten als Westler wie er selbst.

Danach kühlte die hitzige Diskussion etwas ab. Auch die Nacht wurde allmählich kühl, und die Exnonnen in ihren dünnen Baumwollgewändern fingen an zu zittern. Das Gespräch setzte sich jedoch noch mindestens zwei Stunden fort. Viele interkulturelle theologische Themen wurden relativ ausgewogen erörtert. Am Ende traten die Angreifer erschöpft und ein klein wenig verblüfft von dieser Begegnung den Rückzug an. Um ganz sicherzugehen und den schmelzenden Eisbecher mit einer Sauerkirsche zu krönen, erklärte Switters noch, dass die Oase unter der persönlichen Schirmherrschaft von Präsident Hafez al-Assad, Audubon Poe und Pee-wee Herman stehe – sollte ihren Bewohnerinnen auch nur ein Haar gekrümmt werden, würden Köpfe bis nach Mekka rollen. «Fechtet es mit diesen ehrenwerten Herren aus, wenn ihr noch Zweifel habt. Sagt ihnen, dass ihr von Switters kommt.»

Die Männer nickten feierlich. Nachdem sie eine Reihe von formellen, aber herzlichen Abschiedsformeln ausgetauscht hatten, kletterten sie in ihren Peugeot, der, um die Spannung zu steigern, genauso lange zum Anspringen brauchte wie eine alte *barrio limo*, und fuhren davon in die Wüste.

«Oh, cool! Mein treues Starship!»

Irgendwann im Verlauf des scheinbar endlosen Gesprächs unter Männern hatte sich Domino in sein Zimmer geschlichen und den Rollstuhl geholt. Jetzt ließ er sich hineinfallen. Als er saß, scharten sich die frierenden, übernächtigten Schwestern um ihn wie um einen siegreichen Helden, obwohl einige aussahen, als würden sie jeden Moment im Stehen einschlafen. Frauen lieben wilde Krüppel aus heißen Gefilden?

«Magnifique!», rief Verschleierte Schönheit aus. Die Äbtissin war kurz nach Beginn der Debatte am Tor erschienen und hatte, da sie seit ihrem Einsatz damals in Algerien einige rudimentäre Kenntnisse des Arabischen besaß, so gut sie konnte deren Höhepunkte für die anderen übersetzt. Sie war verschleiert gekommen, für den Fall, dass sie den Fremden gegenübertreten müsste, hatte das Tuch jedoch mittlerweile abgenommen und hielt es jetzt in der Hand. Ein Mondstrahl, der auf ihre Doppeldeckerwarze fiel, verlieh der Wucherung eine gewisse Ähnlichkeit mit dem Ketchup-Klacks auf einer Portion Quark. *Hüttenkäse mit Ketchup*, dachte er. *Richard Nixons Lieblingsspeise. Wahrscheinlich hat er das Rezept von John Foster Dulles!*

«Woher kennen Sie sich eigentlich so gut mit dem Islam aus?», fragte die Äbtissin.

«Ach, ich habe gelegentlich im Koran – und in der Bibel – und im Talmud – geschmökert», sagte er, «bevor ich *Finnegans Wake* entdeckte.»

Verschleierte Schönheit dankte und gratulierte ihm erneut und tätschelte dabei seinen Lockenkopf. Dann scheuchte sie ihre Schützlinge wie Gänse vor sich her, damit sie alle zu Bett gehen konnten. Domino jedoch blieb zurück und bestand darauf, seinen Rollstuhl zu schieben. «Ich glaube nicht, dass ich schlafen kann», sagte sie. «Aber Sie müssen ja völlig fertig sein.» Er behauptete, er sei so aufgedreht wie ein Junikäfer auf einem Maibaum, also begaben sie sich auf einen Schluck kalten Tee in sein Zimmer. Es war das erste Mal nach der Fannie-Affäre zu Beginn des Sommers, dass sie ihn hier besuchte. Sie wandte ihm den Rücken zu, während er in Hemd und Hose schlüpfte. Adieu, ihr Entchen.

Als sie es sich bequem gemacht hatten, er in seinem Invacare, sie auf dem Hocker (die Pritsche wurde ebenso bewusst wie umsichtig ausgespart, als wäre sie ein Altar, auf dem verborgene, unaussprechliche Rituale vollzogen worden waren), versicherte sie ihm, wie dankbar sie sei, dass der Zwischenfall am Tor ohne Blutvergießen ausgegangen war. Er erwiderte, kein Cowboy mit einem Minimum an Selbstachtung hätte eine solch blendende Gelegenheit, sein Pulver zu verschießen, ungenutzt verstreichen lassen, er dagegen sei der Meinung, dass friedliche Lösungen für alle Beteiligten das Beste seien. Schließlich hätten diese aufgedrehten Hanswürste garantiert Frau und Kinder zu Hause.

«Es liegt an ihrer Religion», sagte sie anklagend.

«An ihrer und an Ihrer Religion», korrigierte er sie.

«Unser Leben war in Gefahr, und Sie behaupten, unsere Religion sei schuld daran? Was haben wir getan?»

Er seufzte. «Sie haben versucht, Gott für sich zu pachten», sagte er. «Genau wie sie.»

Domino wirkte verwirrt. Dann nickte sie. «Okay, ich glaube, ich verstehe, was Sie meinen. Moslems und Christen beharren beide darauf, dass ihr Weg zu Gott der einzig richtige ist, wenn also nur eine Seite Recht hat, dann sind die auf der anderen Seite …»

«Da sie ihr Leben versetzt haben, müssen sie dem Tod ohne Pfandschein ins Gesicht sehen. Das wurmt. Und vergessen Sie nicht: Es gibt drei Versionen für jede Geschichte, einschließlich der vom Monotheismus.»

Bei der Erwähnung der Juden winkte sie jedoch ab und erklärte, die grausigen G der Juden würden in der endgültigen G-Gleichung keine Rolle spielen. Bevor er diese Behauptung anfechten konnte – und wirklich, eigentlich wollte er sich nur noch zurücklehnen und entspannen –, fragte sie, was der Name Fatima für ihn bedeute.

«Ein Nest in Portugal, wo das herrlichste aller herrlichen Oxymora, die jungfräuliche Muttergottes, 1917 die Sonne als Jo-Jo mißbraucht haben soll.» Man spielte nicht den Cyberspace-Laufburschen für begeisterte Mariologinnen jeglichen Alters, ohne hin und wieder den einen oder anderen Brocken aufzuschnappen. «Fatima, Lourdes, Bosnien, Knock in Irland, Tepeyac in Mexiko. Ist es nicht faszinierend, dass Maria immer nur in hässlichen, öden, wirtschaftlich unterentwickelten Gegenden auftaucht, die eine Touristenattraktion dringend brauchen können? Vorausschauend könnten wir prophezeien, dass sie als Nächstes – wo? – im Westen von Oklahoma erscheinen wird. Möglich wäre es. Oder mitten in Saskatchewan. Allerdings gibt es an diesen Orten nicht genügend Katholiken, um eine entsprechende Party zu organisieren.»

Sie überhörte seinen Sarkasmus und sagte: «Fatima war auch der Name von Mohammeds Tochter.»

«Yeah, da haben Sie Recht. Das Lieblingskind des Propheten. Ist mir noch nie aufgefallen.»

«Die Frage lautet also: Haben sie miteinander zu tun, die beiden Fatimas?»

«Alles hat mit allem zu tun. Aber die Verbindungen sind manchmal schwer zu entdecken.» Er nahm einen großen Schluck Tee. Sie nahm einen kleinen. Draußen krähte ein Hahn. Er klang wie ein spastischer Teenager, der versucht, Tarzan nachzumachen. «Wirklich schade, dass Hähne nicht mehr Ähnlichkeit mit Papageien haben», sagte er. «Wir könnten sie trainieren, inspirierende Sprüche zu krähen, beispielsweise ‹Völker dieser Welt, relaxt!›, statt uns mit einem Heidenkikeriki zu wecken.»

Domino musste lächeln, ohne es zu wollen. «Ach, Switters. Ich weiß wirklich nicht, ob Sie eine Tugend oder ein Laster sind.»

«Ich auch nicht, aber warum muss es entweder das eine oder das andere sein? Warum, wenn wir schon dabei sind, können wir nicht monotheistisch und polytheistisch zugleich sein?»

«Oh, là, là! Polytheistisch? Igitt! Ein lärmendes Tohuwabohu von Göttern, die sich in Baumstämmen und Kaminschornsteinen verstecken, mit Schädelketten um den Hals und mehr Armen als ein Spinnengroßpapa. Grässlich!»

«Sie neigen zu starker Vermehrung, das stimmt, aber könnten wir nicht, abgesehen davon, dass einige einfach zu scheißlebendig sind, einfach akzeptieren, dass sie verschiedene Aspekte ein und desselben Gottes darstellen, der ein ewiges, vollkommenes Geheimnis ist und sich ohnehin nie ganz genau festnageln oder beschreiben lässt?» Er trank den letzten Rest Tee aus. «Wenn jemand wirklich gläubig ist, warum kann er dann nicht Christ und Moslem sein? Und Jude obendrein? Schauen Sie mich nicht so an, als wäre ich ein naiver Trottel. Sie stammen alle von derselben Weide. Der alte Abraham und seine quengeligen Hirtenkumpel – Cowboys, wenn ich es recht bedenke –, die das Konzept des ‹einen Gottes, der unser Gott ist, und möge er hart durchgreifen› erfunden haben als Reaktion auf und Rebellion gegen die sexuelle Überlegenheit der Frau?»

«Ich hätte mir denken können, dass Sie früher oder später auf Sex zu sprechen kommen.»

«Wenn Sie ein Problem mit dem sexuellen Charakter des Universums haben, wenden Sie sich an Mutter Natur. Ich bin bloß einer ihrer kleinen Jungs.»

Der Hahn gab eine Zugabe. Dann noch eine. Aber bisher hatte sich noch kein einziges Morgenlichtphoton durchs raue Gewebe des Fenstervorhangs geschlängelt. «Wenn Frauen eine aktive Rolle bei der Bildung unserer Beziehung zu Gott gespielt hätten, wäre vielleicht alles ganz anders gekommen», sagte sie. «Vielleicht gäbe es überhaupt keinen Konflikt zwischen Kirche und Islam.»

«Vielleicht gäbe es weder die Kirche noch den Islam», warf er ein. «Frauen hätten gar keinen Grund für ihre Notwendigkeit gesehen.»

«Aber so, wie es ist …» Sie seufzte und zuckte die Achseln. Nach einer Pause fuhr sie fort: «Zwar sehe ich was, was Sie nicht sehen, aber trotzdem werde ich meine Niederlage nicht eingestehen – oder die Seiten wechseln.» Sie erhob sich und strich ihren Rock glatt. Offensichtlich hatte sie das Kleid hastig übergestreift, als sie aus dem Schlaf geschreckt war: Er konnte sehen, dass sie keine Unterwäsche trug. Ihre Nippel pressten sich gegen die Baumwolle wie die Nasen von Waisenkindern ans Schaufenster eines Süßwarenladens. Im Kerzenschein waren die schwachen Umrisse ihrer Scham zu erkennen wie die Karte von einer Phantominsel. Er hielt es für klug, dass sie jetzt ging, doch da ihre Unterhaltung nun mal diese Wendung genommen hatte, musste er die Frage einfach stellen:

«Haben Sie noch nie von neutralen Engeln gehört?»

Nehmen wir an, die neutralen Engel schafften es, Jahwe und Luzifer – oder Gott und den Teufel, um sie bei ihren bekannteren Namen zu nennen – zu einem außergerichtlichen Vergleich zu überreden. Wie würden die Bedingungen für einen solchen Kompromiss aussehen? Vor allem, wie würden sie die Vermögenswerte ihres irdischen Königreiches verteilen?

Würde Gott sich mit den Broten, Fischen und winzigen Resten des Kommunionweins begnügen, während der Teufel *red-eye gravy*, pfundschwere New York Steaks und eimerweise eisgekühlten Champagner absahnt? Würde Gott wirklich nur zweimaligen Geschlechtsverkehr im Monat zu Fortpflanzungszwecken akzeptieren und dem Teufel die tierisch-leidenschaftlichen, tabulosen Ficks überlassen, die die ganze Nacht dauern und von denen man nie genug kriegen kann?

Denkt mal drüber nach. Würde der Satan New Orleans, Bangkok und die Französische Riviera, Gott dagegen Salt Lake City einsacken? Der Teufel Eishockey und Gott Hufeisenwerfen? Gott Bingo und der Teufel Strip-Poker? Der Teufel LSD und Gott Prozac? Gott Neil Diamond und der Teufel Oscar Wilde?

Kann sich irgendwer vorstellen, dass der Teufel sich die Piratensender unter den Nagel reißt und Gott mit CBS und Konsorten zufrieden wäre? Dass Gott die Doppelbetten kriegt, der Teufel aber Wasserbetten? Gott Minnie Maus, John Wayne und Shirley Temple, der Teufel Betty Boop, Peter Lorre und Mae West; Gott Billy Graham, der Teufel den Dalai Lama? Würde der Satan Harley-Davidsons kriegen und Gott Honda-Caddies? Der Teufel Blue Jeans und Netzstrümpfe, Gott Polyester-Anzüge und Strumpfhosen? Der Satan elektrische Gitarren, Gott Orgeln? Würde der Teufel Anspruch auf Andy Warhol und James Joyce erheben und Gott Andrew Wyeth und James Michener überlassen? Würde Gott den 700-Club und der Teufel den C.R.A.F.T.-Club, der Teufel Orientteppiche, Gott Teppichfliesen bekommen? Würde Gott sich mit Barem begnügen und den Teufel mit der Kreditkarte ziehen lassen? Würde der Teufel Mambo tanzen und Gott Walzer?

Würde der allmächtige Gott wirklich so dämlich sein? Oder würde er nicht ziemlich schnell einsehen, dass der Teufel sich mit der Mehrheit der wirklich interessanten Sachen aus dem Staub machte? Höchstwahrscheinlich ja. Höchstwahrscheinlich würde Gott losbrüllen: «He, Moment mal, Luzifer! Ich nehme die Billardsäle und Kaschemmen, du kriegst die Kirchenkeller und Pfadfindertreffen. Du übernimmst zur Abwechslung mal den Inhalt, Kumpel. Ich kümmere mich derweil um – den *Stil*!»

Bobby Case hatte ihn überzeugt: Alle neutralen Engel, die dieses Namens würdig waren, hätten geschnallt, dass man Jahwe und Luzifer ebenso wenig wirklich trennen kann wie die zwei Seiten einer Medaille (sie brauchten einander für ihr Gleichgewicht, als Ergänzung, für ihre Identität, zum Überleben – und vielleicht war das der eigentliche Grund, warum die Nachdenklicheren unter den Engeln sich überhaupt dafür entschieden hatten, neutral zu bleiben). Daher reservierte Switters spekulative Ergüsse wie den obigen für seine Privaterbauung (außer natürlich, wenn die Umstände und/oder der Missbrauch bestimmter Substanzen anderes vorschrieben). Domino unterbreitete er eine sachliche, relativ nüchterne Darstellung sämtlicher Informationen hinsichtlich neutraler Engel, die sich seit viertausend Jahren im levantinischen Volkstum und in biblischen Anspielungen – was häufig dasselbe ist – erhalten hatten. Domino war ungläubig, doch statt die ganze Geschichte kurzerhand abzutun, erklärte sie sich bereit, darüber nachzudenken und sie mit allen Quellen abzugleichen, die ihr zur Verfügung standen. «Es ist komisch», sagte sie und lächelte ihr ganz besonderes Lächeln, das eine so perfekte Mischung aus ungewolltem Zynismus und wärmstem Mitgefühl war. «Es ist noch gar nicht lange her, da hätte ich gesagt, ich würde im Gebet Zwiesprache mit Gott halten.» Sie machte eine Pause. Sie hob die Brauen, bis zwei Drittel der Stirn verschwunden waren. «Kommt es Ihnen eigentlich jemals ganz von selbst in den Sinn zu beten, Switters?»

Er zögerte keine Sekunde. «Wenn ich das Gefühl habe, mich umkreist ein Hai, versuche ich zu beten. Wenn ich das Gefühl habe, Riechsalz zu brauchen, versuche ich zu meditieren. Ich sage nicht, dass das eine dem anderen unbedingt überlegen ist – beides lässt sich notfalls auf eine Art metaphysisches Betteln reduzieren –, aber wenn mehr Leute Riechsalz benutzen und endlich aufwachen würden, würden sie merken, dass sie sich nicht die ganze Zeit vor Haien fürchten müssten.»

«Und was ist mit Schlangen?»

Er grinste. «Sie meinen die Schlange im Paradies? Die Schlange ist gut, Domino. Die Schlange ist Riechsalz an der Leine.»

Bevor einer von ihnen wusste, wie ihm geschah, trat sie zu seinem Rollstuhl, beugte sich über ihn – die Brüste hüpften wie Schildkröten auf einem Vierspänner, das Haar fiel nach vorn und überschattete die Monde ihrer Wangen – und küsste ihn ziemlich einfühlsam auf den Nasenrücken.

«Ich mag Sie auf eine Weise, die ganz und gar ungewöhnlich ist», flüsterte sie.

«Das Gefühl ist wechselseitig», antwortete er.

Dann krähte der Hahn sie zur Tür hinaus. Während er ihren Schritten lauschte, die sich auf dem sandigen Pfad knirschend entfernten, glaubte er die aalglatte Stimme des Teufels zu hören. Und der Teufel sagte in dieser Audio-Halluzination: «Okay, Jahwe, ich mach dir einen Vorschlag: Nimm die Bargirls unter deine Fittiche und überlass mir die Nonnen.»

Das diurnale Intervall, das auf den verhinderten Terroranschlag folgte, sollte auf ewig als Tag des Esels mit dem Schluckauf in die Annalen der Switters-Legende eingehen.

Vielleicht war es ein Omen, vielleicht auch nicht, aber der Tag begann damit, dass Switters spät erwachte und entdeckte, dass die verkehrten Stelzen neben seiner Pritsche lagen. Domino hatte ihm die beiden Hölzer auf den Schoß gelegt, bevor sie den Rollstuhl zurück zu seinem Zimmer schob, und in diesem Augenblick hatten weder er noch sie bemerkt (der Mond war untergegangen, und beide waren ein bisschen erschöpft), dass es Pippis Originale waren, nicht die gewohnten Fünf-Zentimeter-über-dem-Boden-Stelzen, die er entworfen hatte, um einen ambulanten Zustand von Ersatzerleuchtung zu erzeugen. *Na schön,* dachte er, *vielleicht machen sie zur Abwechslung ja Spaß,* und so stakste er auf Stelzen zum Büro, die seinen noch des Frühstücks harrenden Mund auf Feigenhöhe erhoben, höher als die reifen Zitronen, die an den Zweigen hingen wie nackte Glühbirnen in einer Schuhfabrik aus dem neunzehnten Jahrhundert.

Verschleierte Schönheit hatte sich ebenfalls ausgeschlafen und war erst kurz vor ihm ins Büro gekommen. Sie begrüßte ihn mit frischem Tee und frischen Komplimenten zu der souveränen Art und Weise, wie er die Situation in der vergangenen Nacht gemeistert hatte. Dann erklärte sie, dass sie im Augenblick genügend Material über Maria habe und fortan im Internet nach Informationen über den Islam suchen wolle.

Doch interessiere sie sich weniger für die Hauptrichtung des Islam, da sie sich damit ganz gut auskannte, als für seine esoterischen Auswüchse.

Switters musterte sie und gab sich Mühe, die Warze zu ignorieren. «Rechnen Sie mit weiteren Komplikationen?», fragte er.

«Nein, nein. Das nächste Dorf liegt dreißig Kilometer weiter. Wer hier zum Kloster will, muss über raues Terrain. Und die Syrer sind im Allgemeinen ja sympathische, nette Leute. Nur die moslemischen Bruderschaften machen den Christen Ärger, aber letzten Endes sind Fundamentalisten überall gleich, nicht wahr?»

«Yeah. Ihr verzweifeltes Streben nach Vereinfachung führt zu ungeahnten Komplikationen. Und ihre jämmerliche Sehnsucht nach Sicherheit macht die Dinge bisweilen ganz schön wacklig.»

«Ich nehme an, irgendwie hat sich die Nachricht von unserer Exkommunizierung verbreitet, und das muss die Wut derjenigen, die ohnehin zu fanatischer Frömmigkeit neigen, neu entflammt haben.»

«Vielleicht, aber im Internet habe ich gesehen, dass das amerikanische Militär vor kurzem im Sudan und in Afghanistan Vergeltungsschläge gegen Operationsbasen von Terroristen geführt hat, und Sie können sicher sein, dass das den einen oder anderen Araber ganz schön fuchst unter seiner Djellaba. Ein Glück, dass unsere Besucher mich für einen Franzosen gehalten haben.»

«Ein Fehler, der einem Franzosen nicht unterlaufen würde», konterte sie in Anspielung auf seine Aussprache und Grammatik. «Doch jetzt möchte ich recherchieren, was …»

Die Äbtissin wurde von einem Klopfen unterbrochen, und als sie aufsahen, entdeckten sie Bob in der offenen Tür. Ihr Ausdruck war fast genauso jämmerlich wie ihre Frisur. Im Allgemeinen erweckte Bob den Anschein, als stammte sie von einem der Marx Brothers ab – vielleicht auch allen vieren –, und jetzt wechselte ihr Mienenspiel zwischen zerknirschter Verlegenheit – Harpo, nachdem er eine falsche Note auf dem Instrument seiner Wahl angeschlagen hatte –, ungläubigem Staunen – Chico, als er der Diva zusieht, die in *Skandal in der Oper* die Arie ausspuckt –, gespieltem Abscheu – Groucho, als er erfährt, dass seine besten Witze wieder mal der Zensur der Sendeanstalt zum Opfer gefallen sind –, und mürrischer Empörung – Zeppo, als ihm aufgeht, dass seine drei Brüder ihm bis ans Ende seiner Tage die Schau stehlen werden.

Bob entschuldigte sich überschwänglich für die Störung, aber, *mon dieu,* sie habe schließlich nicht darum gebeten, die Verantwortung für das Viehzeug zu übernehmen, sie sei keine Bauerntochter, und wenn Fannie es nur ein bisschen besser gehabt hätte mit einem gewissen Jemand ..., aber Fannie war geflüchtet, und was sollte sie, Bob, tun in einer solchen Krise et cetera pp. Verschleierte Schönheit beruhigte sie unter mitfühlendem Gurren und fächelte ihr mit ihrem Schleier Luft zu. Schließlich zogen sie Bob aus der Nase, warum sie so aufgewühlt war. Anscheinend hatte der Esel einen Schluckauf. Hatte ihn seit achtundvierzig Stunden, plus minus eine. Bob hatte die ganze Zeit gedacht, er würde von selbst weggehen, so wie bei ihr immer, aber er war geblieben, hatte sich womöglich sogar verschlimmert, und das arme dumme Vieh konnte weder fressen noch schlafen und wurde immer schwächer und unsicherer auf den Beinen, und wenn nicht bald etwas geschah, würde es sich noch zu Tode schlucksen.

So wie Bob sich an Verschleierte Schönheit wandte, wandte Verschleierte Schönheit sich an Switters, und Switters sagte, ohne einen Gedanken daran zu verschwenden, wie das wohl auf Französisch heißt: «Völker dieser Welt, relaxt. Ich kümmere mich um ihn.»

Zuerst stakste er rüber zu dem kleinen Hof, wo der Esel vor seinem Stall angebunden war. Ja, es stimmte, das arme Tier wurde von Krämpfen geschüttelt. Alle zwei Sekunden kam ein neuer Anfall, und jedes Mal wenn sich sein Zwerchfell zusammenzog, bliesen sich die dünnen Flanken auf und schrumpften wieder ein, als wäre es aus Versehen in die Testmaschine einer Furzkissenfabrik geraten. Aus seiner Kehle rangen sich stoßweise kleine Laute, eine Mischung aus Husten und Niesen, wie von einer Elfe, die an Elfenstaub erstickt, und einer ehrbaren Matrone, die versucht, einen Rülpser zu unterdrücken. Immer wieder stieß der Eselskehlkopf die erste Viertelnote eines Schreis aus, ein I-ahhh, dessen ahhh zusammen mit dem größten Teil des I zermalmt und verschluckt wurde.

«Krank», murmelte Switters und musterte die Szene mit einer Mischung aus Mitleid und Abscheu. Dann riss er sich zusammen und schickte Bob in die Küche, um Zucker zu besorgen. «Sagen Sie Maria Une, ich brauche ...» Er musterte das Tier. «Sagen Sie ihr, ich brauche den größten Teil eines kleinen Beutels. Sie wissen schon: mindestens ein Kilo.» Als Nächstes schickte er Pippi (die aus ihrer Werkstatt gekommen war, um zu sehen, was los war) einen Eimer Wasser holen.

Als die Schwestern wiederkamen (Bob gefolgt von Maria Une, die wissen wollte, was aus ihrem kostbaren Süßstoff werden sollte), schüttete Switters den Zucker in den Eimer mit Wasser und rührte das Ganze mit dem Stiel einer Harke um. Diese Lösung stellte er dem Esel unter das krampfhaft zuckende Maul, aber das Tier war zu geschwächt, um mehr als ein paar Mal davon zu schlabbern. Sie warteten. Der Esel stieß auf und nippte dann noch einmal. Offensichtlich gefiel ihm der Geschmack, doch konnte er die Mixtur einfach nicht schnell genug oder in ausreichender Menge aufnehmen, damit sie eine therapeutische Wirkung zeigte. «Okay, Bob, Sie halten das erhabene Tier fest. Und Sie, Pippi, bereiten sich darauf vor, es zu tränken.»

Mit diesen Worten wechselte Switters von den Stelzen auf den knochigen Eselsrücken und setzte sich darauf, als wollte er wie Don Quichotte in den Krieg ziehen. «Her mit den Windmühlen!», rief er, griff nach dem sabbernden Maul und drückte Ober- und Unterkiefer mitsamt den grünlich gelben

Zähnen auseinander. «Puh! Im Vergleich mit dir bin ich ja ein Vorbild an Zahnpflege, Cowboy! Na los, Pippi, gießen Sie. Gießen Sie!»

«Assez?»

«Nein. Mehr. Den ganzen verfluchten Eimer. Aber nicht so schnell. Das arme Tier soll ja nicht ertrinken.»

Der Esel wehrte sich mächtig, sodass Switters auf seinem Rücken auf und ab hüpfte wie ein Rodeo-Clown, doch am Ende gelang es ihnen, ihm den größten Teil des Zuckerwassers in die Kehle zu kippen. Verschleierte Schönheit hielt die Stelzen für Switters fest, während er sich mit einiger Mühe wieder darauf stellte. Der kleine Esel schrie jetzt, schrie sein altes I-ahh und würgte dabei, als wollte er jeden Tropfen, den sie in seinen Tank gepumpt hatten, wieder auskotzen. Doch innerhalb weniger Minuten beruhigte er sich, denn offenbar ging ihm vage auf, dass der Dämon ausgetrieben war. Auch die Menschen bemerkten, dass der Schluckauf nachgelassen hatte, und als der geheilte Patient schließlich seinen Kopf in den Eimer zwängte, auf der Suche nach den letzten Zuckerresten, brachen sie in begeisterten Applaus aus.

Auch Domino, die ungefähr zu dem Zeitpunkt aufgetaucht war, als Switters sein krampfhaft zuckendes Ross bestieg, schloss sich dem Beifall an.

«Incroyable!», rief sie. «Wie viele Talente haben Sie denn noch?» Sie strahlte vor spöttischer Bewunderung.

Mit hüpfenden Stelzen drehte er sich verlegen zu ihr um. «Switters», stellte er sich in schroffer Bescheidenheit vor. «Laufbursche aus freien Stücken; Goodwill-Botschafter der Redhook-Brauerei in Seattle, Washington, sowie» – er lüftete den Hut und versuchte eine höfliche Verbeugung zu machen, keine einfache Übung, wenn man auf Stelzen steht – «fahrender Viehdoktor.»

(Irgendwann, vielleicht schon heute Abend beim Essen, würde er gestehen, dass er dieses Rezept gegen Schluckauf seiner Großmutter zu verdanken hatte. War das vor oder nachdem sie ihm beigebracht hatte, seine kindliche Trübsal mit Bessie Smith, Muddy Waters und Big Mama Thornton zu kurieren? Er konnte sich nicht erinnern.)

Ob aus einer Laune heraus, den flüchtigen Augenblick zu genießen, oder in dem Versuch, sich noch weiter in Dominos Herz einzuschmeicheln, spielt keine Rolle, jedenfalls schwenkte er den Hut in spöttischer Parodie einer ritterlichen Geste, als wollte er ihr, seiner Herzensdame, mit dieser prunkvollen kleinen Zeremonie seinen Triumph widmen. Zufällig stand er mit dem Rücken zu dem Esel – ein bisschen zu nah an dem Tier für dessen Geschmack –, und genau in diesem Augenblick schlug das undankbare Vieh mit den Hinterläufen aus. Einer der Hufe traf nur die Luft, der andere aber versetzte Switters' rechter Stelze einen Tritt, worauf er die Balance verlor.

Domino stürzte auf ihn zu, um ihn aufzufangen. Sie unterschätzte jedoch seinen Schwung, und im nächsten Augenblick lagen beide am Boden, sie flach auf dem Rücken, er obendrauf. Er hatte ihr das Gesicht zugewandt, und sein massives männliches Kinn schwebte genau über ihrer süßen, fragilen femininen Nase. In dieser nicht ganz kongruenten Lage konnten sie einander nicht ansehen, deshalb starrte er ein paar Sekunden auf die steinige Erde unter ihrem Kopf und versuchte, wieder Luft zu bekommen. «Alles in Ordnung?», fragte er und hatte Angst, auch nur einen Muskel zu regen.

«*Oui.* Yeah. Oh, là, là!» Sie kicherte nervös. «Ich wollte nur nicht, dass Ihre Füße den Boden berühren.»

Das hatte sie in der Tat geschafft. Die Spitzen seiner Turnschuhe ruhten auf ihren Schienbeinen.

«So!», antwortete er. «Dann glauben Sie also doch an den Fluch.»

Obwohl er nach wie vor stocksteif dalag, spürte er, wie ihre Wange unter seiner Wange erglühte. Außerdem spürte er ihren Körper, der unter dem Gewicht seines eigenen Körpers zusammengequetscht wurde und sich trotzdem irgendwie lebendig anfühlte. Sie war so weich wie ein Marshmallow-Osterhase, schoss es ihm durch den Kopf, aber gleichzeitig so hart wie ein Futon. Ein Großteil dessen, was sie stammelte, um zu erklären, dass ihre Rettungsaktion nur seinem Seelenfrieden hatte dienen sollen, verlor sich in der Krümmung seines Halses – und im besorgten Geschnatter der Pachomianerinnen, die sich um sie geschart hatten.

Etwa an diesem Punkt – keine zehn Sekunden nach dem eigentlichen Sturz – wurde er sich seines regenerativen Füllhorns bewusst und der roten Tinte, die in den Kolben einschoss. Es presste sich gegen ihren Bauch, unweit der Stelle, wo das konkave Dotter ihres Nabels in seiner weichen Pochierpfanne vor sich hin köchelte und mehr oder weniger gleich weit entfernt von jenem entscheidenden Bereich und bevorzugten Ziel des männlichen Geschlechts, das in der baskischen Sprache (das konnte Switters bezeugen) als *emabide* und gelegentlich als *ematutu* bekannt ist. Doch ganz egal, wie die Nachbarschaft beschaffen sein mochte oder wie sie auf Baskisch bezeichnet wurde, Switters' Stab der Vermehrung richtete sich von Sekunde zu Sekunde mehr auf. Er ähnelte, um genau zu sein, einer Hydraulik, die drohte, ihn kurzerhand hochzuhieven und über ihrem ausgestreckten Körper in der Schwebe zu halten wie eine Hebebühne oder eine Garnrolle, die auf einer Spindel balanciert. Das bildete er sich jedenfalls ein.

Domino hatte runde Bäckchen. Es war die Art von schönen runden Bäckchen, bei der man Lust bekommt, die eigene Wange daran zu schmiegen, sie dort festzuhalten, sie daran zu reiben, so wie eine Mutter die Wange an den nackten Po ihres Babys legt oder ein kleiner Junge seine Wange an eine kalte reife Kantaloupe presst, um aus dem Nasenwinkel ihren vollen fruchtigen Moschusduft in sich aufzunehmen. Solche Bäckchen hatte Domino, und solche Wünsche riefen sie bei Switters gelegentlich hervor, ja, das ist wahr, wenngleich er der Versuchung natürlich nie nachgegeben hatte. Auch jetzt war es ihm leider nicht möglich, trotz der außergewöhnlichen Gelegenheit, denn seine Wangen waren ein paar Zentimeter nördlich der ihren gelandet, und Deckungsgleichheit von

Wange zu Wange hätte er nur dann erreicht, wenn er nach unten gerutscht wäre, Richtung Süden – eine Verschiebung, die, um es ganz deutlich zu sagen, das Schwert in gefährliche Nähe der Scheide verschoben hätte.

So aber lag er zusammengepresst wie eine Sprungfeder auf ihr und malte sich aus, wie er jeden Moment ohne Zuhilfenahme von Händen oder Füßen quer über den Hühnerstall schießen würde. Zweifellos war sie sich seines Ständers bewusst – er hatte sie ja praktisch aufgespießt: Nonne am Stiel –, und dieses Bewusstsein musste der Grund für die Tatsache sein, dass sie stumm und reglos unter ihm lag und anscheinend sogar den Atem anhielt. Während seine eigene Verlegenheit sich allmählich in Panik steigerte, verwarf er den Gedanken, die Luft aus dem Ballon zu lassen, indem er entschieden antierotische Bilder beschwor (seine Mutter mit Darmgrippe zum Beispiel oder einen Spitz, der ein Sofabein bespringt), stemmte sich stattdessen mit beiden Handballen auf die Erde und schwang sich auf den Rücken. Wie viele Talente hatte er wohl sonst noch?

Vor Anstrengung leicht keuchend, lag er mit in die Luft gestreckten Beinen neben ihr und sah aus wie die Werbung für ein Anti-Insekten-Spray. (Eine tote Wanze würde natürlich nicht mit einer Erektion aufwarten. Oder etwa doch? Angeblich ergeht es Männern, die gehenkt werden, so, warum also nicht auch einem totgesprühten Käfer? Vielleicht war das sogar die Erklärung dafür, warum die Amerikaner ihre Kakerlaken «cockroaches» nennen? Ganz zu schweigen von der Spanischen Fliege.)

Die Schwestern halfen Domino auf die Beine. Anschließend klopfte sie heftig ihren blauen Tschador aus (so nennen die syrischen Frauen ihre langen Baumwollgewänder) und zog sich zurück. Man hörte sie noch murmeln, sie habe ein paar dringende Angelegenheiten zu erledigen. Daraufhin versuchten die anderen, Switters auf seine Stelzen zu heben, doch der ehemalige Linebacker war einfach zu schwer für sie. Bob, die verständlicherweise dankbar war und die verborgene Bedeutung von Switters' versehentlichem Sturz auf Domino überhaupt nicht durchschaute, erbot sich, seinen Rollstuhl zu holen. «*Merci*, Madame Bob», sagte er schwach.

Es dauerte fast zehn Minuten, bis Bob mit dem Gefährt zurückkam, und in dieser Zeit lag er da wie ein Yogi im Toter-Käfer-asana, erschlaffte allmählich wieder und schützte seine Augen vor der pulsierenden Strahlung der Sonne, die jetzt direkt über ihm stand. Sie erinnerte an ein Phönixei, das in ein Lagerfeuer gelegt worden war und von einem Laserstrahl durchbohrt wird. Und in der ganzen Zeit führte er Selbstgespräche mit seinen abnorm in die Luft gestreckten Beinen. «Nur Geduld, Kumpels», flüsterte er ihnen zu. «Bitte. Nur noch einen verdammten Monat, dann ist Schluss damit und wir kehren in das vermaledeite Südamerika zurück, vorausgesetzt, wir kriegen bis dahin nicht kalte Füße – sorry, war bloß eine Redewendung. Da werde ich euch befreien, so oder so, das schwöre ich.»

In den folgenden Wochen herrschte eine gewisse Scheu zwischen Domino und Switters. Es kam so weit, dass sie einander möglichst aus dem Weg gingen, was aber gar nicht auffiel, nicht einmal ihnen selbst, und es gelang offenbar auch ganz mühelos. Innerhalb einer dreißigtausend Quadratmeter großen Oase war es natürlich unvermeidlich, dass sich ihre Pfade mehrmals am Tag kreuzten, doch wenn es zu solchen Begegnungen kam, lächelten sie, nickten höflich ein-, zweimal, zwängten sich nervös aneinander vorbei und eilten auf ihren getrennten Wegen weiter, bevor das geköpfte Huhn – Totemvogel der Verwirrung – auf ihren Wangen Zeit zum Ausbluten fand. Unweigerlich warf dann einer von beiden einen verstohlenen Blick zurück. Switters mit seiner Ausbildung zum Leisetreter war darin geschickter als sie.

Ihr einziger Wortwechsel in dieser Periode betraf den runden Lehmturm, der sich über dem Gelände erhob wie der Silo für eine Manna-Scud-Rakete mit einem Sprengkopf aus Milch und Honig. Er war gerade an der wurmstichigen Holztür am Fuß des Turms vorbeigestelzt, als Domino und ZuZu mit Eimern, Besen und Mopp herauskamen. «Oh, hi», sagte Domino und gab sich alle Mühe, unbeteiligt zu klingen. «Ach, jetzt, da wir das Turmzimmer endlich auf Vordermann gebracht haben, wollen Sie es vielleicht hin und wieder benutzen.»

«Warum sollte ich das wollen?»

«Ihre Füße dürfen den Boden nicht berühren.»

«So heißt es.»

«Das würde doch den Fußboden im Erdgeschoss eines Gebäudes einschließen.»

«So würde ich es verstehen.»

«Ja, aber was ist mit den oberen Räumen? Im dritten Stock oder im dreiundzwanzigsten? Wäre es da nicht sicher? So wie auf dem Boden eines Wagens oder eines in der Luft befindlichen Flugzeugs?»

Er zerrte an seinem Haar. Mustang Sally hatte es am gleichen Nachmittag geschnitten, sodass es zum ersten Mal seit Wochen kürzer war als das ihre. «Gute Frage. Ich hab sie mir auch schon unzählige Male gestellt. Die Antwort steht im Kleingedruckten. Aber das Kleingedruckte kann ich nicht lesen, weil …» Seine Stimme verebbte.

«Weil es gar kein Kleingedrucktes gibt», sagte sie. «Und Großgedrucktes auch nicht.»

«Diesbezüglich ist es ein ziemlich ungewöhnlicher Vertrag. Ich habe jedoch die Absicht, in naher Zukunft Nachbesserungen auszuhandeln.»

Bei dieser Anspielung auf seine bevorstehende Abreise vollzog sich ein leichter, aber doch deutlicher Wandel in Dominos Körpersprache. Offenbar war sie hin und her gerissen zwischen Erleichterung und Bedauern und wollte sich keines von beidem anmerken lassen. Schließlich entschuldigte sie sich. Als sie mit ihrem Mopp davonmarschierte, zeigte sie noch auf die Spitze des Turms und legte den Kopf auf eine Art zur Seite, die ihm ohne Worte deutlich machte, dass er sich da oben zumindest mal umsehen sollte.

Ach ja? Auf Stelzen die Treppe hochkraxeln? Das würde zumindest meinen Kreislauf ordentlich in Bewegung bringen. Während er noch darüber nachdachte, ihren Vorschlag abzulehnen, starrte er ins Innere, wo sich, wie er bald bemerkte, gar keine Treppe befand. Stattdessen lehnte dort eine Leiter: aus Holz, alt (viel zu alt, um von Pippi gebaut worden zu sein), schief und krumm und etwa zehn Meter lang. Trotz der Tatsache, dass sie aussah wie etwas, das sich prähistorische Pueblo-Draufgänger ausgedacht hatten, wirkte sie durchaus stabil, und zudem hatte er das Gefühl, seine Füße im Hinblick auf das Tabu gefahrlos auf die Sprossen setzen zu können. Trotzdem bestieg Switters die Leiter nicht. Jedenfalls nicht an diesem Tag.

Durch das biblisch trockene Wispern des Gartens – unter Ästen mit Granatäpfeln, die vor lauter Samenkernen aus allen Nähten platzten, und den froschzüngigen Blättern der Mandelbäume entlang – stapfte er in einem Tempo, das jeden längeren Genuss des Baumschattens ausschloss, zum Büro zurück. Er beugte sich über den Computer und las noch einmal die E-Mail, die er an diesem Morgen von seiner Großmutter erhalten hatte. Es war die Nachricht, dass Suzy in Sacramento «ein paar Scherereien» gehabt hatte und zu Maestra nach Seattle geschickt worden war, wo sie die Helen-Bush-Schule besuchen sollte. Was Switters an der Nachricht so verblüffte und ihn veranlasste, sie immer wieder von neuem zu lesen, war die leise Zweideutigkeit, die mitschwang – ihm war unklar, ob Maestra ihn ermutigte, auf dem Weg nach Peru unbedingt vorbeizukommen, oder ihn warnte, sich auf keinen Fall bei ihr blicken zu lassen.

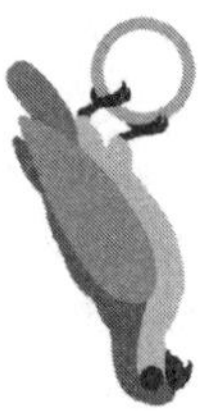

«SOSO», SAGTE VERSCHLEIERTE Schönheit. «Ich höre, Sie werden uns in vierzehn Tagen verlassen.»

«Mehr oder weniger», pflichtete Switters bei. «Der genaue Tag hängt davon ab, wann der Versorgungslaster kommt.» Er hatte das unbestimmte Gefühl, dass sich Nichte und Tante irgendwann während der achtzehn Stunden, die seit dem Zusammentreffen mit Domino am Turm verstrichen waren, über das nahende Ende seines Aufenthalts unterhalten haben mussten.

Verschleierte Schönheit schenkte den Tee ein. Es war das Ritual, mit dem ihre allmorgendliche Routine gewöhnlich begann. Er hatte den Computer bereits eingeschaltet und warf einen verstohlenen Blick auf Maestras E-Mail, als hätte sie über Nacht eine syntagmatische Verwandlung durchgemacht oder als könne er nach der nächtlichen Ruhepause ein Fitzchen Information darin entdecken, das ihm beim ersten Lesen entgangen war. Die ehemalige Oberin beugte sich zu ihm herüber, wie immer nach Räucherwerk und rauer Seife duftend. Ihre Haut war geschrubbt, ihr Tschador so steif wie ein Habit. Sie war sauber, sie war königlich, sie war unsterblich dank Matisse, den sie nur selten erwähnte, und mit einer Warze gesegnet von Gott, den sie häufig erwähnte, nicht selten allerdings in einem verwirrten Ton.

«Ja, der Versorgungslaster.» Sie seufzte. «Wenn Gott, der Allmächtige, sich nicht bald unserer Finanzen annimmt, wird dieser Lastwagen uns demnächst keinen Sprit mehr liefern.» Dann zuckte sie die Achseln und lächelte. Es wäre ein wirklich bewundernswertes Lächeln gewesen, wenn es nur etwas weiter von dem mutierten Pilzhut auf ihrer Nase entfernt gewesen wäre. «Ach, aber unser Sankt Pachomius kam schließlich auch ohne Generator ganz gut zurecht, nicht wahr?» Es war eine rhetorische Frage, und so fuhr die Äbtissin mit ihrer gleichförmigen kindlichen Stimme, die so gar nicht zu ihrer spröden Erhabenheit und dem auffallenden Schönheitsmakel passen wollte, fort: «Auf alle Fälle hoffe ich, dass Ihr Aufenthalt hier ein ganz klein wenig angenehm war, Mr. Switters.»

Er fühlte sich träge, und seine Zunge war noch gelähmt von dem stillen Glück, in einer sonnendurchfluteten Zelle weit weg von allen Einschränkungen, die man sich unter dem Etikett *Zuhause* vorstellen konnte, vom Ruf eines Kuckucks geweckt zu werden. Daher blieb die Anerkennung aus, die sie von ihm zu erwarten schien, die Beteuerung seiner Dankbarkeit, ja, Begeisterung. Später dann, am Abend, nachdem er so viel Wein getrunken hatte, wie er vertrug, ohne aus der Rolle zu fallen, würde er geradezu mit Lob um sich werfen – doch in diesem lustlosen Augenblick stellte er nur seine Ohren auf ihr Französisch ein, gähnte, streckte sich und sagte: «Da könnte jeder Club Med einpacken.»

Nachdem sie mit dem Tee fertig waren, wandten sie sich der Arbeit zu, und die erste Aufgabe bestand darin, E-Mails zum Thema Geburtenkontrolle an diverse Organe der Vereinten Nationen zu schicken. «Jetzt, da ich aus der Kirche ausgeschlossen wurde, nimmt man meine Proteste nicht mehr so ernst wie früher», sagte sie. «Andererseits fühle ich mich freier und muss keine Rücksicht mehr nehmen.» Dann überlegte sie, ob es sich lohnen könnte, auch an die führenden Regierungen des Westens zu schreiben. «Je mehr die Bevölkerung wächst, je größer die sozialen Probleme und die Bedrohung für die Umwelt werden, umso widerwilliger scheinen unsere Politiker dieses Thema angehen zu wollen. Verrückt, *non?*»

«Haben Sie schon mal darüber nachgedacht, warum sich die Leute so über Walfänger aufregen können und kaum etwas gegen das Abschlachten von Vieh einzuwenden haben?», fragte Switters. «Es liegt vermutlich daran, dass Wale selten, intelligent und wild sind, Kühe dagegen alltäglich, dumm und zahm.» Möglicherweise wollte er darauf anspielen, wie die maßgeblichen Stellen mit Hilfe willfähriger und unersättlicher Medien sowie eifriger Unterstützung von Kirchenvertretern die Menschheit langsam, aber sicher zu Vieh degradierten. Ihr Ziel war es, eine riesige Herde von homogenisierten Konsumenten zu schaffen, gefügig, als Individuum entbehrlich und, abgesehen von beruflichen Fachkenntnissen, nicht allzu clever – zweibeinige Rindviecher, die sich leicht melken und, wenn nötig, auch abschlachten ließen, ohne dass man deswegen ein schlechtes Gewissen haben musste. Sollten ihm derlei Gedanken im Kopf herumgegangen sein, so behelligte er die Äbtissin jedoch nicht damit.

«Sie haben die *Schönheit* vergessen», sagte sie.

«Pardon?»

«Die Schönheit. Sie, ein solcher Liebhaber der Schönheit: Ich glaubte, Sie würden argumentieren, dass der Wal deswegen mehr verehrt wird als die Kuh, weil er so viel schöner ist.»

«Das ist tatsächlich der Fall», antwortete er. «Aber wenn sie nicht so verdammt allgegenwärtig wären, könnte man Kühe ebenfalls schön finden.»

«Nähe erzeugt also Verachtung?»

«Brüten erzeugt Verachtung. Jedenfalls ab einem bestimmten Punkt. Die Würde aller Spezies nimmt in direktem Verhältnis zu ihrem Fortpflanzungstrieb ab oder, besser gesagt, zu ihrer Bereitwilligkeit, sich den Fortpflanzungstrieb aufdrängen zu lassen.»

Verschleierte Schönheit stieß einen ihrer französischen Seufzer aus, die sich anhörten wie raschelnde Vorhänge, und schlug vor, mit dem Surfen zu beginnen. Gehorsam gab er die Suchbegriffe *Islam* und *esoterisch* ein. «Heute Morgen möchte ich sehen, was wir über die Pyramiden finden», erklärte sie.

«Pyramiden?»

«Ja.»

«In Verbindung mit dem Islam? Ich meine, ich bin sicher, dass es eine Website für Pyramiden gibt, aber …»

«In Verbindung mit dem Islam», beharrte sie.

«Ja, allerdings glaube ich nicht, dass da überhaupt eine Verbindung *besteht.*» (Steht nicht alles mit allem in Verbindung, Switters?)

«Die Pyramiden befinden sich in Ägypten. Ägypten ist ein islamisches Land.»

Er gluckste ein wenig gönnerhaft. «Die Pyramiden wurden erbaut – wann? – circa zweitausendsiebenhundert vor Christus. Mohammed hat erst dreitausend Jahre später die Nase durch den Zaun gesteckt. Ich glaube nicht –»

«Suchen Sie», befahl sie. Er suchte. Und war nun genauso verblüfft über die lange Liste islamischer Pyramiden-Verweise wie ein paar Tage zuvor über die Entdeckung, dass der esoterische Zweig des Islam im Unterschied zu seiner gnadenlos patriarchalischen Hauptströmung entschieden weibliche Züge hatte, was seine Natur und seine Herkunft betraf.

Islamische Berichte, so stellte sich heraus, schrieben die Errichtung der Pyramiden einem levantinischen König namens Hermanos zu. Dieser Name, so folgerte Switters sofort, musste eine korrumpierte Form von «Hermes» sein, jenem listigen griechischen Gott der Reise, der Schnelligkeit und des esoterischen Abenteuers, ein Speedy Gonzales der antiken Welt, dessen Funktion darin bestand, sich über Hindernisse und Grenzen hinwegzusetzen, egal, ob physischer oder psychologischer Natur, das Unbekannte zu erforschen und den Sesshaften materiellen und spirituellen Reichtum zu bringen. Im Hinblick auf Letzteres war Hermes der Prototyp des Schamanen, Vorläufer von Heute ist Morgen. Im Übrigen galt dieser eingefleischte Reisende und Gauner als eine Art Sexsymbol. Grobe phallische Darstellungen, so genannte Hermen, fanden sich häufig an Grenzen und Straßenkreuzungen. (Frauen lieben wilde Krüppel aus heißen Gefilden?)

Wie auch immer, König Hermanos hatte angeblich die beiden Originalpyramiden als mystische Grabkammern für die Offenbarungen und Geheimnisse der antiken Weisen entworfen, einen Ort, an dem sowohl ihre geheimnisvollen Wissenschaften als auch ihre Körper nach dem Ableben geschützt waren.

Der Hauptschatz, der in unterirdischen Kammern versteckt war, bestand aus vierzehn Goldtafeln. Sieben enthielten Anrufungen der Planeten, die übrigen sieben berichteten von einer Liebesgeschichte, einer unglücklichen Beziehung zwischen dem Königssohn Salàmàn und einem Mädchen, das viele Jahre jünger war als dieser. Gut möglich, dass sie eine übertragene Bedeutung hatte, also eine Art spiritueller Allegorie war, so jedenfalls ließen die Hinweise vermuten, fest steht jedoch, dass dieses Material sofort Switters' Aufmerksamkeit erregte.

Verschleierte Schönheit hingegen war verwirrt von ihren Entdeckungen, enttäuscht und sogar ein kleines bisschen verstimmt. Switters sah, wie sich ihr Gesicht verdüsterte (die Warze erinnerte an Mars vor einem verhangenen Winterhimmel), als er ihr vom Monitor vorlas, wie Platon von den goldenen Tafeln, den so genannten Hermetischen Schriften, erfahren und eine Pilgerfahrt unternommen hatte, um sie zu studieren, jedoch vom herrschenden ägyptischen Machthaber daran gehindert worden war, die Pyramiden zu betreten. Daraufhin hatte Platon seinem Schüler Aristoteles die Aufgabe vermacht, Zugang zu den geheimen Lehren zu erlangen. Jahre später hatte Aristoteles den ägyptischen Feldzug Alexanders des Großen genutzt, um eine Pyramide zu besuchen und sich ungesehen hineinzustehlen, wobei er Karten und Codes benutzte, die Platon ihm hinterlassen hatte. Es gelang ihm jedoch nur, eine Tafel herauszuschmuggeln (eine, auf der ein Abschnitt der Liebesgeschichte stand), bevor «ihm die Tore verschlossen wurden». Verschleierte Schönheit reagierte unwirsch. «Oh, là, là», sagte sie. «Jetzt muss ich auch noch den verdammten Aristoteles studieren. O ja, ich weiß, dass der heilige Thomas von Aquin nur Christus einen höheren Rang einräumte als ihm, aber bei diesen heidnischen Besserwissern kriege ich jedes Mal Kopfschmerzen.»

Es ist nicht Aristoteles, der dich so ärgert, dachte Switters. Er fragte sich, und nicht zum ersten Mal, ob sie wohl damals in den alten Matisse verliebt gewesen war. Vielleicht mochte sie keine Liebesgeschichten, die von Mai bis Dezember dauerten, mitten in ihre theologischen Forschungen platzten und alte Erinnerungen weckten. Und/oder hatte sie handfestere Ergebnisse von dieser Recherche erwartet?

Wie dem auch sei, als die Äbtissin mit ihrer Handschrift, so fein wie die Schnurrbarthaare eines Kätzchens, alles notiert hatte, was der Cyberspace über Pyramiden und den esoterischen Islam ausgespuckt hatte, war es höchste Zeit für ihr Mittagsschläfchen. Sie sammelte die Notizbücher und Stifte, das Teegeschirr und den Schleier ein und erklärte, das Abendessen werde heute eine halbe Stunde später als sonst serviert. «Zuerst halten wir eine besondere Andacht», sagte sie. «Zur Feier von Schwester Dominos Geburtstag. Sie sind herzlich eingeladen.»

Switters wandte sich von dem Monitor ab, wo er gerade einen weiteren Blick auf Maestras E-Mail werfen wollte (Suzy hatte «ein paar Scherereien» gehabt? Was für Scherereien konnten das sein?), und platzte heraus: «Sie hat Geburtstag? Heute? Am fünfzehnten September? Warum hat mir das keiner gesagt? Gibt es eine Party?»

«Nein, nein», versicherte ihm Verschleierte Schönheit. Bloß die Andacht. Bei uns hier ist der Jahrestag der Geburt nur ein Anlass, um sich für das Geschenk des Lebens zu bedanken, keine Rechtfertigung, sich leichtfertigen Vergnügungen hinzugeben.»

Ein Verbot von Geburtstagspartys, sinnierte Switters, dem Verbote allmählich zum Hals heraushingen. *Na schön. Dagegen muss was unternommen werden.*

Da Switters sich hier draußen in dieser Ödnis nicht vorstellen konnte, was er Domino schenken sollte, verbrachte er den Nachmittag mit dem Versuch, ihr ein Gedicht zu schreiben. Nach zahlreichen Fehlstarts beendete er schließlich eines, faltete es zusammen und bunkerte es in seiner Brusttasche. Er hielt es für ziemlich unwahrscheinlich, dass er es ihr tatsächlich überreichen würde. Doch die poetische Anstrengung hatte ihn dermaßen überwältigt, dass er sich, als sie vorbei war, genötigt sah, der Oase zu entfliehen. Er schlüpfte durch das riesige Tor und stapfte mehr als eine Stunde durch Geröll und Sand einer uralten, sauberen, offenen Wüste, wo die Luft Wellen schlug und die Sonnenstrahlen die Erde verbrannten, wo alles nach Unermesslichkeit, Sternenasche und Ozon roch und gelegentliche Schwaden von Skorpionatem ihn fast von den Stelzen geweht hätten.

Während er unbeholfen über ruiniertes Natrium und gehärtete Salze stakste, schaffte er es, im Geiste einen Schritt zurückzutreten (er rühmte sich eines periodisch auftretenden vollen Bewusstseins) und sich beim Staksen zu beobachten. Er sah sich selbst als steifbeinigen Frankenstein, der in der mineralischen Hitze eine Stelze vor die andere setzte, sah sich über einem albernen Sonett schwitzen, das er für eine Nonne geschrieben hatte, der er Gefühle entgegenbrachte, die besser im Verborgenen blieben. Er beobachtete sich bei dem Versuch, die Suzy-Maestra-Allianz und ihre möglichen Implikationen zu analysieren (falls es überhaupt welche gab), und sah sich darüber spekulieren, wie er es schaffen sollte, aus Syrien rauszukommen und zum Amazonas zu fliegen, um einen spitzköpfigen Zauberer zu überreden, sein Tabu aufzuheben. Und während er all das beobachtete, sagte er zu sich: «Switters, mir scheint, als hättest du zumindest eine deiner kindlichen Ambitionen erfolgreich verwirklicht.» Mit einem heiseren Kichern erinnerte er sich daran, wie er sich einst geschworen hatte, niemals ein geregeltes und langweiliges Leben zu führen, komme, was da wolle. Hätte er sich ebenso gut auf Selbstanalyse wie auf Selbstbeobachtung verstanden, hätte er sich nun vielleicht gefragt, ob er in dieser Hinsicht nicht übers Ziel hinausgeschossen war. Da ihm das Leben aber trotz allem ziemlich gut gefiel, kam die Frage der Übertreibung nie auf den Tisch.

Mit schmerzenden Beinmuskeln und rosig verbrannter Haut, die sich bereits pellte und darunter noch röter war, als hätten ihn kurz die unsichtbaren Reißzähne der Ewigkeit in der Mangel gehabt, kehrte er keuchend in die Oase zurück, trank in großen Zügen einen ganzen Krug voll Wasser, gönnte sich eine Abreibung mit dem Schwamm (eine Waschung, die reine Wartung transzendierte) und anschließend ein Nickerchen. Als er erfrischt und mit Cologne bespritzt endlich in das violette Flimmern – den rauchlosen Rauch – der syrischen Dämmerung hinaustrat, war er auf dem Weg zum Essen, in Wirklichkeit aber bereit für die Party.

Die Schwestern saßen bereits am Tisch. Als er sich der Tür des Speiesesaals näherte, konnte er hören, wie Maria Deux mit strenger Stimme das Dankgebet sprach. Er ging vorbei, ohne einzutreten, und steuerte auf die Küche zu, wo, wie er wohl wusste, in einem kleinen Anbau, einer Art Vorratskammer, der Wein des Ordens gelagert war. Die Tür zu der Kammer war mit einem Vorhängeschloss versperrt, und er fragte sich, ob das schon immer so gewesen oder diese besondere Vorsichtsmaßnahme als Reaktion auf seine Anwesenheit in der Oase erfolgt war. Hätte er Geduld besessen sowie ein oder zwei simple Werkzeuge (eine Haarnadel oder eine Nagelfeile hätten gereicht) und wäre er nicht so freudig erregt gewesen, hätte er das Schloss bestimmt geknackt, denn trotz mangelnden handwerklichen Geschicks hatte er den Einbrecherkurs in Langley erfolgreich bestanden. In seiner gegenwärtigen Verfassung aber schloss er diese Option von vorneherein aus. Stattdessen kehrte er in sein Zimmer zurück und fummelte die Beretta aus ihrem Krokoleder-Kokon. Zurück in der Küche, zielte er mit der Waffe auf das Vorhängeschloss, gab ein begeistertes Grunzen von sich (das man als Äußerung eines gestutzten Wahoo hätte umschreiben können) und feuerte so lange, bis das Schloss gesprengt war, und jagte dann noch ein, zwei Kugeln hinterher. Für den Bruchteil einer Sekunde stoben winzige Eisenspäne und -splitter wütend in alle vier Himmelsrichtungen, wie metallische Bienen, die den Insektenaufstand probten.

Leider enthielt die Vorratskammer nur sechs Weinflaschen. Das war seine Schuld, denn die zunehmende Zahl der Festivitäten – von den allmonatlichen italienischen Nächten bis hin zu den allwöchentlichen Blues-Abenden – hatte ihre Vorräte erschöpft. «Man muss sich nur zu helfen wissen», murmelte er philosophisch. Er stopfte die Pistole in den Hosenbund, sammelte das Sextett verstaubter grüner Flaschen ein und stakste mit einiger Mühe, denn jede Last, gleich welcher Größe, kann einen Stelzenläufer aus der Balance bringen, Richtung Speisesaal.

Die Schwestern waren vom Tisch aufgesprungen und hatten sich an der Tür versammelt, Domino ganz vorn, wie die Anführerin der Gruppe. Erst in diesem Augenblick ging ihm auf, dass die Schüsse sie in Angst versetzt hatten: Wahrscheinlich hatten sie geglaubt, einem neuerlichen Terroranschlag zum Opfer zu fallen. «Tut mir Leid», sagte er. «Ich wollte Ihnen keinen Schreck einjagen. Feuerwaffen sind für Amerikaner dasselbe wie Wein und Essen für die Franzosen: Ein richtiges Fest wäre ohne sie gar nicht vorstellbar.» Er schenkte den Frauen sein süßestes und strahlendstes Grinsen. «Und wenn ich richtig informiert bin, haben wir heute Abend was zu feiern.» Er ließ das Grinsen wie den Strahl eines Suchscheinwerfers über sie schweifen, der anhielt, als er Domino erreichte. «Pippi, bitte erlösen Sie mich von dieser spirituosen Last – und entkorken Sie die Flaschen, wenn es Ihnen nichts ausmacht, damit sie den kostbaren Sauerstoff der Natur aufnehmen und ihre bekömmliche Wirkung entfalten können.» Obwohl er im Verlauf dieses Prozesses beinahe gestürzt wäre, drängte er dem Rotschopf sämtliche Flaschen auf und stapfte dann los, um seinen Computer zu holen, der bekanntlich über einen eingebauten CD-Player verfügte.

«Kein Gejammer, bitte», rief er. «Ich verspreche, dass unsere Trennung von erträglich kurzer Dauer sein wird.»

Getreu diesem Gelöbnis war er im Nu wieder da, nahm jedoch erst bei ihnen Platz, nachdem er die Versammelten mit Frank Zappas atonaler, polyphoner Version von «Happy Birthday» verblüfft hatte. Er machte bewusst einen Bogen um Dominos Tisch (die wie üblich mit Bob, Pippi und ZuZu zusammensaß) und nahm Platz (die Füße sorgfältig auf die Querleiste seines Stuhls gepflanzt) bei den übrigen vier Nonnen, einer relativ älteren Gruppe, der Verschleierte Schönheit vorsaß. Vielleicht um ihn zu beruhigen, stand auf beiden Tischen je eine offene Flasche. Die übrigen waren verschwunden. «Man muss sich nur zu helfen wissen», murmelte er, verteilte den Wein an ihrem Tisch gleichmäßig in vier Gläser (Maria Deux lehnte wegen ihrer angegriffenen Leber ab) und forderte die Anwesenden am zweiten Tisch mit aufmunternden Gesten auf, es ihm gleichzutun.

Er starrte Domino an. Die Gerade seines Blicks teilte den Klumpen Kaugummi, den der liebe Gott, um seinen Thron nicht zu beflecken, auf den willfährigen Rüssel der Äbtissin geklebt hatte, in zwei Hälften. Switters hob das Glas. Alle hielten den Atem an. Zur allgemeinen Erleichterung sagte er bloß: «Auf Simone ‹Domino› Thiry! Möge sie diesen Erdball noch lange mit ihrer Anmut beglücken!» Alle ihre Mitschwestern äußerten irgendeine Art von Zustimmung und ließen sie hochleben, während Domino selbst auf höchst charmante Weise errötete.

Nach dem Trinkspruch beruhigte sich alles wieder für eine Weile, obwohl Zappas verdrehte Instrumentalmusik für eine gewisse Angespanntheit sorgte. Doch als der Wein zur Neige ging – und er war bereits komplett verschwunden, lange bevor sie die Auberginen-Feta-Pastete und den Salat aus gewürfelten Tomaten und Gurken verdrückt hatten, denn die frommen Schwestern waren bedächtige Esser –, hatte das gesellschaftliche Treiben eine Dynamik erreicht, die es sonst nur an den Blues-Abenden gab und auch dann nicht immer.

Die Unterhaltung war lebhaft, und hin und wieder erklang sogar ein Kichern.

«Maria, o Maria, unsere gesegnete Herrin zarter Mahlzeiten, geniale *fabricateuse* zahlloser kulinarischer Triumphe – bitte zeigen Sie uns erneut jenes gastronomische Erbarmen, für das Sie zu Recht gerühmt werden, und erlauben Sie den versammelten Gratulanten, ihre Gläser nachzufüllen, denn auch wenn wir des Weines nicht würdig sind, so muss doch ungelöschter Durst als Verstoß gegen den eigentlichen Anlass dieser Feier gewertet werden. Das Geburtstagskind soll leben, und nichts als Ihr hervorragender Jahrgang ist dafür gut genug.» Switters vermutete, dass der restliche Wein bei Maria Unes Küchenvorräten gelandet war. Diese Ahnung erwies sich als richtig, denn Verschleierte Schönheit nickte der aufgeplusterten alten Köchin ein wenig zögernd, aber zustimmend zu, worauf Maria Une in die Küche schlurfte und zwei der fehlenden Flaschen zurückholte. Nachdem Switters sie entkorkt und ihren Inhalt in die Gläser verteilt hatte – diesmal lehnten beide Marias ab und ließen ihm keine andere Wahl, als ihren Anteil zu übernehmen –, breitete sich eine warme Atmosphäre im Speisesaal aus. Aber vielleicht bildete Switters sich das auch nur ein.

Pippi zündete die Kerzen auf beiden Tischen an, denn es war längst Zeit, den Generator abzustellen, und Switters zog das Gedicht aus seiner Brusttasche, faltete es auseinander und las es im flackernden Kerzenschein nochmal durch, während er auf Pippis Rückkehr aus dem Generatorschuppen wartete. Das Gedicht handelte von goldenen, in Pyramiden versteckten Tafeln, in denen die Geheimnisse der Seele und des Herzens eingraviert waren. Es erzählte von einem weisen ägyptischen König, der verhindert hatte, dass Platon die goldenen Tafeln mitgehen ließ, mit der Begründung, die Griechen – geschwächt von Platons tugendhafter Philosophie asexueller Liebe – seien vermutlich gar nicht in der Lage, die Last einer so gewaltigen Leidenschaft zu ertragen. Unübersehbar war die eigentliche Botschaft (er konnte sich vorstellen, wie sein

Professor in Berkeley das Gedicht analysierte): Menschen, die nicht den Mut haben, ihre eigene sinnliche Natur zu akzeptieren und zu erforschen, bleiben die göttlichen Geheimnisse verwehrt. *Eine durchaus richtige Haltung*, hörte er eine innere Stimme beipflichten. *Aber ich kann doch Domino nicht ein solches Beispiel antiplatonischer Propaganda zum Geburtstag schenken. Was habe ich mir dabei bloß gedacht?*

In der Hoffnung, seinen Kobold auszutricksen, hielt er eine Ecke des Blatts in die vor ihm stehende Kerzenflamme. Das Papier entzündete sich sofort, und er hielt das brennende Gedicht fest, bis das Feuer schließlich seine Fingerspitzen erreichte, worauf er die letzte noch glühende Ecke auf die Holzplatte des Tisches fallen ließ. (Ein Glück, dass Pippi nie dazu gekommen war, ihre pseudoitalienischen Tischtücher zu nähen.)

Alle Gespräche waren zu Beginn dieses kleinen pyromanischen Spektakels versiegt, und er spürte, dass er im Zentrum ihrer besorgten Aufmerksamkeit stand. Mitten in der Kokelei jedoch hörte er Domino mit leichter Häme sagen: «Mr. Switters ist ein CIA-Agent», als erklärte das alles, und er wusste, dass den Schwestern jetzt Bilder von ihm in einer Moskauer Mansarde, an einer abgelegenen kubanischen Küste oder in einem finsteren Café in Casablanca vor den Augen tanzten, wo er verschlüsselte Instruktionen, Pläne für eine neue tödliche Waffe oder ein einziges geheimnisvolles, mit Blut auf ein Stück Papier gekritzeltes Wort verbrannte, bloß um eine demokratische Regierung oder eine tapfere Doppelagentin zu retten. Wie sich herausstellte, war sie in ihrer Freizeit eine wunderschöne Contessa, die ihr Vermögen katholischen Waisenkindern gestiftet hatte. Die pachomianischen Schwestern schwärmten für solche Bilder. Sie schwelgten geradezu darin.

Von ihrer Reaktion beflügelt, schob Switters die Asche des Gedichts zusammen und stopfte sie sich in den Mund. Dann hob er mit rußig verschmierten Lippen das Glas, um einen weiteren Toast anzubringen. Doch leider war sein Glas leer.

Verschleierte Schönheit, die seine missliche Lage bemerkte, reichte ihm ihren Wein, den sie kaum angerührt hatte. Er nahm einen Schluck, um den restlichen schwarzen Schnee des verkohlten Papiers herunterzuspülen, und sagte: «Auf die Klöster! Anlässlich des Geburtstags von Schwester Domino trinke ich auf alle Nonnen, denn es sind die romantischsten Menschen der Welt.»

Das schien der Versammlung gut zu gefallen (nur Domino verdrehte ein wenig die Augen), deshalb vertiefte er es: «Jede Nonne schenkt ihr ganzes Herz einem Mann aus einem fernen Ort und einer fernen Zeit, einem legendären Mann, den sie über alles liebt, obgleich er nur in ihren Gebeten und ihren Träumen zu ihr kommt. Alle wirklich romantischen Menschen führen ein Leben, das von Idealisierung und Andersartigkeit gezeichnet ist, Nonnen aber erfahren es in seiner reinsten Form und sind dabei am wenigsten eigennützige Kompromisse eingegangen.»

Die Nonnen applaudierten. Selbst Domino klatschte ein paar Mal in die Hände, doch wirkte ihr Beifall von Höflichkeit verwässert. Switters verbeugte sich und hätte sich um ein Haar in eine Hetzrede gegen die Kirchenväter gestürzt, weil sie Nonnen in untergeordnete Stellungen abschoben, hätte sich fast vergessen und ihren geliebten alten Pachomius beschuldigt, Nonnenklöster als teuflisches Mittel etabliert zu haben, um fromme Frauen aus dem Weg zu räumen, ihre Sexualität zu neutralisieren und ihre unbezahlte Arbeitskraft auszubeuten. Vielleicht war es eine glückliche Fügung, dass die drei älteren Schwestern an seinem Tisch diese Gelegenheit zum Anlass nahmen, um aufzustehen und sich zu verabschieden – Maria Une, um ihre Krampfadern zu pflegen, Maria Deux, weil sie das Gefühl hatte, ihre Leber verwandelte sich gerade in Pâté (ach, könnte sie sich stattdessen doch eine Kugel von mystischem weißem Licht vorstellen!), und Verschleierte Schönheit, um ihren verschleierten Schönheitsschlaf zu halten.

Switters sprang auf seinen Stuhl und winkte ihnen zum

Abschied nach. «Bitte, Schwestern, gewährt mir noch einen Augenblick. Ich werde Sie bald verlassen, und bevor ich gehe, möchte ich noch sagen … Hmmm, wissen Sie, ich könnte meine kleine Ansprache um einiges, äh, flüssiger und, äh, genauer gestalten, wenn ich meine Mandeln mit einer weiteren Schicht Kardinalfarbe schmieren dürfte: Maria, Sie dem Fleische zugetanes Werkzeug göttlicher Speisung, mir ist zufällig bekannt, dass Sie noch zwei weitere Flaschen in Ihrem Schrank aufbewahren. Zwar wäre ich niemals so habgierig, alle beide zu fordern …»

An diesem Punkt füllte ZuZu, die schon ein wenig schwankte, mit erhitzten Wangen sein Glas bis zum Rand aus einer Flasche, die sie offensichtlich aus der Küche stibitzt hatte, als gerade niemand aufpasste. «Oh, vielen Dank, meine Liebe! Gott segne Sie. Also. Hmmm. Köstlich. Also.» Er räusperte sich.

«Ich habe einen großen Teil meines Erwachsenenlebens in der Gesellschaft von Männern verbracht. Ja. Und es waren Männer, mit denen es ehrliche, aufrechte, hart arbeitende, gottesfürchtige Leute keine elf Sekunden ausgehalten hätten. Wild dreinschauende, ruhelose und häufig gefährliche Männer, die Ihren feinen *vin rouge* nicht trinken könnten, ohne die Kontrolle über sich zu verlieren; Rebellen, Träumer und Spinner, Glücksritter, arbeitslose Söldner, vagabundierende Gelehrte, im Ausland lebende Journalisten, Spieler, Bohemiens und gescheiterte internationale Spekulanten; unverantwortliche Typen, die Wert darauf legen, dass sich alle paar Sekunden irgendwas Aufregendes tut – oder es setzt was! Männer, die sich mit Vergnügen die Nächte um die Ohren schlagen und tagelang über irgendwelche Nuancen eines Buches debattieren, die nicht mal sein eigener Autor kapiert, sich aber gleichzeitig weigern, auch nur eine halbe Minute auf Versicherungspolicen, Hypotheken oder Eheverträge zu verschwenden, Männer … nun, ich denke, Sie können sich vorstellen, welche Art von Kerlen ich meine – Gott schütze ihre armen, dem Untergang geweihten Ärsche –, und ich erwähne sie bloß, um den Unterschied zwischen solchen Männern und der wohltuenden weiblichen Gesellschaft zu unterstreichen, die ich in den letzten vier Monaten genießen durfte. Ja. Hmm.»

Nach einem großen Schluck, mit dem er sein Glas beinahe leerte, fuhr er, den Blick an die Decke gerichtet, fort, die Frauen zu rühmen für die Hingabe, mit der sie sich auch den schlichtesten Aufgaben widmeten, und ihre Fähigkeit, für Kontinuität zu sorgen, ohne je in Stagnation abzugleiten. Je länger seine Lobrede dauerte, so besagt die Legende, umso häufiger vergriff er sich jedoch im Ton, bezeichnete sie als «Wüstenfanatikerinnen», «hitzschlaggeschädigte Ausgestoßene» oder «Heilige der Wildnis». Am Ende, als sich ein paar Zeilen aus Thomas Grays «Elegie auf einem Dorfkirchhof» («Viele Blumen sind dazu bestimmt, ungesehen zu erblühen/ Und ihren Duft an den Wüstenwind zu vergeuden») in seinen Monolog stahlen, ging ihm auf, dass er sein Französisch vergessen hatte und schon eine ganze Weile auf Englisch vor sich hin plapperte. *Jemine! Bloß das nicht,* dachte er, als er im nächsten Moment glaubte, sich selbst «Send in the Clowns» singen zu hören. Aber es war nicht er. Jemand hatte seine CD mit Broadway-Melodien in den CD-Player geschoben.

Während die Kerzenflammen im Takt des betörenden, bittersüßen Sondheim-Refrains flackerten (dessen Charme teilweise darin bestand, dass man unmöglich sagen konnte, ob er auf zynische Art ironisch war oder auf sentimentale Art vor Selbstmitleid triefte), sah sich Switters im Speisesaal um und entdeckte, dass ihm sein Publikum ausgebüchst war. Nur drei der Exnonnen hatten ausgeharrt. Bob und ZuZu tanzten. Tanzten ... langsam. Tanzten Wange an Wange, klebten geradezu aneinander, wobei die Zirkuslocken der einen (irgendwie passten sie zur Musik) sich über den praktischen Julia-Child-Schnitt der anderen ergossen. *Meine Güte,* dachte er. *Ist das etwa meine Schuld, oder geht das schon länger so?*

Die Dritte im Bund war Schwester Domino. Sie saß mit

verschränkten Armen an ihrem Tisch und beobachtete ihn mit einem amüsierten, mitfühlenden Lächeln.

Für einen kurzen Augenblick war er wie betäubt, fing sich aber schnell wieder. «Man muss sich hin und wieder einfach von der eigenen Begeisterung mitreißen lassen», sagte er, «sonst riskiert man, dass die Lebenssäfte austrocknen.» Domino nickte, immer noch lächelnd. Der Laserstrahl war mit Sondheim fertig und bewegte sich zum nächsten Track, dem unwiderstehlich romantischen «Stranger in Paradise». Er zeigte auf die selig durch den Raum schwebenden ZuZu und Bob und fragte, ob sie tanzen wolle. Sie antwortete, seine Talente seien zwar ungezählt, doch könne sie sich beim besten Willen nicht vorstellen, wie er auf Stelzen tanzen wolle. «Schieben Sie Ihren Tisch hier rüber», sagte er, und als die beiden Holzplatten aneinander gerückt waren, sprang er auf die so gebildete Fläche und bedeutete ihr nachzukommen. «Ich habe asiatische Nachtclubs mit kleineren Tanzflächen als die hier gesehen», sagte er.

Zuerst war es beiden etwas unbehaglich. Domino hielt diskreten Abstand, doch je mehr sie sich an diese neue Situation und die Musik in ihren Ohren gewöhnte und der Wein in ihrem Blut die Oberhand gewann, desto mehr entspannte sie sich in seiner leichten Umarmung. «Können Sie sich das vorstellen?», sagte sie. «Seit meinem Abschlussball in Philadelphia habe ich nicht mehr getanzt.»

«Na, dann los», sagte er, bog sie schwungvoll nach hinten und machte dann eine Pause, als «Stranger in Paradise» verebbte und «If I Loved You» aus *Carousel* erklang. «Betrachten Sie es als Geburtstagsgeschenk. Herzlichen Glückwunsch.»

«Danke. Danke vielmals.» Ihre Dankbarkeit erschien ihm aufrichtig. «Wann haben *Sie* eigentlich Geburtstag?»

«Ich hatte schon. Im Juli.»

«Und Sie haben gar nicht gefeiert?»

«Ich hatte die Zeit nicht mehr im Kopf, und dann habe ich es vergessen – bis mitten in der Nacht. Da bin ich aufgestanden und in die Wüste hinausgegangen, um Sterne zu zählen. Astronomen behaupten, das menschliche Auge könne nicht mehr als fünftausend Sterne auf einmal sehen, aber ich schwöre, ich habe neunzehntausend gezählt. Nicht eingeschlossen Asteroiden und größere Planeten. Natürlich können mir aus Versehen ein paar Schwarze Löcher dazwischen geraten sein. Aber es war wirklich eine großartige Feier.»

Domino drückte seine Hand, schmiegte sich an ihn und schwang in seinen Armen hin und her wie ein Pendel in einer alten Standuhr. «So hätte ich auch gern Geburtstag gefeiert: mit Sternezählen.» Sie seufzte nahe an seinem Ohr. «Besser als eine Andacht, vielleicht.»

«Wenn ich mich nicht irre, sind sie alle noch da. Sirius, Arcturus, Alpha Centauri, der Große Bär, Orion, Neutronensterne, Pulsare, Novas, Supernovas, Rote Riesen, Weiße Zwerge, Violette Menschenfresser, die ganze funkelärschige Sippschaft. Wir könnten ...» Er deutete zur Tür.

«Nein», flüsterte sie. «Heute nicht. Ich muss bald gehen.» Ihre Stimme hellte sich auf, ohne lauter zu werden. «Aber wie wäre es mit morgen Nacht? Wir könnten morgen Abend die Sterne zählen, wenn Sie wollen.»

«Klar. Ich habe für morgen noch nichts vor. Wir treffen uns gegen zehn. Am großen Tor.»

«Nein. Da draußen ist es zu kalt und zu windig. Wir treffen uns im Turm. Am oberen Ende der – wie heißt das noch bei Ihnen? Der Leiter.»

«Solange es keine Karriereleiter ist, habe ich nichts dagegen, sie hochzuklettern.»

Sie hatten im Verlauf des Tanzes sämtliche Kerzen bis auf eine umgestoßen. Der Speisesaal war jetzt so schwach erleuchtet, dass sie nicht länger sehen konnten, ob Bob und ZuZu noch im Raum waren, aber Dominos Augen schienen zu leuchten, obwohl sie halb geschlossen waren. Wenn das eine Wirkung des Weins war, egal, ob auf sie oder auf ihn, würde er ihm für alle Zeit die Treue halten. Das schwor er.

«Meine Großmutter hat mir gestanden, sie hätte ihre

Männer wenigstens einmal richtig betrunken gemacht, bevor sie sich näher mit ihnen einließ. Sie behauptet, man kann nie sicher sein, wie ein Mensch in Wirklichkeit ist, bis man gesehen hat, wie er sich unter Bacchus' Einfluss verhält. Es ist eine unumstößliche Regel, die sich ausnahmslos bestätigt hat: Ein schlechter Trinker ist garantiert auch ein schlechter Ehemann. Oder eine schlechte Ehefrau, wenn wir schon mal dabei sind. Für manche Leute ist Nüchternheit nur eine vorübergehende, fadenscheinige Tarnung.»

«Scheint mir keine angemessene Methode zu sein. Sind Sie betrunken, Switters?»

«Keineswegs. Aber es ist ein Zustand, den ich durchaus erreichen könnte, wenn man mir Zugang zur letzten Flasche in der Küche verschaffte. Im Interesse der Wissenschaft, versteht sich. So könnten wir feststellen, ob ich Maestras Test gewachsen bin.»

«Für heute Nacht haben Sie schon genug Mobiliar umgeräumt.» Sie lächelte und warf einen Blick auf die aneinander gerückten Tische, über die sie (bisweilen gefährlich schwankend) geglitten waren. Die Ballade aus *Carousel* war verklungen, und eine lebhafte, schnelle Melodie aus *South Pacific* brachte einen Stimmungswechsel mit sich. Domino löste sich von ihm. «Dann bis morgen im Turm. Bringen Sie Ihren Rechner mit.» Sie ging, und er war bereit, sie gehen zu lassen, doch plötzlich, bevor einer von beiden zur Seite treten konnte, bewegten sich ihre beiden Gesichter aufeinander zu, als seien sie von der unerwarteten, gegenseitigen Anziehungskraft atomarer Dipole aktiviert oder aber von irgendwelchen amorphen Verwandten des Asmodeus geschubst worden. Und dann küssten sie sich. Es war eine Riesenüberraschung für sie selbst, aber sie küssten sich.

Es war kein langer Kuss, wie Küsse nun mal sein können, aber auch nicht nur ein freundschaftlicher Schmatzer auf die Wange. (Die alten Ägypter wussten genau, dass Platons Ideale auf dieser Welt keine Chance haben.) Es war ein Kuss von bescheidener Dauer, mit einer winzigen süßen Andeutung von Zunge, und dennoch ein Kuss voller Leidenschaft, befeuchtet von Speichel und beseelt von einer Kraft, die das reine Anspannen und Zusammenziehen der Oralmuskulatur transzendierte. Er folgte einem machtvollen Rhythmus, einem kinetischen Forschungsdrang, und irgendwie wurde durch dieses rohe, unhygienische und doch so herrliche Verschmelzen des Lippenfleisches eine synergetische Erregung ausgelöst, die das gesamte System erfasste.

Wie kann etwas so Alltägliches – und auf seine rosige babyspeckige Art Blödes – wie menschliche Lippen solch geheimnisvolle Lust wecken? Obendrein begleitet von leisen Geräuschen, die sich anhören wie nach Futter schnappende Karpfen, schnalzender Gummi oder vom Baum gefallene Kumquats, die an ihre Zweige zurückkehren? Ein Lippenpaar mit einem anderen Lippenpaar zu verbinden, das muss so ähnlich sein wie ein gewöhnliches Präfix, etwa er-, zu- oder an-, einem gewöhnlichen Verb wie *fügen, lassen* oder *regen* zuzuordnen. Von einem anderen Blickwinkel aus glich ihr Kuss der Landung eines Papierflugzeugs auf dem Mond.

Als sie sich endlich voneinander lösten, blieben sie noch ein oder zwei Sekunden durch einen Spuckefaden miteinander verbunden, seidenfein wie das Produkt einer Spinne – als wären sie zwei Kontinente, die durch ein einziges transozeanisches Kabel verbunden sind. Dann platzte die Verbindung mit einem unhörbaren Knall auseinander, und sie starrten einander von fernen Küsten aus an.

«À demain», sagte sie ein wenig atemlos, aber nicht im Mindesten nervös. «Morgen Abend.»

«Die Sterne.»

«Wir zählen.»

«Jeden einzelnen.»

«Okay.»

In der folgenden Nacht und in jeder darauf folgenden, sieben Monate lang, lagen sie auf einem Beduinenteppich in dem nach oben offenen Turmzimmer und schauten hinauf in den

Himmel, der so schwarz war wie eine schwarze Katze. Nicht viele Sterne wurden gezählt. Doch damit niemand auf falsche Gedanken kommt: Es wurden auch nicht viele Pflaumen begossen – jedenfalls nicht im Sinne konventionellen Geschlechtsverkehrs. Was sich da Nacht für Nacht im Turmzimmer abspielte, war ruhiger und zugleich außergewöhnlicher als normaler Beischlaf und Beschwörung der Gestirne. Und nein, das da oben ist kein Druckfehler: So ging es sieben Monate lang.

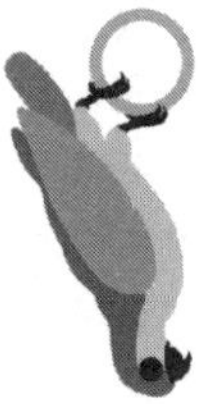

ALS SIE SICH zum ersten Mal im Turm trafen und auf den Teppich legten (Switters wagte es nicht, mit den Füßen den Boden zu berühren), den Mond bewunderten, der aussah, als sei er von einem kurdischen Scharfschützen blank poliert worden, und sich gegenseitig auf die Satelliten aufmerksam machten, die von Himmelsrand zu Himmelsrand huschten wie Wasserwanzen in einer Viehtränke, gestand Domino leicht verlegen, doch ohne jede Spur von Scham, dass sie «total auf ihn zufahren» würde. Switters, ein Mann der Worte, war schon drauf und dran, ihr Englisch zu verbessern, als ihm aufging, dass es wahrscheinlich tatsächlich besser war, von «zufahren» als von «abfahren» zu sprechen, wenn man sich verknallte.

Er erinnerte sie, so wie sie ihn bereits einmal daran erinnert hatte, dass er gleich, als er sie zum allerersten Mal gesehen hatte, mit einer Liebeserklärung herausgeplatzt war. Bei dieser, so fuhr er fort, gäbe es jetzt weder etwas hinzuzufügen noch etwas zu streichen.

Höchstwahrscheinlich hatte er damals tatsächlich, wie sie ihm vorgeworfen hatte, «nicht mehr alle Tassen im Schrank» gehabt, und ob sich daran bis heute etwas geändert hatte oder nicht, hätte er nicht zu sagen vermocht. Trotz alledem: Was immer er auch für sie empfand (er konnte das Gefühl nur als eine Mischung von süßer Qual und tierischem Entzücken beschreiben) – oder sie für ihn –, sie hatte doch eindeutig klar gemacht, oder, dass er nicht ihr Typ war, da er, was Reifegrad und Friedfertigkeit anbetraf, leider einiges zu wünschen übrig ließ.

«Vielleicht habe ich mich geirrt», gab sie zu. «Du bist ein komplizierter Mensch, aber auf fröhliche Art kompliziert. Du hast eine Möglichkeit gefunden, dich im Durcheinander der Welt einzurichten und das Chaos zu bejahen, statt krampfhaft zu versuchen, es zu verhindern oder gar ihm zum Opfer zu fallen. Für dich ist das alles Teil des Spiels, und Spielen macht dir Spaß. In dieser Hinsicht hast du vielleicht eine höhere Ebene von Harmonie erreicht als ... ummph.»

Es war zwar nicht sein einziges oder gar wichtigstes Anliegen, sie zum Schweigen zu bringen, trotzdem küsste er sie, bevor sie ihn noch weiter definieren konnte. Er küsste sie heftig – aber auch weich, lang, genießerisch, träumerisch und leidenschaftlich, und sie erwiderte den Kuss. In gewissem Sinne waren Dominos Küsse wie die von Suzy, will heißen, eifrig und schüchtern, abenteuerlustig und unsicher zugleich, doch es steckte eine Kraft in ihnen (oder besser gesagt, hinter ihnen) und eine Festigkeit, die ihm das Gefühl vermittelten, dass diese schlichte und etwas seltsame Art von Oskulation irgendwie unterstützt von und verbunden mit allem und jedem war, was Bobby Case' chinesische Gewährsmänner als «die Zehntausend Dinge» bezeichneten. In der Tat kann man einen Kuss sowohl als Ding wie auch als Akt verstehen, und Dominos Kuss, ungeübt, was die Ausführung betrifft, aber ausgereift im Hinblick auf die Quelle, der er entsprang, ließe sich höchstens mit frischen Frühlingstrieben an einem ehrwürdigen Baum oder (trotz Switters' Respektlosigkeit gegenüber Haustierhaltung) einem jungen Hund mit einem alten Stammbaum vergleichen. Außerdem war ihr Kuss eine Sache für sich und aus sich heraus; einerseits zweifellos konkreter Ausdruck eines Gefühlszustandes, andererseits nicht unbedingt Vorspiel für andere Aktivitäten beziehungsweise Anlauf zu einem größeren biologischen Bedürfnis. Genau das gefiel ihm: das selbstgenügsame, konzentrierte «Sein» im Schein, obwohl er der Letzte gewesen wäre, zu behaupten, dass ein Kuss nicht durchaus größere biologische Bedürfnisse wecken kann.

So streifte er ihr den Tschador über die Schultern herab, hakte den BH auf und entblößte ihre Brüste. Sie wehrte sich nicht, obgleich es fast den Anschein hatte, als würden die Brüste, bleich und auf der Hut, angesichts ihrer Nacktheit erstaunt blinzeln. Er küsste sie, leckte und lutschte sie, umfasste sie mit beiden Händen und drückte die Nippel zwischen Daumen und Zeigefinger, als wollte er Beeren auf ihre Reife untersuchen oder die Knöpfchen eines besonders empfindlichen wissenschaftlichen Geräts drehen – und tatsächlich, als er leicht an den Rosenknöspchen drehte, stieg ihre Atemfrequenz hörbar an, schraubte sich die Lautstärke in orgastische Höhen. Doch immer wenn er seine Neugier und Bewunderung auf die untere Hälfte ihres Körpers ausdehnen wollte, hinderte sie ihn daran. Ehrlich gesagt machte es ihm nichts aus. Er hatte alle Hände voll – den Mund übrigens auch – und war zufrieden mit dieser Fülle.

Nach einer Weile machten sie eine Pause, um zu sehen, ob die Sterne noch da waren. Domino fummelte an ihren Nippeln herum, möglicherweise, um festzustellen, ob es einen Unterschied zwischen ihrer und seiner Berührung gab, oder aber, was genauso gut sein konnte, um ihr Gespräch wieder in Gang zu bringen. «Hast du gemerkt, dass die Trauben am Weinstock allmählich reif werden?» Ob man ihn wohl überreden könne, zur Ernte und anschließenden Kelter zu bleiben? Schließlich war es nur fair, argumentierte sie, dass er ihnen half, ihren Vorrat wieder aufzustocken, nachdem er einiges getan hatte, um ihn zu plündern. Dabei wisse sie natürlich, wie sehr ihm daran gelegen war, nach Peru zurückzukehren, ohne Zweifel mit gutem Grund …

Er unterbrach sie, um ihr zu offenbaren, dass er schon immer mal beim Traubenpressen hatte mitmachen wollen und nichts lieber tun würde, als in Wannen voller Früchte herumzustampfen, bis seine Füße, die Zehen und sogar die Haut zwischen den Zehen so purpurrot wie Auberginen oder Holunder waren. Niemals werde er einem Menschen voll vertrauen können, der die Vorstellung, mit bloßen Füßen Weintrauben zu zerquetschen, nicht unwiderstehlich fände, doch leider fürchte er, dass es nur halb so lustig oder effektiv wäre, dasselbe mit Stelzen zu versuchen.

«Dummkopf», sagte sie. «Wir sind doch keine barfüßigen Bauern. Wir benutzen eine Presse.» Um sicherzugehen, dass er die Bedeutung des Wortes Presse auch vollständig verstand, insofern es darum ging, feste Stoffe von ihrem Flüssigkeitsanteil zu trennen, zog sie den Reißverschluss seiner Hose auf und griff hinein. Als sie das bewegliche Fleisch berührte, fuhr sie verwirrt zurück, als hätte sie ein Seil packen wollen und stattdessen aus Versehen eine Schlange erwischt. Switters gefiel es, denn es milderte ihre Kühnheit ein wenig und stellte ihre Unschuld wieder her, aber es gefiel ihm noch mehr, als sich, diesmal etwas vorsichtiger, ihre Finger zu der Ersatztraube zurücktasteten und langsam den Druck verstärkten. Sie küssten sich. Domino presste. Es war eine rhythmische Bewegung (instinktiv?), erst ließ sie locker, und dann drückte sie wieder fester zu. So dauerte es nicht lange, bis die Winzerdemonstration handfeste Ergebnisse zeitigte. Es versteht sich von selbst, dass sie nicht daran dachten, den Château de Switters Beaujolais Nouveau in Flaschen zu füllen, doch niemand hätte leugnen können, dass es eine hervorragende Auslese war.

Sie verbrachten die Nacht eng umschlungen und schliefen nur bruchstückhaft, so groß war dieses Neue, der Schock über ihre romantische Verbindung. Irgendwann, kurz bevor die Sonne ihren Platz am syrischen Himmel zurückeroberte, erklärte er sich bereit, bis Ende Oktober in der Oase zu bleiben. Beiden war völlig klar, dass weder ihre diesbezügliche Bitte noch seine Einwilligung das Geringste mit der tatsächlichen Traubenernte zu tun hatte.

Der Versorgungslaster kam und brachte Sprit für den Generator, Mehl, Speiseöl, Salz, Zucker, Seife und Zahnpasta mit. Er brachte auch Zeitschriften und die Post. In der Post befand sich ein Kontoauszug der Bank in Damaskus, mit der die

Pachomianerinnen ihre Geschäfte abwickelten, und unterm Strich war er nicht gerade ermutigend. Es waren so wenig Einzahlungen auf das Konto erfolgt (zwei Witwen in Chicago und Mailand hatten je hundert Dollar gespendet, und Sol Glissant schien sie mittlerweise komplett vergessen zu haben), dass Domino den Fahrer anwies, beim nächsten Mal die übliche Kraftstofflieferung zu halbieren und Zahnpasta und Speiseöl ganz wegzulassen. Sie würden sich die Zähne mit Salz putzen und versuchen, ihr eigenes Öl aus den Walnüssen herzustellen, die bald reif waren. Außerdem bestellte sie die Zeitschriften und Zeitungen ab: Sie konnten ihre Nachrichten auch aus dem Internet beziehen. Auf Switters' Bitte hin orderte sie jedoch fünf Packungen Zigarren, zehn Packungen Rasierklingen und sechs Dosen Bier, für die sie mit seinen Deutschmarks bezahlte, worauf der Fahrer, der keine Ahnung hatte, dass ein Mann im Kloster wohnte, ihr einen merkwürdigen Blick zuwarf.

Später, als der Lastwagen abgefahren war und Switters wieder auf der Bildfläche erschien, sagte er: «Das sind die ersten Einkäufe, die ich seit fünf Monaten gemacht habe, und die ganze Zeit über hat niemand versucht, mich zu hypnotisieren, einzuwickeln, zu verführen, zu belügen oder einzuschüchtern, damit ich ihm seine Waren oder seine Dienste abkaufe. Du kannst dir nicht vorstellen, wie sauber man sich da fühlt.» Nein, nachdem sie so lange in dieser reklamefreien Zone gelebt hatte, wusste sie das allerdings nicht richtig zu schätzen und fragte sich, ob er vielleicht ein verkappter Geizkragen war. Andererseits hatte er angeboten, eine in ihren Augen unglaubliche Summe für einen Krümel Haschisch zu bezahlen, wenn sie den Fahrer darauf ansprechen würde. Sie hatte sich geweigert.

In der Post befand sich auch eine nicht unterschriebene Postkarte, adressiert an die Äbtissin Croetine und abgestempelt in Lissabon. Alle vermuteten, dass sie von Fannie stammte, obgleich niemand sich erinnern konnte, ihre Handschrift je gesehen zu haben. Der Text war in schrecklich fehlerhaftem

Französisch hingekritzelt und lautete: *Euer Geheimnis ist bei mir gut aufgehoben. Vorerst!*

Irgendwas lag Verschleierte Schönheit auf der Seele, und es konnte sehr gut mit der mysteriösen Postkarte zusammenhängen. Es konnte aber auch sein, dass ihre gemeinsamen täglichen Ausflüge ins Internet keine Früchte trugen oder nicht die Ergebnisse zeitigten, die sie sich von ihrem Engagement erhofft hatte. Am wahrscheinlichsten war, dass sie sich sowohl über die Postkarte als auch die unbefriedigenden Informationen ärgerte. Auf alle Fälle schränkte sie ihre Besuche am Computer mehr und mehr ein. Im Laufe dieses Oktobers schien ihr Alterungsprozess mit Siebenmeilenstiefeln voranzuschreiten. Ihr Teint, bislang außergewöhnlich zart und glatt, zeigte erste Anzeichen von Fältchen. Die blassen Augen wurden noch wässriger, und ihre von natürlicher Würde geprägte Haltung, aufrecht wie eine Fahnenstange (obwohl hinter der höchstens pompöse Gefühlsduselei steckt), sackte merklich zusammen. Man hätte meinen können, dass sie wie Skeeter Washington zu viele Nächte über ein Piano gebeugt verbracht hatte. Switters hegte den stillen Verdacht, dass Computer einen vorzeitigen Alterungsprozess in Gang setzen können. Natürlich war die Äbtissin schon seit vielen Jahrzehnten dem Druck der irdischen Schwerkraft ausgesetzt, aber noch etwas anderes lastete auf ihr. Es zeichnete Spuren in ihr Gesicht und bedrückte sie. Nur ihre Warze wirkte unverändert und gänzlich unbeteiligt: ein Klümpchen rote Erde von den kargen Äckern des Mars.

Ihre Stellvertreterin Domino musste über jede Sorge von Verschleierte Schönheit im Bilde sein, dennoch erschien sie Switters strahlender und lebhafter als je zuvor. Es wäre leicht gewesen, dies dem Einfluss der Liebe zuzuschreiben, und vielleicht war das gar nicht so abwegig, aber weder sie noch Switters gehörten zu der Sorte Menschen, die sich von Amors Pfeilen überwältigen lassen. Sicher, sie waren entzückt, ja elektrisiert von ihrer Liebesgeschichte, beide hingerissen voneinander, andererseits trauten sie dem Braten nicht so recht und betrachteten ihre Affäre mit einem skeptischen, zuweilen sogar spöttischen Blick.

Zwar ließen sie sich ihre Verliebtheit in der Öffentlichkeit nicht anmerken, doch verbreitete sich die Kunde ihrer Beziehung wie ein Lauffeuer, und einige Schwestern, insbesondere die beiden Marias, machten aus ihrer Missbilligung kein Hehl. Was Bobby Case anging, so wurde er lediglich darüber informiert, dass Switters seine Rückkehr zum Amazonas um einen Monat verschoben hatte. Trotzdem lag Bobby gar nicht so falsch, als er über den Grund der Verschiebung spekulierte und Switters vorwarf, mehr Grütze zwischen den Beinen als im Kopf zu haben. Bobby nutzte außerdem die Gelegenheit, um ihm das Foto seiner augenblicklichen Freundin zu schicken, eines süßen jungen Dings aus Okinawa, das keinen Tag älter als fünfzehn sein konnte. Die Tatsache, dass Domino alt genug war, um die Mutter der Kleinen zu sein (unter entsprechenden Umständen sogar ihre Großmutter), schien Switters nicht aus der Fassung zu bringen, falls sie ihm überhaupt auffiel.

Jeden Abend zwischen neun und zehn lehnte er seine Stelzen gegen die Lehmwand des Turms und kletterte die Leiter hinauf zu ihrer Rapunzel-Suite, wie er den Raum getauft hatte. Dort rollte er sich auf den Teppich, legte die Beine auf ein zylinderförmiges Kissen und sah den Sternen zu, die vorbeiglitten wie die erleuchteten Bullaugen eines Luxusdampfers. So wartete er auf Domino. Sie kam pünktlich um zehn, war nie außer Atem vom Klettern, zog den Tschador über den Kopf und kuschelte sich splitternackt an ihn. Anders als andere Frauen, die er gekannt hatte, konnte sie sich ihrer Kleider entledigen, ohne ihr Geheimnis zu verlieren.

Er hatte die Erfahrung gemacht, dass Frauen in einem bestimmten Alter dazu neigen, sich gehen zu lassen. Sie werden nachlässig und unansehnlich. Switters konnte es ihnen nicht verübeln: Niemand hatte eine größere Abneigung gegen regelmäßige Wartung als er selbst. Zweifellos war ein Teil ihrer Schlampigkeit die Folge purer Trägheit, Frustration und auch

Kapitulation. Sie hatten sich selbst aufgegeben, erwarteten nichts mehr vom Leben. Allzu häufig aber waren sie auch einfach ausgelaugt, erschöpft von der Aufgabe, zu viele Kinder zu versorgen, ganz zu schweigen von den hilflosen, Golf spielenden Trotteln, an die sie per Gesetz gebunden waren. Glühte Dominos Funke nur deswegen weiter, weil sie weder als verbrauchte Ehefrau und Mutter noch als stählerner, karrierebewusster Single durchs Leben gegangen war? Oder lag es daran, dass sie nie in die Falle einer verzweifelten, unweigerlich illusorischen Suche nach Sicherheit getappt war? Er wusste es nicht. Und es war ihm auch ziemlich gleichgültig. «Einer geschenkten Frau schaut man nicht ins Maul» war sein Motto. Wie auch immer sie als junges Mädchen gewesen sein mochte, er hatte den Verdacht, dass sie mit zunehmendem Alter nur geheimnisvoller und verführerischer geworden war. Sie bezeichnete sich als «wieder geborene Jungfrau», und eines Nachts, gegen Ende seiner Oktober-Verlängerung, erfuhr er, dass sie das wortwörtlich meinte.

Sie fragte ihn, ob er Weihnachten feiere, und er antwortete, es gäbe kaum einen Tag im Kalender, den er nicht feiere, selbst wenn der Anlass eher unbedeutend war. Sie wandte ein, Weihnachten sei etwas Besonderes, weil angeblich an diesem Tag Jesus Christus zur Welt gekommen war – oder ob das etwa auch so eine Sache sei, an die er nicht glaube?

«Äh, nun, es ist so, Domino: Für mich stand immer fest, dass Gott jedes Mal wenn ein Kind geboren wird, auf die Welt zurückkehrt. Okay? Das ist die eigentliche Bedeutung der Weihnachtsgeschichte. Und jedes Mal wenn die Unschuld dieses Kindes durch die Gesellschaft zerstört wird, zeigt sich die Bedeutung der Kreuzigungsgeschichte. Euer Mann Jesus steht für dieses Kind, diesen reinen, unschuldigen Geist, und als Stellvertreter wird er wieder und wieder geboren und wieder und wieder hingerichtet, jedes Mal wenn wir einatmen und ausatmen, nicht nur bei der Tagundnachtgleiche im Frühling oder am vierundzwanzigsten Dezember.»

Sie dachte lange Zeit darüber nach und wechselte dann das Thema. Wenig später küssten sie sich, wie es ihre Gewohnheit war, und nachdem sie seinen Versuch, ihr zwischen die Beine zu fassen, abgewehrt hatte – eine Verweigerung, die zur Routine geworden war –, griff sie wie immer nach der Ausbuchtung in seinen Pandabär-Shorts. Mittlerweile konnte einem das Verhalten der beiden beinahe wie aus einem Drehbuch vorkommen.

Es war offensichtlich, dass er mehr wollte, doch weder setzte er sie unter Druck, noch beschwerte er sich. Die Franzosen sagen, das Beste an einer Liebesaffäre ist das Hochsteigen der Treppe. Das Verlangen ist fast immer erregender als die tatsächliche Befriedigung. Offenbar ging er völlig auf in dem anhaltenden Begehren, ihrer unschuldig-unanständigen Nähe, der Suzyhaftigkeit, wenn man so will, ihrer Fummelei. Als sie ihn fragte, ob er mit ihren manuellen Manipulationen zufrieden sei, antwortete er jedenfalls nur, sie habe ein erstaunliches Talent dafür. «Ich komme mir vor wie der Twirling-Stab bei einer Heimkehrerparade», sagte er.

«Ich sollte dir das vielleicht nicht erzählen», sagte sie und senkte die langen Wimpern, «aber auf der High School in Philadelphia war ich –»

«Eine Majorette?»

«Eine was? Oh? Nein, das nicht. Eher so was wie ein weiblicher Streichelzoo. Sämtliche Jungs auf der Schule waren verrückt danach, mein französisches Pfläumchen zu befummeln, und ich machte mir einen Spaß daraus, möglichst viele ranzulassen. Es dauerte nicht lange, bis ich raushatte, wie ich sie befriedigen konnte, ohne – wie heißt das noch – bis zum Letzten zu gehen. Nur Mr. Frederick, mein Basketballtrainer, hat mich je gebumst. Ein einziges Mal. Der Mann war verheiratet und doppelt so alt wie ich, und hinterher hatte ich so ein schlechtes Gewissen, dass ich –»

Er küsste ihre Lider. «Du brauchst mir so etwas nicht zu erzählen.» Irgendwie war es ihm unangenehm, obgleich es ihn auch erregte.

«Aber du warst so geduldig. Ich muss es dir wirklich erklären. Als wir nach Frankreich zurückzogen, habe ich mich mit Leib und Seele der Kirche verschrieben. Es war nicht nur mädchenhaftes Schuldbewusstsein; ich möchte, dass du das weißt. Ich hatte Christus schon mein ganzes Leben lang geliebt. Und Maria auch. Besonders Maria. Ich will dich nicht mit Einzelheiten langweilen, aber eins führte zum anderen, und etwa zu der Zeit, als ich beschloss, den Schleier zu nehmen, erfuhr ich, wie meine Tante zu der Warze auf ihrer Nase gekommen war. Das brachte mich auf eine Idee. Ich fing an, um die Wiederherstellung meiner Jungfräulichkeit zu beten. Verrückt, *non?* Es war wirklich albern. Aber ich betete und betete. Jahrelang. Und nach langer Zeit – ist es plötzlich wieder gewachsen.»

«Gewachsen? Du meinst deine Jungfräulichkeit?»

«Mein Jungfernhäutchen. Ja, wirklich. Gott hat es mir zurückgegeben. Das ist keine Einbildung. Ich habe medizinische Beweise. Mehrere Ärzte haben mich untersucht und mich für jungfräulich erklärt. Okay, es ist keine mordsmäßig große Sache! Nur ein Stückchen Schleimhaut …»

«Eine dünnes Scheibchen *sashimi.*»

«Aber so fein und entbehrlich es auch sein mag, es ist meine fassbare Verbindung zu Maria. Und aufgrund von Marias einzigartiger Verbundenheit mit der Menschheit, ihrer größten Eigenschaft und Tugend, ist es auch ein körperliches Band zu jener liebevollen Menschlichkeit, die sie repräsentiert. Und das – das winzige Stück Gewebe …»

«Blütenblatt einer salzigen Rose.»

«… ist ein weiterer Beweis für die Kraft des Gebets. Es zum zweiten Mal zu verlieren, ein Wunder aus dem Fenster zu werfen, wäre eine große, eine furchtbare Katastrophe für mich. Zu erlauben, dass dieser – dieser kleine …»

«Glasige Speckfitzel.»

«… dieser *petit* …»

«Papiertiger, der den Perlentopf bewacht.»

«… durchstoßen wird, und sei es nur vom Finger eines

Mannes, der weniger Bedeutung für mich hat als meine heilige Berufung … nun, das wäre unannehmbar.»

Für den unwahrscheinlichen Fall, dass man Switters daran hätte erinnern müssen, wie unheimlich die Welt ist, wäre Dominos Geschichte über die Wiedererweckung der Jungfräulichkeit genau das Richtige gewesen.

Nachdem er einen Moment oder zwei gebraucht hatte, um sie in ihrer vollen Tragweite zu begreifen, und es vernünftiger fand, lieber nicht zu fragen, welche Sorte Mann möglicherweise so wichtig für sie sein könnte wie ihre heilige Berufung, drückte er die Hand, die nicht aufhörte, sein mittlerweile erschlafftes Geschlechtsorgan zu kneten, und fragte: «Aber das hier ist akzeptabel?»

«Ich glaube nicht, dass der Allmächtige *coincé* ist, prüde. Hat er den Körper nicht erfunden, damit wir uns daran erfreuen? Von Maria heißt es, sie sei immer keusch geblieben, eine Jungfrau *in partu*; trotzdem haben Joseph und sie als Ehepaar miteinander gelebt. Irgendwas muss sie sich ausgedacht haben, um ihn von seiner sexuellen Spannung zu befreien.»

Die Vorstellung der Heiligen Muttergottes als Wichskünstlerin, um dieses grobe Wort zu gebrauchen, war ein wenig verwirrend, dennoch war er bereit, sich auch darauf einzulassen. Er verstärkte den Druck auf ihre Hand. «Es gibt noch andere Möglichkeiten, weißt du, andere, äh, Praktiken, die sie möglicherweise ausgeübt haben.» Es gefiel ihm, dass er sie immer noch zum Erröten bringen konnte.

Domino gab zu, dass angeblich noch andere, äh, Praktiken existierten. Besonders im Nahen Osten. Dann brachte sie nach einer kurzen Pause das Gespräch wieder auf Weihnachten zurück.

«Genau wie Verschleierte Schönheit liebe und respektiere ich die Wüste. Es ist der Ort, wo ich mich meinem eigenen und auch dem göttlichen Atem am nächsten fühle. Die einzige Zeit, in der ich hier in der Wildnis unzufrieden bin, ist um

Weihnachten. Dann vermisse ich die Lichter und die Familie ganz besonders, aber auch die Fröhlichkeit und den Schnee.» Sie erzählte ihm von den alljährlichen Ausflügen in die Alleghenies, um einen Weihnachtsbaum für ihr Haus in Pennsylvania zu fällen, von den Schaufensterauslagen in Philadelphia und Paris, den Menschenmengen, Schokoladegeschäften, kerzenerleuchteten Weihnachtsmetten in Notre-Dame und wie sie an der Place de l'Hôtel-de-Ville Schlittschuh gelaufen war. Switters bemerkte, dass sie etwas ungemein Kindliches ausstrahlte, als sie sich die Freuden vergangener Noëls ins Gedächtnis zurückrief.

Aus irgendeinem Grund rechnete sie damit, dass das kommende Weihnachtsfest, das immerhin noch acht Wochen entfernt war, ganz besonders einsam und düster würde. Verschleierte Schönheit würde eine wunderbare Andacht arrangieren, so wie immer, aber dieses Jahr schien sie all ihrer Energie und Freude beraubt. Vielleicht war es die Exkommunizierung, vielleicht ihre finanzielle Situation, vielleicht aber auch nur das Alter, das den Blauen Akt eingeholt hatte, auf alle Fälle wirkte sie ziemlich deprimiert.

Auch die beiden Marias wurden allmählich alt; Fannie war weg und hatte weiß Gott was im Sinn, und ZuZu und Bob lebten in ihrer eigenen Welt. Ah, aber wenn Switters in der Oase bliebe! Wenn er da wäre, das wusste Domino, dann würde er eine Möglichkeit finden, ihr armseliges Wüstenweihnachten so festlich zu gestalten wie auf den Champs-Élysées. Für sie alle, aber ganz besonders für sie. Bestimmt hatte er seine eigenen Pläne, schließlich musste er im wahrsten Sinne des Wortes irgendwann wieder auf die Beine kommen, das war ihr klar, aber hatten die Erfahrung ihrer Tante wie auch Dominos eigene heilige «Warze» ihm nicht gezeigt, was Gebete zu vollbringen vermochten? Und ohnehin waren es doch bloß acht Wochen mehr. Natürlich konnte es sein, dass er geplant hatte, Weihnachten mit seiner Großmutter zu verbringen, und …

Sie erschien Switters ein wenig aufgewühlt, und er lauschte ihrem Wortschwall mit größter Befriedigung. Sie deutete sein Schweigen jedoch falsch und glaubte, dies sei der richtige Moment, um ihr Ass auszuspielen. «Wenn du Weihnachten mit mir verbringst», flüsterte sie so verschwörerisch, als könnten die Sterne mithören, «werde ich etwas ganz Besonderes für dich tun.»

Er missverstand ihr Angebot und fragte: «Versuchst du etwa, mich zu bestechen?»

Sie lächelte. «Ich werde dir etwas zeigen, das nur dreizehn Menschen auf der Welt –»

«Dreizehn? Das ist eine ganze Menge. Hör mal, Chérie, wenn du mir die Perlentore öffnen würdest, egal, ob aus Zuneigung oder auch nur aus purer Lust, würde ich dein Angebot dankbar annehmen. Aber als Lohn dafür, dass ich dir helfe, deinem Weihnachtsblues zu entkommen …»

«Idiot!» Sie wälzte sich weg von ihm. «*Imbécile.* Glaubst du etwa, nur um ein Bing-Crosby-Weihnachten zu feiern, würde ich mein – ah, ich habe vergessen, welche poetischen Bezeichnungen du dafür erfunden hast – opfern? Nein, du Blechkopf, ich sprach von was ganz anderem.»

«Reg dich ab. Du vergisst noch dein ganzes Englisch.»

Sie regte sich ab. Sie fing sogar an zu lachen. Sailor Boy hätte seine helle Freude an ihr gehabt.

«Nun ja, wenn du deine Abreise verschiebst, würde ich mich eines Tages vermutlich bereitfinden, mit einer oder mehr dieser ‹anderen Praktiken› zu experimentieren, von denen du gesprochen hast, aber meine Bestechung sieht so aus: Am Weihnachtsabend zeige ich dir das geheime Dokument, das in die Obhut der Pachomianerinnen gegeben wurde. Sie haben es bis heute versteckt und beschützt.»

«Alles klar, ich verstehe. Du bietest an, die Schlange aus dem Sack zu lassen. Verzeih. Mein Spatzenhirn ist über den Schlussfolgerungszaun hinausgeschossen. Aber Domino, denk doch mal nach: Ich war bei der CIA. Ich habe Geheimdokumente sozusagen zum Frühstück gegessen. Ich habe mehr Geheimdokumente in der Hand gehabt als Maria Une

Kichererbsen. Wie kommst du auf die Idee, dass ich vor lauter Aufregung, noch eins zu sehen, den Perser voll sabbern würde?»

Sie seufzte. «Wahrscheinlich war es nur ein frommer Wunsch.» Sie seufzte erneut. «Aber immerhin schienst du ein gewisses Interesse an der Sache zu haben.»

«Welcher Sache?»

«An der verlorenen Prophezeiung Unserer Lieben Frau von Fatima. Sie ist nämlich gar nicht verloren, verstehst du. Wir haben sie hier bei uns.»

Als der Oktober einen Zahn zulegte und seine Weintraubenschalen hinter sich herschleifte, nahmen die Tagestemperaturen nur minimal ab, die Nächte dagegen wurden zunehmend kalt. Switters, der den Anblick von Gänsehaut hasste (er hatte ihn schon immer als krank empfunden, lange bevor er den nackten Papagei der Alten in Lima gesehen hatte), zog sich den wollenen Teppich bis zum Kinn, als er sich gegen die Mauer des Turmzimmers lehnte und die letzte der fünf Zigarren anzündete, die mit der neuesten Lieferung von Damaskus gekommen waren. «Hmm», brummte er vor sich hin. «Hmm. Ja. Eine Zigarre ist wie eine Banane für den Affen der Seele.»

Domino war die einzige Geliebte in seinem Leben, die nicht automatisch kicherte, wenn er solche Äußerungen von sich gab. Er war nicht sicher, ob das ein Charakterfehler ihrerseits war oder ein weiterer Beleg für ihren klaren Verstand und guten Kern. Nackter, als sich je ein Papagei erhoffen durfte, selbst wenn man ihn gerupft und gesengt, gekocht und verspeist hätte, stand sie in einer Ecke des Zimmers und wusch sich die Hände in einem Tonkrug, der zu diesem Zweck dort stand. Er blies eine Reihe von Rauchringen in ihre Richtung und durchstieß jeden einzelnen mit dem Zeigefinger, bevor er davonschwebte. «Das ist die Zen-Kunst, Schmetterlingen eine Gänsehaut zu verpassen», erklärte er.

Es war zu dunkel im Raum, um zu erkennen, ob sie lächelte, aber kichern hörte er sie definitiv nicht. «Denk mal über meinen Vorschlag nach», sagte sie.

Er *hatte* bereits darüber nachgedacht. Er dachte *immer noch* darüber nach. Er konnte eine Zigarre rauchen, tiefsinnige Sprüche loslassen, ihre Silhouette bewundern und über ihren Vorschlag nachdenken – alles gleichzeitig. Puppig. Für wen hielt sie ihn eigentlich? Gerald Ford? John Foster Dulles? Pffft!

Ehrlich gesagt war Switters nicht besonders interessiert an der dritten und endgültigen Prophezeiung der Fatima-Erscheinung. Zugegeben, seine Neugier galt nahezu allem, was es im menschlichen Leben gab an Ticks, verrückten Angewohnheiten, Perversionen und Fetischen, an Mysterien, ewigen Rätseln und abnormen Theorien komischer Käuze, und seine Begegnung mit der Fatima-Legende vor einem Jahr in Sacramento hatte diese Neugier durchaus entfacht, aber es wäre schwierig, wenn nicht unmöglich, sein Interesse an Fatima von dem an Suzy zu trennen. Wäre seine kleine Stiefschwester nicht so erpicht auf dieses Thema gewesen, hätte er die ganze Geschichte von Fatima ein paar Mal durch seine Gehirntrommel geschleudert und dann ad acta gelegt.

Andererseits glaubte er in einem Universum, das in seinen Augen von Widersprüchen und der wechselseitigen Durchdringung diverser Realitäten gekennzeichnet war, nicht an Zufälle. Zwar war die Wiederbelebung des Marienkults nicht von der Hand zu weisen, doch hatte eine relativ neue Umfrage ergeben, dass 90 Prozent der römischen Katholiken nicht genau wussten, was es mit dieser Fatima-Geschichte auf sich hatte. Die Tatsache, dass sie auf so dramatische Weise wieder in seinem eigenen Leben aufgetaucht war, in einer Umgebung, die von Matisse' leibhaftigem Blauem Akt beherrscht und zumindest anfänglich von Audubon Poes Finanzier Sol Glissant finanziert worden war, nun, all diese Synchronismen ließen ihm kaum eine andere Wahl, als sie ernst zu nehmen.

Da wir gerade bei Blauen Akten sind: Switters war in diesem Augenblick, ohne es zu wollen, geradezu hypnotisiert von der Ähnlichkeit zwischen der Gestalt auf dem Gemälde mit ihren saphirblauen Kuppeln und mitternachtsblauen Seitenschiffen (eine üppige Gaudí-Kathedrale aus Plastik, so voll gepumpt mit Blaubeercreme, dass ihre Buntglasfenster sich nach außen wölbten) und Dominos bläulicher Silhouette, die sich nun im Sternenlicht vor ihm abzeichnete. Im schattigen Profil, bar jeden Makels und jedes Details, hätte der Körper der Exnonne der eines Prachtweibes in einem jener nordafrikanischen Harems sein können, die Matisse' Schilddrüse und Pinsel gleichermaßen in Erregung versetzt hatten. Sie hätte aber ebenso gut einem Filmplakat aus den 40er Jahren entsprungen sein können: eine ungezähmte Dschungel-Amazone mit Atombusen, die über Stämme treu ergebener Krieger herrscht und sich mit Panthern umgibt.

Das minimalistische Spektakel von Dominos Maxi-Konturen allein genügte als Rechtfertigung für seine Entscheidung, den Aufenthalt in der Wüste noch eine Weile zu verlängern. Aber es gab noch weitere Gründe (oder Entschuldigungen). Zum Ersten die Auseinandersetzung zwischen Syrien und der Türkei: Nachdem die verärgerte türkische Regierung bereits seit geraumer Zeit dagegen protestiert hatte, dass Syrien die PUK-Separatisten mit Waffen und Geld versorgte, die wiederum versuchten, einen autonomen kurdischen Staat aus Teilen von irakischem und türkischem Gebiet zusammenzustückeln, hatte sie schließlich Truppen an die syrische Grenze entsandt. Syrien reagierte mit gleicher Münze. Nach Informationen aus dem Internet standen sich die Armeen mittlerweile auf beiden Seiten der türkisch-syrischen Grenze gegenüber, und die Grenzübergänge waren fester verschlossen als das Tagebuch eines Teenagers. Da die Türkei das einzige Land war, aus dem er legal nach Amerika ausreisen konnte, saß Switters ganz schön in der Patsche. Normalerweise hätte er in einer solchen Situation seinen Motor angeworfen – es gab nur wenige Dinge auf der Welt, die er so sehr liebte wie diese Art von Herausforderung –, aber in einem Rollstuhl oder auf

Stelzen? ... Er konnte ziemlich leichtfertig sein, aber blöd war er nicht.

Jede Hoffnung, dass Poe ihn irgendwo an der Mittelmeerküste aufsammeln könnte, verflog, als Bobby ihn (in ihrem privaten, Langley-sicheren E-Mail-Code) darüber in Kenntnis setzte, dass die *Banality of Evil* in der Adria kreuzte und sich vermutlich in diesen Gewässern aufhalten würde, solange die schrille Horrorshow auf dem Balkan andauerte.

Was also spielte es für eine Rolle? Switters hatte keinen triftigen Grund, seine Abreise zu beschleunigen, oder? Angenommen, er könnte Heute ist Morgen tatsächlich wieder ausfindig machen und ihn dazu bringen, das Tabu zu canceln: was dann? Er hatte keinerlei Aussichten auf eine Erwerbstätigkeit irgendwo auf diesem Planeten, und hier draußen unter dem weiten Wüstenhimmel, wo noch primitive Gleichheit herrschte, erschien ihm der Plan, seine Doktorarbeit zu beenden, geradezu lächerlich. Dass sich die menschliche Spezies scheinbar über die zivilisierten Grenzen analogischer Wahrnehmung hinaus entwickelte und auf einen *Finnegan'schen* Zustand zusteuerte, wo ihr Denken und Handeln sich in Form von unablässig ineinander aufgehenden digitalen Clustern manifestierte – nun ja, dieses Phänomen faszinierte ihn nach wie vor, aber darüber konnte er ungestört unter den Granatapfelbäumen jeder Oase nachdenken; dazu brauchte er weder akademische Weihen noch gesellschaftliche Anerkennung. «Nachdem Sie sich viele Jahre lang an unsere Spielregeln gehalten haben, Mr. Switters, dürfen Sie sich von nun an *Doktor* nennen, vergessen Sie aber bitte nicht, dass dieser Titel ausschließlich dazu dient, Ihrem Ego zu schmeicheln, und Sie nicht dazu legitimiert, an Mittwochnachmittagen freizunehmen oder sich als Gynäkologe zu betätigen.»

Im Übrigen fiel ihm zwar ums Verrecken keine Erklärung dafür ein, warum oder wie genau, aber er glaubte immer noch daran, irgendwelche besonderen Einsichten ins Leben zu gewinnen, wenn er es aus fünf Zentimeter Abstand zum Erdboden beobachtete. Wenn schon sonst nichts, so war ein Mann auf Stelzen zumindest ein Mann für sich. Was machte es also, wenn nur eine Schar von alternden Exnonnen ihn beachtete?

Dank Präsident Hafez al-Assads guten Beziehungen zu Fidel Castro waren in Damaskus erstklassige Havanna-Zigarren zu haben – allerdings nur in Luxushotels. Arabische Trucker, die auf Wüstenpisten zu Hause sind, kaufen nicht in Luxushotels ein. Man hatte Switters Stumpen geliefert, die von den Kanarischen Inseln stammten. Wie alle maschinengedrehten Zigarren hatten sie es eilig, sich in Rauch aufzulösen; es musste eine Art vegetative Todessehnsucht sein, eine pflanzliche Variation der selbstzerstörerischen Rockstars. Doch genau wie diese todgeweihten Rocker legten sie sich zu Lebzeiten mächtig ins Zeug. Switters blies eine Schwade von äußerst würzigen, fein verteilten Kohlepartikeln Richtung Milchstraße und vernebelte damit etwa dreitausend der fünftausend Sterne, die für das menschliche Auge angeblich sichtbar sind. Dann sagte er: «Und wann darf ich das Überraschungsei von Frau Fatima knacken?»

Domino trocknete sich die Hände ab. «Wann? Hast du nicht zugehört? Am Weihnachtsabend, habe ich gesagt. Wenn du bleibst, zeige ich dir die Botschaft der Jungfrau am Weihnachtsabend. Es wird sehr passend sein, verstehst du, eine Art –»

«Yeah, verstehe. Das Geschenk für den Mann, der schon alles hat.» Er spitzte den Mund und stieß einen Rauchring aus, der so groß war, dass ein Chihuahua hätte hindurchspringen können. «Na schön. Ich werde diesem Garten Eden noch acht Wochen als Adam erhalten bleiben. Und du garantierst mir, dass du mir dann die Ware zeigen wirst?»

«Ich verspreche es bei der heiligen Bibel.» Dann setzte sie ihm zuliebe noch hinzu: «Und bei *Finnegans Wake*.»

Sie besiegelten den Handel mit einem leidenschaftlichen Kuss. Als sie fertig waren, lachte er: «Diesmal hab ich dich ausgetrickst, Schwesterlein. Ich wäre auch geblieben und hätte Weihnachten mit dir gefeiert, wenn du nicht versprochen hättest, mir die Prophezeiung zu zeigen.»

«Nein, du großer Dummkopf, *ich* habe *dich* ausgetrickst. Ich hätte dir die Prophezeiung gezeigt, auch wenn du nicht bereit gewesen wärst, mein Weihnachten zu verschönern. Ich hätte sie dir morgen oder übermorgen gezeigt. Jetzt musst du bis Weihnachten warten.»

Er tat eingeschnappt. «Wie typisch für euch makrelenfressende Seelenfängerinnen. Ich hätte es besser wissen müssen, als mich mit einer durchtriebenen Theophanistin einzulassen. So bin ich nichts als ein neues trauriges Opfer der Simonie.» Sie ignorierte die demonstrative Zurschaustellung seines Wortschatzes, und er wurde wieder ernst. «Aber warum, Domino? Warum willst du unbedingt euer großes heiliges Geheimnis mit einem Meistersünder wie mir teilen?»

Nach langer Pause antwortete sie: «Weil uns Marias letzte Worte in Fatima beunruhigen. Wir waren nie ganz sicher, ob wir sie richtig interpretieren. Dein – wie nennst du das noch? – *Input* könnte hier ganz hilfreich sein. Du betrachtest religiöse Fragen auf eine höchst einmalige – sag mal, was machst du da?»

Switters tat so, als schriebe er mit einem unsichtbaren Stift auf einen unsichtbaren Notizblock. «Ich bin zwar von der CIA gefeuert worden, aber Schwarzarbeit für die Grammatikpolizei ist noch drin. *Einmalig* ist ein einmaliges Wort, und entgegen allen Behauptungen gewisser Madison-Avenue-Volltrottel kein aufgebrezeltes Synonym für *ungewöhnlich*. So etwas wie ‹höchst einmalig› oder ‹ziemlich einmalig› ist ein Ding der Unmöglichkeit; entweder ist etwas einmalig oder nicht, und verdammt wenige Dinge sind es. Hier!» Er tat, als risse er ein Blatt aus dem Block, und warf es ihr zu. «Da Englisch nicht deine Muttersprache ist, lasse ich dich mit einer Verwarnung laufen. Aber nächstes Mal gibt es ein Bußgeld. Und eine Rüge in deiner Personalakte.»

Domino tat so, als nähme sie die imaginäre Verwarnung entgegen. Dann «zerriss» sie die Verwarnung genauso überzeugend, wie er sie geschrieben hatte. Und als sie ihm das nicht existente Konfetti ins Gesicht warf, musste er sich mächtig anstrengen, um seine Bewunderung zu verbergen.

Sie hielt Wort und zeigte ihm die legendäre dritte Prophezeiung nicht vor Weihnachten. Warum? Nicht etwa aus Gruppenzwang. Die pachomianischen Schwestern waren ganz und gar nicht einer Meinung. Nicht alle sahen es gern, dass ihr eigenwilliger männlicher Gast das Privileg haben sollte, die Transkription der Botschaft zu lesen und darüber zu diskutieren. Auf diesem einen Blatt Papier fußte ihr Orden. (Letztendlich hatten die von ihnen verwahrten Fatima-Offenbarungen sie fester zusammengeschweißt als ihr Eintreten für die Rechte der Frauen oder sogar ihre Liebe zum heiligen Pachomius.) Doch gab es keine unter ihnen, die sich dem Willen Dominos und der Äbtissin widersetzt hätte. Denn ohne Verschleierte Schönheit hätte es für die Nonnen weder eine Transkription noch eine Oase oder einen pachomianischen Orden gegeben. Insgeheim fürchteten einige, dass ihre viel geliebte Schwester Domino zum Opfer von Fannies Dämon geworden war, aber sie respektierten ihre Wünsche, Asmodeus hin, Asmodeus her.

Domino hielt ihn nicht etwa aus Misstrauen hin. So unerfahren sie auf dem Feld der Liebe sein mochte, im Grunde ihres Herzens wusste sie, dass sie für Switters viel zu wichtig war, als dass er sie hätte belügen können. Er würde niemals die Prophezeiung lesen und sich dann um sein Versprechen drücken.

Tatsächlich machte sie ihm im November zweimal das Angebot, sie ihm zu zeigen; sie konnte es kaum erwarten, seine Meinung darüber zu hören. Switters hingegen bestand darauf zu warten. Er erinnerte sie daran, dass sie einen Pakt geschlossen hatten. Diesen Pakt mussten sie respektieren, sagte er, sie mussten ihn respektieren, selbst wenn es frustrierend war, unnötig oder geradezu sinnlos, ihn zu respektieren, denn ihn nicht zu respektieren würde die Welt noch schwammiger machen, als sie ohnehin schon war: nicht Fisch und nicht Fleisch. Sie mussten ihn respektieren, denn es lag eine gewisse Reinheit darin.

Das war es, was sie überzeugt hatte zu warten. Das hatte sie berührt. Das hatte in ihr den Wunsch erweckt zu wollen, was er wollte. Die Art, wie er «Reinheit» sagte.

Sie würde ihm die Prophezeiung nicht vor Weihnachten zeigen, hatte jedoch keine Bedenken, ihm die Hintergründe zu erläutern, und er hatte keine Bedenken, sie anzuhören. Sie erzählte ihm alles genau so, wie sie es von Verschleierte Schönheit gehört hatte.

Irgendwann im Jahr 1960 hatte Papst Johannes XXIII. den Bischof von Leiria, zu dessen Diözese auch Fatima gehörte, in den Vatikan bestellt. Kaum war der portugiesische Bischof in Rom aus dem Flugzeug gestiegen, als ihn der oberste Prälat beiseite nahm und ihm zuflüsterte, dass man vorhabe, den Umschlag zu öffnen, in dem Lucia Santos (damals Schwester Maria dos Dores) die letzte Prophezeiung Unserer Lieben Frau von Fatima versiegelt hatte. Da er vermutete, dass Lucia die Prophezeiung auf Portugiesisch niedergeschrieben hatte, würde Papst Johannes die Hilfe des Bischofs benötigen.

Noch am gleichen Nachmittag zogen sich die beiden Männer nach einem asketischen Mahl in das päpstliche Amtszimmer zurück, beteten zu Gott und Maria und schlitzten dann mit einer juwelenbesetzten Klinge den Umschlag auf, der seit drei Jahren im Wandtresor des Arbeitszimmers ruhte. Der Inhalt war überraschend kurz und tatsächlich in Lucias Muttersprache verfasst. An diesem Punkt gestand der Bischof, was der Papst bei ihrer stockenden Unterhaltung während des Essens bereits geahnt hatte: dass sein Italienisch ziemlich eingerostet war. Der Papst hingegen sprach kein Wort Portugiesisch.

Es war von großer Wichtigkeit, dass die Übersetzung exakt war, dass sie jede Besonderheit akkurat wiedergab, kein Detail, keine Nuance der Bedeutung geglättet oder übersehen wurde. Der Bischof machte einen Vorschlag. Er sprach fließend Französisch und konnte es ebenso gut lesen wie Portugiesisch. Was, wenn er die Prophezeiung ins Französische übersetzte? Seine Heiligkeit brummte, das könnte ein Anfang sein, und verließ kurz den Raum, um zu telefonieren.

Der Bischof von Leiria arbeitete mit größter Sorgfalt und brauchte ungefähr zwei Stunden, um die wenigen Zeilen der sauberen, wenn auch kindlichen Handschrift zu übersetzen. Kaum hatte er diese Aufgabe zu seiner Zufriedenheit erfüllt, klopfte es diskret an der Tür, und ein dritter Mann trat ein. Der Neuankömmling war Pierre Kardinal Thiry.

Da er seines eigenen Französisch nicht sicher war, hatte Papst Johannes beschlossen, den Pariser Kardinal, dessen Italienisch, wie er wusste, *eccellente* war, mit der Aufgabe zu betrauen, den Text vom Französischen ins Italienische zu übertragen.

Während der Bischof ihm über die Schulter sah, machte sich Kardinal Thiry an die Arbeit. Der Papst hielt derweil ein Nickerchen, um seine Nerven zu schonen. In weniger als einer Stunde hatte Thiry unter dem französischen Text des Bischofs seine italienische Übersetzung notiert, die zwar verwirrend und einigermaßen beunruhigend war, deren Genauigkeit aber sowohl ihn als auch den Bischof befriedigte. Mit den vielen Durchstreichungen und Korrekturen wirkte sie so unschön, dass Kardinal Thiry sie für Papst Johannes noch einmal auf einem frischen Blatt abschrieb. Dann faltete er die voll gekritzelte französische Vorlage geistesabwesend zusammen und steckte sie zwischen die Seiten seines italienischen Wörterbuchs.

Johannes XXIII. wurde mit einem silbernen Glöckchen geweckt und kehrte in sein Amtszimmer zurück, wo er an das hohe, bleigefasste Fenster trat, um die berüchtigte Prophezeiung Marias im verblassenden Licht der untergehenden Sonne zu lesen. Als er sich wenig später zu seinen Untergebenen umwandte, sah er aus wie ein Mann, der soeben erfuhr, dass er den Papagei seiner Großmutter verspeist hat. Nein, es war schlimmer. Er sah aus wie ein Mann, der soeben erfuhr, dass er seine Großmutter verspeist hat.

Nachdem der Bischof und der Kardinal ihm mehrfach hatten versichern müssen, dass nichts, keine Nuance, kein Tempus, keine Zweideutigkeit, weder ein Präfix noch ein Suffix oder eine Beugung bei der Übersetzung verloren gegangen waren, verließ Papst Johannes erneut den Raum und befahl den anderen, auf ihn zu warten. Das taten sie. Sie warteten die ganze Nacht in voluminösen Ledersesseln, angeblich ein Geschenk Mussolinis an einen früheren Papst, und nickten dabei immer wieder ein. Rund zwölf Stunden verstrichen, bevor Johannes in den Raum stürzte, ausgezehrt und mit blutunterlaufenen Augen. Er sah aus wie eine Ratte aus Shanghai. Der Papst hatte offensichtlich nicht geschlafen. Das Salz getrockneter Tränen klebte noch auf seinen Wangen. Er wurde von einem Lakaien begleitet, der im Kamin ein Feuer entzündete und sich dann wieder entfernte.

Johannes zerknüllte Thirys italienische Übersetzung und warf sie ins Feuer. Dann befahl er, die französische Übersetzung des Bischofs zu verbrennen. Mit offenkundigem Unbehagen, sich sorgenvoll, beinahe Hilfe suchend im Zimmer umsehend, als hoffte er, dass die anderen ihn von seinem Vorhaben abbrachten, warf er schließlich mit zitternder weißer Hand auch Lucia Santos' Original in die gleichgültigen Flammen.

Der Bischof muss gespürt haben, dass in diesem Moment ein Teil der portugiesischen Geschichte in Rauch aufging, doch blieb er still und erhob keinen Protest. Wenige Minuten später, nachdem die Asche über dem Gitterrost verteilt worden war, folgte er Kardinal Thiry hinaus. Papst Johannes kehrte ins Bett zurück, wo er – so tuschelte man im Vatikan – tagelang in Tränen aufgelöst vor sich hin starrte.

Zu diesem Zeitpunkt existierte die angebliche dritte und letzte Prophezeiung Unserer Lieben Frau von Fatima nur an zwei Orten: im Gedächtnis von Schwester Maria dos Dores (damals dreiundfünfzig Jahre alt und Nonne in einem spanischen Kloster) und in einer französischen Übersetzung, die in Kardinal Pierre Thirys eselsohrigem italienischem Wörterbuch verborgen war. Ob der Kardinal das Dokument aus persönlichen Gründen bewusst aus dem Vatikan geschmuggelt, ob er aus einem plötzlichen Impuls heraus gehandelt oder in der Aufregung des Augenblicks das Blatt einfach vergessen und erst zu Hause wieder entdeckt hatte, sollte Verschleierte Schönheit nie erfahren.

Klar war nur, dass der Kardinal beschlossen hatte, die Prophezeiung der Jungfrau, egal, wie beunruhigend sie sein mochte, um jeden Preis für die Nachwelt zu erhalten. Er wollte sie jedoch nicht selbst aufbewahren, sondern hielt es für das Beste, sie aus Europa hinauszuschmuggeln. Deshalb steckte er den päpstlichen Briefbogen in einen dicken Umschlag, versiegelte ihn und übergab ihn der Obhut seiner eigenwilligen, aber vertrauenswürdigen, beunruhigend hübschen Nichte («Weiche von mir, Satan!»), die kurz vor ihrer Abreise nach Jordanien stand. Einundzwanzig Jahre lang hatte Croetine den Umschlag versteckt, ohne zu wissen, was sich darin verbarg. Nach dem Tod ihres Onkels im Jahr 1981 fand sie, es sei Zeit, einen Blick hineinzuwerfen.

Mit hoher Wahrscheinlichkeit war Croetine verblüfft gewesen – über ihre erste Reaktion hatte sie nie Auskunft gegeben –, doch ein paar Jahre später, als sie von Rom attackiert wurde und sich in Verschleierte Schönheit umbenannt hatte, rief sie ihre aufrührerischen Schwestern eine nach der anderen zu sich, las ihnen den Bericht des Kardinals vor, in dem er beschrieb, wie er in den Besitz der Prophezeiung Marias gekommen war, und ließ dann jede die Botschaft selbst lesen. Von nun an teilten sie das heilige Geheimnis miteinander, trugen es wie ein Kreuz und beschützten es wie einen heiligen Bund – mit welchem Ziel, wussten sie selbst nicht so genau. Allen neun war jedoch bewusst, dass es sie untrennbar miteinander verband: ein wundersamer marianischer Klebstoff. Bis Fannie sich von ihnen losgerissen hatte.

«Du warst nicht gerade eingenommen von unserer Fannie», erklärte Domino jetzt. Sie lag splitternackt neben ihm wie ein schiffbrüchiges Cello. Soweit er sagen konnte, schwang weder Anklage noch Eifersucht in ihrer Bemerkung mit.

«Nicht besonders. Süß, aber …»

«Sie war unberührt, aber sie war nicht rein?» Domino glaubte, ihn allmählich zu durchschauen.

«Sie war komisch, aber sie war nicht unerklärlich.»

«Oh? *Du vrai?* Dann kannst du erklären, warum sie weggelaufen ist?»

«Das nicht.»

«Also ist sie doch unerklärlich.»

Er schüttelte den Kopf. «Es gibt eine Erklärung für ihren Exodus. Wir kennen sie nur nicht. Unkenntnis der Fakten ist ebenso wenig gleichbedeutend mit Unerklärlichkeit wie technische Unberührtheit mit Reinheit.»

«Oh, là, là. Soll das heißen, du verpasst mir jetzt eine zweite Verwarnung?»

«Nein, du darfst meine subjektive semantische Meinung nicht mit den Regeln verwechseln, die von aufrechten Männern und Frauen der Grammatikpolizei aufgestellt werden und für alle gelten.» Er streichelte ihren weichen, üppigen Hintern. «Übrigens, habe ich dir je erzählt, wie Captain Case und ich mal an einer Straßensperre in Burma gefilzt wurden? Gummihandschuhe waren dort unbekannt, verstehst du, und die Soldaten, die sich verständlicherweise nicht die Finger schmutzig machen wollten in unseren … was ihr Franzosen gelegentlich als *l'entrée des artistes* bezeichnet, hatten ein zahmes Äffchen darauf abgerichtet, diesen Job für sie zu erledigen. Es war ein kluger kleiner Kerl mit winzigen Pfoten, so rot wie ein Valentinsherz, und –»

«Switters! Warum erzählst du mir das?»

Gute Frage. Er wollte einen Besen fressen, wenn er es wusste. War es, weil er an diesem Tag in Burma ein Geheimdokument (wenn auch beileibe keine Prophezeiung) in seinem *l'entrée des artistes* versteckt hatte? Oder hatte es mit

Dominos exponiertem Hinterteil zu tun – so schrecklich einladend wie der Eingang zu einem unerforschten ägyptischen Grab –, der ihn einerseits an die elektrisierende Berührung der wuseligen Affenfinger und andererseits an die Einladung der schamlosen jungen Frau in Lima erinnerte, die er so schnöde ausgeschlagen hatte?

Bobby Case war dermaßen frustriert von ihrem E-Mail-Austausch, dass er schließlich das Risiko einging, Switters über Handy anzurufen. Es war der 22. November 1998, zufälligerweise der fünfunddreißigste Todestag von Aldous Huxley. Es war zugleich der fünfunddreißigste Jahrestag dessen, was in einer besseren Welt als das zweitrangige und für die Medien weniger interessante dieser beiden Ereignisse gegolten hätte: das Attentat auf Präsident John F. Kennedy.

In Wirklichkeit war der Anruf vielleicht gar nicht so riskant. Die CIA behielt zwar gern ein Auge auf ihre früheren Mitarbeiter, insbesondere diejenigen, von denen man sich in einer eher frostigen Atmosphäre getrennt hatte, und ganz besonders diejenigen, denen man auch weiterhin unerwünschte Standpunkte und Aktivitäten zutraute (allein Switters' Verbindung mit Audubon Poe machte ihn für sie interessant). Doch während man in Langley noch darum kämpfte, sich eine neue Identität aufzubauen, ja, in einer so genannten Post-Cold-War-Welt auch bloß seine Existenz zu rechtfertigen, würde man Switters auf der Prioritätenliste vermutlich verletzend niedrig einstufen. Wie jede Geheimdienstorganisation war jedoch auch die CIA von Paranoia getrieben, und niemand konnte sagen, wann ein Cowboy plötzlich auf die Idee kam, eigene Wege einzuschlagen.

Bobby wog all diese Aspekte sorgfältig ab, für sich selbst ebenso wie für seinen Freund. Dann wählte er Switters' Nummer. Wenn sie gewollt hätten in Langley, hätten sie den Standort des Swit schon vor Monaten lokalisiert, sagte er sich, und im Übrigen würde es in diesem Anruf um rein persönliche Angelegenheiten gehen. Oder etwa nicht?

Wie sich herausstellte, wurde es nicht ganz so persönlich, wie Bobby es gern gehabt hätte. Switters war so ausweichend, was die Gründe für die erneute Verschiebung seiner Amazonasreise anging, dass Captain Case anfing, sich alles Mögliche in der syrischen Oase auszumalen – politische, mystische und sexuelle Verschwörungen. Er fragte sich sogar, ob er nicht selbst in dem Kloster auftauchen und sich an dem Vergnügen beteiligen sollte. Am Ende aber schloss er aus dem, was gesagt wurde und was ungesagt blieb, dass Switters tatsächlich wegen eines sich mausernden französischen Pinguins oder einer «ähnlich dämlichen Scheiße» den Kopf verloren haben musste.

Daher feuerte Bobby, der in der Kunst des Raketenabschießens bestens bewandert war, jetzt eine ab. Er erwähnte, dass er vor kurzem, als er in Hawaii ein paar Tage Urlaub eingelegt hatte, Maestra angerufen hatte. Er wollte rauskriegen, ob sie vielleicht wusste, warum ihr gottverdammter Enkel sich nicht um seine Angelegenheiten kümmerte (mit anderen Worten, versuchte, wieder auf die Beine zu kommen, damit er den typischen Switters-Gang wieder ebenso gut beherrschte wie das typische Switters-Gequassel). Suzy war dran gewesen. «Tja, mein Junge, ich hab's gleich geschnallt, als sie sich meldete, dass es deine Suzy war. Ihre Stimme war so scharf und süß, dass ich fast das Fenster aufgerissen und nach Insulin geschrien hätte.» Bobby machte eine Pause, und in dem Schweigen, das nun folgte, konnte er sich vorstellen, wie Switters an den Rändern seiner so genannten Duelliernarben errötete, konnte buchstäblich bis nach Okinawa hören, wie er die Zähne zusammenbiss, Zähne, die Norman Rockwell gefallen hätten (bei einem Achtjährigen wohlgemerkt; bei einem Mann in Switters' Alter hätten sie dem alten Kitschmaler wohl eine Heidenangst eingejagt).

Nach dieser wirkungsvollen Pause fuhr Bobby fort: «Wir haben uns ein bisschen unterhalten, sie und ich. Sie hat mir erzählt, dass sie eine Weile ziemlich durcheinander und verwirrt war, aber jetzt sei sie älter – sie ist mittlerweile siebzehn, weißt du; wo bleibt bloß die Zeit? – und könne besser mit den Dingen umgehen. ‹Ich vermisse ihn sehr›, hat sie gesagt, und ich konnte es an ihrer Stimme hören; sie klang wie ein Polsterer, der einen Polsternagel zu viel verschluckt hat. Dann sagte sie, dass sie von dir träume – es gibt ja Leute, die das als echten Albtraum bezeichnen würden – und sich Sorgen um dich mache, weil du völlig schutzlos in einem verdammten Rollstuhl in der verdammten Weltgeschichte herumgondelst.

Natürlich habe ich ihr gesagt, dass du alles Nötige unternehmen wirst, um bald wieder auf eigenen Füßen zu stehen wie ein richtiger Mann. Und dass du dann ganz bestimmt vorbeikommen und sie zu einem Spaziergang in die Stadt einladen würdest. Das hat ihr so gut getan, dass sie fast gequietscht hätte wie ein Äffchen. Sag mal, erinnerst du dich noch, wie wir mal in Burma –»

«Vergiss es, Bobby!»

«Hör zu, ich habe letzten Monat Urlaub beantragt, damit ich mit dir nach Peru fliegen kann, um die Sache mit deinem Medizinmann zu regeln, und dann musste ich alles abblasen. Ich reiche jetzt einen neuen Antrag ein, und diesmal werde ich den Urlaub nehmen. Vier Wochen sind einfach zu viel, um sie in Texas zu verbringen, jetzt, wo da überall Golfer abhängen. Wenn ich also nicht mit dir auf dem Amazonas rumschippern kann, wird mir nichts anderes übrig bleiben, als in Seattle einzufallen und zu sehen, was ich in deiner unerklärten Abwesenheit für Maestra und Suzy tun kann.»

Switters wusste, dass er manipuliert wurde, aber er zögerte keinen Augenblick. «Gleich nach Weihnachten», sagte er fest. «Noch ehe die Nadeln am Baum braun geworden sind. Noch ehe die Rentierscheiße vom Dach gerollt ist. Noch ehe das Ei im letzten Schluck Eierlikör ranzig geworden ist. Noch ehe sie das Christkind samt Krippe wieder weggepackt haben.»

«Ich zähle auf dich, Podner», sagte Captain Case.

Doch an diesem Nachmittag, als er zum ersten Mal seit

fast einem Jahr den alten Lumpen von Trainings-BH wieder aus seinem Versteck holte, hatte Switters das ungute Gefühl, ein Versprechen gemacht zu haben, das nicht einzuhalten war.

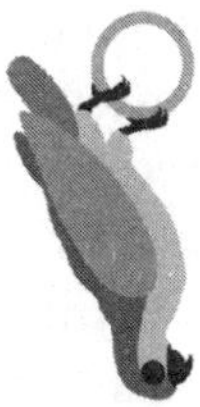

DAMASKUS IST ANGEBLICH die älteste ununterbrochen bewohnte Stadt der Welt.

Es geschah auf der Straße nach Damaskus (damals bereits sechstausend Jahre alt), dass der Apostel Paulus (ehemals Saulus) einen epileptischen Anfall erlitt und unter der gnadenlos gleißenden Sonne auf die Knie sank. Schaum triefte von seinen rissigen Lippen, und er glaubte die dröhnende Stimme Gottes (ehemals Jahwe) zu hören, die ihm einschärfte, fortan aller Sinnlichkeit abzuschwören, Frauen links liegen zu lassen und die eigene Natur zu bezwingen. Diese Prinzipien gehörten dann auch zu den Grundlagen der von Paulus begründeten frühchristlichen Kirche (in Wirklichkeit war das so genannte Christentum nämlich Paulinismus).

Und auf der Straße nach Damaskus – heute ein asphaltierter, von Pizzabäckern, Eisständen und Parkplätzen gesäumter Highway – geschah es, dass auch Switters das gleißende Licht zu schaffen machte. Er spürte ein schmerzhaftes Hämmern hinter den Augen: Zum ersten Mal seit acht Monaten warf ihn mal wieder die Migräne aus der Bahn. Von Gottes *basso profundo* vernahm er nichts. Keine Spur von göttlicher Weisung in dieser Kakophonie aus Menschenlärm und Motorengeknatter, Autohupen, arabischer Konservenmusik und elektrisch verstärkten Gebeten, die dramatisch zunahm, je näher sie der Stadt kamen – obgleich er in diesem Augenblick Beistand, wenn nicht gar ein paar solide Ratschläge durchaus hätte brauchen können.

Wenn Switters' Kopf doppelt so schlimm schmerzte wie

sonst, dann vielleicht deswegen, weil er an diesem Tag so hin und her gerissen war.

Nachdem er Deir ez-Zur verworfen hatte, weil es zu nahe an der türkischen Grenze und den damit verbundenen Streitigkeiten, Palmyra hingegen, weil es zu weit von jedem Ort entfernt lag, der ihn hätte weiterbringen können, hatte er sich entschieden, mit dem Versorgungslaster, der auch als Wüstentaxi fungierte, bis nach Damaskus zu fahren. Dort würde er ausbaldowern, wie er heimlich die Grenze zum Libanon überschreiten konnte. (Vielleicht würde er dort dem alten Sol Glissant einen Besuch abstatten, in einen seiner Pools springen und einen letzten Blick auf Matisse' «Blauen Akt, 1943» werfen.) Und vom Libanon aus, so überlegte er, müsste es relativ einfach sein, sich in die Türkei abzusetzen. Irgendwo am Ende dieser Reise warteten also Redhook Ale und *red-eye gravy*, gab es Klimaanlagen und Strände, Bibliotheken und Galerien, Wälder und Skylines, waren Maestra und Bobby, Heute ist Morgen und etwas, das ihn schon immer beflügelt hatte: die Verheißung neuer Abenteuer. Vielleicht wartete dort – durfte er wagen, daran zu denken? – sogar Suzy auf ihn. All das und noch viel mehr lag am äußersten Ende dieser Straße nach Damaskus, und es erfüllte ihn mit neuem Wahoo. Doch am anderen Ende, hinter ihm und jetzt rasch in weite Ferne rückend, lag ein kompaktes kleines Paradies, wo Mandeln schon am Zweig von der Sonne geröstet wurden und die Kuckucke riefen. Dort hatte er die berüchtigte letzte Prophezeiung Unserer Lieben Frau von Fatima zurückgelassen. Dort gab es die magische Warze und das magische Hymen. Dort war Domino Thiry geblieben.

Daher war Switters, als er im Rauch der Falafel-Feuer, der sich mit Schwaden von Autoabgasen vermischte, in diese Stadt einfuhr, die das Alphabet hervorgebracht und die Zahl Null erfunden hatte, hin und her gerissen. Es kam ihm vor, als sei er in zwei Hälften gespalten. Beide standen in Flammen. Und beide schmerzten.

Von Spaltung zu sprechen heißt nicht, dass Switters mit sich uneins war. Zwar war ihm Widersprüchlichkeit an sich keineswegs fremd, doch hatte er offenbar schon immer eine Sowohl-als-auch-Haltung dem Leben gegenüber gehabt, im Gegensatz zum konventionelleren und restriktiveren Entweder-oder. (Zu behaupten, dass er *sowohl* eine Sowohl-als-auch- *als auch* eine Entweder-oder-Haltung vertrat, wäre allerdings glatte Übertreibung seiner Yin-/Yanghaftigkeit gewesen.) Stand er nicht mit Gott und dem Teufel gleichermaßen auf gutem Fuß? Außerdem war es nie eine Frage gewesen, dass er das pachomianische Kloster verlassen würde: Sein letztendlicher Aufbruch stand in jedem kleinen Stern geschrieben, der seinen Wasserstoff ausgerülpst oder sein Helium als Furz im weiten Raum über der nach oben offenen Rapunzel-Suite hatte verpuffen lassen. Fakt war, dass in diesem Kloster etwas offenbart worden war (*angedeutet* wäre vielleicht der bessere Ausdruck), das ihn so unaufhaltsam von dort weggetrieben hatte, als sei er selbst ein Rülpser aus Sternengas.

Trotzdem konnte man sagen, dass Switters gespalten war, allein aus dem Grund, dass sich angesichts der Vororte von Damaskus die Stromrechnung seiner Synapsen zu gleichen Teilen aus dem Prozess der Vorfreude und dem der Erinnerung zusammensetzte. Ersterer schubste sein Denken vorwärts, der andere zerrte es zurück.

Am Ende kam die Migräne nicht gegen diese beiden an. So heimtückisch die Kopfschmerzen auch waren, sie konnten seinen vagen, aber aufregenden Vorgeschmack auf Südamerika via Seattle kaum mildern, während die Erinnerung an Weihnachten in Dominos Turm zu scheißlebendig war, als dass er es hätte vergessen können.

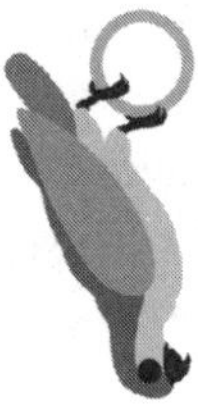

AM WEIHNACHTSABEND HATTE Switters an der Andacht teilgenommen. Er war mit der Erwartung hingegangen, dass er sich auf nostalgische, aber ganz und gar nicht unangenehme Art langweilen würde. Diese Erwartung erfüllte sich. Danach wurde im Speisesaal geschmortes Hähnchen mit Zitrone und einer Füllung aus Knoblauchwürstchen serviert. Zum Nachtisch gab es Walnusskekse und heiße Datteltörtchen. Die letzte Flasche des alten Weins – die einzige Überlebende von Dominos Geburtstagssause – wurde geköpft, und dann verführte er die Schwestern zu einem Toast auf die Wiedergeburt des Göttlichen in der Welt.

«Und auf die Könige und Weisen aus dem Osten», sagte er auf Französisch und setzte dann auf Englisch hinzu: «Beladen mit Schätzen: Volt, Weihstrauch und Irre.»

Verschleierte Schönheit, die das Englische nicht verstanden hatte, fragte allen Ernstes, ob Ägypten denn wirklich östlich von Bethlehem liege. Domino hatte das Wortspiel verstanden und bat ihn, sich aller Frevelei zu enthalten. Sie drohte ihm mit dem Finger wie eine strenge Mutter, und ihr Gesicht schien zu sagen: «Warte nur, bis wir zu Hause sind, junger Mann.»

Er musste nicht lange warten. Im Anschluss an eine kurze Gesangseinlage vor dem ziemlich schrägen Weihnachtsbaum, den er aus Palmwedeln gebastelt und mit Rasierschaum geschmückt hatte, als alle zusammen «Stille Nacht» auf Französisch, Englisch und in der deutschen Originalfassung gesungen hatten und Switters mit krähender Comicstimme eine Solo-Paraphrase von «Jingle Bells» («Jingle bells/Batman smells/Robin laid an egg») zum Besten gegeben hatte, löste sich die Versammlung auf. Domino und er zogen sich in ihren Turm zurück.

In einer Ecke hatte sie eine kleinere Version seines Christbaums im Speisesaal aufgestellt und mit Satinschleifen geschmückt statt Schaum aus der Dose. Darunter befanden sich auf einem Messingtablett drei Gegenstände:

eine Flasche Arrak
ein Tiegel mit Vaseline auf Petroleumbasis
ein abgegriffener Umschlag mit Eselsohren und Aura.

Noch bevor die stille Nacht, heilige Nacht um war, hatten sie alle drei ausprobiert.

Der Wein, bei dessen Kelter Switters im Oktober assistiert hatte (aus Trauben, bei deren Ernte er bereits gestelzt zur Hand gegangen war), war noch zu jung, als dass man ihn schon mit Genuss hätte trinken können. Domino hatte den starken Dattelschnaps als besonderes Weihnachtsextra bestellt. Er bedankte sich für ihre Aufmerksamkeit, da er jedoch befürchtete, dass sie nach wie vor unter dem Eindruck stehen könnte, er sei ein Mann, der den Funken des Alkohols brauchte, um die Flamme seiner Lebensfreude zu entfachen, versuchte er ihr weiszumachen, dass Arrak ein eher unbedeutender Muntermacher sei.

«Alkohol ist eine der Bestien, die ihre eigenen Kinder frisst», erklärte er und fuhr dann fort, dass ein starker Drink zwar anfänglich ganze Würfe von Erkenntnissen, Einsichten und lustigen Späßen produziere, wenn man diese verspielten Jungen aber nicht rasch einsammelte und ihr wegnahm, wenn man zuließ, dass sie bei ihr im Bau blieben, bis die nachgeburtlichen Depressionen einsetzten (mit anderen Worten, wenn man über einen gewissen Punkt hinaus weitertrank), dann mischte sie ihre eigenen Nachkommen auf, riss sie in Stücke oder verschlang sie bei lebendigem Leibe, um sie in ihren finsteren Eingeweiden in Kot umzuwandeln. Er hielt ihr seinen Becher hin. «Ich nehme nur einen», sagte er und wünschte insgeheim, sie hätte ihm stattdessen Haschisch besorgt. (Aber ist das nicht immer so mit Weihnachtsgeschenken?)

Natürlich trank er mehr als nur einen. Mehr als zwei. Aber er übertrieb es nicht. Jedenfalls nicht, wenn man die Maßstäbe des C.R.A.F.T.-Clubs zugrunde legte.

Wie sich herausstellte, war der Arrak in erster Linie für sie bestimmt. Er machte sie bereit für die anderen Gegenstände, die auf dem Messingtablett warteten. Angefangen beim Tiegel Vaseline auf Petroleumbasis.

«Bist du auch ganz sicher, dass du es willst?», fragte er. Nach einer ausgedehnten, mit Arrak versetzten Knutschorgie, bei der jede ihrer üppigen Kurven verwöhnt und sein Lingam symbolisch geschält und nochmals geschält worden war, als sei es der oberste Götze eines bacchantischen Bananenkults, hatte sie sich zur Salbung dargeboten.

«Warum nicht? Wenn ich wie eine Wüstenfrau leben soll, muss ich auch wie eine Wüstenfrau lieben.» Aber in Wirklichkeit war sie ganz und gar nicht sicher. War das nicht eine der Sünden, die Sodom zu Fall gebracht hatten?

(Das Schmatzen der Vaseline. Die Rosette, die sich um seinen Finger schloss. Das Saugen dieses Mundes, der niemals isst. Das nervöse Flattern des wimpernlosen Auges. Ein rosa Pfeifen, das im Rückgrat emporstieg wie das Signal einer Spielzeugeisenbahn. Eine Zwergenhöhle, die für eine königliche Hochzeit beschlagnahmt wurde. Die Braut nackt bis unter die Haut. In Erwartung ihres rot behelmten Bräutigams.)

«Et toi?», fragte sie keuchend. «Und du? Bist du dir sicher?»

«Ich bin mir sicher, dass ich jedes Stückchen du von dir will», antwortete er etwas kryptisch. «Ah, diese Straße, die ich nie genommen habe, wo Auster auf Feige trifft!»

Aber auch *er* war sich nicht sicher. Als er spürte, wie sich jener verborgene Teil ihrer Anatomie weitete, sozusagen empfänglich wurde, fiel ihm ein, und vielleicht war es ein unheilvolles Vorzeichen, dass er die Bezeichnung dafür nur in vier oder fünf Sprachen kannte.

(Der Bräutigam zwängt sich durch die Kellertür. Rohre zischen. Es tost im Feuerofen. Putz fällt von der Decke. Dosen rollen aus den Regalen. Der Keller steht unter Wasser. Die Katze entwischt mit grausigem Geheul und flammendem Schwanz durch den Schornstein. Es war Weihnachtsabend, alles im Haus geriet aus dem Gleichgewicht, und Gott schütze die Maus.)

Danach lagen sie still aneinander geschmiegt, erschöpft, ehrfürchtig und ein klein wenig verwundert; vereint, wie Menschen es sind, die eine Erfahrung miteinander teilen, von denen sie anderen niemals erzählen können, die sie, so ahnen sie bereits, nie vergessen, über die sie allerdings nur selten sprechen werden.

Fast eine Stunde verstrich, bevor Domino aufstand, ein paar zusätzliche Kerzen anzündete, jedem von ihnen noch einen halben Becher Arrak einschenkte und mit dem Umschlag in der Hand zu ihrem Lager zurückkehrte.

«Alle Mädchen, die ins Kloster eintreten», begann sie zum Auftakt, «haben zwei Gründe dafür, und nur einer davon ist religiöser Natur. Der andere unterscheidet sich von Novizin zu Novizin, aber du hast ganz Recht, wenn du glaubst – ich weiß mittlerweile, wie das Switters-Bewusstsein arbeitet –, dass dabei oftmals Aspekte sexueller Angst oder Schuldgefühle mitspielen oder die Entscheidung als Kompensation für die Ablehnung durch das männliche Geschlecht dient. Es stimmt, dass es so gut wie keine körperlich attraktiven Nonnen gibt. Die einzige Ausnahme bildet Verschleierte Schönheit, die aus dem gleichen Grund Nonne wurde, wie sie dieses Gürkchen auf ihre Nase gezaubert hat. Sie hatte es satt bis oben hin, dauernd von Männern angestarrt zu werden.»

Switters trank den Arrak in einem Zug aus. Er war kein Mann, der sich stundenlang an seinem Glas festhielt. Domino bemerkte es gar nicht. Ihr Blick ruhte auf dem Briefumschlag.

«Einige Novizinnen verspüren die Berufung, der Menschheit zu dienen, zu unterrichten oder Kranke zu pflegen. Solche, die in ein geschlossenes Konvent, also ein Kloster eintreten, entscheiden sich, der Menschheit mit ihrem Sein zu dienen statt mit ihren Taten. So war es auch bei mir. Für meinen Gott würde ich sein statt handeln, denn ich glaubte, dass die Reue und Buße weniger die Erlösung vieler beeinflussen kann.

Aber ich gebe zu, auch andere, weniger bewundernswerte Motive gehabt zu haben. Ich wollte zu einer besonderen Gruppe gehören, verstehst du, Mitglied einer Geheimgesellschaft sein, die abseits der Welt agiert und sich um das Wesentliche kümmert, der Wahrheit und den göttlichen Mysterien näher kommt als der Rest der Menschheit. Vielleicht war der Auslöser nur die Ablehnung, die ich durch die Mädchen in meiner amerikanischen Schule hatte erfahren müssen. Statt mich in ihre Clubs aufzunehmen, hatten sie mich als ‹französisches Flittchen› und so weiter beschimpft. Es spielt keine Rolle, warum, auf alle Fälle habe ich mich elitärer Ambitionen schuldig gemacht.»

«Die sind goldrichtig. Ein gesunder Elitarismus sorgt für die Butter auf dem Brot einer homogenisierten Gesellschaft. Er schafft Diversität und erweitert den Radius kultureller Beweglichkeit.» Er wollte schon anfangen, ihr Maestras Ansichten über die Tugenden wahrhaft elitären Denkens zu erläutern, doch Domino winkte ab.

«Ich brauche weder eine Rechtfertigung noch Billigung, aber ich war sicher, dass du mich verstehen würdest, denn in gewisser Hinsicht ist es wahrscheinlich so wie deine Entscheidung, der CIA anzugehören. Ich habe schon seit einiger Zeit den Verdacht, dass wir uns in dieser Hinsicht irgendwie ähnlich sind. Wir streben nicht nach Macht, sondern nach einem Status, der über das Bewusstsein derer hinausgeht, die einfach nur Macht ausüben. Doch möchte ich dir nicht verschweigen, dass mich das Kloster trotz meiner Hingabe an seine umfassende Heiligkeit nicht ganz befriedigen konnte. Zum einen waren die Geheimnisse dort eigentlich nicht besonders geheim. Die christlichen Auserwählten verfügten im Wesentlichen über dieselben – wie sagt man? – ‹Knüller› wie die christlichen Massen. Sie benutzten einfach nur andere Rituale und konzentrierten sich ausschließlicher darauf. So war die dumme kleine Simone enttäuscht und beschloss im Jahr 1981, das Kloster zu verlassen. Wirklich. Ich war entschlossen, meinen Schleier zurückzugeben. Damals zeigte mir meine Tante den Inhalt dieses Umschlags.» Sie klopfte auf den zerknitterten Umschlag.

«Das Erstaunliche ist nicht das, was er enthält. Man könnte Fatimas letzte Prophezeiung durchaus als Antiklimax oder sogar ausgesprochenen Unsinn bezeichnen. Das Faszinierende für mich dumme kleine Sünderin, die ich nun mal bin, war von Anfang an die Geheimniskrämerei, die ihn umgab, die Tatsache, dass ich Zugang zu heiligen Informationen hatte, die nicht mal der Kardinalsversammlung oder dem gegenwärtigen Papst bekannt sind. Glücklicher Zufall oder Absicht, unser abtrünniger kleiner Orden war mit der Aufbewahrung einer … einer einmaligen Botschaft – ha! diesmal kannst du dir die Grammatik-Verwarnung schenken – beauftragt, die in den Augen der Segensreichen Muttergottes lebenswichtig war. Ich fand diese Situation aufregend. Jetzt stehe ich sozusagen mit Maria im Bunde, und das gibt mir das Gefühl, Teil eines einzigartigen, bedeutungsvollen und … ich weiß nicht …»

«Spaßes?»

«Nein, nein. Trotz aller Verwirrung, die es uns hier eingebracht hat, war es für mich aufregend, wie ich zu meiner Schande gestehen muss, aber als ‹Spaß› würde ich es nicht bezeichnen. Wie könnte ich, wenn es nicht den kleinsten Funken Spaß oder, aus westlicher Sicht, auch nur Hoffnung an der dritten Prophezeiung gibt? Tatsächlich ist das alles ziemlich grässlich. Ja, grässlich.»

Plötzlich verengten sich ihre Augen, und ihr Blick wurde durchdringend. «Aber sieh selbst. *Voilà.*» Sie drückte ihm den Umschlag in die Hand.

Er war stabil, der alte Umschlag, aber abgewetzt und rissig. Er hätte Switters an die getrocknete Haut einer Klapperschlange erinnert, wären seine Finger nicht voll klebriger Vaseline auf Petroleumbasis gewesen.

Switters begann mit seiner eigenen kleinen Präambel.

«Etymologisch gesehen», sagte er und räusperte sich, um jenen Teil der Kehle freizuräumen, den der Arrak nicht erreicht hatte, «etymologisch gesehen ist ein Prophet jemand, der ‹für jemanden spricht›, daher begegne ich Prophezeiungen (abgeleitet vom griechischen *prophētēs*) etwa mit derselben Vorsicht wie Presseerklärungen aus dem Mund eines Konzernsprechers. Ein Prophet ist nichts weiter als ein selbst ernannter Lautsprecher für unsichtbare stumme Kräfte, die angeblich unser Schicksal beherrschen. Prophetenkenner sind größtenteils entweder neurotisch mit ihrer eigenen Erlösung beschäftigt oder auf geradezu morbide Art von der Aussicht einer bevorstehenden Katastrophe fasziniert. Oder beides auf einmal. Todessehnsucht auf der einen und die verzweifelte, unrealistische Hoffnung auf irgendeine übernatürliche Rettungsaktion auf der anderen Seite.»

Als er den Verschluss des Umschlags öffnete, erklärte sie ihm, dass die Prophetin ungeachtet der Herkunft des Wortes in diesem Falle nicht für eine höhere Macht sprach, also kaum als Sprachrohr Gottes anzusehen war, sondern eher jemand war, der etwas ausplauderte und seine geliebten Mitmenschen darauf hinweisen wollte, was der Allmächtige für sie bereithielt, wenn sie nicht zur Vernunft kamen. Unsere Dame aus Fatima war also eher so was wie ein Spitzel, ein Maulwurf, eine Agentin, die hinter den Kulissen agierte, um die göttliche Strafe aufzuschieben, wenn nicht ganz zu verhindern, stets bestrebt, mehr Zeit für ihre irdischen Nachkommen rauszuschinden. Domino war überzeugt, dass Agent Switters das besser als andere nachempfinden könne.

Er erwiderte, dass ihm im Moment leider jegliches Gefühl professioneller Seelenverwandtschaft mit der Jungfrau Maria abgehe, versprach jedoch, für die Ideen Marias so offen zu sein wie eine Tankstelle für einen Raubüberfall. Trotzdem fand er es nur fair, ihr von vorneherein zu sagen, dass er Leuten gegenüber, die die Zukunft voraussagten, ebenso misstrauisch war wie Leuten, für die die Zukunft auf eine Art real zu sein versprach, wie es die Gegenwart nicht war. «Es ist hier. Heute. Genau jetzt», schloss er.

«Was ist hier?»

«Alles.»

«Heute ist Morgen?»

«Du hast es erfasst.» Er warf ihr ein Grinsen zu, bei dem selbst ein Walross stubenrein geworden wäre.

Dann öffnete er den Umschlag.

In seinem Innern befanden sich nicht ein, sondern vier Blätter. Auf zweien hatte Domino komplette englische Übersetzungen der ersten und zweiten Fatima-Prophezeiung geliefert. Die Krönung des Ganzen war natürlich der päpstliche Briefbogen, mittlerweile knittrig und vergilbt, auf dem Kardinal Thiry vor fast vierzig Jahren seine Version der umstrittenen dritten Prophezeiung niedergeschrieben hatte. Außerdem gab es noch eine englische Übersetzung davon – vermutlich ebenfalls von Domino angefertigt.

Da er sie größtenteils bruchstückhaft oder als Paraphrase gelesen hatte, als er Suzy und der Äbtissin bei ihren jeweiligen Recherchen geholfen hatte, und Domino der Ansicht war, die drei Voraussagen gehörten letztendlich untrennbar zusammen, beschloss Switters, sich erneut mit eins und zwei vertraut zu machen, bevor er die Pièce de résistance in Angriff nahm.

DIE ERSTE PROPHEZEIUNG

Ihr habt die Hölle gesehen, wohin die Seelen der armen Sünder kommen. Um sie zu retten, will Gott in der Welt die Andacht zu meinem Unbefleckten Herzen begründen. Wenn man tut, was ich euch sage, werden viele Seelen gerettet werden, und es wird Friede sein. Der Krieg wird ein Ende nehmen. Wenn man aber nicht aufhört, Gott zu beleidigen, wird unter dem Pontifikat von Papst Pius XI. ein anderer, schlimmerer beginnen. Wenn ihr eine Nacht von einem unbekannten Licht erhellt seht, dann wisst, dass dies das große Zeichen ist, das Gott euch gibt, dass Er die Welt für ihre Missetaten durch Krieg, Hungersnot, Verfolgungen der Kirche und des Heiligen Vaters bestrafen wird.

Okay. Weiter zur nächsten –

DIE ZWEITE PROPHEZEIUNG
Um das zu verhüten, werde ich kommen, um die Weihe Russlands an mein Unbeflecktes Herz und die Sühnekommunion an den ersten Samstagen des Monats zu verlangen. Wenn man auf meine Wünsche hört, wird Russland sich bekehren, und es wird Friede sein. Wenn nicht, wird es seine Irrlehren über die Welt verbreiten, wird Kriege und Kirchenverfolgungen heraufbeschwören. Die Guten werden gemartert werden, der Heilige Vater wird viel zu leiden haben, verschiedene Nationen werden vernichtet werden.

Vom Essen, dem Arrak und ihrem höchst unanständigen Liebesakt bereits erschlafft, konnte Switters diese Vorhersagen kaum lesen, ohne zu gähnen. Er fand sie schwammig, nichts sagend, verallgemeinernd, ungereimt und allzu sehr auf das Schicksal der Kirche, ihr Dogma und ihren Führer bezogen. Hätte er sie 1917 aus dem Mund eines verträumten zehnjährigen portugiesischen Hirtenmädchens gehört, hätten sie vermutlich den Propeller auf seiner Beanie Cap rotieren lassen, jetzt aber räkelte er sich nur und seufzte wie ein Hockey-Trainer beim Tanztee, bevor er sich dem mit viel Tamtam angekündigten Hauptereignis widmete, dieser legendären, megageheimen Papstknolle mit Depotwirkung.

DIE DRITTE PROPHEZEIUNG

Noch bevor sich dieses Jahrhundert dem Ende zuneigt, wird es zu unvorstellbaren Fortschritten in allen Bereichen der Wissenschaft kommen. Diese Fortschritte werden große physische Erleichterungen, aber kaum Intelligenz oder Glück mit sich bringen. Überall blühen Kommunikation und Bildung auf, und doch versinken die Menschen, meines Unbefleckten Herzens beraubt, immer tiefer in ihrer Dummheit. Schmerz und Gewalt werden sich im gleichen Tempo ausbreiten wie materieller Reichtum, und viele werden eines grausamen Todes sterben oder den Verstand verlieren. Im anschließenden Jahrhundert aber wird ein Teil der Bevölkerung, der die vorangegangenen Qualen überlebt hat, von unerwarteter Weisheit und Freude erfasst. Unglücklicherweise jedoch wird das Wort, das diese Heilung auslöst, der Menschheit weder von der römischen Basilika noch von einem zum Glauben bekehrten Russland überbracht werden, sondern aus Richtung einer Pyramide kommen. Ob dies die Folge göttlichen oder teuflischen Wirkens ist, vermag nicht einmal ich zu sagen, doch darf die Welt es nicht versäumen, diese Vorgänge genau zu beobachten, denn Himmel und Hölle stehen auf Messers Schneide.

So lautete die Prophezeiung. Switters las sowohl die englische wie auch die französische Fassung. Soweit er es trotz seiner Müdigkeit beurteilen konnte, stimmten sie vollkommen überein. Im vorletzten Satz war das französische *mot* mit dem englischen *word* übersetzt worden, wenngleich er vermutete, dass, wie es häufig im Französischen der Fall war, *cue* oder Stichwort gemeint war (also etwas, das gesagt oder signalisiert wird, um eine bestimmte Reaktion auf der Bühne zu bewirken), doch die Bedeutung war hier buchstäblich dieselbe, und er war nicht in der Stimmung für Haarspaltereien. Stattdessen gähnte er wie ein Taubenloch, bevor er einräumte: «Diese kleine Wahrsagung ist interessanter als die anderen beiden. Eindeutig interessanter. Aber ich verstehe nicht, was die ganze Aufregung soll, was du daran so schrecklich findest oder warum der alte Johannes deswegen anderthalb Packungen Kleenex verbrauchen musste.»

«Das verstehst du nicht?»

«Nein, Schwesterherz, beim besten Willen nicht. Ich meine, es interessiert doch nicht die Bohne, ob die Firma Staat und ihre Medien die neuesten Werbegags und technischen Spielereien inklusive Internet dazu benutzen, uns tagtäglich für dumm zu verkaufen, genau so, als stünden sie auf einem Stuhl und hauten uns einen gefrorenen Schinken um die Ohren. Oder dass die Fülle an Informationen die allgemeine Ignoranz noch vergrößert, solange diese Informationen nichts taugen. Oder dass die Leute rund um die Uhr prächtig unterhalten werden und sich trotzdem leer und abgeschnitten fühlen. In dieser Hinsicht hat Fatima die Kristallkugel perfekt im Korb versenkt, das muss man ihr lassen, wer auch immer sie war. Jetzt hängt das an uns wie ein schlecht sitzender Anzug, und sie hat's schon 1917 gesehen. Aber hey, da gibt's schließlich auch noch eine Kehrseite, Möglichkeiten, davon zu profitieren, oder Mittel, es zu umgehen, und –»

«Ja, ja», unterbrach Domino ihn ungeduldig. «Das Heilmittel ist ihr Unbeflecktes Herz. Aber was ist mit dem Rest der Prophezeiung?»

«Du meinst den netten Teil über unerwartete Freude und Weisheit, die uns im nächsten Jahrhundert erwarten? Klingt mir verdammt spaßig, um den verblichenen Potney Smithe, Esquire zu zitieren. Verdammt spaßig. Vorausgesetzt, du und ich gehören zu den Überlebenden.»

«Ja, aber diese so genannte Freude und Weisheit, dieses Heilmittel, wird nicht, wie wir erwartet haben, von der Kirche ausgehen.»

«Na und? Wen zum Teufel interessiert schon, ob die Kirche ihre Finger im Spiel hat, Hauptsache, sie kommt irgendwie zustande?»

Sie runzelte so streng die Stirn, dass ihre Bäckchen sich

beinahe verdoppelten. «Kapierst du denn nicht? Die Erleuchtung soll von den Pyramiden kommen. Aus dem Nahen Osten also. Das bedeutet Islam. Maria lässt durchblicken, dass der Islam erfolgreich ist, da wo das Christentum versagt hat. Wen das interessiert? Das *sollte* jedermann in der westlichen Welt interessieren! Die Auswirkungen sind so beunruhigend, dass man sie sich kaum vorstellen kann.»

«Sag mal, da spricht nicht zufällig der schlechte Verlierer aus dir, wie?» Eine Herde sarkastischer Bemerkungen steckte ihm im Hals und scharrte ungeduldig mit den Hufen, doch er biss sich auf die Zunge und scheuchte sie wieder weg. Er wollte Domino nicht verletzen und war viel zu müde, um sich auf eine längere Diskussion einzulassen. «Hör mal», sagte er, «diese Prophezeiungen lassen eine Menge Spielraum für Interpretation, und immerhin besteht die Möglichkeit, dass ihr etwas übersehen –»

«Glaubst du nicht, dass wir –»

«Ja, ich weiß schon. Verschleierte Schönheit und du habt diesen Wisch schon jahrelang rumgehen lassen, aber trotzdem könntet ihr den einen oder anderen Punkt falsch gedeutet haben. War das nicht genau der Grund, warum ich mein unerschrockenes, blutunterlaufenes Auge draufhalten sollte? Ich, der ich Horden von wandernden Journalisten und zwielichtigen internationalen Unternehmern mit meinen unerhörten Deutungen bestimmter Passagen aus *Finnegans Wake* die Sprache verschlagen habe? Lass mich drüber schlafen, Schwesterherz. Bitte, lass mich nur ein einziges Mal drüber schlafen.»

Damit blies er die am nächsten stehende Kerze aus, küsste die enttäuschte Nonne und kuschelte sich in sein Teppichlager. «Ist dir schon mal aufgefallen», fragte er leise und zärtlich, kurz bevor er zu schnarchen begann, «dass heutzutage kein Mensch mehr vom Sandmann spricht?»

In dieser Nacht muss der Sandmann es besonders gut mit unserem Helden gemeint und ihm eine gehörige Portion des beruhigenden Pülverchens in die Augen gestreut haben, denn als er schließlich aufwachte, war der Himmel voller Blau und das Bett neben ihm leer. Der Geheimumschlag und die verräterische Vaseline waren ebenfalls verschwunden, doch die englische Fassung der dritten Prophezeiung lugte aus seinem linken Tennisschuh. Laut seiner Armbanduhr war es acht, was bedeutete, dass es in Seattle elf Uhr in der Weihnachtsnacht war. Er hatte vorgehabt, seine Großmutter früher anzurufen. Bestimmt war sie längst zu Bett gegangen, doch er beschloss, sich davon nicht beirren zu lassen. Er hielt den Atem an, als er die Nummer tippte, aus lauter Angst, dass Suzy drangehen könnte, aber auch traurig, denn das war eher unwahrscheinlich.

«Ich hoffe, es ist was Ernstes!», brummte eine schläfrige Stimme.

«Ein Weihnachtsgruß voll Liebe, Wärme und Fröhlichkeit», flötete Switters.

«Du!», fauchte Maestra. «Das hätte ich mir ja gleich denken können. Glaubst du etwa, eine alte Frau kann auf ihren Schlaf verzichten, bloß weil der Weihnachtsmann Geburtstag hat? Demnächst wirst du mich am 4. Juli um Mitternacht anrufen, damit ich dem, was von unserer Flagge noch übrig ist, Treue schwöre.» Dann wurde sie sanfter, erkundigte sich nach seiner Gesundheit und seinem Aufenthaltsort – «Nicht, dass ich glaube, du würdest mir die Wahrheit sagen» – und beschwerte sich schließlich, dass er in irgendeinem flohverseuchten Land hockte, sich nicht um sie kümmerte, seine Haut aufs Spiel setzte und sie obendrein anlog, ohne dass das jetzt noch notwendig wäre. «Man kann den Jungen aus der CIA werfen, aber nicht die CIA aus –»

«Fröhliche Weihnachten, Maestra!»

«Holla! Fröhliche Weihnachten, du nichtsnutziges Früchtchen. Du fehlst mir. Little Suzy fehlst du übrigens auch, weiß der Kuckuck, warum. Du warst es, der dem armen Kind lauter Flausen in den Kopf gesetzt und es vom Wege abgebracht hat. Sie ist über die Feiertage nach Sacramento gefahren. Ach Gott, wie viel Uhr ist es eigentlich? Dein Captain Case ruft uns hin und wieder an. Aber er wartet wenigstens nicht bis Weihnachten Schlag Mitternacht. Okay, es gibt nur eine Sache, die ich unbedingt wissen muss. Kutschierst du immer noch in diesem dämlichen Schiebe-Scooter durch die Gegend?»

«Nein. Ich gehe auf Stelzen.»

Am anderen Ende der Leitung trat längeres Schweigen ein, obwohl er am Geräusch ihres Atems erkennen konnte, dass sie definitiv nicht eingeschlafen war.

Maestras Schweigen muss ansteckend gewesen sein, denn in der Oase war es an diesem Morgen ungewöhnlich still. Wenig später las er auf einem Zettel, der an seiner Zimmertür hing, dass Verschleierte Schönheit aus heiterem Himmel einen Tag der inneren Einkehr angeordnet hatte, an dem die Schwestern weder essen noch sprechen durften. *Prima*, sagte sich Switters. *Das schafft wenigstens eine Atmosphäre, die meiner Kontemplation des Fatima-Firlefanzes zuträglich ist.*

Aber war es wirklich Firlefanz? Rilke, der Dichter, der ihm in Berkeley geholfen hatte, morgens aus dem Bett zu kommen, hatte geschrieben: «Die Zukunft tritt in solcher Weise in uns ein, sich in uns zu verwandeln, lange bevor sie geschieht.» Und Heute ist Morgen hatte dem Swit mit seiner Visionswurzel einen echten Blick auf die wechselseitige Durchdringung von Realitäten und Chronologien gewährt. Er konnte keinesfalls aus voller Überzeugung leugnen, dass Prophezeiungen theoretisch möglich waren. Es war nur ... so vieles daran stank nach Hysterie, Esoterik, Naivität und Humbug – auch die Prophezeiungen von Fatima waren damit befrachtet. Allerdings ...

Allerdings war ein guter Teil dessen, was sie (ob als Gottesmutter oder schizophrenes Hirtenmädchen) in ihrer dreizackigen Prognose vorhergesagt hatte, unzweifelhaft eingetreten. Es war nicht viel, okay, aber genug, um eine ernsthafte Erwägung des letzten Teils zu rechtfertigen.

Der Teil, den Switters ermutigend fand (obgleich er das Bedürfnis nach Ermutigung niemals eingestanden hätte) und der Domino so tief verletzte, war die Geschichte mit dem erfreulichen Wandel, den die Menschheit (oder, besser gesagt, ein Teil der Menschheit, eine Elite vielleicht) durchmachen würde, allerdings nicht von der Kirche oder vom Kreml initiiert, sondern aus Richtung einer Pyramide. Domino hielt das für eine Vorhersage über den Triumph der islamischen Sichtweise, den Sieg von Mohammeds metaphysischem System über die Institutionen und die Metaphysik Christi. Switters war sich da nicht so sicher. Immer wieder flogen seine Gedanken zurück zu dem Material, das er für Verschleierte Schönheit aus dem Netz gefischt hatte, das Zeug über König Hermanos, der die Pyramiden als Schatzkammern für die Offenbarungen und Geheimnisse der antiken Heiligen gebaut hatte. Switters würde weder seine Beretta noch seine Broadway-Melodien darauf verwetten, aber er hatte so eine Ahnung. Eher als die Lehren des Korans (und das Dogma, zu dem diese Lehren später verfälscht worden waren) würden diese mystischen, astrologischen und alchemistischen Texte – auch als Hermetische Schriften bekannt – die Quelle sein, in der moderne Überlebende den Schlüssel zu einem weisen und glücklichen Dasein entdecken könnten. Immerhin stammten die Hermetischen Schriften aus den Pyramiden, waren also im Grunde verantwortlich für die Existenz der Pyramiden, während jegliche Verbindung zwischen den Pyramiden und dem Islam weit hergeholt und faktisch rein geographischer Natur war.

So kam es, dass Switters am ersten Weihnachtstag im Schatten eines Zitronenbaums saß, die Falafelreste mampfte, die er aus Maria Unes verlassener Küche stibitzt hatte, und versuchte, sich ins Bewusstsein zurückzuholen, was er je über die hermetische Tradition gehört hatte.

Den Mund voll Kichererbsen, trockene Hitze in der Nase, papierdünnes Blätterrascheln und einschläferndes Hühnergackern im Ohr, staubigen Wind auf der Haut, ein fernes

Schimmern im Blick (wie von flatternden Gottesbärten oder dem Pulsieren in Musselin eingeschlagenen Phosphors) und die Kehle ständig belauert von brennendem Durst – rein sinnlich betrachtet war die Situation wie geschaffen, um in seinem Gedächtnis nach Informationen über diese Schriften zu buddeln (wie bei der Bibel handelte es sich hier eher um eine unzusammenhängende, fragmentarische Sammlung als um einen einheitlichen Kanon). Einst als Corpus Hermeticum bekannt, waren diese Überlieferungen schon im alten Griechenland verbreitet gewesen, stammten eigentlich jedoch aus dem noch älteren Ägypten, aus einer Gegend also, die sich vermutlich kaum von seinem jetzigen Aufenthaltsort unterschied.

Die hermetischen Lehren bildeten, soweit er wusste, keine Theologie, sondern waren eher als praktischer Führer für ein gesundes, friedvolles Leben unter Einbeziehung von Naturwissenschaft, Kontemplation und Selbstvervollkommnung gedacht. Sie setzten sich jedoch in ihrem Bemühen, den Platz der Menschheit im großen Plan der Dinge zu definieren und zu preisen, ausgiebig mit deren Beziehung zum Kosmos, vor und nach dem Tod, auseinander. Ihr Sinn bestand jedoch darin, die Seele zu erziehen und zu verfeinern, sie zu erweitern, statt zu retten.

Schön und gut, befand Switters. Es sprach einiges für ein Glaubenssystem, das sich weigerte, andere zu bekehren oder sich selbst zu verwässern, um Konvertiten anzulocken, ein System, das die Natur und den Körper würdigte (es gab eine Fülle von Hinweisen auf verschiedene Formen von Sexualmagie in den Texten), ein System, das tolerant und respektvoll war und nichts mit überlieferten Akten von Repression oder Blutvergießen zu tun hatte. Ein Glaubenssystem, das nicht auf den Glauben pochte? Das mehr Gutes als Böses tat? Er würde ihm sechs von fünf Sternen verleihen – den Rest konnte es als Trinkgeld behalten –, ohne zu vergessen, dass ein Ausschuss von Dummköpfen (wer sonst brachte schon die Zeit oder die Geduld auf, in Ausschüssen zu sitzen?), eine kleine Infusion von ernsthaften Missing Links es jederzeit auf ihr eigenes piefiges Niveau bringen und praktisch über Nacht entmachten konnte.

Trotzdem hatte die hermetische Tradition tiefere Wurzeln als unsere Religionen (wenn auch nicht so tiefe wie der Schamanismus), und obendrein hieß es von ihr, sie werde bis zum heutigen Tage von Anhängern gehütet, die ihr folgten, ohne dies an die große Glocke zu hängen. Andererseits waren diese Anhänger (gelegentlich als Invisible College bezeichnet) gering an Zahl und übten so gut wie gar keinen Einfluss aus. Selbst zu seiner Blütezeit hatte der Hermetismus – soweit irgendjemand zu sagen vermochte – keinen maßgeblichen Einfluss auf die Weltgeschichte gehabt. Gab es auch nur einen vernünftigen Grund, warum das Interesse an der Hermetik im bevorstehenden nächsten Jahrhundert neu aufflammen sollte (das Jahrtausendblatt stand so kurz vor der Wende, dass man bereits seinen latenten Windhauch ahnte) und es daher eine signifikante Minderheit der nach Konzernvorstellungen genormten Bevölkerung inspirieren und dazu anhalten könnte, ihre Zellen auf eine höhere Frequenz einzustellen? Nein, an diesem Szenario stimmte einfach etwas nicht. Zugegeben, er war kein großer Konsument, aber wenn es das war, was Fatima verkaufte, dann würde er seine Kreditkarte erst mal stecken lassen und lieber noch gegen den einen oder anderen Reifen kicken, bevor er eine Probefahrt riskierte.

Mit Hilfe einer Stelze schlug er eine Zitrone vom Zweig und fing sie im Fallen auf – eine Leistung, die ihn mit außerordentlichem Vergnügen erfüllte. Dann bohrte er mit dem Finger ein Loch in die Frucht, wobei ihm perverserweise Domino und ihre Intimitäten in der vergangenen Nacht einfielen. Er presste die Zitrone über dem kalten Falafelbrot aus, sog ihren Zitrusduft ein und ließ sich die frischen Säurepartikel der Sonne – immer gleich gelb und dynamisch – auf dem Bronco-Rückgrat seiner Zunge zergehen, bevor er sich wieder der seltsamen Prophezeiung zuwandte.

Welcher Impetus war denkbar, um eine hermetische Renaissance auszulösen? Die Entdeckung der vierzehn goldenen Tafeln vielleicht? Er versuchte, sich ein Team von Ägyptologen vorzustellen, die ihre Vergrößerungsgläser über die Hieroglyphenspalten wandern ließen und – Monate oder Jahre später – einem angereisten CNN-Team erklärten, die geplagten Zuschauer müssten nur die geheimnisvollen Anweisungen befolgen, die auf so rätselhafte Art in den alten alchemistischen Symbolen verborgen waren, dann könnten sie Techniken und Praktiken entwickeln, um ihre menschlichen Grenzen zu überwinden, und würden im Verlauf dieses Prozesses eine Möglichkeit entdecken, die unveränderliche Ordnung des Kosmos zu verstehen und problemlos darin zu funktionieren. Doch sosehr er sich auch anstrengte, es gelang ihm nicht, sich weiszumachen, dass der Einfluss einer solchen Information sehr viel länger anhielt als die anschließende Werbung für Cheeseburger oder Kleinwagen. Die Hermetik hatte ihre Verdienste, sicher, aber es mangelte ihr an Direktheit. Sie war nicht nur sprichwörtlich okkult, sondern genauso überholt und albern wie der Zauberhut, den Mickymaus trug, als er den Zauberlehrling spielte. Er spürte es im Bauch (da wo die Kugel aus weißem Licht sich mit dem sauren Zitronensaft vermischte), dass eine neohermetische Utopie noch unwahrscheinlicher war als eine islamische.

Er machte eine Pause, wischte sich die letzten Falafelkrümel vom Mund und dachte an den alten Gauner, dem diese griechisch-ägyptischen Mysterien ihren Namen verdankten: Hermes, Gott des Übergangs, Laufbursche zwischen zwei Welten, Schutzpatron von Entdeckern und Dieben. Es war kein leidender Erlöser und kein liebevoller Gottvater, der da an der Grenze des Wissens sein Hütchenspiel abzog, sondern ein Draufgänger, der neue Ideen und praktische Lösungen mitbrachte für alle, die sie schnell genug kapierten und stark genug waren, sie zu akzeptieren. Hermes konnte als unsterblicher Prototyp des sterblichen Schamanen gelten, und wie Schamanen überall auf der Welt war er ein angesehener Praktiker der Volksmedizin, vertraut mit allen Aspekten der Pflanzen, Mineralien und Planetenkonstellationen. Er konnte heilen, aber er konnte – und wollte – auch die verrücktesten Streiche spielen. Nicht anders, so war es Switters schon früher aufgefallen, als Heute ist Morgen, der gottverfluchte Papageienfresser.

In der Ägäis und in den östlichen Mittelmeerregionen war Hermes ursprünglich mit einem der bedeutendsten Schlangengefährten der Großen Mutter gleichgesetzt worden – ein Aspekt, auf den heute noch die um den Äskulapstab geringelte Schlange anspielt, in dem Symbol des ärztlichen Standes. Die levantinische Legende ging so weit, Hermes als personifizierte Weltenschlange anzusehen, als Herrscher über die Zeiten, und als er dieses verborgene Häppchen Information aus dem Teich seiner Erinnerung fischte, kehrte Switters' Bewusstsein erneut zu dem Schamanen vom Amazonas zurück. Switters hatte R. Potney Smithe gefragt, ob die Kandakandero-Religion (falls man sie auch nur im Entferntesten als Religion bezeichnen konnte) einen Namen habe, und der Anthropologe hatte geantwortet, wenn sich die Stammesältesten auf etwas bezogen, das auch nur vage Ähnlichkeit mit einem Glaubenssystem hatte, dann verwendeten sie einen Begriff, der sich in etwa mit «Kult der Großen Schlange» übersetzen ließ. («Klingt richtig episch, nicht wahr? Aber fragen Sie mich bloß nicht, was das heißt, ich habe nicht die leiseste Ahnung.») Auch Switters hatte keine klare Vorstellung, doch hier im syrischen Backofen lief ihm jetzt ein kalter Schauer über den Rücken, als ihm jener andere Typ einfiel, der listige, vielsprachige, exmarxistische Mestize, der zwar kein Ka'dak war (nicht zum «wahren Volk» gehörte), aber trotzdem daran arbeitete, Schüler von Heute ist Morgen zu werden, wenn nicht gar seine rechte Hand oder sein Rivale; und wie der Bursche sich in Fer-de-lance umgetauft hatte und ein Ensemble aus Schlangenleder zur Schau getragen hatte (dazu Goldzähne und Basketballschuhe von Nike). Fer-de-lance strahlte ein unheimliches, kulturübergreifendes, reptilisches Charisma aus, das noch verstärkt wurde von dem Gerücht, er habe eine laufende Beziehung – totemistischer Dialog, Moby-Dick'sche

Fixierung, Vendetta oder Verkaufstrick: Wer wollte das schon beurteilen? – mit einer zwölf Meter langen Anakonda. Ein Prachtstück, äußerst passend.

Soweit Switters sich erinnern konnte, hatte Heute ist Morgen kein direktes Interesse an irgendeiner Form von Schlangenmagie bekundet, weder im Hinblick auf Zeit noch sonst etwas. Während seine Gedanken um den Schamanen kreisten, tauchte das Bild des Mannes vor Switters' geistigem Auge auf, und dann kam ihm plötzlich, im gleichen Augenblick – PENG! – ein Gedanke, der ihn traf wie die flache Mistgabel das Hinterteil eines Mastschweins. War es möglich? … Ja! Na klar! Es lag doch auf der Hand! Das war's! Er spürte es bis ins Mark, dass er hier auf dem richtigen Weg war. Und in einem plötzlichen Anflug von Heureka hätte er sich tabumäßig um ein Haar vergessen und wäre einfach aufgesprungen.

Er bremste sich gerade noch rechtzeitig, beruhigte sich, stützte die Fersen wieder auf den roten Felsen, wo er sie sorgfältig hingebettet hatte, und lehnte sich gegen den dürren Baumstamm. Über ihm schwangen die Zitronen wie Pappmachésterne in einem schäbigen Planetarium. Es war bestimmt eine völlig abwegige Theorie, diese Verbindung, die er da zog, aber das Fatima-Phänomen war auch nicht viel logischer, und die Tatsache, dass es von einer großen Mainstream-Institution akkreditiert war, machte es nicht glaubwürdiger. Switters war, nun ja, wenn nicht emotional aufgewühlt, so doch zumindest intellektuell beflügelt und brannte darauf, seine «Entdeckung» Domino mitzuteilen. So wie sie ihm die geheime Prophezeiung anvertraut hatte? Ihn in den ganzen Schlamassel hineingezogen hatte? Vielleicht war es irrational, aber er dachte an Eva, die Adam im Garten Eden die bewusstseinserweiternde Frucht der Schlange offeriert hatte. Das Weitergeben bestimmter Arten von Wissen bleibt selten ohne Folgen.

Wie auch immer, aus seinem Verlangen, Domino einzuweihen, wurde nichts. Sie verbrachte den ganzen Weihnachtstag zurückgezogen, dick eingesponnen in ihre Gebete, doch ob sie damit dem Christkind, der Jungfrau Maria oder Verschleierte Schönheit gefallen wollte, war nicht ersichtlich. Frustriert hatte Switters sein Brainstorming unter dem nach Möbelpolitur duftenden Baum noch eine Weile fortgesetzt, ehe er ins Büro stakste, um Bobby Case fröhliche Weihnachten zu mailen. Zu seiner Überraschung hatte er den Gruß sofort beantwortet. *Hau auf die Pauke, Junge. Hier auf Oki haben wir uns einen frischen Tintenfisch mit allem Drum und Dran besorgt. Und was stellst du heute an?*

Da es keine Möglichkeit gab, darauf ehrlich zu antworten, schrieb Switters nur, dass er auf dem Sprung zu einer Vorstellung des *Nussknackers* sei.

Hoffe, es ist die mit Tonya Harding, telegraphierte Bobby zurück. Und das war das.

Nachdem er den Rest Arrak aus dem Turm geholt hatte, saß Switters in seinem Zimmer, trank, grübelte, trank noch etwas und grübelte weiter. Nach einer Stunde gingen ihm sowohl der Alkohol als auch die Gedanken aus, und er griff nach *Finnegans Wake*. Doch er kam nicht viel weiter als bis zu einer Zeile im Vorwort, wo Stan Gebler Davies über Joyce schreibt: «Der Mann führte ein interessantes Leben, wie die meisten Männer, die ein unerschütterliches Interesse an Frauen, Alkohol, Kunst und dem Wirken ihres eigenen Genies haben.» Er hielt inne, um über diese Äußerung nachzudenken – fragte sich, warum es so kompliziert war, so schwierig, gleichzeitig ein interessantes und ein konventionell moralisches Leben zu führen (es war, als hätte sich ein pathologischer Dualismus verschworen, das eine oder das andere auszuschließen) –, schlief ein und wachte erst wieder auf, als es am nächsten Morgen heftig an seiner Tür klopfte.

«Monsieur Switters! Le camion! Le camion!»

«Pippi?» Es musste Pippi sein, denn schon die Stimme klang sommersprossig und rothaarig. «Was? Der Lastwagen? *Le camion? Pourquoi?*»

Es stimmte. Der Versorgungslaster war da. Eigentlich hatten sie ihn erst in ein paar Tagen erwartet. Switters war einen Augenblick versucht, ihn sausen zu lassen und erst mitzufahren, wenn er das nächste Mal hier durchkam, in ein oder zwei Wochen. Doch dann fiel ihm seine «Entdeckung» ein, und er sprang aus dem Bett, um seine Siebensachen einzusammeln.

«Dépêchez-vous!»

«Bin schon unterwegs. *Où est* Schwester Domino?»

Pippi versicherte ihm, dass Domino am Tor auf ihn warten werde. Und so war es. Wäre nicht alles so unverhofft gekommen, hätte sie wohl nicht geweint, so aber hatte sie keine Zeit gehabt, sich auf die Trennung vorzubereiten. Die Tränen rollten, eine nach der anderen, wie tote Bienen über die umgestürzten Waben ihrer Wangen, als sie dem verblüfften Fahrer erklärte, dass der im Rollstuhl sitzende Mann mit dem weißen Anzug (ein Mann? hier?) eine Mitfahrgelegenheit nach Deir ez-Zur brauche.

Der Fahrer bestand darauf, dass Switters vorn zwischen ihm und seinem Gehilfen saß, zweifellos, weil er neugierig war und ihn ausquetschen wollte, aber wohl auch aus Höflichkeit und Respekt. Er ließ den Motor an und beobachtete ungeduldig und ungläubig zugleich, wie der verkrüppelte Mann und die französische Nonne sich umarmten.

Dominos Lächeln stahl sich wie ein Schiffsbug durch den Schwall der Tränen. «Ich sollte mich nicht beklagen», sagte sie mit einer Munterkeit, die nur halbwegs gespielt war. «Ich habe die volle, starke Liebe eines Mannes von Welt genossen und trotzdem meine Jungfräulichkeit behalten. Eine Jungfrau *in partu*.» Sie versuchte zu lachen, aber in ihrem Hals steckte ein Kloß. Nur ein halbherziges Zwitschern kam heraus.

«Back ihn und schluck ihn runter», sagte Switters aufmunternd, und dann merkte er, dass seine eigene Stimme klang, als würde sie über die Spitzen eines Lattenzauns geschleift. «Hör zu. Wir haben keine Zeit zum Reden gehabt. Über die dritte Prophezeiung, meine ich.»

«Ich weiß, ich weiß. Es geht alles zu schnell. Du musst mir deswegen schreiben, so rasch du kannst. Der Lastwagen bringt uns nach wie vor die Post.» Sie warf dem Fahrer einen nervösen Blick zu.

«Nein. Hör zu. Ich muss dir etwas sagen. Es ist nicht der Islam.»

«Nicht der Islam?»

«Das Wort, die Botschaft, die die Zukunft verändern kann. Sie wird nicht vom Islam ausgehen. Sie kommt von Heute ist Morgen.»

«Was redest du da?» War der gute Mann jetzt völlig durchgedreht?

«Die Prophezeiung besagt, dass der Hinweis aus der Richtung *d'une pyramide* kommen wird. Nicht *les*, sondern *une*. Singular. Aus der Richtung einer Pyramide. Erinnerst du dich? An den Kopf von Heute ist Morgen? Der Mann ist eine wandelnde Pyramide! Alles, was er von sich gibt, kommt aus der Richtung einer –»

«Oh, là, là! Das ist ja verrückt!»

Der Fahrer hupte. Sein Gehilfe, der neben der Fahrerkabine stand, um Switters hineinzuhelfen und den Rollstuhl zusammenzuklappen, klatschte in die Hände. Switters beruhigte beide, indem er einen arabischen Fluch ausstieß, «Zügelt eure verdammten Kamele» oder so was Ähnliches.

«Du musst gehen, mein Liebster», sagte Domino.

«Denk darüber nach», beharrte Switters. «Der Typ ist eine wandelnde Pyramide.»

«So? Er ist ein Wilder. Ein ungebildeter Medizinmann. Ein wilder Primitiver, der im Dschungel lebt, abgeschnitten von der Außenwelt.»

«Da hast du Recht. Aber er hat seine eigene Philosophie. Ich meine es ernst. Er hat ein Konzept. Eine Vision. Und sie kommt aus einer Pyramide, nicht dass eine Pyramide per se irgendeine –»

«Was für eine ‹Philosophie›? Was könnte er haben, das –»

«Ich bin mir nicht sicher. Ich meine, es ist *einmalig*, aber bisher kenne ich nur die allgemeine Richtung. Doch ich werd's ganz bestimmt rauskriegen. Wenn es irgendwelche sachdienlichen Hinweise gibt, ziehe ich sie ihm aus der Nase, sobald ich da bin. Okay?»

«Okay», seufzte sie, ohne ganz sicher zu sein, wem oder was sie da zustimmte. Auf ihrem Kinn bildete sich ein Grübchen, und der Tränenschwall füllte es ebenso rasch wie Regen eine Dachrinne.

Die anderen Pachomianerinnen hatten sich nach und nach am Tor versammelt, um ihn zu verabschieden. ZuZu, Pippi, Mustang Sally, beide Marias und Bob. Verschleierte Schönheit kam als Letzte. Sie trug natürlich ihren Schleier, doch konnte er ihren Makel darunter deutlich erkennen. Er glänzte wie ein holographischer Hush Puppy oder ein Klumpen Geisterschmalz in der Morgensonne. Sie hielt sich trotz ihres Alters aufrecht. Sie war genauso majestätisch, wie eine Äbtissin sein sollte, stolz wie ein Matisse-Akt, und jetzt ergriff sie seine Hand.

«Sagen Sie ihnen, dass sie mit der Fortpflanzung aufhören sollen», gab sie ihm in ihrem flachen, kindlichen Französisch mit auf den Weg. «Wo immer Sie hingehen, sagen Sie es ihnen.»

Switters zerquetschte ihre knochigen Finger und versprach es. Als der stämmige Gehilfe Switters schließlich in die Fahrerkabine hievte, warf dieser den Nonnen eine Runde Kusshändchen zu und schrie: «Hebt meine Stelzen auf!» Und er wiederholte es, zwischen den beiden Truckern eingeklemmt, als der Wagen sich schon in Gang setzte. «*Au revoir!* Hebt meine Stelzen auf.»

Im tiefen roten Samtgrund seines Herzens muss er gewusst haben, dass er die von Pippi gezimmerten Stelzen wohl niemals wieder sehen würde. Doch wäre er nicht bereit gewesen, sich selbst zu belügen, wäre er in der Tat ein ziemlich armseliger Romantiker gewesen. Warum, so fragte er sich womöglich, war es bloß so kompliziert, so schwierig, gleichzeitig ein romantisches und ein voll bewusstes Leben zu führen?

Während der langen, holprigen Fahrt – Ostnordost nach Deir ez-Zur (wo sie übernachteten), Südsüdwest nach Palmyra (wo sie die nächste Nacht verbrachten) und dann südwestwärts Richtung Hauptstadt – war Switters eingequetscht wie Sardellenpaste in einem lebenden Sandwich. Der Gehilfe rechts von ihm gab kaum einen Ton von sich, Taufiq jedoch, der Fahrer, fragte ihm ein Loch in den Bauch, ermuntert von Switters' vorher zur Schau gestellten arabischen Sprachkenntnissen. Er war ein untersetzter Kerl um die dreißig mit einem Gewirr von drahtigen schwarzen Locken und sanften braunen Augen, aus denen jede Menge Seele triefte. Taufiq war Christ (östlich-orthodox, versteht sich, nicht römisch), und als solcher wollte er wissen, was sein Passagier in einem Kloster verloren hatte. Taufiq hatte außerdem Verwandte, die im Teppichhandel von Louisville, Kentucky, tätig waren. Zwar hatte er schon häufig davon geträumt, ebenfalls dorthin zu emigrieren, doch im Augenblick ärgerte er sich maßlos über Amerikas jüngste Luftangriffe auf das unschuldige irakische Volk und verlangte von seinem Mitreisenden eine befriedigende Erklärung für diese grausame Einschüchterungstaktik.

Switters' Antwort muss ihm gefallen haben, denn als sie nach Deir ez-Zur einfuhren, unterhielten sie sich schon sehr lebhaft, und als sie von Palmyra aufbrachen, benahmen sie sich wie zwei alte Schulfreunde.

Sie erreichten Damaskus (am 28. Dezember gegen sieben Uhr abends) über die An-Nassirah Avenue und fädelten sich in den langsamen, lärmenden Verkehr ein, der zu der ummauerten Altstadt und der Via Recta führte, die schon in der Bibel als «Gerade Straße» erwähnt ist, obgleich diese Geradheit, wie so viele biblische Verweise, kaum wörtlich zu verstehen ist. Die Via Recta markierte die Grenze zum christlichen Viertel der Stadt, und in dieses Viertel kutschierte Taufiq nun Switters, nachdem er die übrigen Passagiere und zehn Kisten mit Datteln abgeladen hatte. «Zu deiner Bequemlichkeit und zu deinem Schutz», sagte er und erinnerte Switters daran, dass es mitten im Ramadan war, dem heiligen Fastenmonat. Zwischen Sonnenaufgang und Sonnenuntergang würde er außerhalb des christlichen Viertels nichts zu essen finden, und auch dort nur in Privathäusern. Darüber hinaus hatte die heilige Strenge des Ramadan die antiamerikanischen Ressentiments in Syrien aufgeheizt (die Bombenangriffe auf den Irak waren erst zehn Tage her), und in einigen Teilen von Damaskus gab es Klingen, die nur allzu gern die butterweiche Kehle eines Yankees aufgeschlitzt hätten. Zum Glück hatten Taufiq und seine Familie ein unbenutztes Zimmer zu vermieten.

Hustend – teils wegen der bleischwangeren Autoabgase, teils wegen des dichten Rauchs aus den Kohlepfannen der Kebabstände – nahm Switters das Angebot an. Zwar vertraute er Taufiq, bedauerte dennoch, dass Mr. Beretta und der Krokokoffer unbewacht im hinteren Teil des Lasters lagen. Der ehemalige Geheimagent wurde nun im Ruhestand doch etwas leichtsinnig. Er seufzte – angewidert, im Grunde jedoch keineswegs überrascht, dass Clinton sich von den Cowboys hatte über den Tisch ziehen lassen. Die ewig gleiche alte Geschichte.

Taufiq stoppte den Laster, einen altersschwachen Mercedes-Zweieinhalbtonner mit Plane, in einer gewundenen Seitengasse und drückte viermal auf die Hupe. Quietschend und ratternd hob sich daraufhin ein wackliger Wellblechrolladen, und er bugsierte den Laster rückwärts in eine schmale, lange Garage. Sie war schwach erleuchtet von zwei nackten Vierzig-Watt-Birnen, die wie polierte, an Fäden hängende Sprungbeine unter der Stuckdecke baumelten. Es roch nach Motorenöl, Lösungsmitteln, angelaufenem Metall, muffigem Gummi und verschmortem Schmant. Auf der rechten Seite gab es ein etwas heller erleuchtetes, verglastes Büro, in dem sich drei Männer aufhielten: Zwei standen, einer saß an dem mit Papieren überhäuften Schreibtisch. Dort musste Taufiq seinen Papierkram erledigen. Er schlug vor, dass Switters so lange im Wagen wartete. «Aber ich brauche meinen Koffer», sagte Switters nachdrücklich.

Der Gehilfe holte ihn. Dann besorgte er Bürsten, Lappen und einen Eimer Seifenlauge und machte sich energisch daran, den von Sonne und Sand gemarterten Lastwagen zu waschen, dem sich bereits der Lack von der Haube pellte. Durch den Schleier der Lauge, die sich über die Windschutzscheibe ergoss, erinnerten die nackten Glühbirnen Switters an die Zitronen des heiligen Pachomius. Ihr gelber Glanz verstärkte seine Kopfschmerzen. Er ließ den Blick zum Büro schweifen, wo Taufiq sich jetzt mit den anderen unterhielt. Der Mann am Schreibtisch war eine ältere und beleibtere Version von Taufiq selbst, und die beiden anderen Männer trugen Anzüge, Krawatten und hatten europäische Gesichter, wie Switters bemerkte. Irgendwas an den beiden weckte seine Langley-erprobte Aufmerksamkeit. Er blinzelte durch den Schaum. Er tätschelte seinen Koffer.

Nach fast einer halben Stunde kam Taufiq zurück und beschimpfte seinen Gehilfen, er würde den Laster mit seinem Sauberkeitsfimmel noch ruinieren. «Geh nach Hause zu deiner Familie», befahl er und scheuchte den eifrigen Putzmann zur Tür hinaus. «Wir gehen auch», sagte er, an Switters gewandt, und klappte den Rollstuhl auf. Verdutzt beobachtete er, wie geschickt sein Passagier aus der Fahrerkabine in den Invacare 9000 sprang, und fragte dann: «Wie heißt deine Krankheit nochmal?»

«Wandelnde Lungenentzündung.» Das ließ sich kaum ins Arabische übersetzen.

Taufiq wohnte ein paar Straßen weiter. Switters rollte neben ihm durch die Gassen der ältesten ständig bewohnten Stadt der Welt. In dieser Nachbarschaft hatte der Frauenfeind Paulus nach seinem Anfall auf der Straße nach Damaskus Zuflucht genommen, um Struktur und Stringenz dessen zu formulieren, was später unter der Bezeichnung Christentum bekannt werden sollte. Die Gerade Straße, haha. Während sie über die abgetretenen Pflastersteine holperten, erklärte Taufiq Switters verlegen, dass er ihm das Zimmer nur bis morgen früh überlassen könne. Er habe unerwartet einen

Auftrag übernehmen müssen, und natürlich könne er Switters unmöglich mit seiner Frau allein im Haus lassen.

Natürlich nicht. Taufiq war zwar Christ, aber auch Araber und daher ein Opfer jener sexuellen Unsicherheit, die unter den Männern des Nahen Ostens titanische, ja, weltbewegende Ausmaße annahm; eine Unsicherheit, die Schleier, geschorene Köpfe, Klitorisbeschneidung, Hausarrest, Trennung der Geschlechter, Machoallüren und drei große Religionen hervorgebracht hatte. *Die Frauen hier müssen ja echt umwerfend gewesen sein!*, dachte Switters. Feurige Lenden und Muschis aus Gold mussten die gehabt haben – Frauen, deren Lust durch die Nacht gellte wie die Schreie wilder Esel, die Männer unter sich begrub wie eine Wüstendüne. Unerschöpflich, unauslöschlich, unergründlich, hatten sie das schwächere sexuelle Tier völlig kirre gemacht und letztendlich dazu getrieben, kulturelle, politische und religiöse Mauern zu errichten, um die tiefen, aufgewühlten Fluten ihrer Frauen einzudämmen; Mauern, die so steil und fest waren, dass sie heute noch hielten. Das Morgenland hatte jedoch beileibe kein Monopol auf diese Art von sexuellen Ängsten: Zwei der herrlichsten Geschöpfe auf der Welt, der Tiger und das Rhinozeros, waren 1998 vom Aussterben bedroht, nur weil asiatische Männer glaubten, sie müssten unbedingt bestimmte Körperteile dieser Tiere konsumieren, um ihren kostbaren Schwanz hochzukriegen. Das gefährlich exzessive Bevölkerungswachstum in vielen Ländern der Welt war die Folge eines Drucks, der auf vielen Ehemännern lastete. Sie mussten ihre Männlichkeit öffentlich beweisen, indem sie ihre armen Frauen unablässig schwängerten. Doch im Nahen Osten hatte sich die Vorstellung von der sexuellen Übermacht der Frau am dramatischsten und anhaltendsten manifestiert. Switters (der einen Anflug von sexueller Unsicherheit am eigenen Leib erfahren hatte, nachdem Schwester Fannie von seiner Pritsche geflohen war) wünschte, er hätte die Zelte der kräftigen semitischen und präsemitischen Mädchen besuchen können. Waren die Männer nur Jammerlappen und Angsthasen mit verletztem Ego, oder waren die Frauen tatsächlich so frei und so scharf? Auf alle Fälle hätte man darauf wetten können, dass er sich den Ausdruck für ihre Furcht einflößende Schatulle in sämtlichen Stammesdialekten gemerkt hätte.

Seine Tagträumereien – jetzt hier auf dieser Straße in Damaskus in eine Zeitmaschine zu steigen, die ihn um fünftausend Jahre zurückversetzte! – wurden wiederholt von Taufiqs Entschuldigungen unterbrochen. Offenbar glaubte der Fahrer, sein schweigsamer Gast sei eingeschnappt. «Es tut mir sehr Leid, mein Freund, aber ich habe einen neuen Job, bei Anbruch der Dämmerung. So hatte ich es mir nicht vorgestellt.»

«Kein Problem», versicherte Switters ihm. «Fährst du irgendwo in die Nähe der libanesischen Grenze? Ich könnte eine Mitfahrgelegenheit brauchen.»

«O nein, im Gegenteil.» Taufiq lachte. «Ich muss wieder zurück zum Kloster.»

Der Rollstuhl kam quietschend zum Stehen. «Warum? Was soll das heißen?» Die Migräne spritzte aus seinen Ohren wie Wasser aus einer Muschel. Seit Monaten hatte Switters sich nicht so hellwach gefühlt.

Taufiq wirkte bekümmert, als hätte er den Amerikaner schon wieder verletzt. «Die beiden fremden Herren in der Garage. Sie möchten morgen früh dorthin gebracht werden.»

Switters blieb stehen. «Wozu?»

«Ach, was weiß ich. Kirchenangelegenheiten vermutlich. Einer ist ein religiöser Gelehrter aus Lissabon in Portugal und der andere Jurist im Dienst des Vatikans.»

«Das haben sie dir erzählt?»

«Das haben sie meinem Boss erzählt. Ich bringe sie in dessen Wagen hin. Er hat Vierradantrieb. Den Lastwagen brauche ich dazu nicht. Die Herren konnten am Flughafen keinen Wagen mieten, weil die Fahrer alle Ramadan halten.»

Auf dem Weg nach Deir ez-Zur hatten sie über den Ramadan diskutiert, und Switters hatte sich gefragt, warum für Menschen, die eins mit Gott waren, nicht *jeder* Monat heilig war, warum bestimmte Orte und Zeiten so hervorgehoben wurden. Müsste nicht der Dienstag so glorreich wie der Samstag oder Sonntag sein, müsste nicht jedes Klo als ebenso heilig gelten wie Mekka, Lourdes oder Benares? Doch wenn Taufiq glaubte, dass seinem Gast jetzt derartige Fragen durch den Kopf gingen, so war er auf dem Holzweg.

Die fremden Herren in der Garage ... Das Gesicht des Jüngeren, Schlankeren (Ende dreißig, schätzte Switters, und geschmeidig wie eine Bohnenranke) hatte ihn an eine Gebrauchsanleitung für ein Spielzeug erinnert, das man selbst zusammensetzen muss: Auf den ersten Blick wirkt alles ganz harmlos, doch je länger man es studiert, desto unergründlicher wird es. Am meisten aber hatte ihn seine Körpersprache beunruhigt. Vom lichten pechschwarzen Haaransatz bis zu den Spitzen seiner maßgeschneiderten Schuhe bewegte sich der Italiener mit der selbstbewussten Eleganz eines professionellen Kampfsportlers. Er trug Gleichgültigkeit, ja Gelassenheit zur Schau, doch in Wirklichkeit war jeder Muskel angespannt und wartete nur auf das Signal zum Einsatz. Switters hatte ein ähnliches Verhalten bei vielen Geheimagenten und zahllosen Killern beobachtet. Es hatte sogar eine Zeit gegeben, wo er diesen Anblick in seinem eigenen Spiegel entdeckte.

Der Ältere (weit über sechzig) hatte schütteres graues Haar und die rötliche Gesichtsfarbe eines Priesters, der seine Nase allzu tief in den Kelch steckt. Sein Mund war kindlich und schwach, als sei er nur dazu geschaffen, am Schnuller zu nuckeln, doch die Augen hinter der goldgerahmten Brille waren hart und gefühllos wie versteinerte Ziegenkötel. Er wirkte intelligent, doch entging es Switters nicht, dass es eine Intelligenz war, die zur Schläue tendierte, eine, die Fakten und Zahlen sammelte, doch von den wirklich wichtigen Dingen buchstäblich keine Ahnung hatte. Das einwandfrei geölte Hirn dieses Mannes war allein auf die Verteidigung, Erhaltung und Nutzbarmachung sämtlicher Klischees und abergläubischer Vorstellungen programmiert, die sich in den Satteltaschen der institutionalisierten Realität fanden. *Dieser Bursche ist John Foster Dulles wie aus dem Gesicht geschnitten*, dachte Switters und spuckte einen Batzen Speichel aus, der sich auf der Stelle mit dem Staub der ältesten, ständig bewohnten Stadt der Welt vermischte.

Dann wandte er sich wieder dem leicht verdutzten Taufiq zu. «Ab morgen, mein Freund, hast du einen neuen Gehilfen», sagte er. «Ich hoffe, in der Schrottkiste deines Chefs ist Platz für vier.» Er warf dem Syrer, der mit offenem Mund dastand, einen Blick zu. Weniger originelle Zeitgenossen hätten seine Augen als wild, hypnotisch und grün beschrieben. «Ich fahre mit dir in die Oase zurück.» Er öffnete seinen Koffer, schob die C.R.A.F.T.-Club-T-Shirts und mit kleinen Tintenfischen gemusterten Socken beiseite und kämpfte sich zu dem doppelten Boden vor. «Aber zuerst musst du mir helfen, dieses Ding am Rücksitz des Wagens zu befestigen. Bei uns heißt so was Wanze.»

Switters grinste. Taufiq wirkte wie erstarrt. Und die schmale Sichel des Ramadanmondes über ihnen war ebenfalls ein starres Grinsen – vielleicht ganz zu Recht angesichts des menschlichen Treibens, auf das sein trockener silbriger Geifer für alle Zeiten fiel.

Teil 4

Man lebt nur zweimal:
Einmal, nachdem man geboren wurde,
Und einmal, bevor man stirbt.
Basho

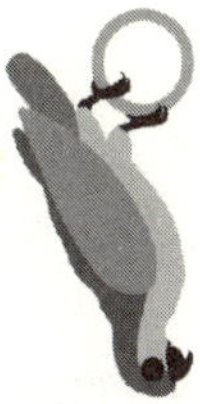

ES WAR EINMAL, da gingen vier Nonnen an Bord eines Düsenflugzeugs, das von Damaskus nach Rom fliegen sollte. Alitalia Flug Nummer 023 startete in nordöstlicher Richtung und flog über circa zwanzig Meilen knochentrockene Syrische Wüste, bevor sich die Maschine elegant wie ein Vogel in die Kurve legte und einen weiten Bogen zurück zum Mittelmeer beschrieb. Aus der Luft sah die Wüste aus wie ein lockeres, unruhiges Gewebe aus gelben und roten Flechten; der Anblick erinnerte an einen Topflappen aus dem Handarbeitskurs im Sommercamp für retardierte Kinder. Die Nonnen schwitzten wie sonst was, und als sie …

Sorry. Es ist nichts Besonderes, nichts Wichtiges, nichts, das diese Unterbrechung auch nur im Geringsten rechtfertigen würde. Doch trotz der Tatsache, dass die Wahrheit in Märchen immer nur relativ ist (wie möglicherweise auch im wirklichen Leben), trotz der erhabenen Autorität dichterischer Freiheit hat dieser Bericht, der keinerlei Anspruch auf Verwandtschaft mit den Geschichten eines gewissen Finnegan erhebt, im Interesse der Klarheit und der Zweckdienlichkeit niemals versucht, in jene literarische Schwindelei zu verfallen, die den Leser aktiv ermuntert, voreilig falsche Schlüsse zu ziehen. Während es also in diesem Fall übertrieben erscheinen oder gar an jenen selbstgerechten Puritanismus erinnern mag, der für echte Lauterkeit dasselbe bedeutet wie der Diktator einer Bananenrepublik für einen Philosophenkönig, greifen wir ins Schmuckkästchen der Schreiberzunft und fördern zwei exquisite Zeichen zutage – « fürs rechte Ohr und » fürs linke. Die hängen wir an die Ohrläppchen des Wortes

Nonnen, etwa so: «Nonnen». Das dient natürlich nicht ihrem Schmuck, obgleich solche apostrophischen Paare eine bewusst untertriebene, leicht zu übersehende Schönheit besitzen, die über das rein Modische hinausgeht. Nein, ein strenges Wort wie *Nonnen* braucht keine dekorativen Klunker. Wir schmücken es hier nur, um es von den anderen Worten im Satz abzuheben aus Gründen der Gewissenhaftigkeit und der Wahrheit.

Es waren also einmal – wie oben berichtet – vier Nonnen, die in Damaskus ein Flugzeug nach Rom bestiegen. Um haarklein bei der Wahrheit zu bleiben: Sie mochten den anderen Mitreisenden zwar so erscheinen wie ganz gewöhnliche Schwestern im Geiste Christi, doch drei dieser «Nonnen» waren schon lange exkommuniziert, und die vierte «Nonne», diejenige, die im Rollstuhl ins Flugzeug rollte, war ein Mann.

Der Teil aber, wo es ums Schwitzen ging, war völlig korrekt. Sie schwitzten, denn es war ein heißer Tag im Mai, und sie trugen ihre dunklen, schweren Winterroben, die sie aus einer Kleidertruhe im Abstellraum hervorgeholt hatten, nachdem sie die leichteren Roben, die in diesem Teil der Welt normalerweise getragen wurden, vor etwa einem Jahr feierlich den Flammen übergeben hatten. Außerdem schwitzten sie, weil ihre Nerven nicht mitspielten. Bis zum letzten Augenblick war es fraglich gewesen, ob sie das Flugzeug überhaupt besteigen würden. Leicht war es nie gewesen für die Exnonnen, doch hatten sich die Ereignisse in jüngster Zeit geradezu überschlagen, vor allem seit dem Abend, als die «Nonne», die dieses apostrophische Dementi am meisten verdiente – der Schwindler, der Mann –, wieder in ihrem Kloster aufgetaucht war.

Wenn der Versorgungslaster die Route von Damaskus nach Deir ez-Zur nahm, machte er gewöhnlich in einem Bergdorf etwa dreißig Kilometer westlich der pachomianischen Oase Halt für die Nacht. Deshalb kam er immer am frühen Morgen beim Kloster an. Der Pkw, eine Audi-Limousine mit verstärkter Aufhängung, Hochleistungsstoßdämpfern und Vierradantrieb, war um einiges schneller als der Laster, selbst auf diesem unwirtlichen Terrain. Es gab keine Lieferungen für das Dorf, und die Europäer duldeten keinerlei Verzögerung. Daher hupte Taufiq nur kurz beim Durchfahren, winkte aus dem Fenster und preschte weiter Richtung Oase. Sie erreichten sie kurz vor Sonnenuntergang.

Nachdem sie Taufiq und seinen verdächtigen «Gehilfen» (auch hier die bezeichnenden Ohrringe) angewiesen hatten, im Wagen zu warten, gingen die beiden Männer auf das große Holztor zu. Während sie das Schild lasen, horchte Switters interessiert darauf, wie oft sie läuten würden. Noch aufmerksamer beobachtete er, welche Schwester ihnen letztendlich Einlass gewährte. Er wusste genau, dass die beiden Zutritt bekommen würden. Er kannte ihren Plan. Ihre leise Unterhaltung auf dem Rücksitz hatte in seinem Ohrstöpsel widergehallt wie der Dialog einer Verdi-Oper. Zwar war sein Italienisch alles andere als *perfetto*, doch hatte er keine Schwierigkeiten, sich ihre Absichten zusammenzureimen.

Es überraschte ihn nicht, dass Domino Thiry diejenige war, die ihnen endlich das Tor öffnete. Sie konnte ihn nicht sehen, und Switters erhaschte nur einen kurzen Blick auf sie, doch er reichte, um sein Herz schneller schlagen zu lassen, so wie es ihm sonst nur passiert war, wenn Suzy den Raum betreten hatte. Er fragte sich, ob Suzy das immer noch schaffen würde – und wusste nicht, was dagegen sprach. Er zündete sich eine Zigarre an. Es gab keinen Grund zur Eile. Die Kirchenmänner waren zweifellos skrupellos, aber sie würden eher verhandeln als die Nonnen unter Druck setzen und eher Druck machen als Gewalt anwenden. Man würde ein gewisses Protokoll wahren. Auf beiden Seiten. Im Moment, so vermutete er, wurde wohl der Tee serviert.

«Als wir vorhin, auf der anderen Seite des Jebel ash-Shawmariyah, die Beduinengruppe überholt haben, hast du dir fast die Augen aus dem Kopf gestarrt», sagte Taufiq und deutete auf das Zentralmassiv der Berge. «Ich dachte schon, du würdest aus dem Wagen springen und dich ihnen anschließen.»

«Hätte ich auch fast getan. Aber es war niemand darunter, den ich wieder erkannt hätte.»

Taufiq lachte spöttisch und ließ seine Rückenlehne runter. Er hatte fast neun Stunden am Steuer gesessen und sich den größten Teil der Zeit darauf konzentriert, Felsen und Schlaglöchern auf der kaum erkennbaren Piste auszuweichen. Jetzt lehnte er sich zurück und zündete sich eine Zigarette an. Falls es ihm bewusst war, dass seine Zigarette, wie überhaupt jede Zigarette, für Switters' Zigarre dasselbe war wie der Diktator einer Bananenrepublik für einen Philosophenkönig, so ließ er sich nichts anmerken. «Vielleicht wäre es besser gewesen, wenn du dich zu den Beduinen gesellt hättest, als dich in die inneren Angelegenheiten einer Kirche einzumischen, der du nicht mal angehörst.»

«Da hast du sicher Recht.»

«Ihr Amerikaner!»

«Immer stecken sie die Nase in anderer Leute Angelegenheiten?»

«Man sagt, Amerika sei das Land der Freiheit.»

Switters hätte die Sprache auf Videoüberwachung an öffentlichen Plätzen bringen können, auf Polizeimikrophone an den Straßenecken bestimmter Viertel, auf Schnüffelhunde in Flughäfen, den Ehrenkodex korrupter Polizisten, Urinproben, DNA-Datenbanken, Internet-Zensur, Helmvorschriften, Rauchverbote, Anschnallpflicht, Alkoholbestimmungen, Anzeigen fürs Witzereißen, Anzeigen fürs Flirten, Strafverfolgung für alles Mögliche unter der Sonne und eine verräterische Statistik, nach der in den Vereinigten Staaten 645 von 100 000 Einwohnern im Knast sitzen, im Unterschied zu durchschnittlich 80 pro 100 000 im Rest der Welt. Es war ihm jedoch einfach zu kompliziert, das alles auf Arabisch zu erläutern. Und außerdem würde er ohnehin am Ende darauf hinweisen müssen, dass diese Dreistigkeiten letztlich ein geringer Preis waren angesicht der Tatsache, dass Amerika so dynamisch war, etc. pp.

Switters wechselte ins Französische, das Taufiq wie viele Damaszener einigermaßen beherrschte. «Wenn man *Land* als *Nation* verstehen will, dann ist ‹Land der Freiheit› ein Oxymoron. Kennst du dieses Wort? Ein Oxymoron ist ein falsches Paradox, eine Ungereimtheit, die nicht etwa aus der überwiegend widersprüchlichen Natur des Universums erwächst, sondern aus einem ungeschickten oder gar irreführenden Umgang mit Sprache. Unsere Oxymora sind gefährlicher als unsere Raketen, Kumpel. Nachdem der Schwindel ‹echtes Kunstleder› von der Bevölkerung ohne gewaltsamen Protest akzeptiert worden war, hatte man den Weg geebnet für all die größeren, raffinierteren Gaunereien, die noch folgen sollten. Aber, hey, versteh mich nicht falsch, Taufiq, ich bin kein staatsgefährdender Revoluzzer. Nach acht Monaten Kichererbsen hätte ich jetzt nichts gegen eine Portion Fried Ham. So richtig schön fett, dass du dir das Fleisch an die Zähne binden musst, um es überhaupt kauen zu können. Und danach einen Baby-Ruth-Schokoriegel und ein Stündchen Pee-wee Herman. Aber ehrlich gesagt bewundere ich den unverfrorenen Gauner, der die Frechheit hatte, ‹echtes Kunstleder› zu erfinden, mindestens genauso, wie ich von der Öffentlichkeit enttäuscht bin, weil sie ihn nicht kurzerhand gelyncht hat. P. T. Barnum, Joseph Goebbels, John Foster Dulles.» Er spuckte aus dem Fenster. «Das ‹echtes Kunstleder›-Arschloch kann sich mit den Schlimmsten von ihnen messen.»

Switters wandte den Kopf, um zu sehen, ob Taufiq seinem Geschwafel hatte folgen können, und entdeckte, dass er tief und fest schlief. Na, okay, das war eine gute Gelegenheit, seine Beretta ins Spiel zu bringen. Er befreite die Pistole aus ihrem Krokodilgehäuse und steckte sie in den Hosenbund. Er war überzeugt, dass der vatikanische Anwalt (vielleicht wären Ohrringe – « » – hier angebracht, vielleicht aber auch nicht) eine Waffe bei sich hatte. Er konnte sich gut vorstellen, dass sich der Zeigefinger dieses Kerls so lässig um den Abzug einer Knarre krümmte wie um den Henkel der Teetasse oder eine getrocknete Dattel. Je länger er sich das vorstellte, umso mulmiger wurde ihm. Schließlich rüttelte er Taufiq sanft wach.

«Du hast von Louisville, Kentucky, geträumt, stimmt's? Vom Yankee Dollar. Ich hab's an deinem Grinsen erkannt. Sorry, dass ich dich unterbrechen muss, Kumpel, aber die Situation erfordert eine strategische Verschiebung unseres derzeitigen Standorts.»

Taufiq war schläfrig und gereizt, folgte jedoch den Anweisungen und fuhr ohne Licht zur Rückseite des Klosters, wo er dicht neben der Mauer parkte. Ächzend zwängte sich Switters rücklings aus dem Fenster und kletterte dann auf das Wagendach. Von da war es nicht schwer, sich auf die Mauer zu schwingen. Er setzte sich drauf, gab Taufiq ein Zeichen, zum Tor zurückzufahren, und überlegte, was er als Nächstes tun sollte. Was ihn nicht besonders beunruhigte, denn sie hatten den Generator noch nicht angeworfen, und er wusste, dass Pippi jeden Augenblick – ah, perfekt, da war sie schon!

Jetzt setzte ein leises galvanisches Summen ein, es hätte Thomas Edisons spirituelles Mantra sein können oder das romantische Grunzen eines verliebten Menschenfresserpärchens. Etwa in der Mitte der Oase flackerten ein paar Lichter auf. Pippi trat aus der Hütte, in der der Generator stand, und fiel in Trab, entfernte sich mit fliegenden Zöpfen, als sei sie in großer Eile, zu irgendeiner unvollendeten Aufgabe in einem anderen Teil des Geländes zurückzukehren. Plötzlich bemerkte sie ihn aus dem Augenwinkel, doch offenbar, ohne ihn zu erkennen. So wie sie loskreischte, hätte man meinen können, dass sie einen Augenblick lang nach Notre-Dame zurückversetzt worden war – und wie er dort auf dem Rand der Mauer hockte und die Spitze seiner Zigarre in der zunehmenden Dunkelheit rot aufglühte, nun ja, ihn da mit einem Wasserspeier zu verwechseln war alles andere als lächerlich. Er rief sie beim Namen, was kein noch so hässlicher Wasserspeier je getan hatte, nicht mal in ihren schlimmsten Albträumen, aber trotzdem zitterte sie am ganzen Leib und schlug sich die sommersprossige Hand vor den Mund. Vielleicht hielt sie ihn für den Geist von Kardinal Thiry, der gekommen war, um die Pachomianerinnen für ihren Verrat zu bestrafen. Sie hatte Phantasie genug, um sich vor so was zu fürchten. Tief religiöse Menschen sind per definitionem abergläubisch. Während sie sich langsam bekreuzigte, fiel Switters, übrigens nicht zum ersten Mal, auf, welche Ähnlichkeit sie mit einer dreißig Jahre älteren Version von Audubon Poes Tochter Anna hatte. Oh, was für ein saftiges Früchtchen, diese Anna! Zu denken, dass er möglicherweise ... Aber wieso dachte er jetzt an solche Sachen?

«Pippi! *C'est moi. Les échasses, s'il vous plaît.* Die Stelzen. *Dépêchez-vous.* Der verdammte Zirkus ist wieder in der Stadt!»

Als sie merkte, dass er es war, kreischte sie erneut los. Sie hopste schreiend im Kreis, beruhigte sich wieder und lief los, um ihm das nächstbeste Paar Stelzen zu holen. Es waren die riesigen Barnum-&-Bailey-Dinger, das lächerlich hohe Paar, denn die maßgeschneiderten Fünf-Zentimeter-Dinger waren in seinem alten Zimmer zurückgeblieben, und das reguläre Paar lag am Eingangstor, dort, wo es immer lag. Ach, zum Teufel. Er war selbst schuld, oder? Also rein in die Manege mit den Clowns.

Wenn die Stelzen, die ihn fünf Zentimeter über dem Erdboden transportierten, gleichbedeutend mit Erleuchtung waren, so führte der Weg auf diesem extra hohen Paar bestimmt ins Nirwana. Kein Wunder also, dass so wenige Aspiranten je den Zustand des Nirwanas erreicht hatten. Switters, mittlerweile ein geübter Stelzer, war auf diesen absurden Dingern genauso ungelenk wie bei dem ersten und einzigen anderen Mal, als er sie angeschnallt hatte. Er kippte, er stolperte, er schwankte gefährlich hin und her, setzte sich aber trotzdem in Bewegung und folgte Pippi. Er war froh, dass er die Hände frei hatte, denn im Moment war er vollauf damit beschäftigt, das Blattwerk beiseite zu schieben, das ihm bei dem Gang durch die diversen Obstgärten entgegenschlug. Einmal stieß er mit dem Kopf gegen den Ast einer Weide und schreckte ein schlafendes Kuckuckspaar auf. Sie schossen aus ihrem unordentlichen Nest, und ihr sonst so traurig-süßer Ruf bekam einen wütenden, fast hysterischen Unterton. Switters hielt sich an einem Ast fest, um nicht zu stürzen, und scheuchte damit einen weiteren dieser schmalen weiß- und olivfarbenen Vögel auf, der geräuschvoll flatternd in der Nacht verschwand. «Ach, hört schon auf mit dem Gezeter», schimpfte er. «So spät ist es nun auch wieder nicht. Ihr seid ja genau wie meine Großmutter!»

Pippi verlangsamte ihr Tempo, damit sie nahe genug war, um ihn aufzufangen, falls er stürzte, und versuchte in abgehackten, über die Schulter geworfenen Sätzen zu erklären, was passiert war. «Aus dem Vatikan. Sie wollen sie haben. Die Prophezeiung. Die Kirche weiß Bescheid. Fannie hat alles verraten. Vorsicht, die Äste! Sie wollen sie haben, und zwar jetzt. Aber ich glaube, Verschleierte Schönheit wird sie nicht rausrücken.»

Als Pippi und Switters das Hauptgebäude erreichten, hatte die Versammlung bereits jeden Anschein von Förmlichkeit verloren. Die Teilnehmer hatten den Konferenzsaal verlassen und standen draußen bei den Jasminbüschen, wo sie hitzig debattierten. So viel zu seinem Plan, sich unbemerkt anzuschleichen. Ein drei Meter hoher Switters schaukelte genau in dem Augenblick durch das Auberginenbeet, als der ältere Kirchenmann, der Gelehrte aus Lissabon, die Hand ausstreckte und der Äbtissin den Schleier vom Gesicht riss. Sie schlug ihn ins Gesicht. Es war ein leichter Schlag, der ihn nicht halb so sehr überraschte wie der unerwartete Anblick ihrer zweistöckigen Warze. Er glotzte noch wie versteinert darauf, als sein Blick vom Auftauchen des Kolosses abgelenkt wurde, der mit Wahoo in der Kehle und Blättern im Haar auf ihn zutorkelte.

Danach wurde die Szene ein kleines bisschen chaotisch. Switters umkreiste die Gruppe (er musste in Bewegung bleiben, sonst wäre er gestürzt) und fragte, ob die Rechte der Grundstückseigentümer verletzt worden seien, ob jemand sich unbefugt Zutritt verschafft habe und ob sich die anwesenden Herren über gewisse Bestimmungen der Genfer Konvention im Klaren seien. Dann drohte er dem Professor mit dem Finger. «Das ist keine Art, eine Dame zu behandeln», sagte er, doch hätte man kaum sagen können, ob sich in seiner Stimme Belustigung oder eine Warnung verbarg. Die Schwestern plapperten aufgeregt durcheinander und zeigten anklagend mit dem Finger auf den Professor. Nachdem dieser sich vom ersten Schock über Switters' Einmischung erholt hatte, fing er an, Verschleierte Schönheit wegen der ungehörigen Situation zu beschimpfen. Mehrere Ziegen, die von der Aufregung geweckt worden waren, fingen an zu meckern, der Esel schrie, und die wütenden Kuckucke schwirrten über ihren Köpfen hin und her. Nur Schwester Domino und der so genannte Anwalt blieben ruhig; Domino, weil ... nun ja, weil sie Domino war, und der Anwalt, weil er Switters von ihrer gemeinsamen Reise her wieder erkannte und realisierte, dass hinter dieser absurden Wendung der Ereignisse mehr steckte, als auf den ersten Blick zu vermuten war. Undenkbar, dass er selbst nervös wurde. Er war ein Profi, und sein Gesicht blieb vollkommen unbewegt, während er die Possen des verrückt gewordenen Stelzenläufers verfolgte.

Dr. Goncalves, so hieß der Fatima-Experte, erklärte auf Französisch, dass er die Oase nicht ohne das Dokument verlassen werde, mit dessen Sicherstellung er beauftragt war. Offenbar hatte er diese Äußerung bereits mehrmals getan, wenn auch höflicher und unter weniger lautstarken Bedingungen. Verschleierte Schönheit bestand ebenso entschieden darauf, dass sich das fragliche Dokument in Privatbesitz des pachomianischen Ordens befinde, worauf Dr. Goncalves, dessen Gesicht sich von Sekunde zu Sekunde mehr verfärbte, erwiderte, ein Orden dieses Namens werde von der Kirche nicht anerkannt und existiere daher nicht. «Wie wollen Sie das hier denn sonst nennen?», fragte die Äbtissin und deutete mit dem Überrest ihres Schleiers auf die Frauen und das Klostergelände. «Ich war geneigt, es als unangebrachten Bruch des Bündnisses mit Gott zu bezeichnen», antwortete Goncalves, «doch jetzt glaube ich, dass es obendrein ein Tollhaus ist.» Er nahm seinen Strohhut ab und schlug damit nach Switters, als der vorbeistolperte. Switters lachte und bemerkte dann zu Scanlani, dem Jüngeren der beiden: «Eleganter Dress, Kumpel.» Scanlani trug einen schneckenfarbenen Designeranzug von Armani. Bei diesem Kompliment zuckte seine Oberlippe in einem Anflug kaum merklicher Verachtung.

Verschleierte Schönheit machte einen Versuch, ihren zerrissenen Schleier zu befestigen, doch aus irgendeinem Grund versetzte das den Professor erneut in Wut. Er riss ihr das dünne Tuch aus der Hand und schlug damit auf sie ein. Als sie ausholte, um ihm einen Schwinger zu verpassen, wurde der Körper der alten Frau beinahe zu einer Parodie dessen, was Matisse so gern gemalt hatte. *Interessant*, dachte Switters, denn er konnte in dem Arrangement von Würfeln, Kugeln, Zylindern und Kegeln, die ihren Körper ausmachten, und in den Flächen, zu denen diese Formen wurden, wenn er die Augen zusammenkniff, das Fundament des Analytischen Kubismus entdecken. Hatte Matisse in Gemälden wie «Blauer Akt, 1943» den Kubismus nicht vermenschlicht, ihn in einen natürlichen, weniger formalistischen Zustand zurückversetzt, ohne dabei seine innere Dynamik zu verwerfen? Hatte er nicht die weibliche Form vor Picassos Holzschnittmesser gerettet und sie wieder zu einem vollständigen Kunstwerk aus leuchtenden Farben zusammengefügt?

Während er noch über diese Theorie nachsann, handelte Domino und trat zwischen den Professor und ihre Tante, als seien sie zwei dumme, streitende Kinder. «Genug», sagte sie ruhig. «Sie, meine Herren, werden unseren Grund und Boden auf der Stelle verlassen. Das ist eine offizielle Anweisung. Sollten Sie ihr keine Folge leisten, werden wir die Angelegenheit unserem Sicherheitschef übertragen.» Sie warf ihr glänzendes braunes Haar zurück und verwies sie mit einem Kopfnicken an den Joker auf Stelzen. In diesem Augenblick sahen Switters und sie sich zum ersten Mal an diesem Abend in die Augen. Und etwas funkte zwischen ihnen, etwas Vertrautes und Lebendiges, aber auch etwas, das zweifelnd, misstrauisch und ein klein wenig unheimlich war.

Switters übernahm die ihm zugewiesene Rolle und fauchte in seinem gröbsten Italienisch: «*Sparisca! Sparisca!* Haut ab!»

Wie auf Knopfdruck sprang Scanlani los. Schneller als der Point Guard der Nationalmannschaft machte er fünf Sätze seitwärts und ließ wie ein thailändischer Kickboxer das rechte Bein vorschnellen. Die Ledersohle des teuren, in Mailand handgearbeiteten Stiefels knallte gegen eine von Switters' Stelzen. Der verlor seine ohnehin wacklige Balance und kippte rückwärts ins splitternde Gebüsch. Krachend landete er im nächstbesten Jasminstrauch. Die abgebrochenen Zweige bohrten sich in seinen Rücken wie winzige Dolche, doch was von dem Strauch übrig geblieben war, diente als Puffer zwischen ihm und der Erde. Seine Füße hatten sie nicht berührt. Eine dünne Blutspur rann aus einem tiefen Kratzer auf seiner Wange. «Schon wieder so eine verdammte Narbe», jammerte er. «Ich sage euch, selbst die Götter beneiden mich um mein gutes Aussehen.» Zwei oder drei duftende Blütenblätter klebten wie ein Pflaster auf der Wunde. Er schnüffelte. «Hier drin riecht es wie auf dem Abschlussball der Junior High School», sagte er.

Scanlanis ausdruckslose Miene blieb unverändert, doch Dr. Goncalves lachte verächtlich. «Ihr Sicherheitschef?», fragte er und verzog das Gesicht. Pippi und ZuZu machten einen Versuch, Switters aus dem ruinierten Gebüsch zu helfen, doch er winkte ab. «Lauft und holt mir mein Starship», flüsterte er Pippi zu. «Es liegt im Wagen, und der parkt am Tor.»

Domino warf dem Professor einen funkelnden Blick zu.

«Wenn er verletzt ist», sagte sie und deutete auf Switters, «werden Sie die Prophezeiung *nie* bekommen.»

«Aha?» Goncalves hob die Brauen. «Soll das heißen, dass wir sie möglicherweise doch bekommen?»

«Das kommt darauf an. Unser Orden müsste zuerst verschiedene Optionen ...»

«Nur über meine Leiche!», rief Verschleierte Schönheit.

«Nein, Tante, bleiben wir offen für andere Möglichkeiten. Eines Tages, wenn bestimmte Bedingungen erfüllt sind und gewisse Zugeständnisse gemacht wurden, könnte es für uns alle das Beste sein, wenn –»

«Es ist für Sie alle das Beste, wenn Sie die gestohlenen Dokumente auf der Stelle herausgeben», sagte Goncalves. Sein Ton klang so bedrohlich wie grüner Schimmel auf der Mayonnaise. Er schob Domino zur Seite, um mit der Äbtissin direkt zu verhandeln. «Sehen Sie sich an!», sagte er mit zusammengebissenen Zähnen. «Sehen Sie sich doch nur einmal an. Wie kommt Ihresgleichen darauf, sich der Autorität des Heiligen Vaters zu widersetzen?» Die alte Äbtissin blinzelte. Sollte sie sich insgeheim noch Sorgen um ihre verbliebene Schönheit gemacht haben, so waren diese jetzt ein für alle Mal zerstreut.

«Ich widersetze mich der Autorität des Heiligen Vaters!», ertönte es plötzlich aus dem Jasminbusch. «Ich widersetze mich der Autorität der heiligen Autorität! Ich widersetze mich der Autorität der unheiligen Autorität! Zum Teufel mit der Autorität und dem polnischen Würstchen, das sie ins Spiel gebracht hat.» Und dann, weil die Zweige seinen Rücken malträtrierten und er gerade so gut in Fahrt war, setzte er noch hinzu: «Zum Teufel mit den Dallas Cowboys!»

«Hüten Sie Ihre Zunge, Mr. Switters», piepste Maria Deux dazwischen. «Ein Sakrileg, und alles ist verloren.»

«Bringen Sie diesen heidnischen Lümmel endlich zum Schweigen», befahl Goncalves. Seine glänzenden Augen ruhten noch immer auf der schnörkeligen Nashornwucherung, und er sprach mit Verschleierte Schönheit, doch es war Scanlani, der sich nun katzenhaft auf den zertrümmerten Jasminstrauch zubewegte. Er ging nicht, er schlich vielmehr. Doch war der Anwalt noch nicht weit gekommen, als drei Schüsse in rascher Folge durch die Nacht peitschten.

Mr. Beretta hatte gesprochen. Mr. Beretta hatte die Sterne angebellt.

Aufs Neue in ihrer Nachtruhe gestört, ergriffen die verschreckt aufflatternden Kuckucke unter lautem Protestgeschrei die Flucht. Man hörte das Scharren von Ziegenhufen, und auch aus dem Hühnerstall erscholl ein mehrstimmiges nervöses Gackern. Scanlani erstarrte mitten in der Bewegung. Switters zielte auf ihn. Er rechnete damit, dass Scanlani jeden Moment die Pistole unter dem feinen Jackett hervorziehen würde. Er malte sich aus, dass die Bewegung ebenso raffiniert sein würde wie die eines Zauberkünstlers. Es wäre eine Freude, sie zu beobachten. Selbst Scanlanis Haltung – die elegant beschuhten Beine gespreizt, beide Hände an der Waffe – wäre instinktiv und klassisch. Daher war Switters enttäuscht, als Scanlani sich nicht rührte.

Switters' Position – hingestreckt auf einem organischen Nagelbett – war peinlich und unbequem, doch er hielt die Beretta ruhig. Er hatte vor, Scanlani die Waffe aus der Hand zu schießen, ohne ihn zu treffen. Dieses Kunststück hatte er einmal in Kuwait City vollbracht, als er eine aus Tschechien stammende CZ-85 in der Faust eines Doppelagenten zerschossen hatte. Die Metallsplitter waren in alle Richtungen geflogen wie kalte schwarze Funken. Der Mann hatte fallen lassen, was von seiner Pistole noch übrig war, und vor Schmerzen gewinselt. Dann hatte er die zitternden Hände gehoben, die sich vor seinen Augen rot verfärbten. Seine Finger waren angeschwollen und erinnerten an mikrogewellte Frankfurter Würstchen. Aber wie es so schön heißt: «Das war gestern, und heute ist heute.» (Was wohl Heute ist Morgen von einer solchen Maxime halten würde?) Switters war ganz und gar nicht überzeugt, dass er diese Meisterleistung wiederholen könnte, nicht mal, wenn er mit beiden Beinen auf der Erde stünde. Switters hielt den Lauf auf Scanlani gerichtet und wartete. Doch warum auch immer, Scanlani rührte keinen Muskel.

«Wirf deine Waffe weg», befahl Switters. Er war nicht sicher, ob sein Italienisch korrekt war, deshalb wiederholte er den Befehl auf Englisch und Französisch. Scanlani zuckte die Achseln. Es war ein großes, arrogantes, neapolitanisches Achselzucken. «Okay, Kumpel, ganz wie du willst», sagte Switters. «Zieh dein Jackett aus.» Der angebliche Anwalt verstand, denn er streifte das Jackett ab, faltete es sorgfältig und legte es auf die Erde. Von dem Schulterhalfter, das Switters erwartet hatte, keine Spur. «Verdammt nochmal!», fluchte er. Sehr viel länger würde er es in dieser Stellung nicht aushalten können.

Mit einem Wink der Beretta forderte er Scanlani auf, das Hemd auszuziehen und sich wie ein Mannequin einmal um die eigene Achse zu drehen. Es steckte keine Waffe im Bund, weder vorn noch hinten. «Okay, du Klugscheißer», fuhr er ihn auf Italienisch an, «und jetzt die Hosen.» Der Mann weigerte sich. Zum ersten Mal zeigte er so was wie eine Regung: Er war wütend und empört. Switters' Rücken fühlte sich an wie eine Stechuhr im Ameisenhaufen. Allmählich wurde es unerträglich. «Runter mit den verdammten Hosen!», wiederholte er böse. Dr. Goncalves und die Schwestern beobachteten das Ganze wie vom Donner gerührt.

Erneut weigerte sich Scanlani. Switters zielte neben die eleganten Kalbslederstiefel und drückte mehrmals hintereinander ab. Alles schrie auf. Scanlani schnallte hastig seinen Gürtel auf. Es vergingen mehrere Sekunden, bis Switters drei Dinge klar wurden:

1. Scanlani war unbewaffnet.

2. Ohne es zu wollen, hatte er den Typen aufgefordert, nicht nur seine Anzug-, sondern auch die Unterhose auszuziehen, ein linguistischer Fauxpas, der seinen Ursprung in gewissen Nächten in Taormina und Venedig hatte, als er sich einen ungehinderten Blick auf das erbeten hatte, was die Italiener klinisch gesprochen als *la vagina* bezeichnen (genau

wie die Amerikaner), informell (und liebevoll) hingegen gern *la pesca* (Pfirsich) oder *la fica* (Feige) nennen.

3. Eine der Kugeln, die Scanlanis Füßen galten, war von einem Felsen abgeprallt und hatte Verschleierte Schönheit im Gesicht getroffen.

«Es war ein Versehen, ich schwöre», erklärte Switters zu der mit Waffengewalt erzwungenen Entkleidung von Scanlani. Dass Verschleierte Schönheit blutete, hatte er noch gar nicht bemerkt. «Ich habe Ihnen zugetraut, mehr als ein bloßer Winkeladvokat zu sein. Bitte nehmen Sie meine Entschuldigung an. Und gleichzeitig mein Beileid.» Domino, der die Verwundung ihrer Tante genauso wenig aufgefallen war, eilte zu Scanlani, um sich ebenfalls zu entschuldigen. Switters' Herz schmolz dahin, als er dieses charakteristische, unwiderstehliche Mitgefühl beobachtete. Trotzdem rief er ihr zu: «Halt Abstand, Schwesterherz. Der Mann ist vielleicht unbewaffnet, aber seine Manieren sind erbärmlich.»

Er glaubte, sie «nicht schlimmer als deine» murmeln zu hören, doch sicher war er nicht, denn etwa zur gleichen Zeit war Pippi aufgetaucht, mitsamt Rollstuhl. Taufiq begleitete sie. Zusammen hoben sie ihn aus dem Gewirr von Zweigen (es ähnelte mittlerweile einem überdimensionalen Kuckucksnest) und setzten ihn auf das «contour plus»-Kissen, das nach wie vor den stufenlos verstellbaren Sitz schmückte. Er hatte noch immer die Beretta in der Hand, schwang sie nun in Richtung von Scanlani, der sich hastig ankleidete, und Goncalves, der wie ein aalmäulig schmollender Strich in der Landschaft daneben stand. «Taufiq, alter Kumpel, unsere Gäste wollten sich gerade verabschieden. Wenn ich mich recht entsinne, sollst du sie nach Deir ez-Zur bringen, wo sie die Nacht verbringen werden. Es ist dunkel, und ihr habt gute sechzig Kilometer vor euch, Kamelluftlinie: Ich würde vorschlagen, dass ihr so schnell wie möglich aufbrecht.» Erst in diesem Moment bemerkte er – wie Domino auch –, dass sich die Pachomianerinnen um die Äbtissin geschart hatten.

Nachdem er sich versichert hatte, dass Verschleierte Schönheit nicht ernstlich verletzt war, drängte er den Italiener und den Portugiesen Richtung Tor. Ersterer schwieg zornig, Letzterer hörte nicht auf, Vorwürfe und Drohungen auszustoßen. Als Switters sein Gepäck aus dem Kofferraum nahm, kam Domino angelaufen und bestand darauf, dass er der vatikanischen Delegation seine Mobilnummer und E-Mail-Adresse gab. Dann erklärte sie noch, es tue ihr Leid, wie die Dinge eskaliert seien – beide Seiten trügen Schuld daran, sagte sie –, und drängte sie, Kontakt zur Äbtissin und ihr selbst aufzunehmen, sobald sich die Gemüter wieder beruhigt hätten. Vielleicht, so sagte sie, könne man doch noch zu einer gütlichen Einigung kommen.

Als der Audi verschwand, warf sie Switters einen wütenden Blick zu, und das nicht etwa, weil er den leicht verdatterten Taufiq gedrängt hatte, bei seiner nächsten Lieferung ans Kloster einen Krümel Haschisch mitzubringen. «Du rücksichtsloser Flegel», schimpfte sie. «Dein unverantwortliches Machospielchen mit der Knarre hat meine Tante entstellt.»

Entsetzt von der Vorstellung, dass er Verschleierte Schönheit bleibenden Schaden zugefügt haben könnte, rollte er, so schnell er konnte, zur Krankenstation, wo sich sein schlechtes Gewissen und seine Besorgnis ein wenig legten, als er erfuhr, was die vermeintliche Entstellung bedeutete. Offenbar hatte die abgeprallte Kugel die Nase der alten Dame gestreift und dabei den winzigen chinesischen Karstkegel, das violette virale Blumenköhlchen, die doppelstöckige Warze Gottes, die dort seit vielen Jahrzehnten gewachsen war, sauber abgetrennt.

In dieser Nacht fand in der Oase kaum jemand Schlaf. Selbst die Tiere waren nervös und unruhig. Die Schwestern zappelten vor Aufregung, und Verschleierte Schönheit hatte zwar überraschenderweise keine Schmerzen, stand jedoch noch unter dem Schock ihrer unerwarteten und unfachmännischen Amputation. «Sie müssen sich daran gewöhnen, wieder begehrenswert zu sein», erklärte Switters. «Ist es nicht wunderbar, auf einem Planeten, der systematisch zerstört wird, seine Schönheit zurückzubekommen? Meine Mutter hat immer gewollt, dass ich Schönheitschirurg werde, wissen Sie, das hätte ihr ein Vermögen fürs Liften und Fettabsaugen erspart.»

Domino hingegen blieb verstimmt, auch wenn sie den Kratzer auf seiner Wange mit Jod behandelte. Sicher, die Schwestern und auch sie selbst hatten seinen Schutz nicht nur akzeptiert, sondern ihn ausdrücklich erbeten, trotzdem fand sie, dass es brutal war und gegen die Regeln der Pachomianerinnen verstieß, dass er offizielle Abgesandte des Vatikans mit einer tödlichen Waffe angegriffen hatte (wobei es überhaupt keine Rolle spielte, dass die Abgesandten selbst eine überaus kriegerische Haltung an den Tag gelegt hatten). Er antwortete, «angegriffen» sei ein bisschen übertrieben. Und dann erzählte er ihr eine Geschichte.

Er hatte sie von Bobby Case gehört, und der wiederum hatte sie von einem seiner «weisen Meister». Offenbar war vor langer Zeit einmal ein heiliger Mann, ein Bodhisattva, durch eine Gegend in Indien gewandert und dabei auf eine Schar von armen, bekümmerten Hirten samt ihren ausgemergelten Herden gestoßen. Die Hirten stöhnten, knirschten mit den Zähnen und rangen die Hände, und als der Bodhisattva sie fragte, was denn los sei, zeigten sie auf einen nahe gelegenen Gebirgszug. Um ihre Herden zu den saftigen grünen Weiden auf der anderen Seite der Berge zu treiben, mussten sie über einen schmalen Pass. Dort oben an diesem Pass aber hatte eine riesige Kobra ihre Höhle, und jedes Mal wenn sie vorbeikamen, griff die Schlange sie an und versenkte ihre langen Giftzähne in Mensch und Tier gleichermaßen. «Wir können den Pass nicht benutzen», klagten die Hirten, «und die Folge ist, dass unser Vieh und die Ziegen verhungern, und wir auch.»

«Macht euch keine Sorgen», antwortete der Bodhisattva, «ich werde mich darum kümmern.» Als Nächstes stieg er zum Pass hinauf, wo er mit seinem Stab an den Eingang der

Höhle klopfte und der Kobra eine Lektion erteilte, die sie so schnell nicht vergessen würde. Nachdem er sie gründlich ausgeschimpft hatte, versprach die große Schlange tief beschämt und zerknirscht, die Hirten oder ihre Schäflein nie wieder zu beißen. Der heilige Mann bedankte sich bei ihr. «Ich will dir glauben, denn du hast geschworen, dass du in Zukunft keine Passanten mehr beißen wirst», sagte er und setzte seinen Weg fort.

Etwa ein Jahr später kam der Bodhisattva wieder durch die Gegend. Schon aus der Ferne erblickte er die Hirten. Sie wirkten zufrieden, ihre Tiere waren kräftig und wohlgenährt. Der Bodhisattva beschloss, bei der Kobra vorbeizuschauen und ihr zu ihren guten Manieren zu gratulieren, doch obwohl er mehrmals mit seinem Stab an den Felsen klopfte, erhielt er keine Antwort.

Vielleicht ist sie woanders hingezogen, dachte der Bodhi und schickte sich zum Gehen an. Doch gerade in diesem Moment vernahm er ein schwaches Stöhnen aus der Tiefe der Höhle. Der Bodhi kroch hinein und fand dort die Schlange in einem erbärmlichen Zustand. Dünn wie ein Schnürsenkel und aufgerieben wie ein Abschleppseil lag sie auf der Seite und war dem Tode nah.

«Was, um Himmels willen, ist los?», fragte der Guru zu Tränen gerührt.

«Nun ja», flüsterte die Kobra mit kaum vernehmbarer Stimme. «Ich musste dir versprechen, niemanden mehr zu beißen. Jetzt schlägt jeder, der über den Pass kommt, mit dem Stock auf mich ein und wirft Steine nach mir. Mein Körper ist zerfetzt und voller Wunden, und ich kann die Höhle nicht mehr verlassen, um an Nahrung oder Wasser zu kommen. Es geht mir miserabel, ich bin krank, aber leider kann ich nichts tun, um mich selbst zu schützen, denn du hast mir verboten zu beißen.»

Der Bodhisattva tätschelte dem armen Ding den Kopf. «Ja», sagte er. «Aber ich habe nicht gesagt, dass du nicht *zischen* darfst.»

Die Bedeutung der Geschichte entging Domino nicht. Bald verzieh sie Switters sein Zischen. Sie glaubte zwar nach wie vor, dass es zu laut gewesen und er es allzu sehr genossen hatte, doch sie gehörte nicht zu den Leuten, die lange im muffigen Keller des Grolls verweilen. Trotzdem hatte sich ihre Haltung ihm gegenüber verändert. Er hätte es auf das unbedachte Herumfuchteln mit der Waffe oder das versehentliche Abrasieren des von Gott geschenkten Auswuchses zurückführen können (wenn er Verschleierte Schönheit des Schildes berauben konnte, hinter dem sie Zuflucht gesucht hatte – ihrer übernatürlichen Warze –, könnte er dann nicht genauso Domino hinter der bequemen Deckung ihres übernatürlichen Jungfernhäutchens hervorscheuchen?), doch dann fiel ihm ein, dass sie eigentlich schon irgendwie anders gewesen war, bevor die Schießerei begonnen hatte. Daher war er nicht allzu sehr überrascht, als sie ihm erklärte, dass es mit den Knutschorgien oben im Turmzimmer ein Ende habe.

«Ich hatte meinen Spaß und bin relativ unbeschadet daraus hervorgegangen. Ich glaube, ich kann mit einiger Sicherheit behaupten, dass ich solche Vergnügungen erst wieder unter der Schirmherrschaft der Ehe erleben werde.»

«Und ich bin nicht der richtige Kandidat für dein Hochzeitsbett?»

Sie musste unwillkürlich lächeln. «Falls das ein Antrag ist, werde ich ihn angemessen berücksichtigen.»

Vielleicht aus Angst, seinen Kobold zu wecken, beschloss er, die Angelegenheit auf sich beruhen zu lassen, und das schien ihr zu gefallen. Sie hatten eine Menge anderer Dinge zu besprechen, und im Verlauf der nächsten vier Monate – während der umständlichen und gelegentlich auch erbitterten Verhandlungen, die nun einmal pro Woche per E-Mail mit dem Vatikan geführt wurden – unterhielten sie sich fast so leidenschaftlich, wie sie sich vorher geküsst hatten. Falls einer oder alle beide diese Gespräche als unbefriedigenden Ersatz empfanden, so ließen sie es sich nicht anmerken.

Die Unterhaltungen begannen am Morgen nach dem Vorfall, als sie ihn im Schatten des Walnussbaums darüber aufklärte, warum die Kirche Dr. Goncalves und Scanlani mit der Forderung, die Prophezeiung zurückzuverlangen, überhaupt geschickt hatte.

Ein Großteil der Aufklärung war reine Projektion – ein Zusammenfügen von Informationsfetzen, die Goncalves hatte fallen lassen, in Verbindung mit einer intuitiven Erfassung der Situation. Doch in den folgenden Wochen, als immer mehr Tatsachen ans Licht kamen, erwies sich Dominos Einschätzung als durchaus richtig, wobei man darauf hinweisen muss, dass sich die ganze Geschichte erst langsam im Verlauf der Zeit herausschälte und vielleicht nie vollständig bekannt werden wird.

Aus unerfindlichen Gründen hatte Fannie, nachdem sie aus der Oase geflohen war, eine Pilgerreise ins ländliche Fatima in Portugal unternommen. Unter dem Einfluss jenes Ortes, wo die Jungfrau Maria ihre dramatischsten Auftritte gehabt haben soll, hatte sie eine Audienz beim Bischof des nahe gelegenen Leiria beantragt. Nach einigem Hin und Her wurde sie ihr gewährt. Der Bischof war sich über das Engagement seines Vorgängers hinsichtlich der dritten Muttergottes-Prophezeiung im Klaren und wusste auch, dass dieser sie von 1940 bis 1957 in seinem Safe aufbewahrt hatte, bevor er sie auf Anweisung von Papst Pius XII. eigenhändig nach Rom brachte und sich drei Jahre später erneut dorthin begab, um Papst Johannes XXIII. bei der Übersetzung zu helfen. Warum die vatikanischen Autoritäten den Inhalt dieser Prophezeiung niemals veröffentlicht hatten, wusste der gegenwärtige Bischof nicht. Er hatte Gerüchte gehört, fand jedoch, dass ihn diese Entscheidung nichts angehe. Nichtsdestotrotz interessierte ihn die Geschichte der exkommunizierten irischen Nonne. Er musste einräumen, dass es zumindest im Bereich des Möglichen lag, wenn die Kirche glaubte, die Prophezeiung sei vernichtet worden, obwohl die berüchtigte pachomianische Äbtissin, Croetine Thiry, durch ihren Onkel durchaus in den Besitz der einzigen noch erhaltenen Kopie gelangt sein konnte.

Es ist eine Sache, sich für etwas zu interessieren, aber eine andere, Konsequenzen daraus zu ziehen. Wenn Papst Johannes die Prophezeiung und die seiner Meinung nach einzigen Kopien tatsächlich verbrannt hatte, musste er triftige Gründe gehabt haben. Der Vatikan würde sich dieser Meinung zweifellos anschließen. Die Nachricht, dass Kardinal Thirys Übersetzung den Flammen entkommen war, würde den vatikanischen Behörden ganz und gar nicht gefallen. Überdies war Rom seit jeher dafür bekannt, den Überbringer einer schlechten Nachricht abzuservieren – sowohl buchstäblich als auch im übertragenen Sinne. Andererseits, wenn eine Kopie überlebt hatte, müsste er den Vatikan nicht davon in Kenntnis setzen? Vor allem, da sich die Kopie angeblich in der Hand der unberechenbaren Äbtissin Croetine befand?

Schließlich rief der beunruhigte Bischof den Kardinal in Rom an, der für die Untersuchung von Wundern und Erscheinungen zuständig war. Er berichtete ihm von Fannies Besuch und erbat eine offizielle Reaktion. Sie ließ nicht lange auf sich warten. Weniger als eine Woche nach dem Anruf rief der Kardinal den Bischof zurück und erklärte ihm, dass Fannies Behauptungen ein blasphemischer Schwindel seien, den man als solchen abtun und vergessen solle.

Die freche Fannie aber ließ sich so leicht nicht abschütteln. Sie besuchte Schwester Lucia, mittlerweile fast zweiundneunzig Jahre alt und nach Portugal zurückgekehrt. Zum Erstaunen aller in ihrer Umgebung beschloss die ansonsten zurückgezogen lebende Lucia, Fannie zu empfangen. Unter vier Augen erzählte Fannie ihr die ganze Geschichte, und als sie die Worte der dritten Prophezeiung rezitierte (denn im Laufe der Jahre hatten die Pachomianerinnen sie, ohne sich dessen bewusst zu sein, auswendig gelernt), tauchten die ersten Risse in der zerebralen Verkalkung der alten Frau auf, der Rost löste sich von den Axonhügeln ihrer mnemonischen Neuronen, und Synapsen, die seit Jahren, möglicherweise

Jahrzehnten, nicht mehr gefeuert hatten, begannen zu vibrieren, zu stottern und Funken zu sprühen. Sie schüttelten anderen Synapsen die Hand, und schließlich hatte Lucia jedes einzelne Wort der schicksalhaften Vorhersage recycelt, die sie 1917 aus einem übernatürlichen Wiesenäther empfangen und 1940 für eine imaginäre Nachwelt niedergeschrieben hatte, jene Worte, die, so hatte sie damals gewarnt, den einen Freud und den anderen Leid bringen würden.

Anlässlich mehrerer Gelegenheiten hatte Schwester Lucia in der Vergangenheit höflich ihrer Enttäuschung darüber Ausdruck verliehen, dass die Kirche nicht versucht hatte, Russland zu weihen, wie es Unsere Liebe Frau von Fatima in der zweiten Prophezeiung geraten hatte, während sie die dritte Prophezeiung überhaupt nicht würdigte. Aber Lucia sah sich als gehorsame Dienerin. Sie hatte sich stets der Autorität der Väter des Vatikans gebeugt. Allerdings war sie sich trotz ihres fortgeschrittenen Alters bewusst, dass allgemein der Marienkult eine weltweite Renaissance erfuhr und vor allem das Interesse an der Jungfrau von Fatima wieder auflebte. Abgesehen davon war sie genau wie Switters empfänglich für Fannies irischen Charme. Die flüchtige Pachomianerin hatte nicht länger als einen Nachmittag in einem sonnigen portugiesischen Garten gebraucht, wo sie mit Wasser verdünnten Portwein schlürften, um die uralte Nonne zu überzeugen, dass es an der Zeit war, die Wünsche der Heiligen Jungfrau zu erfüllen und ihre Mahnungen und Warnungen der Menschheit zu präsentieren, ob mit oder ohne die Kooperation des Vatikans.

Sowohl Fannie als auch Lucia wussten, dass Anfang Juni eine bedeutende Konferenz in Amsterdam geplant war. Unter dem Motto «Neue Katholische Frau» würde ein Treffen von Nonnen, Laien, Lehrerinnen, Schriftstellerinnen und engagierten Gemeindemitgliedern stattfinden, die durch wachsenden Widerstand gegen die vorherrschenden repressiven und sexistischen Einstellungen und Praktiken innerhalb ihrer Kirche auf sich aufmerksam machten. Die Organisatorinnen der Konferenz waren der Meinung, dass die anhaltende Feindseligkeit der Kirche gegenüber Frauen nicht nur deren religiöses Empfinden verletze, sondern auch mit dem anhaltenden Verbot der Empfängnisverhütung ihre physische Existenz bedrohe. Vertreterinnen der Blue Army, der größten und bekanntesten Fatima-Sekte der Gegenwart, hatten Interesse bekundet, an der Konferenz teilzunehmen, und Fannie hatte keine Probleme, Lucia davon zu überzeugen, dass sich im Juni in Amsterdam die ideale Gelegenheit bot, um den Inhalt der geheimen dritten Prophezeiung den Massen zu offenbaren, für die sie die Muttergottes bestimmt hatte. Aus politischen wie auch religiösen Gründen würden die regulären Konferenzteilnehmerinnen besonders empfänglich sein für eine Veröffentlichung der von den Patriarchen angeblich unterdrückten Offenbarungen Marias. Sie würden sie begrüßen, ganz gleich, ob sie als Einzelne daran glaubten, dass Maria in Fatima tatsächlich erschienen war, oder nicht; und die Blue-Army wäre überglücklich, denn sie betrachtete die so lange schweigsame Schwester Lucia ohnehin als Heilige, die gleich nach Maria selbst kam. Und das Beste daran: Die Konferenz würde ein weltweites Medienecho finden.

Einige Pressevertreter witterten die Story bereits im Dezember. Als aus dem Veranstalterbüro durchsickerte, dass die legendäre Schwester Lucia persönlich nach Amsterdam kommen werde, um die dritte Prophezeiung von Fatima zu offenbaren, tauchte die Nachricht in Zeitungen und Rundfunkmeldungen auf der ganzen Welt auf. Wie so oft brachten auch hier bloße Gerüchte neue Gerüchte hervor. Die Anrufe und Faxe aus Rom, die plötzlich beim Bischof von Leiria eingingen, klangen alles andere als amüsiert.

Innerhalb von zweiundsiebzig Stunden nach Durchsickern der Nachricht setzte ein Helikopter einen Kardinal aus dem Vatikan in Leiria ab. Er befand sich in Begleitung seines Sekretärs und zweier Mitglieder der Justizabteilung des Heiligen Stuhls; einer davon, was Wunder, war der mysteriöse Scanlani. Portugals bedeutendster Fatima-Experte, der angesehene Theologe und faschistische Apologet Dr. Antonio Goncalves, nahm ebenfalls an den Gesprächen im Amtszimmer des Bischofs teil. Am folgenden Tag knöpften sich Goncalves, der Bischof und der Kardinal Schwester Lucia vor und bearbeiteten die zerbrechliche alte Nonne so lange, bis sie öffentlich erklärte, sie werde unter keinen Umständen an der Amsterdamer Veranstaltung teilnehmen, sie sei sich überhaupt nicht sicher, ob tatsächlich ein Text von Fatimas dritter Prophezeiung existiere, falls aber doch, so werde er mit Fug und Recht im Vatikan unter Verschluss gehalten.

Fannie machte sich ebenso verstohlen aus dem portugiesischen Staub, wie sie zuvor aus der pachomianischen Oase geflohen war. Egal. Das vatikanische Team zerbrach sich ihretwegen nicht den Kopf. Die exkommunizierte Irin erfreute sich keineswegs des Segens der Kirche, und obendrein war sie eine sexuelle Rebellin. Sie hatte nachweislich mehrere Exorzismen hinter sich, mit denen man ihr den Asmodeus hatte austreiben wollen, der sie bis weit in ihr drittes Lebensjahrzehnt geplagt hatte. Es würde ein Leichtes sein, sie zu verunglimpfen und als unglaubwürdig hinzustellen, vor allem, da sie selbst gar keine Kopie der Prophezeiung besaß, sondern nur behauptete, sie unter dubiosen Umständen irgendwo in Syrien gelesen und auswendig gelernt zu haben. Angesichts dieser Fakten würden ihr die Organisatorinnen von Amsterdam vermutlich nicht mal gestatten, die Konferenz als Forum zu nutzen.

So weit, so gut. Aber angenommen, fragte Dr. Goncalves, es befände sich tatsächlich eine Kopie der dritten Prophezeiung in diesem abtrünnigen Wüstenkloster, angenommen, sie wäre in der verifizierbaren Handschrift Kardinal Thirys abgefasst, und angenommen, nur mal angenommen, sie zöge wirklich den zukünftigen Einfluss der römisch-katholischen Kirche in Zweifel? Sollte man nicht alles versuchen, um das Dokument sicherzustellen und es dem Heiligen Vater zu übergeben, dem Einzigen, der die Autorität besäße, über sein Schicksal zu entscheiden? Was, wenn, inspiriert durch Fannies Bemühungen, die lästige Äbtissin Croetine auf die Idee käme, mit der Übersetzung ihres Onkels in der Tasche im Juni nach Amsterdam zu reisen?

Der Kardinal war ein praktischer Mann. «Angeblich ist die Wüste um diese Jahreszeit besonders schön», sagte er und zwinkerte Scanlani zu. Er zwinkerte so heftig, dass ihm um ein Haar das Samtkäppi vom Kopf gerutscht wäre.

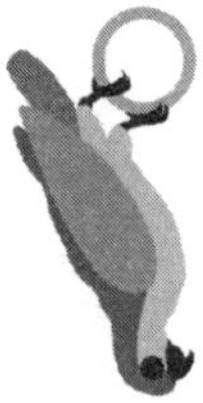

JANUAR. FEBRUAR. MÄRZ. Es war eine Zeit höchster Anspannung. Alfred Hitchcock auf Grapefruit-Diät. Eine Uhr, die tickte, aber nicht ging: Jedes Mal wenn man hinsah, zeigte sie fünf vor zwölf. Eine Bombe mit feuchter Lunte. Der zweite Schuh, der fällt und fällt und nicht aufhört zu fallen. Eisfischen als Olympiadisziplin. Die Spannung war so stark, der Druck so konstant, dass es Wochen gab, in denen das Ganze langweilig geworden wäre, hätte es nicht so verdammt nah an Verzweiflung gegrenzt.

Es war die Drohung ernsthafter Gefahr, die Switters in Syrien festhielt. Sicher, die Schwestern verließen sich auf seinen Computer, aber den hätte er auch dalassen und nach Südamerika reisen können, wo sein Handy ihm ebenso gute Dienste geleistet hätte. Den Computer hätten sie angenommen, o ja, aber mit dem speziell für die Regierung gefertigten Beretta-Modell Cougar 8040G wollten sie nichts zu tun haben, egal, wie sehr er ihnen ihr minimales Gewicht, den kaum merklichen Rückstoß, die seitlich angebrachte Auslösetaste fürs Magazin und ihre absolut unproblematische Handhabung schmackhaft zu machen versuchte. («Ich bin weiß Gott kein Waffenfetischist», versicherte er der Äbtissin, «aber wir Engel dürfen den Cowboys schließlich nicht den ganzen Spaß überlassen.») Also blieb er in der Oase und war fest entschlossen, sie zu beschützen, bis man eine Lösung gefunden hatte. Er hatte einen Sinn für Verantwortung, für Loyalität, ja, den hatte Switters, aber es soll nicht unerwähnt bleiben, dass auch eine gehörige Portion Neugier im Spiel war.

Nicht, dass er Neugier als minderwertiges oder gar gewöhnliches Motiv angesehen hätte. *Au contraire.* Bei seinem allerersten Einsatz für die CIA hatte er als Undercover-Agent eine der angesehensten High-School-Marching-Bands aus New Richmond, Wisconsin, auf einer Reise nach Moskau begleitet. In ganz Russland hatte es noch nie etwas gegeben, das auch nur entfernte Ähnlichkeit mit diesem achtzig Mann starken, ausgelassenen, federgeschmückten Ensemble hatte, angeführt von einer Majorette mit kurzem Röckchen, weißen Stiefeln und wirbelndem Stab, das in einem festlichen Umzug vom Gorki-Park zum Roten Platz paradierte und dabei eine übermütig freche Version von «Jesus Christ, Superstar» zum Besten gab. Jedes Mal wenn Switters sich vom Anblick der Majorette losreißen konnte (jegliche Hoffnung, sie ins Bett zu kriegen, wurde von einer ansehnlichen Phalanx Mutterhennen aus der New Richmonder Schulpflegschaft im Keim erstickt), fiel ihm auf, wie viele Russen dem Spektakel einfach den Rücken zudrehten und ihren öden Geschäften auf der Straße nachgingen. *Selbst wenn man ein fanatischer Gegner Amerikas ist*, dachte er, *wäre man nicht wenigstens neugierig*? In späteren Jahren, wenn er sich als einziger und allererster Weißer in einem abgelegenen afrikanischen oder asiatischen Dorf wiederfand, fiel ihm auf, dass manche Einwohner ihn mit offenem Mund anstarrten, ihn selig und lustvoll angrinsten, während andere einfach an ihm vorbeischauten oder sich ausdruckslos abwandten. Und so lernte er, dass es zwei Arten von Menschen gibt: solche, die neugierig auf die Welt sind, und andere, deren oberflächliche Aufmerksamkeit sich mehr oder weniger auf die Dinge beschränkt, die für ihr persönliches Wohlergehen bedeutsam sind. Er schloss daraus, dass Neugier möglicherweise auf die Liste jener Eigenschaften gehört – Humor, Phantasie, Erotik, Spiritualität, Aufmüpfigkeit und ein Sinn für Ästhetik –, die in den Augen seiner Großmutter richtige Menschen von den unterentwickelten unterscheidet. Natürlich waren auch bestimmte Vierbeiner neugierig, wie so manche sterbende Katze hätte bezeugen können, und selbst Maestras engstirnige Missing Links waren gelegentlich imstande, sich für Trivialitäten wie das Privatleben von Filmstars oder Mitgliedern eines Königshauses zu interessieren, doch solche Anflüge von Interesse waren schwach, ja erbärmlich, verglichen mit dem neugierigen Staunen der für Wunder Empfänglichen, der besessenen Suche von Wissenschaftlern und Künstlern oder auch den alles andere als piefigen Spekulationen derer, die es kaum erwarten können, was als Nächstes im Leben passiert.

In dieser Hinsicht, so stand zu vermuten, war der Vatikan ebenfalls teilweise von Neugier getrieben. Der Papst wollte natürlich wissen, warum die Prophezeiung seinen Vorgänger dazu bewogen hatte, in Tränen zu zerfließen wie ein Schneemann im Windkanal. Dr. Goncalves war aus akademischen Gründen neugierig. Selbst der unverschämt arrogante Scanlani muss neugierig gewesen sein. Die Kirche wollte zweifellos deshalb in den Besitz der Fatima-Prophezeiung kommen, weil sie Angst hatte, dass die Weissagung die feministischen Kreise des neuen Marienkults stärken könnte, aber auch wegen des Gerüchts, dass die Jungfrau eine spirituelle Renaissance vorhergesagt hatte, in der das kirchliche Establishment keine bedeutende Rolle mehr spielte – und das war schlicht undenkbar. Doch je mehr die Kirche diese Prophezeiung auch fürchtete und ablehnte, umso neugieriger wurde sie. Domino heizte mit Switters' Hilfe diese Neugier an und enttäuschte sie gleichzeitig. Schließlich mussten die Schwestern und sie mit den Konsequenzen leben.

Januar. Februar. Die Iden des März. Eine vom Himmel umschlossene nächtliche Ebene. Ein Mond ohne Teich zum Aufbrezeln. Ein Wind ohne Blatt zum Spielen. Ein amerikanischer Ziegenmelker ohne Telegraphenmast zum Ausruhen. Ein Paar ohne eine Ecke, um die es biegen könnte. Ihre Sandalen und seine Reifen im Sand machten dasselbe Geräusch wie zwei Popcornesser.

Er beobachtete sie, als sie sich zum Pinkeln hinhockte. Sie war vollkommen unbefangen. Er pfiff eine Broadway-Melodie vor sich hin. Obgleich sie sich nie berührten, herrschte zwischen ihnen jene strahlende Vertrautheit langjähriger, unbeschwerter Geliebter, die andere auf die Palme bringen kann. Wenn die Pfütze groß genug war, würde der Mond sich doch noch darin spiegeln können.

Jetzt, da sie sich nicht mehr im Turmzimmer verabredeten, gingen Domino und Switters nachts häufig spazieren. Das heißt, sie ging und er fuhr. (Im Gleichtakt mit einem Fußgänger auf Stelzen gehen zu wollen führte zu den lächerlichsten Ergebnissen.) Switters zog es für gewöhnlich vor, außerhalb der Klosteranlage spazieren zu gehen/fahren, draußen in der Wüste; einmal, weil sie dort freier sprechen konnten, zum anderen, weil er so die Umgebung nach potenziellen Eindringlingen absuchen konnte. Anfang März hatte der Vatikan den Versuch, Druck auf Syrien auszuüben, damit es die Pachomianerinnen des Landes verwies, offenbar aufgegeben. Dank Sol Glissant besaßen die Nonnen ein unwiderlegbares juristisches Eigentumsrecht an ihrem Stück Land. Militärhelikopter dröhnten nicht länger über die Oase hinweg, und die letzte Polizeirazzia Anfang Februar hatte zum dritten Mal hintereinander keinen fremden Amerikaner auf dem Grundstück zutage gefördert. («Nur eine hübsche Nonne», erstattete der zuständige Offizier Bericht, «und neun hässliche, darunter eine alte Äbtissin, die sich ständig die Nase reibt, und eine kräftig gebaute Stumme, die ans Bett gefesselt ist.») Trotzdem zahlte es sich aus, wachsam zu sein. Switters erinnerte sich an die militanten Moslems aus den umliegenden Dörfern. Es hätte ihn nicht gewundert, wenn die römischen Agenten sie angestachelt hätten, das Kloster zu bespitzeln oder gar anzugreifen.

Mehr als zwei Monate lang – in denen die Äbtissin in ihrer Kammer auf und ab ging und gedankenabwesend, aber geradezu zwanghaft die ungewohnt ebenmäßige Form ihres frisch rasierten Kolbens polierte – hatte Domino hart mit Rom verhandelt. Scanlani, der sich elektronisch als so wortgewandt entpuppte, wie er als Person einsilbig war, vertrat die Kirche. Als es losging, etwa zwei Wochen nachdem Switters ihn und seinen Kumpel vom Gelände vertrieben hatte, erwiesen sich seine Online-Kommuniqués als genau die Art hinterfotziger Einschüchterung – Schikane und Drohungen, eingebettet in geschraubt-juristisches Kauderwelsch –, für die man Anwälte überall auf der Welt so scheel ansieht. Als Domino nicht klein beigab, sondern erst andeutete und dann offen erklärte, dass ihre Tante in der Tat zur Konferenz über die «Neue Katholische Frau» in Amsterdam reisen werde, und zwar mit dem umstrittenen Dokument in der Tasche, wurde Scanlani allmählich, wenn auch widerstrebend, versöhnlicher. Zu dieser Zeit hatte Verschleierte Schönheit natürlich, immer noch aus Angst vor der vermeintlichen islamischen Bedrohung, nicht die geringste Absicht, die Botschaft der Heiligen Jungfrau in Amsterdam oder sonst wo zu veröffentlichen, bewunderte jedoch die Strategie ihrer Nichte: «Wenn der Heilige Vater sich bereit erklärt, den Orden des heiligen Pachomius wieder einzusetzen», so wiederholte Domino unermüdlich, «dann wird der Orden des heiligen Pachomius sich verpflichten, dem Vatikan die einzige erhaltene Kopie der dritten Prophezeiung von Fatima zu übergeben.»

Am Ende war eine riesige Votivkerze im Bewusstsein der alten Äbtissin aufgeflackert. Sie gluckste in sich hinein. Dann rieb sie sich den schockierend glatten Rüssel. *«Chantage»*, sagte sie.

«Stimmt», grinste Domino zurück, «die reinste Erpressung.»

Sie lachten. Sie bissen sich auf die Lippen, auf die Zunge, auf das weiche Innere ihrer Wangen – und konnten trotzdem nicht aufhören zu kichern. Den Papst erpressen! Sie waren entsetzt über sich selbst, schuldbewusst und tief beschämt, doch allein der Gedanke daran genügte, zumindest im Augenblick, dass sie sich ausschütteten vor Lachen.

Und dann war ein Tag gekommen, ziemlich genau Mitte März, als der Papst tatsächlich nachgab. Scanlani signalisierte, der Heilige Vater werde im Austausch für die Rückgabe eines bestimmten Dokuments, das Eigentum der Kirche sei, die pachomianischen Schwestern offiziell wieder in den Schoß der Kirche aufnehmen. Natürlich gab es einen Haken bei der Sache. Deshalb hatten sich Domino und Switters auf ihrem/r Spaziergang/fahrt durch den verbrannten, mittlerweile jedoch abgekühlten Schotter mit den Konditionen des römischen Angebots beschäftigt. Und wie erwartet, inspizierte mittlerweile der Mond tatsächlich seine Pickel in der Pfütze, über der Domino immer noch wie die Mutter der Meere verharrte.

Da sie ihre Jugend in Philadelphia verbracht hatte, kannte sie den französischen Brauch nicht, sich mit dem Rocksaum abzuputzen, und hockte mit heruntergestreiftem Höschen da, als wartete sie, dass der Wind sie abtrocknete. Um sich abzulenken, versuchte Switters den Rollstuhl umzudrehen, aber es hatte keinen Zweck, ein Rollstuhl lässt sich im Sand nicht so einfach wenden. Schließlich stand sie auf, und er erhaschte einen Blick auf das, was die Weißen in Südafrika *poes* und *moer* nennen, die Farbigen *koek* und viele Schwarze *indlela eya esizalweni* (ein Mund voll, egal, wie man es betrachtet). Die kulturspezifischen Informationen, die sich in diesen unterschiedlichen Arten der Nachbarn, dasselbe allgemein bekannte und doch ewig geheimnisvolle Organ zu bezeichnen, verbargen, hätten reichlich Stoff für eine faszinierende soziologische Untersuchung abgegeben. Unser Switters allerdings gab sich damit zufrieden, bloß die Namen zu kennen, für den Fall, dass er je in die Verlegenheit kam, das fragliche Teil mit dem korrekten landessprachlichen Begriff bezeichnen zu müssen. Inzwischen stand Domino wieder neben ihm und zählte erneut die Bedingungen des römischen Vorschlags auf.

«Sie werden uns wieder in den geistlichen Stand einsetzen, aber nicht finanziell unterstützen. Das ist in Ordnung, denn wir sind an Armut gewöhnt und können selbst für uns sorgen. Eine andere Frage ist ihre Forderung, dass wir uns aus der Politik der Kirche zurückziehen, den Mund halten und keinen Aufstand machen.»

«Und dazu seid ihr absolut nicht bereit?»

«*Mais non!* Wir müssen unsere Meinung öffentlich sagen können. Das ist unsere Pflicht gegenüber dem Leben. Der schranken- und gedankenlosen Fortpflanzung Einhalt zu gebieten ist so, als hätte man ein Mittel gegen den Krebs gefunden. Die ‹Brüter›, wie du sagen würdest, haben tatsächlich große Ähnlichkeit mit Krebs; es sind wandelnde Tumore. Eine Zelle wird bösartig, wenn sie die von der DNA stammenden Informationen missversteht oder falsch handhabt, und dann geht es ihr nur noch um Reproduktion – so habe ich es zumindest verstanden –, und sie wird nicht aufhören, sich blind und egoistisch zu reproduzieren, selbst wenn sie damit die harmlosen, gesunden Zellen in ihrer Nachbarschaft vernichtet. Natürlich stirbt sie letztendlich auch, weil sie ihre Umgebung zerstört hat. Und das ist das Ende. Okay? Die egoistischen Brüter missverstehen Gottes Wort beziehungsweise jede zivilisierte Definition von Menschsein, und –»

«Ja, ich habe die Analogie verstanden, Schwesterherz.» Nicht nur das, er stimmte ihr zu, obgleich es ihm ziemlich brutal erschien, dass sie von ihr kam. Er fragte sich, ob sein fröhlicher Zynismus schon auf sie abgefärbt hatte. Er fragte sich auch, wie sehr, falls überhaupt, sie je davon geträumt hatte, eigene Kinder zu haben.

Hin und wieder entdeckt man an einer kinderlosen Frau in einem bestimmten Alter die verschiedenen Eigenschaften all der Kinder, die sie nie gehabt hat. Ihr Körper ist bewohnt von den Geistern jener Seelen, die noch nicht gelebt haben. Frühreife Geister. Halbgeister. X-Chromosomen ohne Y. Y-Chromosomen ohne X. Sie klopften an ihren Schoß und wurden abgewiesen, da sie aber für sie und nur sie bestimmt waren, gingen sie nicht mehr weg. Wie kleine ektoplasmische Gespenster hocken sie in ihren Tränenkanälen. Sie flattern durch ihre Seufzer. Häufig dämpfen sie, ohne dass sie es will, die Stimme, die sie auf dem Markt benutzt. Wenn sie Wein verschüttet, haben sie in ihrem verspielten Übermut das Glas umgestoßen. Sie rufen sie beim Namen, wenn sie im Bad ist oder an wirklichen Kindern auf der Straße vorbeikommt. Diese Geisterbabys sind überall ihre Begleiter, auf Schritt und Tritt vermitteln sie ihr das Gefühl von Einsamkeit – und doch sind sie ihr ebenso wenig böse, wie der Same der ungegessenen Frucht böse sein kann. Winzigen Mücken oder Glühwürmchen, aufgereihten Seufzern gleich, folgen sie ihr in die Ewigkeit.

Nicht alle kinderlosen Frauen haben diese Begleiter – vielleicht sind es nur diejenigen, die sich auf die eine oder andere Weise irgendwann einmal Töchter und Söhne wünschten, die sie dann, aus welchen Gründen auch immer, nicht bekommen hatten. Doch wenn Switters Domino genauer betrachtete, wie jetzt in diesem Augenblick, sah er, dass sie voller anderer Leben war. Er überlegte, ob sie sich ihrer Phantombrut bewusst war, doch er würde sie nicht fragen. Wenn er das Thema anschnitt, könnte der Kobold anfangen, mit seiner Birne zu spielen, und als Nächstes würde er sich dabei erwischen, dass er sie fragte, was sie von ihm als potenziellem Vater hielt. Er mochte Kinder, und die Kinder mochten ihn, mehr als die meisten Erwachsenen ihn mochten, aber Männer wie Switters brüteten nicht in Gefangenschaft. O nein. Lieber fragte er, übrigens nicht zum ersten Mal, warum Verschleierte Schönheit und Domino, nachdem sie sich langsam, aber sicher von einem Großteil der alten patriarchalischen Doktrin befreit hatten, immer noch davon träumten, zur traditionellen Kirche zu gehören. Die Gründe, die sie anführten, waren nie ganz klar, doch vermutete er, dass sie eine gewisse Ähnlichkeit mit den Gefühlen hatten, die ihn bewogen, gelegentlich wehmütig an die CIA zurückzudenken.

Doch bevor er die Frage stellen konnte, wurden sie von einem Geräusch abgelenkt. Es kam aus der Nähe des Geländes, da, wo die blühenden Zweige eines Orangenbaums über die Mauer hingen. Das Geräusch war ein gedämpftes Stottern, ein halb verschlucktes Kläffen, so als versuchte jemand, ein Husten zu unterdrücken. Switters präsentierte dem Mondlicht Mr. Beretta. Flüsternd forderte er Domino auf, seinen

Rollstuhl dorthin zu schieben, wo das Geräusch herkam, und sie gehorchte, angespannt, aber ruhig.

Als sie näher kamen, raschelte es in den Schatten. Switters umfasste die Pistole mit beiden Händen und schrie etwas auf Arabisch, wobei er sich insgeheim fragte, warum er sich nicht für Italienisch entschieden hatte. Im gleichen Augenblick schossen zwei Schatten von der Mauer weg. Zwei Schatten auf kurzen Beinen. Zwei hundeähnliche Schatten. Als sie in die Wüste davonrannten, hinterließen sie eine Fahne penetranten Gestanks.

Domino lächelte erleichtert. «Ich – ich weiß es nicht auf Englisch», sagte sie.

«Schakale», klärte Switters sie auf. «Ein seltener Anblick heutzutage. Na, da hatten wir aber Glück bei unserem kleinen Ausflug in die Natur.»

Er rümpfte die Nase angesichts des Gestanks. Sie rümpfte die Nase angesichts der Pistole. Stirnrunzelnd stand sie da und betrachtete ihre faszinierende Hässlichkeit. Dann schüttelte sie den Kopf, und der Mond ließ den Rotschimmer ihres Haars erglänzen. «Als du Geheimagent warst», fragte sie, «hattest du da eine 007? Eine Lizenz zum Töten?»

«Ich? Eine 007?» Er lachte. «Völlig daneben, Darling. Ich hatte nur die 00, die Lizenz zum Wahoo.»

Sie wusste, dass er mit Wahoo so was wie Jubel meinte, einen Ausdruck unerklärlicher Euphorie, und sie wusste auch, dass dieser eine Wurzel in der Heiligen Schrift hatte – «Singet dem Herrn ein fröhliches Lied» –, aber sie war nicht sicher, ob sie zwischen dieser Art von herausforderndem Überschwang und bloß kindlich prahlerischem Wagemut hätte unterscheiden können. So musterte sie ihn weiter mit halb hochgezogenen Augenbrauen und liebevoller Missbilligung.

Indessen konzentrierte Switters seine Aufmerksamkeit einzig und allein auf die fliehenden Schakale. Nach einer Weile sagte Domino: «Ich wusste gar nicht, dass du dich so für die wilde Natur interessierst.» Er hätte antworten können, dass die wilde Natur das Einzige im Leben war, das ihn wirklich interessierte, stattdessen spähte und horchte er nur und sagte nichts. Die Schakale machten ihm Sorgen. Er hatte ein mulmiges Gefühl. Aufgrund ihres Gestanks würde sich wohl kaum jemand Schakale als Haustiere halten, aber die Viecher ließen sich leicht zähmen. Es war denkbar, dass jemand die Schakale darauf abgerichtet hatte, sich an den Klostermauern herumzutreiben. Sie hätten Wanzen im Fell versteckt haben können, ein Abhörgerät, das jede Stimme im Umkreis von fünfzig Metern aufnahm, es sei denn, sie flüsterte. Die Sicherheitsbeamten des Vatikans verfügten vermutlich weder über ein so modernes Equipment noch über eine derart einfallsreiche oder perverse Mentalität, aber die im Verborgenen tätigen Spezialisten der Gurkenfabrik waren dazu imstande und mehr. Erheblich mehr.

Wenn Mayflower Cabot Fitzgerald sich dermaßen für ihn interessierte, dass er ihn in Seattle beschatten ließ, hatte er mit ziemlicher Sicherheit seinen Namen auf Satellit gelegt. Mit anderen Worten, jedes Mal wenn irgendwer irgendwo auf der Welt den Namen Switters online in einen Computer tippte oder in einen Telefonhörer sprach, wurde er von einem der Geheimsatelliten, die seine Firma rund um den Planeten in Umlaufbahn gebracht hatte, aufgeschnappt und nicht nur geographisch geortet, sondern auch chronologisch aufgezeichnet.

Als er über diese Möglichkeit nachdachte, während er unter einer Kornkammer von Sternen saß, die nicht unbedingt alle Sterne waren, kam ihm plötzlich der Gedanke, dass diese schimmernden schwarzen und kupferfarbenen Schwärme von überdimensionalen Knollen, die er damals – unter Einfluss von Yopo und Ayahuasca, mit enorm erweitertem Bewusstsein – um den Globus hatte kreisen sehen, jene Knollen, die sich als unsere Herren bezeichneten und damit prahlten, alle Fäden in der Hand zu halten, was der Schamane jedoch als Kokolores abgetan hatte … nun, wenn es sich bei diesen Masterknollen in Wirklichkeit einfach um eine modernere Generation von Geheimdienstsatelliten handelte? Die Tatsache, dass die amazonischen Indios offenbar seit Jahrzehnten, wenn nicht Jahrhunderten vertraut mit ihnen waren, bedeutete wenig in einem Reich, wo gestern heute und heute wiederum morgen war: Die Verbindung zwischen elektronischer Technologie und uralter Mythologie erschien nicht nur plausibel, sondern unausweichlich, wenn man die wissenschaftliche Theorie und das mystische Prinzip der wechselseitigen Durchdringung von Realitäten akzeptierte. Hatte die moderne Kybernetik nicht verdammt viel mehr mit meditativen und psychedelischen Zuständen zu tun als mit dem Kleinkrämergeist des alltäglichen Lebens?

«Hey! Wo bist du denn mit deinen Gedanken?» Domino schüttelte ihn, allerdings zaghaft, denn er umklammerte noch immer die Waffe.

Switters riss sich zusammen. Er beschloss, ihr nichts von seiner Besorgnis wegen der Schakale zu sagen. Es war vermutlich ohnehin albern. Bisher hatte es nicht den kleinsten Hinweis darauf gegeben, dass die Firma in diesem Streit um die Fatima-Prophezeiung mitmischte oder sich auch nur dafür interessierte. Sicher, der Vatikan und die CIA arbeiteten gelegentlich zusammen – immerhin glaubten beide, beträchtlichen Anteil an der Kontrolle über das menschliche Verhalten und der Erhaltung des Status quo zu haben –, dennoch sprach einiges dafür, dass die Kirche den Aufruhr um Fatima lieber unter ihrem Kirchendeckel behielt. Er erinnerte sich daran, wie leicht man in der Wüste paranoid werden kann. Wenn keine Schatten da sind, fängt das Bewusstsein an, welche zu erfinden. Das hatte die Geschichte in einer Landschaft, wo die Fata Morgana des einen die göttliche Erleuchtung des anderen ist, hundertfach bewiesen.

Nein, er durfte sich nicht erlauben, Firmengespenster mit abgerichteten Schakalen zu sehen. Eins wusste er mit Sicherheit: Scanlani und seine Bosse würden vor Wut schäumen, wenn die Pachomianerinnen ihr Angebot ablehnten. Das bedeutete, dass er Syrien so schnell nicht verlassen konnte. Und im staubtrockenen Wind konnte er hören, wie die Kluft zwischen ihm und drei der vier menschlichen Wesen, die ihm am meisten am Herzen lagen, immer größer wurde.

Als er zwei Wochen nach Weihnachten immer noch nicht in Seattle aufgetaucht war, hatte Maestra eine E-Mail geschickt und Bobby hatte angerufen. Ihre Enttäuschung über ihn war schon fast explosiv zu nennen. Dann, etwa eine Woche später, war eine E-Mail von Suzy gekommen. Mit den ersten beiden Kommuniqués hatte er gerechnet, Suzy dagegen hatte ihn kalt erwischt. Ihr Ton war zwar anders, aber nicht weniger zärtlich.

Seine Großmutter schrieb Folgendes:

Als du noch ein kleiner Nichtsnutz warst, habe ich dir eingehämmert, niemandem zu vertrauen, der keine Geheimnisse hat. Obwohl das nach wie vor ein guter Ratschlag ist, könnte ich mich selbst in den Arsch treten, weil sich das deinem weichen kleinen Hirn dermaßen unauslöschlich eingeprägt hat. Ich habe ein verdammtes Monster aufgezogen.

Maestra wollte, dass er nach Hause kam, wollte ihn von seinem Rollstuhl oder «diesen hirnverbrannten Stöcken» befreien, und wenn ihre Wünsche schon nicht prompt erfüllt wurden, verlangte sie zumindest eine Erklärung. Seine Heimlichtuerei sei unerträglich geworden. Sie ließ durchblicken, dass sie es nicht mehr lange machen werde. Falls er sie noch einmal lebend sehen wolle, müsse er sich sputen. Er war ziemlich sicher, dass die Anspielung aufs Totenbett nur Theater war, und schrieb zurück, sie habe ihm auch beigebracht, dass ein schlechtes Gewissen reine Zeitverschwendung sei. Das verhinderte jedoch nicht, dass er sich Sorgen machte, besonders als sie, zweifellos sauer über seine schnippische Antwort und mangelnde Offenheit, nicht mehr geantwortet hatte.

Bobby hingegen hatte praktisch ins Telefon gebrüllt. «Wo, zum Teufel, steckst du, Podner? Bist du immer noch *da* unten?»

«Du meinst *hier*? Ich fürchte ja.»

«Mit *ihr*?»

«Nicht unbedingt.»

«Was *dann*?»

Nach einer kleinen Pause hatte Switters geantwortet: «Nicht dein Bier.» Ein Quäntchen süßer Rache schwang in dieser Antwort mit, doch das Vergnügen, das er daraus zog, war von kurzer Dauer. Da Case völlig klar war, dass Switters weder für die Firma noch für Audubon Poe arbeitete, gab er, wie er sich ausdrückte, «keinen texanischen Pfifferling auf diesen Quatsch von wegen ‹nicht mein Bier›».

Die Hitze, in die sich Bobby redete, hätte in Okinawa etliche Reisfelder trockenlegen können. Er habe Switters immer für einen Zacken besser gehalten als all die unsicheren Kantonisten, die Armleuchter und Knalltüten, Holzköpfe und Heißsporne, mit denen er sich aufgrund seiner eigenen Unzulänglichkeiten als verantwortungsbewusster Bürger hatte rumschlagen müssen, doch er – Switters – habe sich als der Schlimmste von allen entpuppt. «Eines Nachts in Bangkok fiel es mir wie Schuppen von den Augen: Wenn du nicht endlich aufhörst, diesen gottverdammten James Joyce mit dir rumzuschleppen, wird er dich eines Tages noch völlig kirre machen – und genau so ist es jetzt gekommen.»

Bobby hatte gesagt, sein Urlaub stehe bevor und er werde ihn nutzen, um die Sache selbst in die Hand zu nehmen. Er hatte gedroht, in Syrien einzufallen wie ein Wirbelsturm aus Hondo. Switters hatte ihm halb und halb geglaubt. Aber Bobby war nicht erschienen. Und es kam weder eine E-Mail noch ein Anruf.

Die Nachricht seiner Stiefschwester war Ende Januar eingetroffen, lautlos und gespenstisch, keine Holzfasern gaben ihr Substanz, und es war keine Tinte, die ihren Inhalt an die Augen weiterleitete, so wie Blut Sauerstoff zum Hirn transportiert. Sie kam als vorprogrammiertes Arrangement gepixelter Lettern auf einem kalten Glasbildschirm; ohne den Duft von Suzys Parfum, ohne abschließende Befeuchtung durch ihre Zunge, frei von Tränenspuren, Pizza- oder Lippenstiftflecken. Eine völlig keimfrei übermittelte Botschaft, deren Vergänglichkeit unterstrichen wurde durch den Umstand, dass sein Computer aus Sicherheitsgründen (was für ein dämliches Wort!) jede Nachricht sechs Stunden nach Erhalt automatisch löschte.

Mit einem Bleistift, diesem komischen Relikt aus alten Zeiten, hatte Switters die Nachricht auf das Vorsatzblatt seiner *Finnegans-Wake*-Ausgabe übertragen (und da wir gerade bei Flecken sind: Wein, Bier, Zigarrenasche, Sojasauce, Fischsauce, Fett, Blut, unaussprechliche und undefinierbare pflanzliche, animalische und mineralische Ablagerungen zierten das Papier, Flecken, die auf die Bettlaken jedes Dritte-Welt-Beach-Motels gepasst hätten). Er las sie einmal pro Woche. Nicht mehr und nicht weniger.

Hi,
ich wette, du hast nicht damit gerechnet nach so langer Zeit von mir zu hören was? Es gibt jede Menge was ich dir erzählen wollte und ich hab's aufgehoben bis ich dich wieder sehen würde. Alle waren schrecklich enttäuscht als du zu Silvester nicht nach Hause gekommen bist. Aber vielleicht ist das hier ja gar nicht dein Zuhause wie? Bestimmt hast du gute Gründe für das was du jetzt machst egal was es ist. Und noch was Switters ich weiß jetzt auch dass du bestimmt gute Gründe für dein Verhalten in Sacramento hattest. Es tut mir wahnsinnig Leid dass ich in der Nacht so ausgerastet bin. Ich hätte dir mehr vertrauen sollen stattdessen hab ich geglaubt dass du ein großer Schwindler bist oder verrückt geworden oder so was.
Wahrscheinlich war ich bloß verwirrt. Damals war ich noch so ein Baby, ein richtiges Baby. Wenn ich mir vorstelle wie blöd ich war könnte ich glatt kotzen oder so was. Ich kann gar nicht glauben dass das erst ein Jahr her ist! Ich bin jetzt siebzehn wie du vielleicht weißt und für mich hat sich jede Menge getan. Zeit ist eine komische Sache nicht? Ein Planet der aus Stein und Wasser besteht dreht sich im Weltraum ein paar Mal um sich selbst oder so und plötzlich ist man jemand

ganz anderes als vorher. Ziemlich verrückt wenn du mich fragst. Na jedenfalls jetzt bin ich in Seattle und genieße den Regen. Haha. In meiner neuen Schule sind ein paar coole Typen aber Maestra will nicht dass ich viel mit denen unternehme. Ansonsten ist sie echt klasse. Wenn ich Depris habe spielt sie mir alte Bluesplatten und so was vor. Oder liest mir aus Shakespeare vor den ich total geil finde! Ich will dich nicht langweilen mit meinem Leben aber an so einem verregneten Vormittag tauchen alle möglichen Fragen aus irgendwelchen verborgenen Winkeln auf oder von irgendwo am anderen Ende des Regenbogens vielleicht. Du bist bei weitem der weiseste Mensch den ich je getroffen habe und konntest immer alles im Leben so erklären dass es nicht nur okay sondern auch lustig und toll war. Du hast es mir manchmal nicht leicht gemacht aber ich weiß es kam aus einem Herzen voller Leidenschaft und Liebe und ich weiß dass du ein Mensch mit tiefen Gefühlen bist die du hinter deinen verrückten Streichen versteckst. Und ich weiß auch dass du mich mit deinem Leben vor allem und jedem beschützen würdest der je versuchen würde mir wehzutun. Jetzt wo ich älter und «erfahrener» bin würdest du mich wohl mit ganz anderen Augen sehen wie man so sagt. Bitte verzeih mir dass ich in der Vergangenheit so ein blödes Ding war. Und bitte behalt ein Stück von mir in deinem Herzen. In meinem gibt es auch ein Stück von dir und es wächst mit mir. Du fehlst mir.
Suzy

Mindestens einmal hatte Switters beim Wiederlesen ihres Briefes das Geheimfach in seinem berühmten Krokokoffer aufgeschlossen und ein bestimmtes Kleidungsstück aus Nylon und Baumwolle herausgenommen (fast genauso fleckig wie das Vorsatzpapier von *Finnegans Wake*). Dann hatte er es im Schein der Kerze vom Finger baumeln lassen. Zwar waren die beiden Körbchen so leer wie zwei Schlaglöcher auf der Straße, doch spiegelten sie die Atmosphäre ebenso gut wider wie die Hemisphären seines Gehirns. Vermutlich war es kein Wunder, dass Switters als ehemaliger Kybernetiker einige Theorien über das bikamerale Gehirn und dessen teilweise

Spiegelung des in Widersprüchen verstrickten Universums aufgestellt hatte: wie es gleichzeitig und untrennbar als Computer funktionierte, der Programme ausführte, und als Programm, das ablief, und wie es trotz seiner Beherrschung der Preemphasis nicht gegen unvorhergesehene Signale, Viren oder die Einmischung von «Kobolden» gefeit war. So oder so ähnlich. Wenn man natürlich berücksichtigt, dass Switters sich gern vormachte, dass sein körperliches Ich von einer Kugel aus mystischem weißem Licht mit Energie versorgt und gesteuert wurde – einer Art leuchtender Kokosnuss –, dann versteht man einige Vorbehalte bezüglich der Zuverlässigkeit seiner Ansichten.

Als er schließlich online ging, um eine Antwort auf Suzys Brief zu entwerfen, widerstand er der Verlockung, die Neigung des Gehirns zu ambivalenten oder widersprüchlichen Zuständen – drastisch belegt bei schizophrenen Persönlichkeiten, dafür so gut wie unbekannt bei Missing Links – anzusprechen. Trotz ihres beispielhaften bikameralen BHs wären solche Theorien als esoterisch, wenn nicht völlig irrelevant verstanden worden und, schlimmer noch, einer Selbstanalyse gefährlich nahe gekommen.

Auch durfte er nicht daran denken, Suzy in der übermütigen Art und Weise zu schreiben, die er in der Vergangenheit bevorzugt hatte. Damals war ihm alles Mögliche eingefallen, zum Beispiel, dass sie zwischen ihren Honigschenkeln «so eng wie eine Plastikpuppe, so quietschig wie ein Styropor-Sandwich und so weich und süß und scharf wie Schneckenpastete» war. Nein, auch wenn diese Vergleiche nach wie vor zutrafen, fühlte er sich dazu mittlerweile weder verlockt noch ermächtigt.

Schließlich, nachdem er mindestens ein halbes Dutzend verschiedene Versuche gelöscht hatte, beschränkte er seine Antwort auf eine schlichte Erklärung seiner Anerkennung und Zuneigung. Er sei dankbar für ihre Worte, schrieb er, und werde sie weder vergessen noch gering schätzen. *«The men don't know»*, schloss er und zitierte damit eine Zeile des

Bluessängers Willie Dixon, den Maestra mit Sicherheit in ihrer Plattensammlung hatte, *«but the little girls understand.»*

Von allen Erfindungen der Menschheit ist der Helikopter die totalitärste. Aufdringlich bis hin zu nackter Barbarei, nutzt er seine vertikale Wendigkeit – die Fähigkeit, senkrecht aufzusteigen oder herabzusinken, an einem Punkt zu verharren oder sich um die eigene Achse zu drehen –, um mit heiserem Dröhnen in die verborgensten Winkel des Lebens einzufallen und die letzten süßen Krümel menschlichen Privatlebens den Ratten und Hunden vorzuwerfen. Ob Bauern auf ihren Feldern, Humboldt-Hippies in ihren Hanfkulturen, feiernde Gäste beim Straßenfest, Autofahrer auf Freeways oder nackt an verlassenen Stränden sich aalende Sonnenanbeter: Sie alle wurden zum Opfer, waren leichte Beute für die wütenden Kampfhubschrauber mit Späherblick und bellender Lautsprecherstimme. Der Klang der Rotorblätter – tock tock tock tock tock!! – passte vollkommen zu einem Transportmittel, das mittlerweile als Sinnbild galt für das Potenzial eines dräuenden Polizeistaats, ein Stahl gewordener Albtraum für jeden Menschen, dem individuelle Gedanken- und Handlungsfreiheit etwas galten.

Alle Flugzeuge, vom kleinsten Cessna-Propellermaschinchen bis hin zum größten Boeing-Koloss, sind romantische Artefakte, umwerfende Skulpturen, fliegende Wunderwerke von unwiderstehlicher Anziehungskraft, aber ein Helikopter ... ein Helikopter ist wie ein stinkiger alter Schuhspanner, den eine Hexe dazu verdonnert hat, sich in die Luft zu erheben. Klobig und ungehobelt, kommt er einem vor, als hätte ein perverses Kind ein selbst gebasteltes Windrädchen mitten in ein Stück Scheiße gesteckt.

Switters hasste Helikopter. Auch wenn sie ihn zweimal – einmal in Burma und einmal an der kuwaitisch-irakischen Grenze – in echter John-Wayne-Manier aus brenzligen Situationen gerettet hatten: Jedes Mal wenn er einen sah, träumte er davon, ihn abzuschießen. (Die Tatsache, dass sie gelegentlich auch nützlich waren und damit die Bewunderung der naiven Massen hatten gewinnen können, machte ihre Bösartigkeit nur noch heimtückischer.) Als am 20. März ein Whirlybird (komischer Name für ein so teuflisches Ding) aus heiterem Frühlingshimmel auf die Oase herabstieß, sein stechender Motor Nähte in den Himmel tackerte und den aufgeregten Kuckucken Auspuffqualm in den Schnabel blies, während seine Rotorblätter das Ozon zu bläulichem Anmachholz zerhackten, die frischen Orangenblüten von den Zweigen peitschten, Staub und Hühnerfedern aufwirbelten und die Blätter an den Bäumen umklappten wie Taschenmesser, war Switters drauf und dran, seinen Traum in die Tat umzusetzen.

Der Helikopter war nicht gelandet. Er hatte auch nicht auf sie geschossen. Er donnerte ein halbes Dutzend Mal über das Klostergelände, tief und laut, und drehte dann ab in Richtung Damaskus. Doch sein Auftauchen – weniger als zweiundsiebzig Stunden nachdem Domino an Scanlani gemailt und das Angebot der Kirche abgelehnt hatte – ließ Switters keinen Zweifel an der Stimmung in Rom. Domino teilte nicht ganz seine Überzeugung, dass hier ein Zusammenhang bestand, aber er hatte sie von Anfang an gewarnt, dass der Vatikan ihre Ablehnung weder gnädig noch milde aufnehmen werde.

Switters war besonders beunruhigt, weil dieser Helikopter im Gegensatz zu jenen, die im Januar über sie hinweggedröhnt waren, nicht die Hoheitszeichen des syrischen Militärs getragen hatte. Tatsächlich trug er überhaupt keine Kennzeichen, eine Unterlassung mit ziemlich ungemütlichen Implikationen. Wieder einmal fragte er sich, ob Langley nicht doch in diesen katholischen Krach verstrickt sein könnte. Es war ein unheimliches Gefühl, das sich noch verstärkte, als er bei ein oder zwei Gelegenheiten Schakale entdeckte, die an der Mauer dieses Garten Eden mit seiner Schlange aus Papier herumlungerten. Domino schnaubte verächtlich über die Vorstellung, dass man Schakale auf Lauschangriffe trimmen könnte, bis er ihr von den mehreren hundert Spionage-Delfinen erzählte, die für ihre CIA-Trainer regelmäßig rings um die Welt Buchten und Häfen abklapperten. Seine ehemaligen Kollegen waren alles andere als einfallslos.

«Von jetzt an könnte es unangenehm werden, Schwesterherz. Ich will ja nicht den Teufel an die Wand malen, aber ich rieche Rauch in der Kabine, und die Ausgänge sind nicht besonders gut gekennzeichnet.»

Trotz Dominos Dickköpfigkeit überredete er sie schließlich, eine Dringlichkeitssitzung einzuberufen, um eine Verteidigungsstrategie zu formulieren. Der Helikopter, der ihre Wäscheleine zerfetzt und ihr Haar zerzaust hatte, gab den entscheidenden Anstoß.

Switters erschien an diesem Abend zuallerletzt im Konferenzsaal. Er trug einen schäbigen Anzug (ein Jahr Dritte-Welt-Reinigung forderte seinen Tribut) und grinste verlegen. Offenbar hatte sein Laptop gerade eine E-Mail aus Rom empfangen, mit der die Kirche zu seinem größten Erstaunen einen Rückzieher machte und sich einverstanden erklärte, die Pachomianerinnen im Austausch für die Fatima-Prophezeiung wieder in den Schoß der Kirche aufzunehmen, ohne ihr Recht auf freie Meinungsäußerung ungebührlich einzuschränken.

Falls Switters geglaubt hatte, damit sei der Fall erledigt, nun könne er leichten Herzens das Kloster verlassen, seine Aufmerksamkeit auf die Förderung seiner persönlichen Angelegenheiten konzentrieren und das Drehbuch seines Lebens mit neuen Szenen anreichern, darunter eine, in der er mit Bogarts Hartgummi-Charme einen pittoresken Medizinmann vom Amazonas überzeugte, ein verschrobenes Tabu aufzuheben – nun, wenn er mit diesem Gedanken spielte, dann war er schief gewickelt. Denn schon am nächsten Tag nahm Domino Kontakt zu Scanlani auf und erhöhte dreist den Einsatz.

Obwohl es völlig gegen seine eigenen Interessen verstieß – und gegen ihre höchstwahrscheinlich auch –, war Switters hingerissen von ihrer raschen Reaktion.

Der letzte Hahnenschrei zur Begrüßung des neuen Tages

war noch nicht verklungen, als sie an der Tür klopfte. Ungerührt von seiner Nacktheit, die unter dem dünnen Musselinlaken nicht zu übersehen war, platzierte sie ihr fülliges Hinterteil (der Mistkäfer der Zeit hatte ihre Arschbacken zu üppigen runden Kugeln gerollt) auf den Stuhl neben seinem Bett und erzählte ihm, was sie vorhatte. Wenn die Kirchenväter das Fatima-Dokument haben wollten, würden sie noch eine weitere Forderung erfüllen müssen. Und zwar mussten sie sich bereit erklären, den vollen Text der dritten Prophezeiung innerhalb von sechs Monaten nach Erhalt zu veröffentlichen, seinen Inhalt zu verbreiten und auf der ganzen Welt bekannt zu machen.

«Eine Bedingung, die unsere Herren Patriarchen unter Garantie zur Weißglut bringen wird, wenn du mich fragst», meinte Switters.

Sie zuckte die Achseln. Sie grinste. Sie sagte: *«C'est la vie.»*

«Aber was ist mit Verschleierte Schönheit? Ich dachte, sie bestünde darauf, die Prophezeiung geheim zu halten, weil sie Zweifel und Pessimismus unter den glücklichen Christen auf der Welt säen könnte.»

«Genau. Deswegen bin ich zu dir gekommen. Meine Tante kennt ja deine Deutung der Anspielung auf die Pyramide noch nicht. Sie vermutet immer noch, dass es ein Eingeständnis islamischer Überlegenheit ist. Ich brauche dich, damit du ihr das erklärst und sie vom Gegenteil überzeugst.» Sie hielt inne. Ihr Blick blieb offenbar nachdenklich an einer unübersehbaren Ausbeulung des Lakens hängen. «*Peut-être* auch mich überzeugst», murmelte sie.

Sie verabredeten, sich eine Stunde später bei Verschleierte Schönheit zu treffen. Domino verließ ihn scheinbar nur widerstrebend, und als sie es dann tat, hatte er das deutliche Gefühl, dass sie in ihre Zelle zurückkehrte, um jener verstohlenen süßen Sünde zu frönen, der nicht nur Fannie, sondern die meisten ihrer Mitschwestern anheim gefallen waren.

Erregt von dieser Vorstellung, dachte Switters kurz daran, einem ähnlichen, vielleicht sogar gleichzeitigen Impuls nachzugeben, doch dann beschloss er, sich lieber noch einmal mit den Prophezeiungen zu beschäftigen. Es war ganz typisch für ihn, dass er ihnen eine gewisse Ambivalenz unterstellte. Offensichtlich hatten sich die Vorhersagen, egal, ob sie ursprünglich von Maria oder Lucia stammten, in einigen Punkten bewahrheitet. (War das bloßer Zufall? Spielte es überhaupt eine Rolle?) Außerdem hatte ihm Domino bestimmte Aspekte, die er mit Vorbehalt betrachtet hatte, im Lauf der Zeit im Großen und Ganzen zufrieden stellend erläutert. So die Stelle aus der ersten Prophezeiung, wo die Jungfrau angeblich vor einer Nacht gewarnt hatte, die «von einem unbekannten Licht erhellt» würde. Dies sei ein Zeichen dafür, dass Gott seine ungehorsamen Ebenbilder mit Krieg und Hungersnöten bestrafen werde. Domino hatte argumentiert, es sei die haargenaue Vorhersage einer einmaligen (sie benutzte das Wort etwas ängstlich, weil sie nicht wusste, ob ‹ungewöhnlich› hier besser gepasst hätte) meteorologischen Erscheinung gewesen. Am 25. Januar 1938 habe ein Großteil der nördlichen Hemisphäre mit Verwirrung und Panik auf ein Ereignis reagiert, das als die dramatischste und ungewöhnlichste Form von Polarlicht seit Menschengedenken beschrieben worden war. Die ganze Nacht hindurch hatte man heftig wogende farbige Lichtstreifen am Himmel sehen können, begleitet von heftigem Knallen und Prasseln. Unzählige Menschen waren überzeugt, dass die Welt in Flammen aufging und der Jüngste Tag vor der Tür stand. Weniger als drei Monate nach diesem imposanten atmosphärischen Laser-Zirkus waren Hitler in Österreich einmarschiert und der große Krieg ausgebrochen, den Fatima vorhergesagt hatte. Switters suchte «Nordlicht» im Internet und fand heraus, dass Dominos Fakten korrekt waren.

In der zweiten Prophezeiung hatte ihn der Unsinn über die «Weihe Russlands» gestört. Soweit er es beurteilen konnte, war Fatimas Befehl bestenfalls Kommunistenhetze und schlimmstenfalls ein modernes Beispiel fehlgeleiteten biblischen Eifers, der missbraucht wurde, um den römisch-katholischen Imperialismus zu rechtfertigen. In diesem Fall hatte es nicht geklappt, trotzdem beschwor es Bilder von schwarz gekleideten Priestern, die mit völkermordenden Eroberern Hand in Hand arbeiteten und Absolution erteilten, während sich links und rechts die Beute – und die Leichen – häuften. Es stimmte, Fatima hatte keine gewaltsame Bekehrung Russlands gefordert, und weihen, das heißt etwas heilig machen oder für heilig erklären, ist an und für sich eine noble Geste. Dennoch stank das Ganze irgendwie nach eigennützigem Expansionismus oder zumindest nach Herablassung.

Ganz im Gegenteil, behauptete Domino. Sie wies darauf hin, dass die Jungfrau von «Russlands Irrlehren» gesprochen habe, und Switters musste einräumen, dass kein aufrichtiger und intelligenter Mensch heute noch behaupten kann, dass der Kommunismus, wie gut er auch gemeint sein mochte, etwas anderes war als ein entsetzlicher ökonomischer und psychologischer Fehler. Aber darum gehe es gar nicht, so Domino weiter. Zwar sei es in reaktionären Kreisen üblich gewesen, die Fatima-Jungfrau als eine Art kalte Kriegerin darzustellen. Sie sollte die heiligen Truppen des Kapitalismus anstacheln, die gottlosen Kommunisten zu unterwerfen. Tatsächlich sage Unsere Liebe Frau etwas ganz anderes. In Wahrheit habe sie eine Wiederbelebung des christlichen Glaubens gefordert, die Rückkehr zu den ursprünglichen Lehren Jesu Christi, jenes aufmüpfigen Rabbis, der das irdische Trachten, das bereits wenige Jahrhunderte nach seinem Tod die machtbesessene Kirche korrumpierte, stets energisch verurteilt hatte. Wenn die Väter des Vatikans weiterhin so stolz, dumm und materialistisch waren – und so schwer es ihr fiel, Domino musste zugeben, dass sie es waren –, wenn Rom spirituell unwiderruflich zerbrochen war – und auch das musste sie mittlerweile annehmen –, wohin sollte das spirituelle Zentrum dann noch flüchten, um sich zu regenerieren, sich auf ebendie christlichen Prinzipien zu besinnen, von denen die Menschheit seit eh und je dachte, sie seien schwer zu befolgen?

«Ins Herz jedes Einzelnen», erwiderte Switters. «Die einzige Kirche, die es je gegeben hat.»

Seine Antwort verblüffte Domino. Sie war so überrascht, dass sie sich erst kerzengerade auf ihrem Stuhl aufrichtete, um dann langsam wieder zusammenzusacken, wie eine Sonnenblume, die das Gewicht ihrer Krone nicht mehr zu tragen vermag. Ein paar Sekunden lang schien sie so in Gedanken versunken, dass ihre Augen nur noch zwei dunkle verschwommene Schatten waren. Er drückte ihr Knie (eine ihrer früheren Vertraulichkeiten, die er heute kaum noch riskierte), und die Augen flackerten wieder auf wie die Lämpchen eines Modems nach einem Stromausfall. «Ich meinte geographisch», sagte sie. «Wo könnte sich die erneuerte Kirche Christi in der physikalischen Welt niederlassen?»

Wall Street?, dachte Switters. *Disneyland? Devil's Island?* In seinen Augen war der Standort des weltweiten katholischen Hauptquartiers so irrelevant für alles, was auch nur den Anflug einer Bedeutung hatte, dass er sich gar nicht erst die Mühe machte, eine ernsthafte Vermutung anzustellen.

«In ganz Europa gab es keinen Ort, der eine Verbesserung gegenüber Rom bedeutet hätte, und die Vereinigten Staaten von Amerika entsprachen nicht dem Stil des Herrn.»

«Zu dynamisch», stimmte Switters zu.

«Christus ist den Anmaßenden immer aus dem Weg gegangen, heißt es. Er zog es vor, sich mit Huren, Zöllnern und Sündern abzugeben, er richtete seine Botschaft an die Armseligen und Beladenen. Ist es nicht so? Nun, in Russland gab es eine breite Bevölkerung von materiell und spirituell ausgebluteten Seelen, die sich verloren glaubten und nach einer Veränderung sehnten. Es wäre ein unbeschriebenes Blatt, ein fruchtbares Feld gewesen. Was für eine bessere Möglichkeit gäbe es, mit einem unheiligen Land fertig zu werden, als ihm den Mantel der Heiligkeit um die Schultern zu legen? Nicht wahr? *Oui?* Einen schlechten König gegen einen ehrlichen Bauern einzutauschen, an die Stelle unseres gebieterischen Papstes einen konvertierten Bolschewiken zu setzen. Wäre das nicht etwas gewesen, das dem reinen Geist Jesu entsprochen hätte? Und was vielleicht genauso wichtig ist – hätte die

Verschiebung des christlichen Ecksteins nach Russland nicht geholfen, die tragische Spaltung zwischen den orthodoxen Glaubensrichtungen im Osten und im Westen zu überbrücken und ihre Riten wieder zu vereinigen? So viel Leid auf so vielen Ebenen hätte verhindert werden können, wenn die Kirche den Anstand gehabt hätte, die Mahnung ihrer Mutter zu respektieren. Und in der Stille ihres Unbefleckten Herzens hätten Stalins menschenverachtende Mätzchen wie eine grausame Slapstick-Komödie ausgesehen, komisch und dumm. Kaum jemand hätte ihn unterstützt. Es war 1917, weißt du, da war noch Zeit.»

Als er an diesem Frühlingsmorgen an Dominos Worte zurückdachte, wiederholte er im Geiste ihren letzten Satz: «Da war noch Zeit.» Dass die Geschichte sich beschleunigte, war eine Tatsache, die sich offenbar kaum leugnen ließ, aber bedeutete es auch, dass es jetzt weniger Zeit gab? Oder mehr? Waren weniger Bohnen im Glas, oder prasselten sie nur in einem solchen Affenzahn nach, dass sie einen Strudel bildeten? Er wusste, dass im Zentrum jedes Wirbelsturms eine Stille herrscht, in die die Tentakel der Zeit nicht hineinreichen. War diese Stille dann vielleicht das, was man unter dem «Unbefleckten Herzen» versteht?

Fasziniert von diesem Gedanken, praktizierte er eine halbe Stunde *zazen* auf seiner Pritsche. Eine halbe Stunde im Maß jener Zeiger und Ziffern, die offenbar nichts mit der Leere zu tun hatten, in die die meditative Stille ihn unweigerlich transportierte. (Er vermutete, dass der Begriff *Unbeflecktes Herz* ebenso gut darauf passte wie jeder andere.)

Jetzt, da er wieder in sich ruhte, hatte er das Gefühl, angemessen vorbereitet zu sein, um Hypothesen über Heute ist Morgen aufzustellen. Auf dem Weg zur Äbtissin stelzte er trotzdem an der Vorratskammer vorbei und stibitzte eine Weinflasche. Maria Une protestierte, er sei noch zu jung zum Trinken, worauf er antwortete, bei einem unbefleckten Herzen seien Begriffe wie «zu jung» relativ, wenn nicht gänzlich unzutreffend. Die alte Köchin war unsicher, wie sie diese Bemerkung verstehen sollte, und während sie noch nach Zeichen eines Sakrilegs suchte, schob er den Gedanken an Suzy, den ihre Bemerkung ungewollt ausgelöst hatte, beiseite.

Als er dann Maria Une um einen Korkenzieher bat, glaubte er, schon wieder Schakale zu hören, die am helllichten Tag hinter der Mauer winselten. Er brauchte eine volle Minute, bis ihm aufging, dass es nur Bob und Mustang Sally waren, die im Zwiebelbeet hockten und über irgendeinen Privatwitz kicherten. Wurde er allmählich paranoid? Nein, zumindest nicht, wenn er sich mit Skeeter Washington verglich, der eines Abends auf dem Deck von Poes Schiff die Sterne bewundert und erklärt hatte: «Falls es wahr ist, dass sich das Universum ausbreitet, dann muss es irgendwas geben, das hinter ihm her ist.»

Wo vorher die Warze geprangt hatte, war nur ein schwacher violetter Fleck zu sehen. Ein visuelles Wispern anstelle des visuellen Gackerns oder sichtbaren Krächzens. Wenn das Licht einer Kerze darauf fiel, sah es aus wie ein Hauch von bläulichem Nebel, die Narbe eines Nagels von einer lange vergessenen Kreuzigung, der winzige Schatten einer Wandermotte. Drei Monate nach der Trennung von ihrer göttlichen Wucherung versicherte sich Verschleierte Schönheit ihres Fehlens immer noch dadurch, dass sie zwanghaft an der Nase herumrieb und -zupfte, so wie mitfühlende Affen ungeniert mit ihren Geschlechtsteilen spielen, um Schulkindern, die den Zoo besuchen, ihre Gewissensbisse zu nehmen.

Verschleierte Schönheit betastete ihren Rüssel und blickte von der Weinflasche zu Domino und wieder zurück. Domino schob sich eine Haarsträhne hinters Ohr und blickte von der Weinflasche zu Verschleierte Schönheit und wieder zurück. Switters lächelte schwach. «So viele Schwämme im Meer», sagte er. «Ein Wunder, dass überhaupt noch Wasser da ist.» Ah, die Macht eines Trugschlusses! Da sie nicht wussten, was sie antworten sollten, räumten die beiden Frauen die Teesachen weg und entstaubten die Weingläser. Domino war ein bisschen nervös, weil sie sich fragte, wie ihre Tante auf Switters' Interpretation der Pyramidenvorhersage reagieren würde. Verschleierte Schönheit fühlte sich deutlich unwohl ohne Schleier – besser gesagt, sie fühlte sich unwohl ohne die Maske hinter der Maske –, doch nachdem sie sich einmal mit der Idee angefreundet hatten, schienen beide nichts gegen ein morgendliches Glas Wein einzuwenden. Die Frauen nippten nur, Switters aber trank in großen Schlucken, wie es seine Art war. Sie waren die meiste Zeit still, er hingegen wurde mit jedem Schluck redseliger.

Er strapazierte ein wenig seine Glaubwürdigkeit, als er der Äbtissin jetzt alles erzählte, was er über den Kandakandero-Schamanen mit dem Pyramidenkopf wusste. Er sprach von Heute ist Morgens Herkunft, seiner Macht, den Zaubertränken und Pülverchen, der fatalistischen Verzweiflung über das Eindringen des weißen Mannes in seinen Wald, von seiner Entdeckung des Humors und dem anschließenden Versuch, sich dessen Magie anzueignen, und von seiner Theorie, dass Lachen eine physische Kraft sei, die man sowohl als Schild wie auch als spirituelles Kanu nutzen könne. Mit seiner Hilfe nämlich konnten die Klügsten und Tapfersten – die wahren Menschen – den Fluss befahren, der die beiden Welten trennt und zugleich verbindet.

«Welche beiden Welten? Nun, Himmel und Erde, wenn Sie so wollen. Leben und Tod. Natur und Technologie. Yin und Yang.»

«Sie meinen das Männliche und das Weibliche?», fragte die Äbtissin.

«In gewissem Sinne ja. Genauer oder fundamentaler ausgedrückt, würde man Licht und Dunkel sagen. Licht und Dunkel ohne jede moralische Implikationen. Das Gute und das Böse existieren nur im biomolekularen Bereich. Im Reich der Atome werden solche Vorstellungen irrelevant und im Reich der Elektronik verschwinden sie ganz.»

Switters sprach kurz über Teilchenphysik und die Suche nach immer kleineren Elementarteilchen. «Vor kurzem sind die Physiker zu dem Schluss gekommen, dass es im ganzen Universum möglicherweise nur zwei Teilchen gibt. Nicht zwei *Arten* von Teilchen, wohlgemerkt, sondern zwei Teilchen, basta. Eins ist positiv geladen und eins negativ. Und jetzt passen Sie auf: Die beiden Teilchen können ihre Ladungen *austauschen*, das negative kann sich umpolen und positiv werden und umgekehrt. Es handelt sich hier um ein Paar, dessen Eigenschaften austauschbar sind – in gewissem Sinne gibt es also nur ein Teilchen im Universum.»

«Was bewegt sie dazu, die Plätze zu tauschen?», fragte Domino.

«Ausgezeichnete Frage, Schwesterherz.» Switters nahm einen großen Schluck Wein. Der war tatsächlich noch sehr jung, er hatte was von der täppischen Tollkühnheit eines Kindes, das gerade seine ersten Schritte macht. «Vielleicht wird es ihnen zu langweilig. Keine Ahnung. Wenn du das rauskriegst, kannst du mit dem lieben Gott zu Mittag essen. Zweimal pro Woche. Und sorg dafür, dass *er* den Abwasch übernimmt.»

Domino sah aus, als wüsste sie nicht, ob sie lachen oder weinen sollte. Verschleierte Schönheit zuckte unmerklich zusammen. Dann fuhr sie sich mit dem Finger über die Nase. Diese erinnerte an eine Reliefkarte der Halbinsel von Yucatán; der bläuliche Fleck stand für die untergegangene Hauptstadt der Mayas.

«Es kommt noch besser», fuhr Switters fort. «Das ist nur Theorie, es gibt noch keinerlei empirische Beweise dafür, aber man glaubt jetzt, dass man, wenn man erst die letzte Nuss geknackt, das kleinste Teilchen geteilt hat – und wir sprechen hier von Dingen, die kleiner sind als ein Neutrino –, dort, also auf der elementarsten Ebene, ein elektrifiziertes Vakuum finden wird, ein Energiefeld, in dem Licht und Dunkel sich vermengen. Das Dunkel ist so schwarz wie der Dreck, den ein Torfstecher zwischen den Zehen hat, und das Licht ist weißer als Gottes Zähne. Sie sind ineinander verschlungen wie eine Schlangenbrut. Sie bilden ein Knäuel, Licht und Dunkel, sie absorbieren sich gegenseitig und löschen einander doch nicht aus. Können Sie sich das Bild vorstellen? Die Sache ist nur, es gibt gar kein Bild. Man könnte es eher mit Musik vergleichen. Allerdings ist sie für das Ohr nicht wahrnehmbar. Es ist also so was wie ein Gefühl, eine Emotion, eine ganz und gar ursprüngliche Empfindung. Es ist wie, äh, es ist wie ... die Liebe.»

Er hielt inne, um einen Schluck zu trinken. Verschleierte Schönheit musterte ihn. «Kennen Sie sich aus in Sachen Liebe, Mr. Switters?»

Switters warf Domino einen raschen, verlegenen Blick zu. Der, den er zurückbekam, war ebenso schamlos wie schüchtern. «Ich liebe *mich selbst*», sagte er. «Aber es bleibt eine unerwiderte Liebe.»

Beide Frauen lachten. Dann sagte Domino: «Mr. Switters ist in der Liebe erfahren, Tantchen, allerdings nicht in reiner Liebe.»

(Switters protestierte nicht, doch wäre Bobby Case anwesend gewesen, hätte er eingewendet: «Ach was, zum Teufel, meine Damen, reine Liebe ist die einzige Art, von der dieser Holzkopf überhaupt etwas versteht.»)

Die Äbtissin stand auf, um ein Räucherstäbchen anzuzünden, und bemerkte, dass ihre Diskussion über höhere Physik zwar sehr interessant sei, sie jedoch nicht wisse, was das mit ihrem eigentlichen Thema zu tun habe.

«Also schön», sagte Switters, «dieser pyramidenköpfige *curandero* aus dem tiefsten amazonischen Regenwald ist offenbar zu dem Schluss gekommen, dass sich Licht und Dunkel auf ähnliche Art im biomolekularen Bereich vermengen können, auf der sozialen Ebene. Er behauptet, genau dies sei der Fall, wenn wir lachen. Dass ein Volk, das sich im ursprünglichen Reich des Lachens bewegen könne, frei von allen Dualitäten des Lebens sei. Es sei das erste Volk seit den Urmenschen, den Vorläufern der wahren Menschen, das im Einklang mit der fundamentalen Natur des Universums lebe – jener Natur, von der unsere Quantenphysiker sprechen. Heute ist Morgen behauptet, der zivilisierte Mensch könne sich diesen Status nicht bewahren, weil ihm das Wissen der

Kandakanderos von den unterschiedlichen Ebenen der Realität fehle und weil er sich emotional einer begrenzten, lächerlich simplizistischen Sicht von der Natur der Dinge verpflichtet habe. Die Indios wiederum schafften es nicht, weil ihnen die Leichtigkeit des Humors fehle, den zivilisierte Menschen besitzen. Aber Wesen, die stark und beweglich genug sind, um unbegrenzte intellektuelle Flexibilität mit der geheimnisvollen Energie des Lachens zu verbinden, na ja, die würden …

«Erleuchtet?», schlug die Äbtissin vor.

«Erleuchtet und verdunkelt», korrigierte Switters. «Erleuchtet *und* verdunkelt. Was Größeres gibt es nicht.»

Verschleierte Schönheit war nicht überzeugt. «Sinn für Humor ist eine feine Sache», stimmte sie zu, «aber es ist keine Art zu leben und ganz sicher keine Möglichkeit, unserem Herrn zu dienen. Ihr komischer Wilder *kennt* unseren Herrn nicht einmal.»

«Was spielt das für eine Rolle? Fatima hat nur gesagt, dass im nächsten Jahrhundert – das übrigens in etwa neun Monaten aus dem Ei schlüpfen wird – eine Botschaft, die einem Teil der Menschheit unerwartete Freude und Weisheit bringen wird, nicht von der Kirche unseres Herrn ausgehen wird. Stimmt's oder hab ich Recht? Sie sagte, sie käme aus der Richtung einer Pyramide. Nun, soweit ich das beurteilen kann, geht Heute ist Morgen als Pyramide durch, und er hat eine viel lebendigere Botschaft als der Islam, einschließlich des esoterischen Islams, mit dem sie, wenn Sie die hermetische Überlieferung einbeziehen, einiges gemein hat.» Er trank. «Hmmm. Dieser Jahrgang besitzt eine geradezu rührende Unschuld, finden Sie nicht?»

«Ja, und er ist schon fast alle», bemerkte die Äbtissin. Sie hatte noch nie jemanden erlebt, der eine Flasche Wein so wie er aus vollen Zügen genießen konnte. «Vielleicht bin ich nur eine dumme alte Frau, aber ich begreife nicht, wie die Ideen Ihres Schamanen überhaupt praktisch anwendbar sein sollen. Wie kann allein ein Sinn für Humor –»

«Und eine flexible, erweiterte Definition von Realität», erinnerte Switters.

«Okay, das auch. Aber in einer deprimierenden Welt wie der unseren kann man doch nicht herumlaufen und über alles lachen wie eine dumme Gans. Was ist daran so hoffnungsvoll?»

Darauf schien er keine Antwort zu wissen. Er zupfte an einer seiner Locken, als könnte er mit dem Druck auf die Kopfhaut seine Gehirntätigkeit anregen, und räusperte sich, sagte jedoch nichts. Er dachte darüber nach, dass ein radikaler aktiver Sinn für Humor die sterile Blase bürgerlicher Respektabilität durchstechen, deren selbstgefällige Illusionen in Luft auflösen und damit die Seele stärken konnte; dass die Essenz des Lachens, wenn sie sich irgendwie herausfiltern ließe, weniger mit Hören als mit Schmecken zu tun hätte, dem Geschmack der Seele, die sich an der primitiven Bar des Absoluten selbst kostet. Doch war er weder informiert (bisher hatte er nicht viele Gedanken daran verschwendet) noch betrunken genug, um solche Vorstellungen in Worte umzusetzen. Ach, zum Teufel! Seit wann war er der Sprecher des Schamanen?

Als sie sein Zögern bemerkte, kam Domino ihm zu Hilfe. «Ich glaube nicht, dass Mr. Switters einfallsloses Lachen propagiert, Tantchen. Ich glaube, er propagiert gar nichts. Er versucht nur, das Rätsel der dritten Prophezeiung zu lösen. Und ich muss sagen, ich finde, es ist eine hübsche Alternative zu unserer Interpretation.»

«Was? Lachen soll ein Weg zum Himmel sein?»

«Ich glaube, was hier zur Debatte steht, könnte man als bewusste Verspieltheit bezeichnen», fuhr Domino fort. «Ich habe sie an Mr. Switters beobachtet, und vermutlich könnte man sie auch aus der Philosophie von Heute ist Morgen herausfiltern – eine Philosophie übrigens, die offenbar einer Kombination von archaischer schamanischer Überlieferung, Zen-Ungebundenheit und respektlosem modernem Witz entspringt. Mr. Switters besiegt die Traurigkeit, indem er sich weigert, die Dinge allzu ernst zu nehmen, einschließlich seiner selbst.»

«Aber vieles *ist* ernst –»

«Wirklich? Eins habe ich von Mr. Switters gelernt: Man schwächt und zerstört letztlich sein Glaubenssystem – so stark und lebendig es auch sein mag –, wenn man sich allzu starr und dogmatisch daran klammert.»

Verschleierte Schönheit rieb sich die Narbe, als versuchte sie, sie auszuradieren. Oder aber neues Wachstum zu stimulieren. «Mir ist durchaus klar, dass Glück etwas Relatives ist und oftmals von äußeren Umständen abhängt oder zumindest davon beeinflusst wird, während sich Fröhlichkeit lernen und bewusst praktizieren lässt. Du selbst und Mr. Switters auch, ihr scheint mir eine natürliche Gabe für Fröhlichkeit zu besitzen – oh, aber ich sehe, dass Mr. Switters unsere kleine Diskussion über ihn peinlich ist. Kehren wir also lieber zu dem Pyramidenmann zurück. Angenommen, bewusste, wirklich komische Fröhlichkeit kann sich in nachhaltige Freude verwandeln, wo kommt dann die Weisheit her?»

Domino nickte ihm zu, doch er gab ihr ein Zeichen, darauf zu antworten. «Ich würde Folgendes vermuten», sagte sie. «Heute ist Morgens Epiphanie scheint darauf hinzudeuten, dass Freude an sich bereits eine Form von Weisheit ist. Dahinter steht die Idee, dass Menschen, die flexibel genug sind, sich frei zwischen den unterschiedlichen Wahrnehmungen der Realität zu bewegen, dabei entspannt und spielerisch zu bleiben und sogar hin und wieder zu lachen, im Einklang mit dem Universum leben. Sie können sich auf der reinsten und elementarsten Ebene mit aller Materie verbinden, ganz gleich, ob sie organisch oder nicht organisch ist. Könnte das nicht der göttliche Plan für uns sein, das, was er für seine Kinder gewollt hat? Nun zieh kein Gesicht, Tantchen. Vielleicht … vielleicht hat Gott dort sogar seinen Sitz, in dieser – wie hat Switters noch gesagt? – mit Energie geladenen Leere am Anfang aller Schöpfung. Es macht jedenfalls mehr Sinn als eine bombige Riviera mit vergoldeten Wolken.»

Sie hielt inne, bis sich das Gesagte gesetzt hatte – im eigenen Bewusstsein ebenso wie dem ihrer Tante. Dann nahm sie einen Schluck Wein, der denen von Switters in nichts nachstand, und fuhr fort: «Das Ideal von Heute ist Morgen ist genau das, was wir brauchen, um die menschliche Rasse vom tragischen Makel ihrer narzisstischen Vermessenheit zu befreien. Lässt sich nicht alle so genannte Ernsthaftigkeit darauf zurückführen? Auf ein aufgeblasenes Ego?»

Switters konnte nur noch staunen. Er sah sie plötzlich in einem ganz neuen Licht. Auf der Hebebühne seiner persönlichen Wertschätzung kurbelte er sie ein Stück höher. *Was für eine mutige Frau!*, dachte er. *Sie hat's kapiert. Besser als ich vielleicht.* Er merkte, wie sich eine große Zuneigung in seinem Innern breit machte. Außerdem merkte er, dass er dringend pinkeln musste. Inwieweit der Wein an beiden Regungen beteiligt war, steht nicht zur Debatte. Es genügt wohl zu berichten, dass er nach seinen Stelzen griff, den beiden Frauen eine Kusshand zuwarf und ihnen zum Abschied sein Lieblingswort aus sämtlichen Sprachen der Welt zitierte – einen alten aztekischen Begriff mit der Bedeutung *Papagei, Poet, Sprecher* und *Führer in die Unterwelt*, alles in ein einziges Wort gestopft, und zudem eins, so versicherte er ihnen, das kein Mensch richtig aussprechen konnte, es sei denn, er hätte sich entsprechend die Zunge modifizieren lassen, vorzugsweise mit einem Messer aus Obsidian. Er lieferte ihnen eine speichelsprühende Annäherung an dieses Wort, und bevor irgendwer sagen konnte: «Was? Es heißt gar nicht *Vagina*?», torkelte er im Zickzack zum nächsten Abort und überließ es Domino, Verschleierte Schönheit davon zu überzeugen, dass die dritte Prophezeiung von Fatima sich nicht auf den Triumph des Islam bezog, sondern auf die Ansichten eines Wirrkopfs aus dem amazonischen Regenwald, und dass die Prophezeiung mit all ihren wunderlichen Implikationen etc. pp. von ebender Institution an die Öffentlichkeit gebracht werden sollte, die am meisten von ihr zu befürchten hatte.

Offenbar machte sie ihren Job sehr gut, denn kurz nach Mittag suchte sie ihn auf und bat ihn, eine E-Mail mit der pachomianischen Forderung nach voller Veröffentlichung an Scanlani zu schicken.

Wenn Domino sich vorstellen konnte, dass Gott in den subatomaren Elementarteilchen existierte, wo verbarg sich dann ihrer Meinung nach der Teufel? In elementaren Antiteilchen? In einer Quarklette aus dunkler Materie? Würde die angenommene Vermengung von Licht und Dunkel in diesem winzigsten aller Abgründe ihr einen Hinweis darauf geben, dass Gott und der Teufel voneinander abhängig, wenn nicht gar untrennbar miteinander verbunden waren? Die eigentliche Frage war, wo existierten die neutralen Engel, also alle, die sich weigerten, für eine Seite Partei zu ergreifen? Natürlich gäbe es eine Menge Ellbogenfreiheit in diesem Elementarraum. Da die Lichtwellen darin sich nach der Berührung mit Materie in Photonen verwandelt hätten, sprach alles dafür, dass der Raum unendlich leer war. Und das wiederum deutete darauf hin, dass Gott und der Teufel Energien waren, in deren Gleichung, und damit hatten sie Einstein überlistet, Masse keine Rolle spielte.

Als Domino kam und ihn bat, Scanlani zu mailen, hatte sich die Wirkung des Alkohols verflüchtigt, und Switters zerbrach sich nicht länger den Kopf über solche Dinge. Er fühlte sich schon zerbrechlich genug nach dem Wein, dessen infantiler Charakter ihm dieselben Kopfschmerzen eingebracht hatte, wie frisch geborene Babys sie ihren übernächtigten Vätern bescheren. Jeglicher Impuls, weiter laut darüber nachzudenken, warum der Mikrokosmos den Makrokosmos nicht nur reflektieren, sondern in sich *enthalten* kann, jeder Wunsch, ihr zu erklären, dass die Leichtigkeit möglicherweise das Merkmal alles Heiligen ist, hatte sich in Luft aufgelöst. Im Augenblick wollte er bloß eins: Domino klar machen, dass ihre Taktik gegenüber dem Vatikan höchstwahrscheinlich heftige Reaktionen provozieren würde. Dass sich die Oase auf was gefasst machen musste.

Doch wieder einmal hatte er sich getäuscht. Es vergingen

keine drei Tage, bevor eine Nachricht aus Rom eintraf: Man werde der pachomianischen Forderung mit Freuden entsprechen. Laut Scanlani hatte der Heilige Vater ohnehin vorgehabt, die dritte Prophezeiung zu veröffentlichen, sobald er sich von ihrer Authentizität überzeugt hatte.

Als Domino sah, wie Switters die Stirn runzelte, fragte sie, ob seiner Meinung nach irgendwas faul an der Sache sei. «Schlimmer», antwortete er. «Meiner Meinung nach stinkt die Sache zum Himmel.»

Das tat sie tatsächlich. Sie stank wie ein ganzes Rudel Schakale.

Es schien viel zu einfach; es ging so glatt, dass man Angst haben musste auszurutschen. Was ihm aber noch viel größere Sorgen machte als Roms unerwartetes Entgegenkommen, war die letzte Zeile in Scanlanis Nachricht. Er schrieb, dass innerhalb der nächsten Woche Vertreter des Heiligen Stuhls in der syrischen Oase eintreffen würden, um die Fatima-Transkription entgegenzunehmen.

«Das darfst du unmöglich zulassen», wiederholte Switters immer wieder.

«Warum nicht?»

Er skizzierte mehrere gruselige Szenarien. In einer wurden sämtliche Bewohner der Oase erschossen und anschließend das Massaker religiösen Fanatikern (oder, falls Damaskus mitspielte, rebellischen Beduinen) in die Schuhe geschoben. In einer anderen wurden chemische Waffen eingesetzt, damit es so aussah, als habe ein tödlicher Virus den Orden dahingerafft. Vielleicht würde man die Pachomianerinnen sogar als Selbstmordsekte hinstellen. Man könnte die Schwestern abschlachten und alles auf ihn schieben. «Wir sind hier mitten im Nichts, verletzlich, ungeschützt, und nur der Wind und die Kuckucke werden Zeugen unseres Schicksals sein.»

Domino schnaubte verächtlich. Sie ließ durchblicken, dass er durch die Arbeit für die CIA möglicherweise seinen Sinn für die Realität eingebüßt hatte. «Es gäbe überhaupt keinen

Grund, uns zu ermorden, sie hätten nichts davon. Angenommen, sie würden kneifen und die Prophezeiung nicht wie versprochen veröffentlichen oder sie zu ihrem Vorteil bearbeiten, und weiter angenommen, wir würden protestieren und unsere eigene Version der Prophezeiung, die von Kardinal Thiry, publik machen. Wer würde uns schon glauben? Wen würde es interessieren? Am Ende sind wir für die doch nichts anderes als eine lästige Fliege.»

«Fliegen schlägt man tot», sagte er, aber er wusste, dass sie Recht hatte. Regierungen – und die bewaffneten Kräfte, die in ihrem Dienst stehen – hassen Intellektuelle, Künstler und Freidenker jeglicher Schattierung, aber sie haben keine Angst vor ihnen. Das ist vorbei. Sie fürchten sie nicht mehr, weil in einem modernen Industriestaat Künstler, Intellektuelle und Freidenker keine politische oder wirtschaftliche Macht ausüben, keinen wirklichen Einfluss auf die Herzen und Gedanken der Massen haben. Menschliche Gesellschaften haben sich seit alters her durch mündliche Überlieferung definiert, doch heutzutage übernehmen es Konzerne, den Menschen ihre Geschichten zu erzählen. Und die Botschaft, ganz gleich, wie unterhaltsam verpackt, ist immer dieselbe: Um etwas Besonderes zu sein, musst du dich anpassen; um glücklich zu sein, musst du konsumieren. Zwar waren Switters diese Umstände durchaus bewusst, doch war ihm auch klar, dass man sie unterwandern konnte und musste. Außerdem wusste er, dass Cowboys hin und wieder vom Hollywoodfieber angesteckt wurden und aus reinem Überdruss, aus einer schwelenden Lust nach Erregung und Macht, die lächerlichsten und grauenhaftesten Dinger drehten. Deshalb bearbeitete er Domino so lange, bis sie endlich nachgab.

Die Pachomianerinnen, so lautete ihre E-Mail an Scanlani, würden die Fatima-Prophezeiung nur an den Heiligen Vater selbst aushändigen. Man würde sie direkt an ihn und niemanden sonst übergeben. «Verschwenden Sie nicht Ihre Zeit damit, nach Syrien zu kommen», schrieb sie ihm auf Switters' Drängen. «Wir kommen nach Rom.»

Dieses Mal war die Antwort typischer, wenn auch alles andere als beruhigend. Jeder Buchstabe triefte vor Feindseligkeit. Scanlani tadelte Domino für ihre Anmaßung, ihre Kühnheit und ihren Ungehorsam, nur weil sie glaubte, sie könne sich auf diese Weise eine Audienz beim Papst erschleichen. Er erinnerte sie daran, dass ihre Vorgesetzten sich bereits sehr bemüht hatten, ihr entgegenzukommen. Er prangerte ihre Undankbarkeit und Unverschämtheit an und machte sie so klein, wie es nur ein erfahrener Jurist kann. Seine Attacke brachte sie den Tränen nahe. Zerknirscht war sie drauf und dran einzulenken, doch davon wollte Switters nichts hören. «Die hohen Tiere haben schon einmal eingelenkt, und vielleicht tun sie es wieder. Setz ihnen – pardon – die Pistole auf die Brust.»

Widerstrebend folgte sie seinem Rat. Und daraus entspann sich ein erbittertes Wortgefecht zwischen Rom und der Oase, ein Disput, der wochenlang andauerte. Zwar ließ sich kein Repräsentant des Vatikans in Syrien blicken, doch schossen regelmäßig überhitzte Elektronen ostwärts übers Mittelmeer, und hart gesottene Elektronen kreuzten ihren Weg Richtung Westen. Mehrmals schien Domino die Lust an der Auseinandersetzung zu verlieren, doch Switters, der sich allein auf seine Intuition verließ, richtete sie wieder auf, rüstete sie zum nächsten Kampf (dabei war er selbst mehr als entrüstet) und schickte sie erneut aufs Schlachtfeld.

Gegen Ende April hatte sie es endlich geschafft.

Sie wusste nicht, ob sie es einfach ausgesessen hatte oder ob Rom allmählich nervös wurde, weil der Juni und die «Neue Katholische Frau»-Konferenz immer näher rückten, doch eines Tages kurz nach Ostern lenkten die Kirchenväter plötzlich ein und schickten sogar eine äußerst höfliche formelle Einladung zu einem Treffen mit dem Heiligen Vater innerhalb der nächsten vierzehn Tage.

Als Domino Switters umarmte, schluchzte sie beinahe vor Erleichterung. Sie sagte, sie sei überglücklich, dass die Sache nun endlich ein Ende hatte, und zu guter Letzt habe die Aussicht auf eine Audienz beim Papst all den Sturm und Drang gelohnt.

«Ich persönlich würde ja lieber Pee-wee Herman treffen», sagte er. «Aber wenn du glücklich bist, bin ich es auch. Und wenn du *in Sicherheit* und glücklich bist, noch mehr.»

Sie ermahnte ihn, er müsse auch für sich selbst glücklich sein. Er könne jetzt los, könne auf der Stelle aufbrechen und endlich anfangen, sich um die Lösung seiner eigenen Probleme zu kümmern. «Immer mit der Ruhe», sagte er. «Die Pflicht hast du gewonnen, aber jetzt geht es in die Kür, und da kann dein Trainer dich unmöglich im Stich lassen, bevor du die letzte Pirouette hingelegt hast. O nein! Nicht bei solchen Richtern. Irgendwie müssen wir eine Möglichkeit finden, dass ich dich nach Rom begleite.»

Sie sagte, er hätte nicht mehr alle mordsmäßigen Tassen im Schrank. Dann sagte sie, er sei verrückt und mutig und süß. Er antwortete, er sei einfach bloß neugierig.

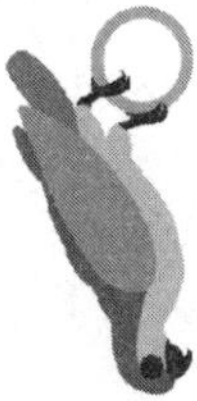

DER MAIMOND SAH aus wie ein Flaschendeckel. Genauer gesagt, in seiner gegenwärtigen Phase sah der Mond aus wie ein Flaschendeckel, den ein nervöser Biertrinker zwischen Machodaumen und Machozeigefinger zusammengedrückt hat. Der Mond machte Switters durstig, und das sagte er Taufiq, doch der hörte nicht zu.

«Ich möchte Amerika lieben», lamentierte Taufiq, «aber Amerika will, dass ich es hasse.»

Taufiq war da, um die pachomianische Delegation zum Flughafen von Damaskus zu bringen. Er war an einem Montagabend angekommen, sodass sie am Dienstagmorgen in aller Frühe aufbrechen konnten. Er hatte einen Krümel Haschisch für Switters mitgebracht, und jetzt saßen sie neben dem Wagen und rauchten ihn in der vom Mond schwach erhellten Wüste. Er hatte außerdem allerlei Zweifel an Amerika mitgebracht. Die Angriffe im Irak, die Operationen in Jugoslawien – all das ging Taufiq nicht aus dem Kopf. Es machte ihn wütend, aber noch mehr machte es ihn traurig. Seine großen braunen Augen sahen aus, als seien sie von geschmolzenem Schokoladenkummer erfüllt.

«Was ist bloß los mit deinem großartigen Land?», lamentierte Taufiq. «Warum muss es all diese schrecklichen Dinge tun?»

Switters hielt eine Wolke von süßem Rauch in der Lunge.

«Weil die Cowboys die Büffel ausgerottet haben», antwortete er. «Überall, wo ein Büffel fiel, erhob sich an seiner Stelle ein Monster.»

Er wollte ein paar dieser Monster aufzählen, doch sein

Mund war so trocken, dass er fürchtete, nicht ausspucken zu können.

«Es gibt eine direkte Verbindung zwischen der Ausrottung der Büffel und Vietnam», sagte Switters.

Taufiq strengte sich an, ihm zu folgen. Seine Augen seufzten.

«Als Lee in Appomattox kapitulierte», sagte Switters, «war die Macht der Wall Street über das amerikanische Volk ein für alle Mal besiegelt.»

Nach einer Weile fuhr er fort: «Es gibt eine direkte Verbindung zwischen Appomattox und echtem Kunstleder.»

«Aber dein Land hat alles», lamentierte Taufiq.

«Nun ja», sagte Switters. «Es hat Dynamik. Es hat Pfiff. Es hat jede Menge Abwechslung.»

«Amerikaner sind großzügig und lustig, jedenfalls die, die ich kenne», lamentierte Taufiq, «trotzdem muss ich Widerstand leisten.»

«Das ist ganz natürlich», antwortete Switters. «Die amerikanische Außenpolitik fordert zum Widerstand heraus, wenn nicht gar zum Terrorismus. Terrorismus ist die einzig vorstellbare logische Antwort auf die amerikanische Außenpolitik, so wie Straßenkriminalität die einzig vorstellbare logische Antwort auf Amerikas Rauschgiftpolitik ist.»

Taufiq wollte detaillierter darauf eingehen, doch jetzt machte sich die Wirkung des Haschisch bemerkbar, und Switters verlor rasch jegliches Interesse an Politik. «Politik ist, wenn man jemand eine große Summe bezahlt, um seinen Willen durchzusetzen. Politik ist Sadomasochismus. Ich möchte kein Wort mehr darüber verlieren», sagte Switters.

Er sprach mit gespitzten Lippen, hatte noch einen letzten Rest von harzigem Rauch in der Lunge: «Reden wir lieber … reden wir lieber … vom Rotkäppchen.»

Switters erzählte Taufiq das Märchen vom Rotkäppchen. Taufiq war verwirrt, aber gefesselt. Er lauschte aufmerksam, als müsse er jedes Wort im Geiste überdenken. Dann erzählte Switters Taufiq die Geschichte von Goldilocks und den drei

Bären. Er machte alle Stimmen nach. Er machte die große barsche, dunkle Stimme von Papa Bär nach, er machte die kleinere besorgte, liebevolle Stimme von Mama Bär nach, und er machte die winzige hohe Piepsstimme von Baby Bär nach. Taufiq war hin und weg.

Taufiq wollte mehr. Also versuchte Switters ihm *Finnegans Wake* zu beschreiben. Es war kein voller Erfolg. Offensichtlich verwirrt, verlor Taufiq schnell das Interesse und schien sogar ein wenig gereizt, doch Switters beharrte auf seinem Gefasel über «titley hi ti ti» und «where, O where is me lickle dig done», als sei er im C.R.A.F.T.-Club von Bangkok.

Doch Switters war nicht in Bangkok, er war in der Syrischen Wüste, und der Maimond, der in seine letzte Phase eintrat, sah aus, als sei er einmal zusammengeklappt wie ein hauchdünnes gelbes Omelett. Er machte ihn hungrig, und das sagte er Taufiq, doch da hörte der Lastwagenfahrer schon nicht mehr zu.

Zu sechst quetschten sie sich lange vor dem Morgengrauen in die Audi-Limousine. Taufiq saß wie immer am Steuer, dazu kamen Verschleierte Schönheit, Domino, Pippi, Mustang Sally – und Switters, als Nonne verkleidet. Er würde (so hoffte er jedenfalls) unter ZuZus Namen reisen. Als sie sich im Dunkeln versammelten, um einzusteigen, wandte sich Verschleierte Schönheit zu ihnen um. «Wir reisen nach Italien», erklärte sie feierlich, auch wenn das vermutlich überflüssig war. «Ihr werdet merken, dass Italien nichts mit den italienischen Nächten in unserem Speisesaal zu tun hat.»

«Italienische Nächte – was ist denn das?», fragte Mustang Sally, ein sarkastischer Hinweis auf die Tatsache, dass die Schwestern keine italienische Nacht mehr gefeiert hatten, seit Switters im September ihren Weinkeller geplündert hatte.

«Kikeriki!», krähte Switters in der Hoffnung, den Spieß umzudrehen und den Hahn aus dem Schlaf zu wecken.

Die Fahrt war lang und anstrengend. Fünfzehn Meilen weit wurden sie am späten Vormittag von einem Helikopter verfolgt. Das ärgerte vor allem Pippi, die dringend Pipi machen musste. Als er sah, wie sie sich hin und her wand, um nicht in die Hose zu machen, hatte Switters noch einen Grund mehr, Helikopter zu verachten.

Sie erreichten den Flughafen von Damaskus um halb zwei und glaubten, geradezu altmodisch früh für ihren Fünf-Uhr-Flug dran zu sein. Doch da waren sie leider auf dem Holzweg.

Switters hatte die Tickets über Internet bestellt und mit Kreditkarte bezahlt. Als sie sie am Alitalia-Schalter abholten, gab es keinerlei Schwierigkeiten. (Domino hatte gefragt, wie er sie bezahlen wollte, und er hatte geantwortet, das sei kein Problem, denn er hatte das Konto der Anwältin seiner Großmutter belasten lassen, deren Kreditkartennummer er sich in weiser Voraussicht besorgt hatte, nachdem sie ihn aus seiner Hütte in den Bergen vertrieben hatte.) Auch beim Zoll ging zunächst alles glatt. Switters saß im Rollstuhl und war verschleiert. Von Pippi geschoben und Mustang Sally bemuttert (als sei er der zahmste Krüppel der Welt), wurde er als Schwester Francine Bouloud (so lautete ZuZus richtiger Name) ohne jede Frage akzeptiert. Immer wenn ein Beamter ihn musterte, fing Switters an zu sabbern, was den *douanier* unweigerlich bewog, den Blick abzuwenden. Der Ärger ging erst los, als die Frauen informiert wurden, es stehe ihnen frei, das Land zu verlassen oder zu bleiben, doch wenn sie es einmal verlassen hätten, gäbe es kein Zurück mehr: Die syrische Regierung werde ihre Visa nicht verlängern.

Ausgiebiger Protest und langwierige Diskussionen folgten. Als die Französinnen einwandten, dass sie Syrien unter diesen Umständen unmöglich verlassen konnten, zuckte der verantwortliche Zollbeamte die Achseln und erklärte, auf einen kurzen Nenner gebracht: «Gut. Dann bleiben Sie hier.» Switters gefiel das Ganze gar nicht, doch er wagte es nicht, den mit Rouge geschminkten, sabberfeuchten Mund aufzumachen.

Als sie merkte, dass sie bei den Beamten am Flughafen

nicht weiterkam, da keiner von ihnen einen Grund für die Visabeschränkung nennen konnte, fing Verschleierte Schönheit hektisch an zu telefonieren. Doch an diesem Tag wurde im syrischen Außenministerium anscheinend nicht gearbeitet. Und im französischen Konsulat schienen sämtliche Mitarbeiter in einer Besprechung zu sein. Die Äbtissin versuchte es wieder und wieder, vergeblich. Und dann wurde der Flug 023 aufgerufen.

In letzter Minute, kurz bevor das Gate geschlossen wurde, beschlossen sie, dass Verschleierte Schönheit in Damaskus zurückbleiben sollte, um zu versuchen, das Visaproblem zu lösen. Die anderen würden nach Rom weiterreisen, wo – mit ein bisschen Glück – auch die Äbtissin rechtzeitig zur päpstlichen Audienz am Donnerstag eintreffen würde. Als sie durchs Gate gingen, blieb sie wütend zurück und rieb sich die Nase, als sei sie eine Wunderlampe, deren Geist gerade Kaffeepause machte. Sie schafften es gerade noch mit knapper Not, rechtzeitig ins Flugzeug zu kommen.

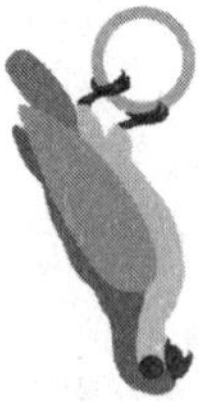

DIE DREI EHEMALIGEN Nonnen und eine Quasinonne (hier haben wir eine Möglichkeit, die «Ohrringe» zu umgehen) hatten auf Switters' Empfehlung hin Zimmer im Hotel Senato reserviert. Das Senato war ein kleines *albergo* und lag, bescheidene Wange an gottloser Backe, gleich neben dem Pantheon an der Piazza della Rotonda, der lautesten, farbenprächtigsten und, was das angeht, *italienischsten* Ecke von Rom. Die Gegend gehörte zu Switters' Lieblingsvierteln, obwohl auch er gelegentlich klagte, dass sie an der Grenze zu scheißlebendig stand.

Am Empfang überreichte der Pförtner Domino eine Nachricht. Sie war von Scanlani und hieß die Pachomianerinnen in Rom willkommen. Er informierte sie, dass ihre Audienz beim Heiligen Vater auf Mittwoch, 14.30 Uhr, also morgen, vorverlegt worden sei. Außerdem erklärte er ihnen, dass es in Italien illegal sei, sich als Nonne auszugeben, daher gab er ihnen und insbesondere ihrem «Sicherheitschef» den guten Rat, Zivilkleidung anzulegen.

Die kleine Pinguintruppe war einigermaßen verblüfft, als sie ihr Gepäck (es gab keine Hotelpagen im Senato) in den winzigen Lift schleppte. Er fasste nur zwei Personen; Domino und Switters quetschten sich als Letzte hinein. «Ich weiß, dass dir der Ton nicht gefällt», sagte sie und wedelte mit Scanlanis Nachricht, «aber alles wird gut. Ich hoffe bloß, dass meine Tante es noch rechtzeitig schafft. Die Prophezeiung gehört ihr. Es wäre nicht recht, sie ohne sie zu übergeben.»

Nachdem Domino ihre Reisetasche in dem Zimmer abgestellt hatte, das sie mit Pippi und Mustang Sally teilte, kam sie herüber zu Switters, um ihm zu helfen, sich aus der Nonnentracht zu schälen. «Nun halt schon still, ZuZu», sagte sie übermütig. «Es sind nur noch sechsundvierzig Knöpfe.»

Unter dem schweren Habit trug er seine Boxer-Shorts – die mit den kleinen Schneemännern drauf und den Ahornbäumen mit Eimern, um den Ahornsaft aufzufangen. Mit einem Ruck, der sie beide überraschte, zerrte Domino sie bis zu den Knöcheln herunter.

Als sie so lange an ihm herumgefummelt hatte, bis er steif wie ein Wagenheber war, umschloss sie seine Hoden mit einer Hand wie eine Farmerstochter, die ein paar Perlhuhneier wiegt, fiel vor dem Invacare 9000 auf die Knie und fuhr ein einziges Mal mit der Zunge von der Wurzel bis zur Spitze. Es war eine genüssliche, feuchte Angelegenheit, und er legte die Hände auf ihren Kopf, in der Hoffnung, sie zu mehr verleiten zu können, doch sie stand auf und trat einen Schritt zurück. Sie zitterte.

«Mein Verlangen ist so groß, dass ich schreien möchte», sagte sie. «Ich begehre dich dermaßen, dass ich am liebsten schreien und spucken und die Blumen von dieser Tapete kratzen könnte. Ich will dich so sehr, dass ich gegen die Möbel treten, zu Gott beten, mir in die Hose machen und heulen könnte.»

«Aber?», fragte er, als sie noch einen Schritt zurücktrat. Es war nur ein einziges Wort, aber sein Mund war so trocken, dass er es kaum herausbrachte. Tatsächlich hörte es sich an wie die Stimme von Baby Bär. Er war noch steifer als vorher, falls das physiologisch möglich war, und zugleich schüttelte ihn ein Fieber wie ein satyrartiger Malariaanfall.

«*Aber* ich habe Maria und mir selbst und dem Teil von mir, der Maria ist, und vice versa einen Eid geleistet. Nicht, bevor ich verheiratet bin.»

«Wir kö-kö-könnten morgen heiraten», stotterte er. «Verdammt nochmal, der *Papst* könnte uns trauen!» Der Kobold hatte ihn gepackt, so viel stand fest.

Domino lächelte. Es war ein Lächeln, das drei oder vier

Vespas auf der Piazza unter ihrem Fenster ins Schleudern gebracht hätte. «Du Dummkopf», sagte sie. «Es würde nie klappen mit uns. Ich bin zu alt, und du bist zu … Wie auch immer, du wirst darüber lachen, aber ich möchte morgen den Petersdom als Jungfrau betreten. Ich trage zwar kein Habit, aber zwischen den Beinen will ich genauso Nonne sein wie im Herzen.»

«Ein jungfräulicher Lazarus», murmelte er und hoffte, dass es nicht allzu sarkastisch klang. Trotz allem bewunderte er die Hartnäckigkeit, mit der sie an der falschen Unschuldsvorstellung der Patriarchen festhielt. «Das von den Toten auferstandene Jungfernhäutchen.»

Sie runzelte die Stirn. Doch dann lächelte sie wieder. «Ja», sagte sie mit einem Anflug von Stolz, der nur teilweise gespielt war. «Und es ist das Einzige auf der ganzen Welt. Es ist einmalig.»

«Soweit wir wissen.» Er war noch immer so erregt, dass sogar sein Blick stocksteif geworden war.

«Ja», pflichtete sie bei und verließ den Raum. «Soweit wir wissen.»

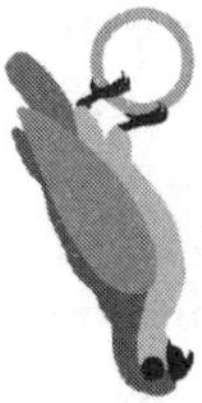

AM NÄCHSTEN TAG aßen sie in der Nähe der Piazza in dem von Feinschmeckern gepriesenen Da Fortunato al Pantheon zu Mittag, obwohl eigentlich nur Switters und Mr. Plastik richtigen Hunger hatten. Switters war so froh, die Kichererbsenzone endlich hinter sich zu haben, dass er sowohl gegrillten Seebarsch als auch *spaghetti alle vongole veraci* verdrückte und das Ganze mit einer Karaffe Frascati krönte. Da in Italien gerade Spargelzeit war, bestellte er auch *asparagi bianchi* in drei verschiedenen Zubereitungsarten und machte zwischen ihnen jeweils eine Pause, um aus dem Stegreif ein paar poetische Spargelhymnen zum Besten zu geben: «Aufrecht wie die Lanze des weißen Ritters, flammenlose Kerze, die den Erdhügel des Bauern erhellt, kraftvoller Stift mit krauser Feder, wie geschaffen für einen Liebesbrief an seine Cousine, die Lilie. O Spargel! Schlanker Fürst des Frühlings» etc. pp., ohne Ende, auf Italienisch, Französisch und Englisch, so lange, bis die Kellner genauso wie Domino und Sally die Augen verdrehten.

Nach Dessert und Grappa gingen sie beim Hotel vorbei, um zu sehen, ob Verschleierte Schönheit inzwischen angekommen war. Nein, leider nicht. Also teilten sie sich auf und nahmen zwei Minicabs zur Vatikanstadt. Switters fuhr mit Pippi, die sich vor Aufregung fast die Sommersprossen von den Fingern knabberte. Pippi brannte natürlich darauf, den Papst zu sehen, aber irgendwie hatte sie das Gefühl, dass es nicht der richtige Augenblick war. «Das war doch erst für morgen geplant», jammerte sie.

«Heute ist morgen», sagte Switters. Er nahm ihre Hand

und hielt sie fest, bis sie den halb versteckten Lieferanteneingang nahe der Via di Porta Angelica erreichten, wo sie, wie man ihnen erklärt hatte, Scanlani erwarten würde. Tatsächlich ließ der Schweizergardist, der auf Dominos Klingeln öffnete, sie sogleich eintreten, und dann standen sie Scanlani gegenüber, der sie elegant gekleidet und mit ausdrucksloser Miene empfing. Sein Haar sah aus, als sei dort die *Exxon Valdez* auf Grund gelaufen. Im Übrigen schien er nicht im Geringsten überrascht, Switters zu sehen.

Die Gruppe wurde in einen Minibus verfrachtet, der eigentlich nicht mehr als ein zu groß geratener Golfkarren war. Da er nicht über spezielle Vorrichtungen für Behinderte verfügte, bereitete er Switters einige Schwierigkeiten. Offenbar fand Scanlani das amüsant, mit letzter Sicherheit hätte man es allerdings nicht sagen können. Switters schlug vor, sich hinten am Bus festzuhalten und mitziehen zu lassen, doch sein Gastgeber wandte ein, dies würde zu viel Aufmerksamkeit erregen. Pippi und ein Schweizergardist kippten ihn mehr oder weniger in den Bus. Sein Rollstuhl wurde zusammengeklappt und lag während der ganzen Fahrt schief und schwer auf seinem Schoß. Er versetzte ihm einen liebevollen Klaps. «Garantiert feuersicher», sagte er und grinste Scanlani an.

Sie fuhren durch die Nebenstraßen des Vatikans, abseits der Pilger- und Touristenrouten, und passierten zwei Sicherheitskontrollen. Bei der zweiten wurden sie in getrennte Räume geführt und so gründlich durchsucht, dass Domino anschließend Switters ins Ohr flüsterte, sie hätte ihre Jungfräulichkeit ebenso gut am Abend zuvor an ihn verlieren können. Der Hauptmann der Garde war einigermaßen entsetzt über Switters' Waffe, doch Scanlani beruhigte ihn mit dem Hinweis, der verkrüppelte Amerikaner sei früher «einer von uns» gewesen (eine Äußerung, der Switters unter normalen Umständen energisch widersprochen hätte). Dennoch musste er die Waffe abgeben. Sie wurde in einen Safe eingeschlossen, und man versicherte ihm, dass er sie auf dem Rückweg wiederbekäme. Ohne die Pistole im Bund musste er seinen Gürtel enger schnallen. «So kann man also ein dickes Essen verputzen und trotzdem abnehmen», murmelte er vor sich hin.

«Ich habe dich gewarnt, das Ding gar nicht erst einzustecken», sagte Domino.

Der Hauptmann und drei weitere Schweizergardisten begleiteten sie zu einem großen alten Gebäude am nordwestlichen Ende der Piazza San Pietro, einem hässlichen grauen Schloss, in dem der Papst seine Wohnung hatte. Sie betraten es durch eine Nebentür. In der holzgetäfelten Halle erwartete sie ein Kardinal in vollem Ornat – Robe, rote Kappe und alles, was dazugehört. Er empfing sie mit routinierter Höflichkeit. Dieser Prälat war mit der Untersuchung von Wundern betraut. «Sind Sie auch für Warzen und Hymen zuständig?», fragte Switters. Weder der Kardinal noch Domino reagierten auf diese Bemerkung, doch im kaum merklichen Zucken von Scanlanis Oberlippe flackerte eine unausgesprochene Drohung.

Mit mildem Gleichmut, wie man ihn gelegentlich bei Erziehern im Kindergarten antrifft, deren Interesse an Kindern rein professionell ist, führte der Kardinal die Gruppe durch einen langen, düsteren Gang bis an eine Tür, die sich in einen unerwartet großen Garten öffnete. Überall standen Kiefern und Kastanien, blühten Frühlingsblumen, sprossen zartgrüne Blättchen an den Sträuchern. Umgestürzte Säulen, von der Last ihrer Portika befreit, genossen ein dekoratives Rentnerdasein. Vögel sangen, nicht mehr oder weniger fromm als auf einer Deponie in New Jersey. In der Nachmittagssonne hatte alles einen chartreusegrünen Schimmer. Spargelgas.

Am anderen Ende des Gartens, vielleicht fünfzig Meter entfernt, erhob sich ein efeuüberwucherter Pavillon, eine Art erhöht stehendes Sommerhaus, dessen Wände aus elfenbeinfarben lackiertem Gitterwerk bestanden. Dorthin führte sie der Kardinal jetzt über einen Kiesweg, nachdem er sie zunächst über das Protokoll der päpstlichen Audienz aufgeklärt hatte.

Etwa fünf Meter vor dem Pavillon ließ der Kardinal seine Gäste, die ihm im Gänsemarsch folgten, anhalten. Als Switters, der seinen Rollstuhl eigenhändig fuhr, nicht schnell genug bremste, wurde er von hinten zum Halten gezwungen. Er sah sich um und entdeckte den Hauptmann, der hinter ihm aufragte. «Ich dachte, in der Schweizergarde gäbe es nur junge Kerle», sagte Switters. «Du siehst mir alt genug aus, um dich noch an John Foster Dulles zu erinnern.» Dann spuckte er zurückhaltend, fast diskret aus, doch der Gardist rüttelte heftig an seinem Stuhl und legte ihm eine feste Hand auf die Schulter.

«Die heilige Kielbasa hat nicht das Geringste von meinem profanen Speichel abgekriegt», protestierte Switters. Er hatte Recht. Im Inneren des schattigen Pavillons erhob sich ein Thron, und soweit es der angestrengt durch die Efeuranken spähende Switters beurteilen konnte, war er im Augenblick nicht besetzt.

«Sie haben Alkohol getrunken, Sir», sagte der Hauptmann.

«Nur um mein Immunsystem auf Vordermann zu bringen», erklärte Switters.

Die Gruppe hatte sich vor dem Pavillon ein wenig verteilt. Die ehemaligen Nonnen gaben sich alle Mühe, den Patriarchen zu entdecken, gegen den sie zwar aufbegehrten, den sie aber dennoch verehrten. Sie konnten nicht anders: Ihre Konditionierung ließ gar keine andere Möglichkeit zu. Doch nicht ein einziger päpstlicher Blip erschien auf ihren Radarschirmen. Switters konnte zwei Männer in Straßenanzügen ausmachen, die zu beiden Seiten des Throns standen, doch keiner von beiden warf einen päpstlichen Schatten. Dann betrat Scanlani den Pavillon und gesellte sich zu ihnen. Die drei unterhielten sich kurz und gaben dem Kardinal ein Zeichen. Der wiederum winkte Domino zu sich. «Sie haben das fragliche Dokument bei sich? Gut. Bitte kommen Sie.» Er nahm sie am Ellbogen und führte sie die vier Stufen hinauf, die ins Innere des Pavillons führten. Mustang Sally und Pippi liefen hinterher, als könnten sie es gar nicht erwarten, ihren Kniefall zu machen, doch zwei Gardisten stellten sich ihnen in den Weg. Switters hatte sich nicht gerührt, trotzdem spürte er, dass sich der Griff des Hauptmanns auf den Rollstuhl verstärkte.

Ein Singvogelpaar flog vorbei und machte Singvogelgeräusche.

Domino blieb auf der obersten Stufe stehen. Sie stand mit dem Rücken zu Switters, doch er wusste, dass ihr Blick auf den Hintereingang des Pavillons gerichtet war und nach einem kleinen weißen Affen mit himmelblauen Augen und einer Aura von milder Autorität Ausschau hielt. Als sie ihn nicht entdecken konnte, ging sie keinen Schritt weiter, sondern presste den eselsohrigen Fatima-Umschlag an ihre Brust. Sanft versuchte der Kardinal, sie in den Pavillon hineinzudrängen, doch sie rührte sich nicht. Im gleichen Augenblick traten Scanlani und seine zwei Kumpane freundlich, aber bestimmt auf sie zu.

Als sie aus den dunkleren Schatten heraus in die von Efeublättern und Sonnenlicht gebildeten Muster kamen, erkannte Switters den guten Dr. Goncalves, Fatima-Spezialist und Autor einer Salazar-Biographie, in der er den portugiesischen Diktator als eine Art modernen Apostel dargestellt hatte. Auch der zweite Mann hatte etwas an sich, das ihm vertraut erschien. Nach ein paar Klicks auf seinem Biocomputer hatte Switters ihn als Agent der Firma identifiziert; es war eine durchtriebene Ratte, ein Cowboy namens Seward, der Mayflower Cabot Fitzgerald unterstand. Offenbar interessierte er sich für religiöse Angelegenheiten und besaß einige Kenntnisse auf dem Gebiet. Einmal hatte er Mayflower um Erlaubnis gebeten, den Dalai Lama umzulegen, nachdem er es geschafft hatte, sich in dessen innersten Zirkel einzuschmuggeln. «Dieser in Bettlaken eingewickelte kleine Mistkerl predigt Glück, und das wirkt sich destabilisierend aus», soll Seward gesagt haben. Und Mayflower hatte entgegnet: «Gerade weil er solchen Wert auf Glück legt, nimmt ihn kein Mensch ernst.»

Switters hingegen nahm Seward ziemlich ernst. Zu behaupten, dass ihm nicht gefiel, was er da sah, was er hörte und roch, wäre noch untertrieben gewesen.

Die im Pavillon versammelte Gruppe beriet sich. Trotz der milden grünen Stille im Garten verstand er nichts von dem, was die Männer sagten, doch hin und wieder schnappte er ein Wort von Domino auf. Er hörte sie mehrmals hintereinander «Nein» sagen. Er hörte sie sagen: «Das ist nicht recht.» Er hörte sie sagen: «Das kann ich nicht machen.» Er hörte sie sagen: «Darüber möchte ich erst mit der Äbtissin sprechen.» Als er sah, wie sich die Rückenmuskeln unter ihrem Sonntagstschador spannten, wusste er, dass sie die Prophezeiung an ihre Brust drückte wie das Kind, das sie nie geboren hatte. Er warf einen Blick auf Pippi. Ihre Sommersprossen leuchteten so schwach wie sterbende Sterne. Er warf einen Blick auf Mustang Sally. Die Schmachtlocke klebte auf ihrer verschwitzten Stirn und bildete ein unheilvolles Fragezeichen. «Nein», hörte er Domino sagen. Ihre Stimme war so fest wie Cheddar. Dann: «Wie soll ich wissen, ob es auch ...»

Mit einer mühelosen, raschen Bewegung glitt Scanlani auf sie zu. Er hielt etwas in der Hand. Etwas, das ungefähr so lang war wie eine kleine Taschenlampe. Etwas, das schwarz glänzte wie ein Lakritzeis am Stiel. Etwas, das ganz offensichtlich nicht aus Metall bestand – vermutlich deshalb, weil man es so unentdeckt an den Metalldetektoren in Flughäfen vorbeischmuggeln konnte. Wie Switters' Beretta. Die Beretta, die jetzt in einem Safe des Vatikans eingeschlossen war, als handelte es sich um einen der legendären Schätze im Besitz des Heiligen Stuhls.

Mit ausgestrecktem Arm hielt Scanlani das dunkle Objekt an Dominos Kopf, in der Absicht – darüber konnte kein Zweifel bestehen –, sie aus kürzester Entfernung zu erschießen.

Switters schrie: «Halt, du Schweinepriester! Holla!»

Der Hauptmann versuchte ihn zurückzuhalten, doch

Switters brach ihm mit einem einzigen Hieb das Handgelenk, als hätte er eine Barbiepuppe vor sich.

Es wäre verlockend, zu berichten, dass in diesem Augenblick das ganze vergangene Jahr mit Schwester Domino in einer raschen Prozession von Bildern an ihm vorbeizog, Bildern, die komisch, rührend und frustrierend zugleich waren, ein Sturm verwischter Erinnerungen, die durch seinen Kopf fegten, als sei der an den Stamm einer mittelalten Palme gefesselt. In Wirklichkeit jedoch war da nichts außer einem lauten, deutlichen Summton: das Signal, das bei Männern seines Schlages anstelle der uralten schrillen Paniksirene ertönt, eine zivilisierte Aufforderung zum Handeln.

Switters sprang aus dem Rollstuhl.

Sein linker Fuß berührte den Boden zuerst. Im gleichen Augenblick hatte er das Gefühl, dass sich eine wütende Schlange in seinem Spann verbiss. Ein gewaltiger Stromstoß durchfuhr seinen Körper. Dann folgte ein ohrenbetäubender Knall, und eine Kugel aus weißem Licht – mit Sicherheit keine mystische Kokosnuss – explodierte hinter seinen Augen.

Er torkelte zur Seite.

Dann schlug er der Länge nach in den Kies.

Irgendwo hatte Switters mal etwas über die Blackbox-Aufzeichnungen gelesen, die man aus abgestürzten Flugzeugen geborgen hatte. Die Auswertung dieser Daten ergab, dass die letzten Worte von Piloten, die erkannten, dass sie keine Chance mehr hatten, am häufigsten «Ach du Scheiße!» lauteten.

Was sagt es aus über menschliche Schwäche, über die durchsichtige Schale der Zivilisation, den Stand der Evolution und die Herrschaft des Körpers über den Geist, wenn sich moderne, gebildete und wohlhabende Menschen angesichts ihres bevorstehenden Todes bemüßigt fühlen, ausgerechnet die Exkremente zu beschwören? Dass technisch versierte Herrscher über millionenschwere Flugmaschinen in dem Moment, wenn plötzlich und unerwartet ihr irdisches Leben zu Ende geht, kein Bekenntnis einer heiligen, familiären oder romantischen Liebe auf den Lippen haben, keine patriotischen Empfindungen, keine Bitte um Vergebung, keinen Ausdruck von Dankbarkeit oder Bedauern, sondern einen skatologischen Fluch?

Höchstwahrscheinlich wenig oder gar nichts. Mit ziemlicher Sicherheit benutzen sie das Wort *Scheiße,* ohne sich im Geringsten seiner wörtlichen Bedeutung bewusst zu sein. Auf einer unbewussten Ebene ist der Fluch vielleicht bedeutsam, aber man muss schon ein reichlich fanatischer Freud-Anhänger sein, um zu glauben, dass er die anhaltende Dominanz einer infantilen Fixierung auf Fäkalien symbolisiert.

Wie auch immer, zwar konnte Switters sich vorstellen, dass Bobby Case etwas in der Art von sich geben würde (Bobby war immerhin Texaner), doch er selbst fand diese Information fürchterlich und hatte sich geschworen, dass ein solcher Ausruf *seinen* Abgang nie und nimmer begleiten werde. «Ach du Scheiße» war einfach stillos, ohne jede Eleganz, ohne Charme, ohne Phantasie, ohne jeglichen Hinweis auf volles Bewusstsein. Es war schlicht und einfach vulgär. Zwar schätzte auch Switters den gelegentlichen Wert eines Fluchs als verbale Unterstreichung, als hochwirksames Mittel der Betonung, doch für Flegel, die Flüche als Ersatz für ein angemessenes Vokabular ansahen, Jugendliche, die damit ihrer Rebellion Ausdruck verliehen, und Stand-up-Comedians, die damit ihren mangelnden Witz überspielten, hatte er nur Verachtung übrig.

Wenn sein Ende kam, so hatte Switters immer geglaubt, würde er irgendwas Originelles, wenn nicht gar Tiefsinniges von sich geben, etwas, das der spezifischen Situation angemessen war, also etwas außerordentlich Zutreffendes. Wenn es nicht anders ginge, wenn es an Zeit mangeln sollte und noch mehr an Inspiration, würde er, so hatte er geschworen, eben *Wahoo* brüllen – einen einzigen, krönenden Achterbahnschrei trotziger Euphorie.

Ein nobler Vorsatz vielleicht. Doch als die Erdschlange zubiss und die Kugel aus Licht explodierte, als er den Kontakt zur Welt verlor und davontrudelte in eine elektrifizierte Dunkelheit, hatte er nicht *Wahoo* geschrien und auch sonst nichts, das entfernte Ähnlichkeit mit einem berühmten letzten Wort haben könnte.

Hätte das Cockpit seines Invacare-Raumschiffs über eine Blackbox verfügt, hätte diese seine letzten Worte vor dem Sturz in die elektrifizierte Dunkelheit als das gespeichert, was sie waren – nämlich eine Entgleisung, eine entsetzliche Peinlichkeit: «Halt, du Schweinepriester!»

Elektrifizierte Dunkelheit, weil sich hier einiges tat. Und es war auch nicht wirklich dunkel. Oder anders ausgedrückt, es war dunkel und es war nicht dunkel.

Vielleicht war es eine Dunkelheit, die sich verhielt wie Licht. Vielleicht aber auch Licht, das sich verhielt wie Dunkelheit. Woher sollte er das wissen? Er trudelte hinein, ohne jede Kontrolle, er hatte nicht die geringste Chance, ein Urteil darüber abzugeben. In gewissem Sinne schien es ein *neutraler* Zustand zu sein – doch wie gesagt, er war alles andere als statisch.

Hätte er Zeit gehabt, ihn zu analysieren (aber die hatte er natürlich nicht, denn er befand sich in einem transtemporalen Raum, wo der lineare Bleistift der Analyse Radiergummis an beiden Enden hat), hätte er es als Schnittstelle bezeichnet. Als Schnittstelle zwischen Hell und Dunkel. Als unmerklich feinen Riss zwischen Yin und Yang. Eine Realität zwischen *diesem*, was ist, und *jenem*, was ist. Eine Zahl zwischen eins und null. Trudelnd.

Dann merkte Switters, dass er hier früher schon mal durchgekommen war. Die Räume der Träume. Bloß drehten ihm diesmal keine botanischen Triptamin-Alkaloide die Eingeweide um. Und bisher waren auch noch keine Knollendinger aufgetaucht, die sich damit brüsteten, die ganze Chose zu steuern. Es gab jedoch ein schwaches Glühen in dem, was man hätte Ferne nennen können, eine Art Licht-am-Ende-des-Tunnels, und das zog ihn an. «Nein! Ich habe absolut keinen Bock auf eine trendige Nah-Todeserfahrung», hörte er sich rufen. «Ich will alles oder nichts. Entweder –»

«Holla!»

«Maestra? Bist du das? Ist alles ... okay?»

Es gab keine Antwort. Er trudelte durch den Tunnel. Oder der Tunnel trudelte durch ihn.

War er ein Spielzeugboot im Rinnstein oder war er der Rinnstein – und wo blieben die Kunststudentinnen?

Er kam dem leuchtenden Glühen immer näher. Oder es näherte sich ihm. Wie sich herausstellte, war es kein Licht als solches, sondern eher so was wie eine pulsierende Membran, bunt gefiedert, mit viel Rot und Grün. Die Membran hatte kein Gegenstück, kein Alter Image, und er fing an, sich zu fragen, ob es in dieser dichotomischen Leere doch so etwas wie Einzigartigkeit gab. War das vielleicht die Aura der Endgültigkeit? Die Medulla des Mandala? Das sichtbar gemachte Unbefleckte Herz? Ein vierdimensionales Hymen? Dann hörte er plötzlich etwas: keine Sphärenmusik, nein, das wirklich nicht, eher gepresst drang es an sein Ohr, ein kratziges Geräusch, das aus der Membran kam. Es klang beinahe so, als würde sie sich räuspern.

Ja, genau. Als Switters in diese polychrom pulsierende Membran hineinraste, hatte er das deutliche Gefühl, dass sie jeden Moment zu ihm sprechen würde, dass er wie die angeblichen Propheten aus alten Zeiten tatsächlich die Stimme dessen hören sollte, den die Menschen Gott nennen. Er war, wie es so schön heißt, ganz Ohr.

Es folgte eine weitere Salve ausgehusteter Krächzlaute. Und dann – sprach sie.

«Völker dieser Welt, relaxt!

Das waren ihre Worte.

Das Glühen flackerte auf und erlosch.
An seine Stelle trat das Nichts.
Und das war das.

Send in the Clowns.

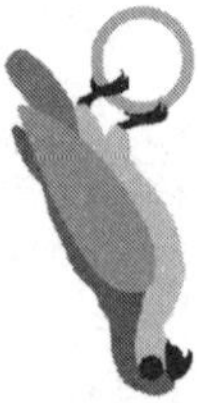

IN DIESEM AUGENBLICK, so kam es ihm jedenfalls vor, kehrte Switters ins Reich des normalen Bewusstseins zurück. Er erkannte es daran, dass er höllische Schmerzen hatte. Und daran, dass er in nächster Umgebung ein Werbeplakat hängen sah.

Die Dinge gewannen nicht nach und nach an Schärfe, sondern er schlug die Augen auf, und – *zack!* – war alles auf einen Schlag da: Er sah blassgelbe Wände, Chianti-rote Vorhänge, den eleganten Chromtisch neben seinem Bett (in Italien sind sogar die Krankenhauszimmer stilvoll eingerichtet) die Marlboro-Reklame, die den Blick aus dem Fenster beherrschte, Pippi in einem modernen leichten Habit, Domino in ihrem alten syrischen Tschador und mit ihrem alten herzzerreißenden Lächeln, ihren runden Bäckchen und ihrer Lebhaftigkeit.

«Wo bin ich?», fragte er. Im gleichen Augenblick stöhnte er auf und schlug sich unklugerweise auf die verkrustete Stirn. «Ich ziehe die Frage zurück», sagte er. Er zog sie zurück, weil er im Großen und Ganzen wusste, wo er war, und wichtiger noch, weil die Frage so unglaublich vorhersehbar war. Was für ein dämliches Klischee!

«Du bist ins Leben zurückgekehrt», antwortete Domino. Ihre Stimme erinnerte ihn noch mehr als sonst an einen Doughnut-Wagen vom Roten Kreuz, der nach einer Katastrophe in Hörweite geschnurrt kam.

«Wohin?»

«Ins Leben. *La vie.*»

«Richtig. Ins Leben. Das alte Kasperletheater. Aber du

auch, Domino! Du bist okay! Gott segne dich! Der Mistkerl hat dich nicht … Was ist passiert? *Bonjour*, Pippi. Oder sollte ich sagen, *Schwester* Pippi?» Er deutete auf ihre Robe. «Mann, das ging ja schnell. Wie lange war ich weg?»

«Heute ist der zehnte Tag.»

Er richtete sich so ruckhaft auf, dass er um ein Haar die Kanüle rausgerissen hätte. *«Zehn Tage?!!»* Er war verwirrt.

Sanft drückte Domino ihn wieder in die Kissen. «Vorgestern hast du angefangen, im Schlaf zu sprechen. Am Tag davor hattest du die Lider bewegt und mit den Zehen gewackelt. Die Ärzte waren ziemlich sicher, dass du wieder zu dir kommen würdest. Wir haben viele, viele Gebete gesprochen.»

«Aber was …?» Er strich sich über den bandagierten Kopf. «Ich bin gar nicht erschossen worden, wie? Es war das Tabu.»

Domino lächelte mitfühlend. «Du bist ohnmächtig geworden», sagte sie.

Laut Dominos Bericht hatte sich Folgendes abgespielt:

Als sie beim Anblick des leeren Throns im Eingang des Pavillons stehen geblieben war, hatte man ihr erklärt, der Heilige Vater habe sein Mittagessen nicht vertragen und sehe sich aufgrund von Sodbrennen – «bestimmt der Pesthauch des Teufels» – nicht in der Lage, die Verabredung einzuhalten. Der Pontifex übermittelte ihr seinen Segen und sein Bedauern und bat sie, «das fragliche Dokument» seinen Beratern auszuhändigen.

Da sie einen Hinterhalt vermutete, lehnte Domino ab. Sie bat um eine Verschiebung. Sie würde später mit ihrer Äbtissin wiederkommen, erklärte sie. Es folgte ein kleines Wortgefecht. Am Ende nahm Scanlani sein Handy aus der Tasche und tippte eine Nummer ein. Er machte ihr klar, dass sie das seltene Privileg habe, mit dem Papst zu telefonieren. Der Papst werde persönlich bekräftigen, dass der Umschlag einem seiner Berater ausgehändigt werden solle. «Und woher weiß ich, dass er es wirklich ist?», hatte sie gefragt. Scanlani feuerte eine kurze Salve von italienischen Sätzen in sein Handy. Dann lauschte er und nickte. «Er wird Ihnen zuwinken», sagte er. «Der Heilige Vater wird Ihnen vom Fenster seines Badezimmers aus winken. Sie werden ihn da oben sehen können, wie er das Telefon in der Hand hält und mit Ihnen spricht. Was für eine Ehre!»

Während Domino noch verwirrt darüber nachdachte, streckte Scanlani die Hand mit dem Handy aus. «Na los. Sprechen Sie mit dem Heiligen Vater», sagte er und hielt ihr das Telefon ans Ohr. In diesem Augenblick war Switters durchgedreht.

«Du hast einem Mann den Arm gebrochen. Du hast irgendwas Unmögliches gebrüllt. Du bist aus dem Rollstuhl gesprungen. Aber sobald dein Fuß die Erde berührte, bist du in Ohnmacht gefallen.»

«Das war Heute ist Morgen. Es war sein Fluch. Mann o Mann! Er hat mich umgehauen wie ein Gifthammer. Und das vom Amazonas aus.»

«Es tut mir Leid», sagte sie beruhigend. «Du bist in Ohnmacht gefallen.»

Um sich selbst daran zu hindern, «Bin ich nicht!» zu schreien, starrte er aus dem Fenster auf den Marlboro-Mann. Das war vielleicht ein Cowboy. Nichts als der Hampelmann seines Konzerns, und dann von Freiheit faseln. Dabei hatte er den Kopf voll Testosteron, ein Herz voll Einsamkeit, die Jeans voller Hämorrhoiden und die Lungen voll Teer.

«Als du gefallen bist, hast du dir den Kopf an einer der umgestürzten Säulen aufgeschlagen», sagte sie. «Oh, là, là! Es war schrecklich. Es hörte sich an wie eine platzende Kokosnuss.» Sie wandte sich an die sommersprossige Nonne. «Liebes, wir haben etwas vergessen. Würdest du bitte den Ärzten Bescheid geben, dass Mr. Switters mittlerweile aufgewacht ist?»

Nachdem Pippi den Raum verlassen hatte, sagte Domino: «Wir sind hier in der Salvator-Mundi-Klinik, weil das Vatikanische Hospital sich geweigert hat, dich aufzunehmen. Die

Schweizergarde hat sogar einen Haftbefehl gegen dich. Nein, nein, bleib ganz ruhig. Dieser Amerikaner, Mr. Seward, hat versprochen, dafür zu sorgen, dass sie dir kein Haar krümmen. Und wenn er sie nicht aufhält, dann werde ich es tun.»

Sie sagte das derartig überzeugt, dass er grinsen musste. Und als er grinste, tat sein Kopf weh. «Ich bin also gestürzt und habe mir den Schädel eingeschlagen.»

«Ja, so war es.» Nach kurzem Zögern sagte sie: «Und einen Zahn ausgeschlagen. Ich muss dir ehrlich sagen, wenn du nicht bald einen Termin beim Zahnarzt machst, trete ich nicht mit dir vor den Altar.»

Er war verblüfft. «Vor den Altar, Domino? Den Altar? Soll das heißen, du hast entschieden, dass ich letzten Endes doch nicht zu …?»

«Im Gegenteil», antwortete sie. «Du bist eindeutig zu …» Sie senkte die Wimpern. Sie starrte zu Boden. Als sie lächelte, kam es ihm vor, als sei ein Eiswagen samt Drehorgel und einunddreißig verschiedenen Eissorten dem Doughnut-Wagen an den Ort der Katastrophe gefolgt. «Aber ich glaube, ich möchte dich trotzdem heiraten.»

Switters sah aus dem Fenster. Er blinzelte dem Marlboro-Mann zu und sagte: «Hast du das gehört? Rimbaud hat keine Witze gemacht, mein Junge. Aber natürlich braucht man mehr als bloß schwielige Hände und einen Raucherhusten, um sich als wilder Krüppel zu qualifizieren.»

Dann kam der Arzt und scheuchte die Frauen aus dem Zimmer. Er fuchtelte mit einem Penlight herum und verbrachte ungewöhnlich lange damit, Switters' angeblich wilde, hypnotisch grüne Augen zu untersuchen. Dabei erklärte er seinem Patienten, dass die italienischen Einwanderungsbehörden schon darauf brannten, ihn in die Finger zu kriegen, doch im Augenblick würde das Krankenhaus es nicht gestatten. Er fragte, ob er Appetit habe. Switters leckte sich die Lippen und fing an, die gesamte Speisekarte des Da Fortunato al Pantheon herunterzurasseln. Später brachte ihm der Pfleger eine zugedeckte Schüssel. Als er den Deckel hob, stellte sich heraus, dass sie eine klare Brühe enthielt – doch da sie in Italien waren, dümpelten ein paar mit Fleisch gefüllte Tortellini darin wie dicke kleine Jungs im Pool.

Am nächsten Morgen begannen in aller Frühe die Untersuchungen, die in einer 360-Grad-Computertomographie gipfelten. Man schob ihn in den CAT-Scanner. Angesichts dessen, was er während seines Komas erlebt hatte, hätte es ein Papageien-Scanner sein müssen. Eine Poeten-Tomographie. Eine Sprecher-Tomographie. Eine Führer-in-die-Unterwelt-Tomographie. (Sprechen Sie das aztekische Wort korrekt aus und gewinnen Sie eine Woche in der *Gene Simmons Tongue Clinic*!)

Den ganzen Tag hindurch wurde Switters auf Herz und Nieren geprüft, gepiesackt, gepikst und mit Medikamenten voll gepumpt, und den ganzen Tag, selbst als er schwitzend in der klaustrophobisch engen Röhre des CAT-Scanners lag, ging ihm eine Frage nicht aus dem Kopf. Sie lautete nicht: *Und was kommt als Nächstes?* oder *Werde ich meine Nonne heiraten und in alle Ewigkeit glücklich sein?*, sondern: *Wie konnte ich den Fluch überleben?*

Vielleicht war es psychosomatisch, eine sich selbst erfüllende Prophezeiung, aber er hatte tatsächlich einen gewaltigen Stromstoß gespürt, als sein Fuß die Erde berührte. Als hätte ihn der Blitz getroffen. Und doch hatte er ihn nicht getötet. Heute ist Morgen war nicht der Typ, der Dinge nur halb erledigt, und es gab durchaus Beweise dafür, dass er keine leeren Drohungen ausstieß, man denke nur an den armen Potney Smithe. War das der erste Versuch des Schamanen, einen Witz zu reißen? Nein, hätte Potney gesagt, das ist verflixt unwahrscheinlich. Dennoch hatte Switters das Tabu gebrochen und war der Strafe entkommen.

Warum? Wieso war er nicht gestorben?

Noch am gleichen Abend erhielt er die Antwort.

Domino durfte ihn nach dem Abendessen (*risotto con funghi* und *tiramisù*) besuchen. Zuerst gab sie ihm einen langen Kuss. Dann einen großen Briefumschlag.

«Was ist das? Die Prophezeiung?»

«Nein, nein. Die Prophezeiung ist im Vatikan. Am Ende habe ich sie ihnen gegeben, obwohl ich nie dazu kam, den Papst am Badezimmerfenster zu sehen. Wer weiß, was sie jetzt mit Fatimas Prophezeiung anstellen werden? Ich habe Scanlani darauf hingewiesen, dass wir eine interessante Interpretation haben. Er sagte, er würde sich bei mir melden.» Sie lächelte skeptisch. «Aber sie haben uns tatsächlich wieder aufgenommen. Sie haben uns sogar neue Ordensgewänder geschenkt.»

Switters wollte schon sagen, dass der Stoff langsam wirkende Gifte enthalten könne, die über die Haut – doch er hielt sich gerade noch zurück. Hatte er ihr nicht schon genug Paranoia zugemutet? Außerdem trug sie nach wie vor den Tschador.

«Der Brief ist von deinem Freund Bobby Case. Oh, ich habe vergessen, dir zu erzählen, dass Verschleierte Schönheit in Rom ist. Sie kam eine ganze Woche zu spät. Während sie sich um das Visaproblem kümmerte, hat sie unsere Post in Taufiqs Büro abgeholt. Der Umschlag war dabei. Ja, und Captain Case hat auch schon zweimal angerufen. Er ist sehr nett. *Très sympathique*.»

«Ja», grunzte Switters. «Der ist so nett, dass es die Vögel aus den Bäumen treibt.» War das etwa Eifersucht, was ihn da pikste? Er drehte den Umschlag um und erkannte Bobbys überraschend feine Handschrift. «Du sagst, er hat dich angerufen?»

«Es war vielleicht vorwitzig, aber ich habe mir erlaubt, in der Nacht nach dem … dem Unfall deine Großmutter anzurufen. Sie muss Captain Case informiert haben, denn er rief zwei Tage später zurück. Und gestern nochmal, kurz bevor du aus dem Koma erwacht bist. Ich hatte mir das Handy aus dem Hotel mitbringen lassen.»

Switters inspizierte die Briefmarken. Es waren keine aus Okinawa. Es waren peruanische Marken. Briefmarken aus dem scheißlebendigen Südamerika.

Er öffnete den Umschlag erst, nachdem Domino gegangen war. Eine Stunde später, als die Nachtschwester kam, um seine Temperatur zu messen und das Ergebnis in sein Krankenblatt einzutragen, starrte er immer noch auf den Inhalt.

Der Umschlag hatte lediglich einen Fotoabzug enthalten, etwa in DIN-A4-Größe. Im Hintergrund, vor dem Gewirr tropischen Regenwalds, stand eine Gruppe von etwa zwanzig halb nackten und mit seltsamen Mustern bemalten Indios. Vorn war ein Objekt zu sehen, das er fast auf den ersten Blick als Sailor Boys alten Käfig erkannte – aus Korbgeflecht in Form einer Pyramide. «Tja, wer hätte das gedacht?», murmelte er, obwohl es weiß Gott nicht ungewöhnlich war, dass die Kandakandero das Ding behalten hatten. Dann entdeckte er, dass der Käfig nicht leer war. Da war noch was.

Eine zweite Pyramide.

Eine Pyramide, so groß wie ein Fußball.

Eine Pyramide, die mit Papageienfedern gekrönt war.

Eine Pyramide mit einem menschlichen Gesicht.

Auf dem Briefpapier des Hotel Boquichicos hatte ihm Bobby mit seiner unpassend eleganten Handschrift folgende Nachricht geschrieben:

Ich weiß, du würdest es nicht glauben, bis du es mit eigenen Augen siehst – also sieh genau hin. Sieh zweimal hin und ruf mich morgen früh an. Mach dir keine Sorgen, Podner, ich habe ihn nicht umgelegt. Es war nicht nötig. Sie sagen, eine große Schlange hätte ihn erwischt. Eine dreizehn Meter lange Anakonda oder was ähnlich Blödes. Es ist ganz schön verrückt hier unten, was? Mann! Kein Wunder, dass du den Fluch geglaubt hast. Mein Führer ist der neue Oberschamane, ziemlich radikaler Typ. Behauptet, dich zu kennen. Ich nehme ihn mit in die Staaten, wenn ich zurückfliege, was ein Riesenspaß sein dürfte. Werde dir bald berichten. Unterdessen mach einen langen Spaziergang. Den hast du dir verdient.

Die Krieger auf dem Foto grinsten in seliger Eintracht und sahen aus wie die Besetzung einer Minstrel-Show.

Switters borgte sich das Penlight der Schwester und studierte den Kopf in dem Vogelkäfig. Er lächelte ebenfalls. Er wirkte ... relaxed.

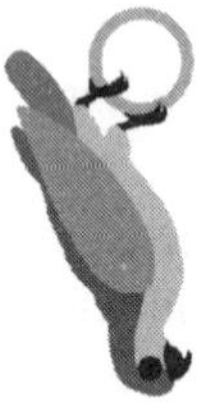

DER FUSSBODEN HATTE sich zuerst komisch angefühlt: fremd, beinahe bedrohlich. Allmählich wurde er jedoch immer gemütlicher. Das gebohnerte Linoleum war Balsam für Switters' nackte Sohlen. Er fing an, wie Neil Armstrong zu gehen, und endete wie Krishna. Der Fußboden erschien ihm wie die Schale einer Frucht, kühl und warm, glatt und wellig zugleich. Er fühlte sich an wie Salat. Etwas Unsichtbares, Angenehmes quoll zwischen seinen Zehen empor. Er spazierte den Gang auf und ab und patschte mit den Sohlen auf den Boden, nur um das Gefühl von Bodenhaftung zu erleben. Hin und wieder, wenn er nicht in Sichtweite der Schwesternstation war, führte er einen kleinen Affentanz auf. «Ich springe noch aus dem Fenster und tanze im Gras», sagte er zu Domino. Sie erinnerte ihn daran, dass sein Zimmer im fünften Stock lag.

Den größten Teil des Tages ging Domino mit ihm und hörte ihm zu. Er redete wie ein Wasserfall über Riesenschlangen, die Weltenschlange, Apollos heilende Pythonschlange, Hermes' Schlängelstab etc. pp. Er erzählte ihr, dass seiner Meinung nach die Schlange nicht Eva verführt hatte, den Apfel der verbotenen Erkenntnis zu kosten, sondern in Wirklichkeit die Schlange der Apfel *war*. Als Eva sah, wie die Schlange sich häutete und wieder geboren wurde, erfuhr sie zum ersten Mal von der Möglichkeit der Unsterblichkeit, und als sie die Schlange bei ihren unterirdischen Beutezügen beobachtete, kam ihr der Verdacht, dass das Leben mehr zu bieten hatte, als man auf den ersten Blick vermutete, dass es andere, tiefgründigere Ebenen gab, eine Realität unterhalb der sichtbaren Realität, einen unbewussten Geist. Hatte nicht die metaphorische Schlange in Dominos kleinem Paradies, als sie aus einem größeren Blickwinkel betrachtet wurde, sämtliche Türen geöffnet – und die Autoritäten in Rage gebracht? Warum die Macht der Schlange jedoch Heute ist Morgen getötet hatte, war ihm schleierhaft. Höchste Erkenntnis ist auch höchst gefährlich; letzte Geheimnisse bleiben letztlich nun mal unergründlich. Und Obacht vor verblendeten Rationalisten, die das Gegenteil behaupten.

Das Laufen war herrlich, und das Reden war auch nicht schlecht. Er lief und redete, redete und lief, unterbrochen nur vom Mittagessen und von Verschleierte Schönheit, die vorbeischaute, um ihm die Hand zu drücken und Adieu zu sagen. Die Äbtissin, Mustang Sally und Pippi würden an diesem Abend nach Syrien zurückkehren. Sie hoffe, ihn dort eines Tages wieder zu sehen. Sie sah hübsch aus in ihrem neuen Sommer-Habit. Ihm fiel auf, dass die Narbe auf ihrer Nase dunkler geworden war. Sie hatte nun genau dieselbe Schattierung von Blau, mit der Matisse 1943 ihren nackten Körper unsterblich gemacht hatte.

Erschöpft vom Herumlaufen, ging Switters früh zu Bett, wo er sich zukünftige Szenarien ausmalte. Bobby Case würde Fer-de-lance in die nördliche Hemisphäre bringen. In die Welt des weißen Mannes. Fer-de-lance mit seiner uralten Magie und seinem modernen Bewusstsein, ein Halbblut in jeder Hinsicht, sprachlich, epistemologisch und körperlich dazu befähigt, in mehr als einer Realität zu wirken. Angenommen, Fer-de-lance würde sich ihnen anschließen? Mitmachen bei Switters und Bobby, Audubon Poe und Skeeter Washington (der vor kurzem eine Hand verloren hatte, als er in Eritrea eine Landmine entschärfen wollte, angeblich aber mit fünf Fingern und dem Armstumpf weiterhin heiße Pianomusik spielte), bei B. G. Woo und Dickie Dare und noch ein paar anderen Agenten und Exagenten, die er lieber nicht beim Namen nannte? Vielleicht würde sogar Domino mit von der Partie sein: Hatte sie nicht eine gewisse Empfänglichkeit für die

Vorstellung einer puristischen Elite bewiesen? Angenommen, sie alle würden ihre Kräfte vereinen? Sich gewissermaßen organisieren?

Sie würden ihr wahrscheinlich keinen Namen geben, ihrer neuen Organisation. Kult der Großen Schlange wäre zu anmaßend und zu weit hergeholt, und von *Engeln* hatte er ziemlich die Nase voll, nachdem Hollywood, leichtgläubige Jesus-Freaks und New-Age-Spinner sich zusammengetan hatten, um ihnen ein banal-braves Schutzengel-Image zu verpassen. Mit Sicherheit würde ihre Gruppe keinem Glauben anhängen. Es sei denn, es war etwas Bescheidenes, nicht Doktrinäres, nach dem Motto: «Das Haus steht zwar in Flammen, aber dafür haben wir die beste Aussicht weit und breit.»

Sie würden nicht mal besonders an ihre Mission glauben, jedenfalls nicht leidenschaftlich. Wenn man unerschütterlich an etwas glaubt, kommt man früher oder später in die Versuchung zu lügen, um diesen Glauben zu erhalten. Und von einer Lüge bis zum Mord, um seinen Glauben zu verteidigen, ist nur ein kleiner Schritt.

Hey, vielleicht würden sie nicht mal genau wissen, worin ihre Mission bestand. Sie würden darüber nachdenken, das war klar, und darüber streiten, aber es wäre eine dynamische Sache, ein sich weiter entwickelndes Werk, das sich jederzeit verändern konnte. Nur die Schwächlinge und Holzköpfe auf der Welt wissen, wohin sie gehen, und das ist selten der Mühe wert.

Vielleicht könnten sie Poes Yacht benutzen und Sol Glissants Kapital. Aber sie würden aggressiver sein, als Poe es je gewesen war. Poe behandelte die Symptome. Sie würden die Krankheit selbst bekämpfen. Sie würden es den Scheißkerlen dieser Welt zeigen. Sabotage! Mit dem Schraubenschlüssel. Mit Computerviren. Physische, elektronische und psychische Sabotage! Psychedelik. Dada. Verscheißern ohne Ende. Zaubersprüche. Reinformation. Intelligente Meditationswaffen. Nebenbei könnte man Slogans auf Reklametafeln modifizieren oder ein paar Golfplätze demolieren.

Größtenteils aber würden sie Fer-de-lance folgen. Man würde sehen, welche Asse er in seinem Schlangenhautärmel hatte. Ob er wirklich dazu bestimmt war, die Botschaft von Heute ist Morgen in ein nichts ahnendes neues Jahrhundert zu tragen. Rauskriegen, ob sich Unsere Liebe Frau von Fatima in ihrer Rolle als weibliches Prinzip, in der sie sich eines archaischen Codes bediente, tatsächlich rematerialisiert hatte, um ihre Kinder auf eine harte, wundervolle Wahrheit aufmerksam zu machen, die in einer Spirale aus Licht und Schatten aus Richtung einer Pyramide kommen würde.

Noch nicht ganz eingeschlafen, aber auch nicht richtig wach, lag Switters da und phantasierte über all das, als sein Handy piepste.

«Hoffentlich was Ernstes», grunzte er in die Sprechmuschel.

Maestra vergoss tatsächlich ein paar Tränen, als sie seine Stimme hörte. Sie riss sich aber schnell zusammen und begann ihm vorzuhalten, wie rücksichtslos er sei, was für ein Hanswurst, nein, schlimmer als ein Hanswurst, denn ein intelligenter Mensch wie er habe kein Recht, sich wie ein Hanswurst zu benehmen. Außerdem sei er pervers. Sie befahl ihm, nach Hause zu kommen, sobald er aus «diesem schäbigen italienischen Krankenhaus» entlassen würde, und bloß keine Gedanken an Armbänder zu verschwenden: Ihre Arme wären mittlerweile zu verdammt abgemagert, um sie überhaupt halten zu können.

Dann kam Suzy ans Telefon. Kam ans Telefon mit ihrer süßen, doppelzüngigen, kleinen Stimme, in der die Konsonanten sittsam stramm standen, die Vokale hingegen, angefüllt mit Hormonen, durchweg Schlagseite hatten. Suzy vertraute ihm an, dass sie ihn liebte und für immer mit ihm zusammen sein wollte, so wie er immer gesagt hatte, als sie noch ein verwöhntes dummes Ding war. In weniger als einem Jahr wäre sie achtzehn, dann könnte sie machen, was sie wollte.

«Weißt du was, Switters, ich habe mit jemandem gebumst letzten Sommer, und das tut mir jetzt so Leid, dass ich ganz verzweifelt bin. Nicht weil sie deswegen sauer waren und mich nach Seattle geschickt haben, sondern weil du nicht der Erste warst. Verstehst du? Deshalb habe ich zur Jungfrau Maria gebetet, dass sie meine Jungfräulichkeit wiederherstellt. Dann kann ich sie dir schenken. Echt. Ich bete jeden Abend darum. Ich weiß, dass es doof ist, aber es passieren doch Wunder, oder?»

«Ja, Darling. Die ganze Zeit.»

Es muss eine Möglichkeit geben, alle beide zu haben, dachte er. Domino und Suzy auch. Er verbrachte die ganze Nacht damit, einen köstlichen, unausführbaren Plan nach dem anderen zu schmieden, und wollte nicht akzeptieren, dass ihn das Schicksal möglicherweise zwingen würde, sich zwischen den beiden zu entscheiden. Er liebte sie beide. Er wollte beide. Das war nur natürlich. Er war Switters.

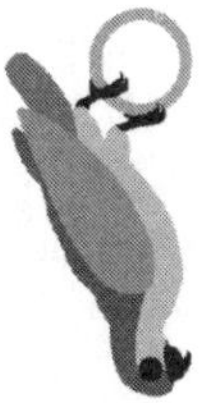

FRÜH AM NÄCHSTEN Morgen entließ er sich selbst aus dem Krankenhaus und flog mit Mr. Plastik nach Bangkok. Um eine klare Birne zu bekommen. Um nachzudenken.

Unten am Fluss gab es einen Tempel, wo er jeden Tag zum Meditieren hinging. Nachts gab es die Mädchen von Patpong. Gott segne sie. Gott segne ihren aufreizenden Gang und jeden Fetzen ihrer Haut. Ansonsten gab es noch erfrischendes, allerdings dünnes Bier. Essen, so scharf, dass man einen Motor damit hätte antreiben können. Hin und wieder einen kleinen Joint.

Cowboys hatten einen Spruch: «Wenn's nicht kaputt ist, lass die Finger davon.» Switters dachte: *Es ist immer kaputt, und wir können es nie reparieren. Andererseits gibt es gar nichts, was kaputtgehen könnte, also was reparieren wir da eigentlich in unserer Phantasie?*

Der Baht war schwach gegenüber dem Dollar. Ein Schneider in einer finsteren Gasse nähte ihm einen neuen Leinenanzug. Er lief damit herum. Er tanzte darin. Akzeptierte das Tao. Den Riss im Tao. Es gab Momente, da schwebte er mindestens drei Zentimeter über dem Boden.

Immer wieder lief er alten Bekannten über den Weg, und eines Mitternachts nahmen sie ihn mit zu einem Treffen des C.R.A.F.T.-Clubs – wo er, so die Legende, aufstand und krächzte wie ein Papagei.

Danksagung

Der Autor erhebt einen Kelch erlesenster Tinte auf seine Agentin Phoebe Larmore, seine Lektorin Christine Brooks und seine Korrektorin Danelle McCafferty, die fünf Bücher von ihm bearbeitete (und ihm den Unterschied zwischen Süden und Norden beibrachte – oder war es umgekehrt?). Desgleichen bringt er einen Toast aus auf seine Assistentin Barbara Barker; seine ehemalige Assistentin Jacqueline Trevillon (zwölf Jahre am Ruder); seine langjährige Schreibkraft Wendy Chevalier und die zahllosen anderen Frauen (Glückspilz!), die sein Leben beherrschen, darunter – aber keineswegs darauf beschränkt – seine Anwältin Margaret Christopher, seine Yogalehrerin Dunja Lingwood; seine Privathostessen in Patpong, Little Opium Annie und Miss Pretty Woman; seine Anatomieforscherin und Mayonnaisebeschafferin Koryn Rolstad; seine French Connection Enid Smith-Becker und nicht zu vergessen seine ewige Liebe Alexa.

Tom Robbins
HALBSCHLAF IM FROSCHPYJAMA

«Ein wieder geborener Affe, der in seinem früheren Leben ein Juwelendieb war; eine verschwundene, fettleibige Tarotkartenleserin, ein ehemaliger Börsenhai, der nach dem Crash nach Timbuktu auswanderte und an Darmkrebs leidet, und schließlich Gwendolyn Mati, als Brokerin ein wenig zu geldgierig – das sind die Helden in dieser Geschichte. Sie allein wären schon irrwitzig genug, aber nun stammt ‹Halbschlaf im Froschpyjama› auch noch von dem alten Zauberer Tom Robbins, der mit Recht ein Kultautor genannt werden darf.»
Spiegel extra

Roman
Deutsch von Pociao und Walter Hartmann
rororo 22442

Rowohlt Taschenbuch Verlag

Tom Robbins
SALOMES SIEBTER SCHLEIER

Ein Jude und ein Araber eröffnen gemeinsam ein Restaurant gegenüber dem New Yorker UNO-Gebäude. Da solch ein Ort der Völkerverständigung militanten Fundamentalisten aller Seiten ein Dorn im Auge sein muss, gehen bald die Bombendrohungen ein ...

«Tom Robbins' neuer Roman besichtigt die Katastrophen seines Jahrhunderts mit einer intellektuellen Unbekümmertheit und Vitalität, die einen wieder hoffen lässt. Bei aller Belesenheit und Freude an pointierten Formulierungen hat sich dieser Altmeister des Untergrundromans etwas vom Flair des *idiot savant* bewahrt. Nach der Lektüre stellt man mit Überraschung fest, wie kurzweilig Tom Robbins zu erzählen weiß.»
Frankfurter Allgemeine Zeitung

Roman
Deutsch von Pociao
rororo 13497

Rowohlt Taschenbuch Verlag